AF410728

NOUVELLE BIBLIOTHÈQUE

DE

L'ÉTUDIANT EN MÉDECINE

PUBLIÉE SOUS LA DIRECTION

DE

L. TESTUT

Professeur à la Faculté de médecine de Lyon.

PAR MM. LES PROFESSEURS ET AGRÉGÉS

ABADIE (de Bordeaux), ANCEL (de Lyon), ARNOZAN (de Bordeaux),
AUGAGNEUR (de Lyon), BOISSON (de Lyon),
BORDIER (de Lyon), BOULUD (de Lyon), BOURSIER (de Bordeaux),
CARLE (de Lyon), J. CARLES (de Bordeaux), CASSAËT (de Bordeaux),
CAVALIÉ (de Bordeaux), COLLET (de Lyon), J. COURMONT (de Lyon),
DUBREUILH (de Bordeaux), FLORENCE (de Lyon), FORGUE (de Montpellier),
GALLAVARDIN (de Lyon), GANGOLPHE (de Lyon), HÉDON (de Montpellier)
HERRMANN (de Toulouse), HUGOUNENQ (de Lyon), L. IMBERT (de Marseille),
O. JACOB (du Val-de-Grâce), JEANBRAU (de Montpellier), LAGRANGE (de Bordeaux)
LANDE (de Bordeaux), LANGLOIS (de Paris), LANNOIS (de Lyon),
LE DANTEC (de Bordeaux), LYONNET (de Lyon), MAYGRIER (de Paris),
MONGOUR (de Bordeaux), DE NABIAS (de Bordeaux),
NOVÉ-JOSSERAND (de Lyon), PAPILLAULT (de Paris), PAVIOT (de Lyon),
PIC (de Lyon), PIÉCHAUD (de Bordeaux),
M. POLLOSSON (de Lyon), POUSSON (de Bordeaux), RÉGIS (de Bordeaux).
SABRAZÈS (de Bordeaux),
TESTUT (de Lyon), THOINOT (de Paris), TOUBERT (de Paris),
TOURNEUX (de Toulouse), VERDUN (de Lille),
VIALLETON (de Montpellier), WEILL (de Lyon).

Cette bibliothèque est destinée avant tout, comme son nom l'indique, aux étudiants en médecine : elle renferme toutes les matières qui, au point de vue théorique et pratique, font l'objet de nos cinq examens de doctorat.

Les volumes sont publiés dans le format in-18 colombier (grand in-18), avec cartonnage toile et tranches de couleur. Ils comporteront de 400 à 1.000 pages et seront illustrés de nombreuses figures en noir ou en couleurs.

Le prix des volumes variera de 6 à 12 francs.

La Nouvelle Bibliothèque de l'Étudiant en Médecine comprend actuellement (le nombre pourra en être augmenté dans la suite) cinquante-trois volumes, qui se répartissent comme suit :

PREMIER ET DEUXIÈME EXAMENS

Précis d'Anatomie descriptive, par L. Testut, professeur d'anatomie à la Faculté de médecine de Lyon. 4e édit., 1 vol. de 820 p. .   8 fr.

Précis de Dissection (Guide de l'étudiant aux travaux pratique d'Anatomie), par P. Ancel, professeur agrégé et chef des travaux anatomiques à la Faculté de médecine de Lyon, 1 volume de 330 pages avec 71 figures dans le texte, dont 47 en couleur . . . . .   6 fr.

Précis d'Histologie, par F. Tourneux, professeur d'histologie à la Faculté de médecine de Toulouse. 1 volume de 1.000 pages avec 489 figures dont 87 en couleurs dans le texte. . . . .   12 fr.

Précis d'Embryologie, par F. Tourneux, professeur d'histologie à la Faculté de médecine de Toulouse, 1 volume de 450 pages, avec 156 figures dans le texte, dont 35 tirées en couleurs. . . .   7 fr.

Précis de Technique histologique et embryologique (Guide de l'étudiant aux travaux pratiques d'histologie), par L. Vialleton, professeur d'histologie à la Faculté de médecine de Montpellier, 1 vol. de 440 p., avec 118 fig. dans le texte, dont 35 tirées en couleurs.   8 fr.

Précis de Physiologie, par E. Hédon, professeur de physiologie à la Faculté de médecine de Montpellier, 4e édition, 1 volume de 680 pages, avec 191 figures dans le texte. . . . .   8 fr.

Précis de Chimie physiologique et pathologique, par L. Hugounenq, professeur de chimie à la Faculté de médecine de Lyon, 2e édit. 1 volume de 612 pages, avec 111 figures dans le texte, dont 14 tirées en couleurs, et 6 planches chromolithographiques hors texte.   9 fr.

Précis de Physique biologique, par H. Bordier, professeur agrégé à la Faculté de médecine de Lyon. 2e édit. 1 volume de 650 pages, avec 288 figures dans le texte, dont 20 tirées en couleurs, et une planche chromolithographique hors texte. . . . .   8 fr.

Précis de Manipulations de physique biologique (Guide de l'étudiant aux travaux pratiques), par H. Bordier, 1 volume de 325 pages. avec 82 figures dans le texte . . . .   5 fr.

TROISIÈME ET CINQUIÈME EXAMENS

Précis de Pathologie générale, par J. Courmont, professeur à la Faculté de médecine de Lyon, médecin des hôpitaux. .   1 vol.

Précis de Pathologie externe, par E. Forgue, professeur de clinique chirurgicale à la Faculté de médecine de Montpellier. 3ᵉ édition, 2 volumes formant plus de 2000 pages, avec 574 figures en noir et en couleurs dans le texte. . . . . 20 fr.

Précis d'Anatomie topographique, par L. Testut, professeur d'anatomie à la Faculté de médecine de Lyon, et O Jacob, médecin-major de l'Armée, professeur agrégé au Val-de-Gràce 1 vol. de 550 pag.   7 fr.

Précis de Médecine opératoire (Manuel de l'Amphithéâtre), par M. Pollosson, professeur de médecine opératoire à la Faculté de médecine de Lyon. 2ᵉ édition, 1 volume de 410 pages, avec 144 figures dans le texte . . . . 6 fr.

Précis de Chirurgie opératoire, par T. Jeanbrau, professeur agrégé à la Faculté de médecine de Montpellier. . . . . 1 vol.

Précis de Thérapeutique chirurgicale, par L. Imbert, professeur de clinique chirurgicale à la Faculté de médecine de Marseille. 1 volume de 950 pages avec 292 figures dans le texte . . 10 fr.

Précis de Pathologie chirurgicale générale, par M. Vallas, professeur agrégé à la Faculté de médecine de Lyon, chirurgien des hôpitaux . . . . 1 vol.

Précis de Pathologie interne, par F.-J. Collet, professeur agrégé à la Faculté de médecine de Lyon, médecin des hôpitaux. 4ᵉ édition, 2 volumes formant 1.500 pages, avec 190 figures dans le texte, dont 32 tirées en couleurs. . . . . 16 fr.

Précis de Pathologie exotique, par A. Le Dantec, professeur de pathologie exotique à la Faculté de médecine de Bordeaux, 2ᵉ édition entièrement revisée. 1 volume de 1.300 pages, avec 162 figures dont une partie en couleurs dans le texte, et 2 planches en chromolithographie hors texte. . . . . 12 fr.

Précis de Chirurgie d'armée, par J. Toubert, professeur agrégé au Val-de-Gràce, 1 volume de 550 pages, avec 234 graphiques ou figures dans le texte, dont 104 tirés en couleurs . . . . . . 8 fr.

Précis d'Auscultation et de Percussion, par E. Cassaët, professeur agrégé à la Faculté de médecine de Bordeaux, médecin des hôpitaux, 2ᵉ édition. 1 vol. de 800 pages avec 208 figures dont 104 en couleur dans le texte. . . . . 10 fr.

Précis d'Anatomie pathologique, par G. Herrmann, professeur à la Faculté de médecine de Toulouse . . . . 1 vol.

Précis de Diagnostic médical, par Paviot, professeur agrégé à la Faculté de médecine de Lyon (*sous presse*) . . . . 1 vol.

Précis des Opérations d'urgence, par M. Gangolphe, professeur agrégé à la Faculté de médecine de Lyon, chirurgien en chef de l'Hôtel-Dieu. 1 volume de 450 pages, avec 138 figures en noir et en couleurs dans le texte. . . . . 7 fr.

Précis de Bactériologie, par J. Courmont, professeur d'hygiène, à la Faculté de médecine de Lyon, médecin des hôpitaux, 3ᵉ édition. 1 volume de 1.000 pages, avec 396 figures en noir et en couleurs dans le texte . . . . 10 fr.

Précis de Parasitologie humaine (parasites animaux et végétaux, bactéries exceptées), par Verdun, professeur de parasitologie à la Faculté de Médecine de Lille (*sous presse*). . . . . 1 vol.

Précis de Dermatologie, par W. Dubreuilh, professeur agrégé à la Faculté de médecine de Bordeaux, médecin des hôpitaux, 2ᵉ édition. 1 volume de 525 pages, avec figures dans le texte. . . . . 7 fr.

Précis des Maladies vénériennes, par V. Augagneur, ancien professeur de clinique des maladies cutanées et syphilitiques et M. Carle, chef de laboratoire de la clinique des maladies cutanées et syphilitiques de la Faculté de médecine de Lyon, 1 volume de 700 pages avec 57 figures dans le texte et 16 planches chromolithographiques hors texte. . . . . 10 fr.

Précis d'Ophtalmologie, par F. Lagrange, professeur agrégé à la Faculté de médecine de Bordeaux, chirurgien des hôpitaux, 3ᵉ édit. 1 vol. de 870 pages, avec 310 figures en noir et en couleurs dans le texte et 5 planches en couleurs hors texte . . . . 10 fr.

Précis des Maladies du larynx, du nez et des oreilles, par R. Lannois, professeur agrégé à la Faculté de médecine de Lyon, médecin des hôpitaux (*sous presse*). . . . . 1 vol.

Précis des Maladies du cœur et de l'aorte, par P. Gallavardin, médecin des hôpitaux de Lyon . . . . 1 vol.

Précis des Maladies du foie, par Ch. Mongour, professeur agrégé à la Faculté de médecine de Bordeaux. 1 volume de 636 pages avec 75 figures dans le texte. . . . . 8 fr.

Précis des Maladies des reins, par Jacques Carles, médecin des hôpitaux de Bordeaux. 1 volume de 660 pages, avec 93 figures et 4 planches en couleurs dans le texte. . . . . 8 fr.

Précis des Maladies des voies urinaires, par A. Pousson, professeur agrégé à la Faculté de médecine de Bordeaux, chirurgien des hôpitaux, chargé du cours complémentaire des maladies des voies urinaires, 2ᵉ édition, 1 volume de 1.000 pages, avec 253 figures dans le texte dont 25 tirées en couleurs . . . . 10 fr.

Précis de Médecine infantile, par E. Weill, professeur de clinique des maladies des enfants à la Faculté de médecine de Lyon, médecin des hôpitaux, 2ᵉ édition, 1 vol. de 964 pages avec 81 figures dans le texte et 8 planches en chromolithographie hors texte. 10 fr.

Précis de Chirurgie infantile, par T. Piéchaud, professeur de clinique des maladies des enfants à la Faculté de médecine de

Bordeaux, chirurgien des hôpitaux, 1 volume de 850 pages, avec 224 figures originales dans le texte et 2 planches en chromolithographie hors texte . . . . 9 fr.

Précis des Maladies des vieillards, par A. Pic, professeur agrégé de la Faculté de médecine de Lyon, médecin des hôpitaux.   1 vol.

Précis de Psychiatrie, par E. Régis, professeur-adjoint à l'Université de Bordeaux. Chargé du cours de clinique psychiatrique, 3e édition. 1 volume de 1.100 pages, avec 82 figures et 6 tracés dans le texte . . . . 10 fr.

Précis des Maladies du système nerveux, par Abadie, professeur agrégé à la Faculté de médecine de Bordeaux. . . . . 2 vol.

Précis d'Obstétrique, par Ch. Maygrier, professeur agrégé à la Faculté de médecine de Paris, accoucheur de la Charité . 1 vol.

Précis de Gynécologie, par A. Boursier, professeur de clinique des maladies des femmes à la Faculté de médecine de Bordeaux, chirurgien des hôpitaux, 1 vol. de 1.050 pages, avec 286 figures dans le texte . . . . 10 fr.

Précis d'Hydrologie médicale, par A. Florence, professeur à la Faculté de médecine de Lyo⁻ . . . . 1 vol.

Précis des Maladies des Dents et de la Bouche, par Cavalié, professeur agrégé à la Faculté de médecine de Bordeaux . 1 vol.

Précis d'Hématologie et de Cytologie, par M. Sabrazès, professeur agrégé à la Faculté de médecine de Bordeaux . . . . . . 1 vol.

Précis d'Orthopédie, par Nové-Josserand, professeur agrégé à la Faculté de médecine de Lyon, chirurgien des hôpitaux 1 vol. de 600 pages avec 266 figures dans le texte et 8 planches en photogravure hors texte.. . . . . 8 fr.

QUATRIÈME EXAMEN

Précis de Thérapeutique, par X. Arnozan, professeur de thérapeutique à la Faculté de médecine de Bordeaux, médecin des hôpitaux. 2e édit., 2 vol. formant 1.250 pages, avec fig. dans le texte. 15 fr.

Précis de l'Art de formuler, par B. Lyonnet, médecin des hôpitaux de Lyon et B. Boulud, pharmacien en chef de l'hôpital de l'Antiquaille, à Lyon. . . . . 1 vol.

Précis de Thérapeutique clinique, par A. Pic, professeur agrégé à la Faculté de médecine de Lyon, médecin des hôpitaux. 1 vol.

Précis d'Hygiène publique et privée, par J.-P. LANGLOIS, professeur agrégé à la Faculté de médecine de Paris, 3ᵉ édition, 1 volume de 650 pages, avec 78 figures dans le texte. . . . . 8 fr.

Précis de Médecine légale, par L. LANDE, professeur agrégé et chef des travaux de médecine légale à la Faculté de médecine de Bordeaux, médecin expert des tribunaux . . . . 1 vol.

Précis de Matière médicale, par DE NABIAS, professeur de matière médicale à la Faculté de médecine de Bordeaux. . . . . 1 vol.

Précis de Déontologie médicale, par L. THOINOT, professeur agrégé à la Faculté de médecine de Paris . . . . 1 vol.

Précis d'Anthropologie, par G. PAPILLAULT, professeur à l'École d'anthropologie de Paris. . . . . 1 vol.

Précis de Législation et d'Administration militaires, par le docteur A. BOISSON, médecin major à l'Ecole du service de santé militaire à Lyon. 1 volume de 672 pages, avec 26 figures dans le texte et une planche chromolithographique hors texte. . . 8 fr.

Les volumes pour lesquels il n'y a pas d'indication de prix ne sont pas parus, mais sont en cours de rédaction ou d'impression (novembre 1906).

NOUVELLE BIBLIOTHÈQUE

DE

L'ÉTUDIANT EN MÉDECINE

PUBLIÉE SOUS LA DIRECTION DE

L. TESTUT

Professeur à la Faculté de médecine de Lyon.

MALADIES DES REINS

PRÉCIS

DES

MALADIES DES REINS

PAR

Jacques CARLES

Médecin des hôpitaux de Bordeaux.

Avec 93 figures dans le texte

ET 4 PLANCHES CHROMOLITHOGRAPHIQUES HORS TEXTE

PARIS

OCTAVE DOIN, ÉDITEUR

8, PLACE DE L'ODÉON, 8

1907

PRÉFACE

La pathologie rénale est une des branches de la médecine qui a le plus largement bénéficié des découvertes récentes, aussi l'histoire des maladies du rein a-t-elle besoin, à l'heure actuelle, d'être profondément remaniée.

Grâce aux progrès de la chimie biologique et de la bactériologie, on est arrivé, en effet, à pénétrer aujourd'hui un grand nombre de causes d'altérations rénales restées jusqu'ici inconnues ; en même temps, l'observation clinique, devenue plus précise, a permis de mettre en évidence bien des facteurs dont on ne soupçonnait guère jusqu'ici l'importance. La notion toute récente de l'hérédité rénale, le rôle pathogénique du réflexe réno-rénal, par exemple, sont deux de ces acquisitions modernes fort importantes.

Mais, c'est surtout à la découverte de moyens d'exploration plus précis que les affections du rein doivent d'être aujourd'hui mieux connues. Une technique d'exploration directe plus rigoureuse, des examens chimiques et microscopiques plus minutieux, puis, l'application à la clinique de la cryoscopie, de la recherche de la toxicité urinaire ; enfin, les diverses épreuves de la perméabilité rénale permettent de se rendre compte maintenant, beaucoup mieux qu'il y a quelques années, de l'état des reins malades et de leur mode de fonctionnement.

L'étiologie et le diagnostic n'ont pas seuls bénéficié de ces moyens nouveaux d'exploration, la thérapeutique en a aussi profité. La séparation des urines, le cathétérisme des uretères, la polyurie expérimentale permettent de dire à l'heure actuelle, quand on se trouve en présence d'une affection rénale, si un seul rein est atteint, ou si les deux glandes sont à la fois intéressées et dans quelle mesure. De tels renseignements ont rendu le chirurgien plus audacieux et lui ont permis d'arriver plus souvent au succès.

La connaissance du rôle jusqu'ici insoupçonné et souvent néfaste des chlorures, la facilité d'apprécier plus exactement le mode de fonctionnement des reins lésés ont permis encore de modifier la thérapeutique médicale : il est plus aisé aujourd'hui de réglementer l'hygiène générale et l'alimentation des malades, de préciser les indications du régime lacté et des cures de déchloruration. L'opothérapie rénale enfin, dont l'action est mieux connue depuis la découverte des néphrotoxines, a pu être souvent utilisée avec avantage. Elle constitue peut-être un moyen d'activer la production de l'hypertrophie compensatrice des tubes sécréteurs restés sains. Nous verrons que cette hypertrophie compensatrice intervient, dans une certaine mesure, pour contrebalancer au cours des diverses affections rénales, les effets néfastes de la destruction progressive de la plupart des éléments glandulaires.

En rédigeant ce précis, nous nous sommes efforcé de faire un livre très moderne, très au courant des acquisitions scientifiques les plus récentes. Mais nous n'avons pas oublié que nous nous adressions surtout à des étudiants et à des praticiens, c'est dire que la clinique y tient la place d'honneur.

Nous avons conscience de toute la difficulté de notre tâche et des nombreuses imperfections de notre œuvre, nous espérons cependant, que le lecteur nous saura gré du souci constant que nous avons eu d'écrire avant tout un livre pratique, capable de répondre aux exigences professionnelles de tous les jours.

JACQUES CARLES.

Bordeaux le 1er juillet 1906.

PRÉCIS .

DES

MALADIES DES REINS,

PREMIÈRE PARTIE

CONSIDÉRATIONS ANATOMO-PHYSIOLOGIQUES

CHAPITRE PREMIER

ANATOMIE DES REINS

§ 1. — CONSIDÉRATIONS GÉNÉRALES

L'appareil urinaire, on le sait, est formé de deux parties bien distinctes : la première comprend les *reins organes sécréteurs de l'urine*; la seconde est constituée par les diverses *voies excrétrices*, les uretères, la vessie et l'urèthre. Nous ne nous occuperons ici que du rein lui-même. •

1° Situation et forme des reins. — Au nombre de deux, les reins sont situés de part et d'autre de la colonne vertébrale. Le rein droit dans les deux tiers des cas occupe une position un peu inférieure à celle du rein gauche (HELM); tous deux correspondent à la 11° et la 12° vertèbre dorsale et aux 1re et 2° lombaires. Ils sont placés en avant du muscle carré des lombes dans la fossette de Corbon, en arrière du péritoine et des viscères abdominaux.

Allongés et aplatis, ils rappellent par leur *forme* celle d'un haricot. Exceptionnellement, par suite d'un vice de développement congénital, les deux reins se fusionnent par leur bord

interne et prennent la forme d'un croissant, d'un fer à cheval,
d'un gâteau.

2° Direction. — Les reins occupent une direction verticale
par rapport au plan médian du corps; mais leurs deux axes ne

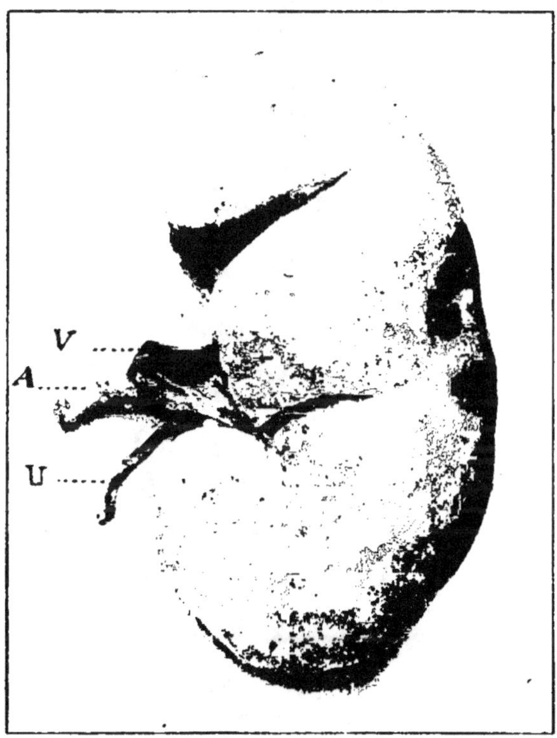

Fig. 1. — Rein vu par sa face antérieure.
A, artère rénale. — V, veine rénale. — U, uretère.

sont point parallèles. Ils présentent une triple obliquité de haut
en bas, de dedans en dehors et d'avant en arrière. Il en résulte
que les deux reins se trouvent plus rapprochés à leur extrémité
supérieure qu'à leur extrémité inférieure (Testut), que leur face
antérieure regarde fortement en dehors et leur face postérieure
en dedans.

3° Dimensions et poids. — Les reins mesurent 12 centimètres de longueur ; 7 centimètres de largeur et 3 centimètres
d'épaisseur. Leur poids est de 170 grammes d'après SAPPEY ; il

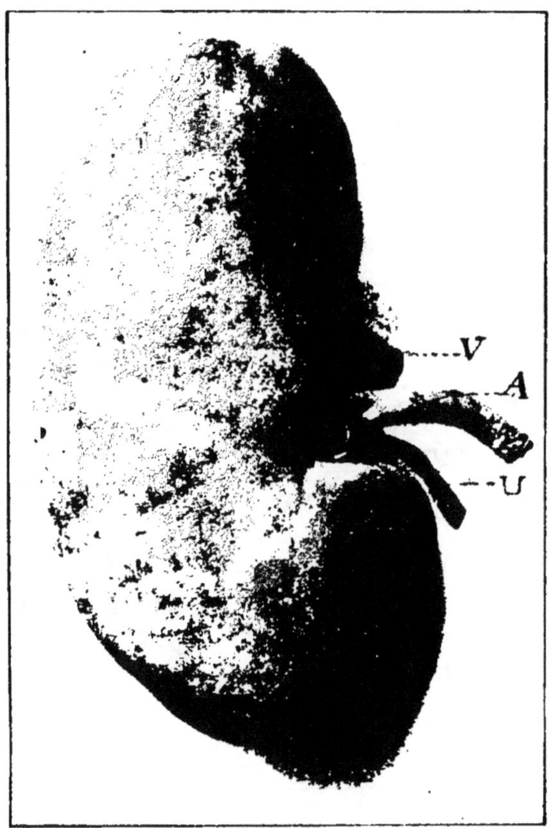

Fig. 2. — Rein normal vu par sa face postérieure.

est de 140 grammes chez l'homme et de 125 grammes chez la
femme d'après TESTUT.

4° Couleur et consistance. — Leur couleur normale est
rouge brun, leur consistance ferme : l'une et l'autre varient
profondément au cours des diverses affections de l'organe.

5° Nombre. — Les reins sont au nombre de deux. On a signalé cependant l'existence de rein supplémentaire (RAYER), et surtout l'absence congénitale de l'un d'entre eux. Cette dernière notion doit toujours être présente à l'esprit du chirurgien qui se propose de faire une néphrectomie. L'absence

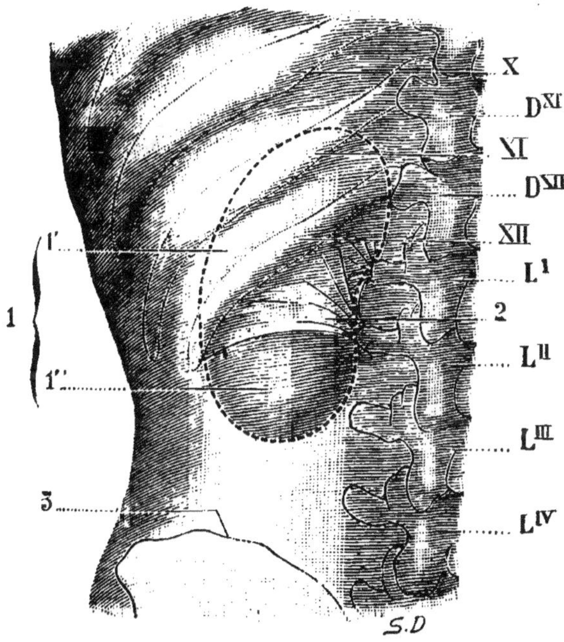

Fig. 3. — Les deux portions de la face postérieure du rein, vues en projection sur la paroi lombaire (d'après TESTUT et JACOB).

1, rein gauche, avec 1', sa portion thoracique, 1'', sa portion lombaire. — 2, ligament costo-lombaire. — 3, crête iliaque.

X, XI, XII, dixième, onzième, douzième côtes. — D^XI, D^XII, onzième et douzième vertèbres dorsales. — L^I, L^II, etc., première, deuxième, etc., vertèbres lombaires.

congénitale de l'un des deux reins est parfaitement compatible avec l'existence. Comme l'a fort bien fait remarquer CHAUFFARD, nous avons en effet dans tous nos organes une quantité de cellules actives beaucoup plus considérable qu'il n'est nécessaire aux besoins de l'organisme; elles constituent une sorte de matériel de réserve, dont sans dommage immédiat, on peut définitivement se passer. C'est grâce à cet appareil supplémentaire en quelque sorte, que le rein restant à la suite de la néphrectomie, assure à lui seul et d'une manière parfaite la dépuration générale de l'économie. Celle-ci est plus complète encore si la lésion qui a commandé l'ablation du rein s'est établie peu à peu ; car dans ce cas, il se fait progressivement du côté de l'organe resté sain une sorte d'hypertrophie compensatrice.

6° Sensibilité et hypertrophie compensatrice. — Le rein normal est peu sensible à la pression, il est facile de s'en assurer par l'examen des reins légèrement abaissés. Leur palpation devient pénible au contraire, sitôt qu'ils sont le siège d'une lésion inflammatoire ou dégénérative quelconque. La distension lente du rein par suite d'un obstacle au cours des urines sécrétées n'entraine point de phénomènes douleureux ; une distension brusque s'accompagne au contraire de douleurs très vives, nous en aurons la preuve en étudiant la lithiase rénale par exemple.

L'existence d'une *hypertrophie compensatrice* du rein est une notion anatomique toute récente : sitôt que le fonctionnement de l'un des deux reins est troublé, ou bien à la suite d'une néphrectomie (TUFFIER), la glande restée saine s'hypertrophie pour assurer convenablement la dépuration urinaire. Cette hypertrophie n'est point due à une néoformation de cellules sécrétrices, elle relève d'une simple augmentation de volume des éléments encore en bon état (MAAS, TUFFIER et TOUPET, LANCEREAUX, ALBARRAN, CHAUFFARD). Nous aurons l'occasion de revenir souvent sur son rôle et son importance.

7° Moyens de fixité du rein. — Ils sont constitués par les vaisseaux, le péritoine pariétal et la capsule cellulo-adipeuse.

α) Les *vaisseaux* relient les reins à l'aorte et à la veine cave ; ils jouent un rôle peu important. En vertu de leur direction horizontale, ils se bornent seulement à limiter les mouvements du rein suivant un arc de cercle dont ils constituent le rayon.

Ils s'allongent d'ailleurs et participent à l'abaissement de la glande sitôt que les autres moyens de fixité de l'organe deviennent insuffisants.

β) Le *péritoine pariétal* ne s'applique que sur la face antérieure du rein, si bien que celui-ci constitue un organe extra-péritonéal. On peut donc l'inciser, le suturer, l'extirper sans ouvrir la cavité péritonéale et en se bornant à décoller la séreuse qui le recouvre en avant. Par les adhérences celluleuses lâches qu'il contracte avec la capsule fibreuse du rein, le péritoine pariétal constitue cependant pour cet organe un moyen de fixation important. C'est lui en effet qui l'unit aux viscères du voisinage à l'aide de prolongements plus ou moins développés : les ligaments hépato-rénal et duodéno-rénal à droite et le ligament phréno-colique à gauche.

γ) L'*enveloppe cellulo-adipeuse* du rein est plus ou moins développée selon les sujets, elle fait défaut durant les premières années de la vie et ne commence à apparaître que vers les sept à huit ans (SAPPEY). Elle est plus marquée chez l'homme que chez la femme et plus importante aussi sur la face postérieure et aux extrémités que sur la face antérieure du rein. Riche en vaisseaux et surtout en vaisseaux veineux (arcade exo-rénale de TUFFIER et LEJARS), compacte et facile à dissocier chez le cadavre : elle est fluide, très mobile et difficile à saisir chez le vivant (TUFFIER).

Elle comprend deux lames qui tapissent les faces antérieures et postérieures du rein, s'unissent au niveau du bord externe des deux glandes et se fixent en haut sur la face inférieure du diaphragme.

Les capsules surrénales sont donc comprises dans la loge cellulo-graisseuse du rein ; elles sont séparées de cet organe par un simple feuillet celluleux secondaire.

En dedans, les deux loges graisseuses communiquent largement l'une avec l'autre ; en bas, elles restent ouvertes et leur tissu cellulo-graisseux se confond insensiblement avec celui de la fosse iliaque.

δ) La *sangle abdominale* et la *masse intestinale* exercent enfin une pression constante sur le rein. A ce titre, elles doivent être comptées parmi les éléments de fixation les plus importants des glandes rénales. Nous étudierons plus loin les conditions qui créent l'insuffisance de ces divers moyens de contention dans les cas de rein flottant (voir p. 332).

8° Mobilité du rein. — A l'état normal, le rein se déplace au

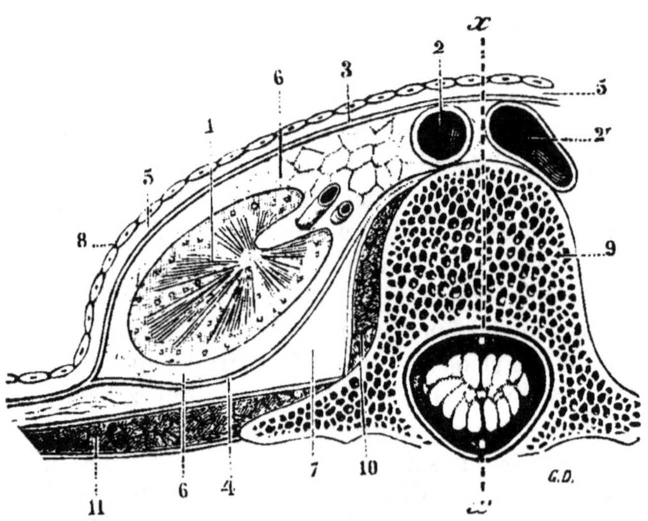

Fig. 4. — Le fascia rénal vu sur une coupe horizontale
(d'après TESTUT).

x, x, ligne médiane. — 1, rein. — 2, 2', aorte et veine cave inférieure. — 3, fascia prérénal. — 4, fascia rétro-rénal. — 5, 6, masse adipeuse périrénale (*capsule adipeuse*). — 7, masse adipeuse pararénale. — 8, péritoine pariétal, représenté schématiquement par une couche de cellules plates. — 9, vertèbre. — 10, psoas, avec son aponévrose. — 11, carré des lombes avec son aponévrose.

sein de sa capsule graisseuse et suit les mouvements que subit le diaphragme dans l'inspiration et l'expiration. Il s'abaisse également sous l'influence de la seule position debout ; mais ce déplacement ne dépasse pas 3 à 5 centimètres, il ne peut être perçu par la main exploratrice. Au contraire, quand les moyens de suspension du rein deviennent insuffisants, la glande descend plus ou moins bas dans la cavité abdominale et il devient facile de la saisir au travers des parois. On dit alors que le rein est mobile ou flottant. Il est encore possible d'apprécier sa forme et sa consistance par la palpation, quand il est le siège de tumeurs et présente une augmentation notable de volume.

§ 2. — RAPPORTS DU REIN

Les reins présentent une face antérieure et postérieure, deux bords, deux extrémités. Leurs rapports sont variables selon le côté envisagé.

1° Face antérieure. — La face antérieure, convexe, est tapissée par le péritoine et le feuillet antérieur de la capsule graisseuse. Elle est en rapport à droite avec la face inférieure du foie qui en recouvre les 2/3 supérieurs et même davantage s'il y a hépatopose. Ce rapport immédiat du foie et du rein se traduit par la présence au niveau de la glande hépatique de l'empreinte rénale.

Le duodénum et l'angle colique droit sont aussi en connexion avec la face antérieure du rein droit. C'est dire qu'une collection rénale ou périrénale peut s'ouvrir dans l'un où l'autre de ces segments intestinaux et entraîner à la suite la production d'une fistule réno-colique ou duodéno-colique (TESTUT et JACOB).

A gauche, cette face est en rapport dans son tiers supérieur avec la rate en dehors, le pancréas et les vaisseaux spléniques en dedans, sur sa partie externe avec le côlon descendant; sur son bord interne avec l'angle duodéno-jéjunal, enfin, en avant de tous ces organes avec l'arrière-cavité des épiploons et l'estomac. Ici encore, les mêmes considérations seraient à faire au sujet de l'évacuation possible des collections rénales dans ces diverses cavités viscérales avec ou sans fistules consécutives.

2° Face postérieure. — La face postérieure plus plane, moins convexe que l'antérieure, regarde en dedans vers la colonne vertébrale. Ses rapports doivent être particulièrement présents à l'esprit, chaque fois qu'on a à intervenir sur le rein par la voie postérieure.

En allant de dehors en dedans, on trouve tout d'abord la peau épaisse et peu mobile de la région lombaire, puis le tissu cellulaire, le muscle grand oblique, enfin les divers feuillets de

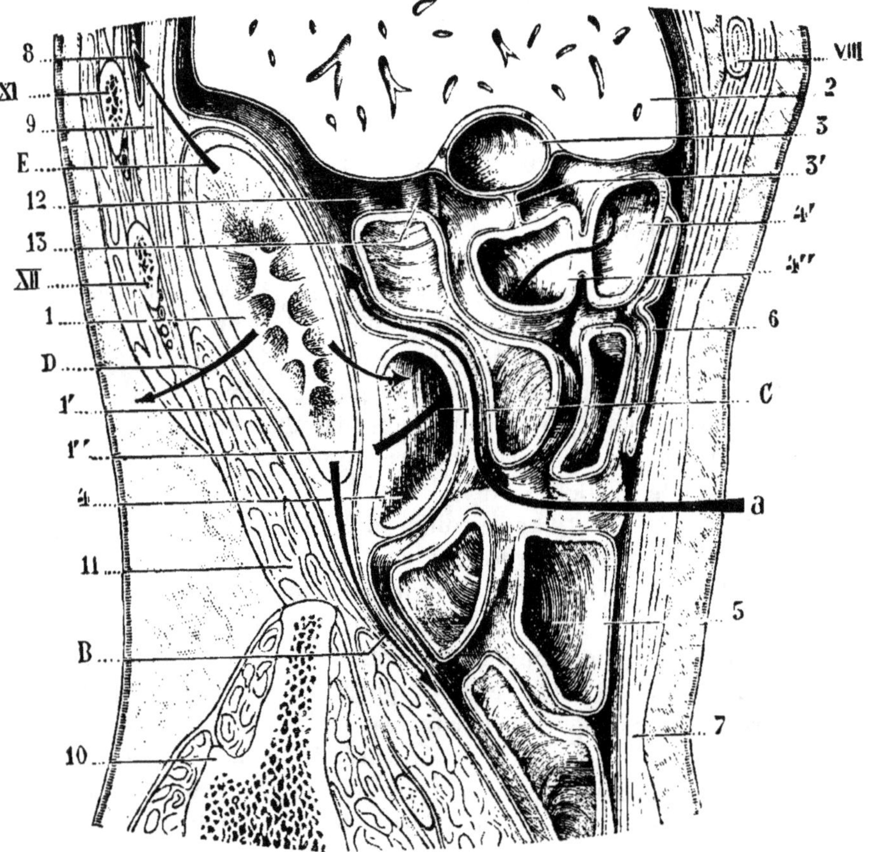

Fig. 5. — Rapports du rein droit, vus sur une coupe sagittale latérale droite de l'abdomen (segment interne de la coupe, sujet congelé) (d'après TESTUT et JACOB).

1, rein droit avec 1', le feuillet rétro-rénal et 1'', le feuillet prérénal de sa capsule. — 2, foie. — 3, vésicule biliaire, avec 3', le ligament cystico-colique. — 4, portion transverse de l'angle droit du côlon, se continuant avec le côlon transverse (4' et 4''). — 5, anses grêles. — 6, grand épiploon. — 7, grand droit de l'abdomen. — 8, cavité pleurale. — 9, diaphragme. — 10, os iliaque. — 11, carré des lombes. — 12, veine cave inférieure. — 13, veine porte.

a, voie d'accès intra-abdominale sur le rein droit. — XII, XI, VIII, douzième, onzième et huitième côtes. — B, C, D, E, les diverses voies de migration des abcès périnéphrétiques.

l'aponévrose lombaire. Ceux-ci sont formés en dehors par le

1.

prolongement aponévrotique du petit oblique et le feuillet le plus superficiel du muscle transverse. En dedans et en arrière, ils sont au nombre de trois : le premier va s'insérer à la base des vertèbres lombaires, le second sur le sommet de leurs apophyses transverses, le plus postérieur sur les apophyses épineuses. Ces trois feuillets délimitent deux grandes loges : dans la première, est contenue la masse sacro-lombaire ; dans la seconde, directement en rapport avec la face postérieure du rein, se trouve le muscle carré des lombes.

Tapissée par sa forte aponévrose, la paroi lombaire est des plus résistantes ; cependant, elle présente sur sa limite externe un point faible qui porte le nom de *triangle de J.-L. Petit*. Dans cette région, la paroi abdominale est formée seulement par les muscles petit oblique et transverse et le péritoine. A ce niveau, existent de nombreuses anastomoses entre les vaisseaux de la paroi lombaire et ceux de la capsule du rein ; cela permet de comprendre les bons effets que l'on retire dans les cas de congestions rénales de l'application en ce point de sangsues ou de ventouses scarifiées.

Protégée par les diverses couches aponévrotiques et musculaires que nous venons d'énumérer la face postérieure du rein est en rapports immédiats avec le feuillet antérieur de l'aponévrose du transverse, le dernier nerf intercostal, les deux premiers nerfs lombaires, enfin en dedans avec le pilier apophysaire du psoas et en dehors avec le ligament cintré du diaphragme.

Mais tous ces rapports ne s'appliquent qu'à la moitié inférieure du rein ; dans sa partie supérieure, la face postérieure entre en connexions avec la 11e et la 12e côte, puis avec le diaphragme. Le voisinage immédiat du sinus pleural costo-diaphragmatique, point faible où le rein et le cul-de-sac pleural entrent directement en contact, explique la facilité avec laquelle la plèvre peut être ouverte au cours d'une intervention sur le rein et, comment encore, une collection purulente rénale ou périrénale peut s'ouvrir dans la cavité pleurale.

3° Bord externe. — Le bord externe convexe déborde en dehors le carré des lombes et les muscles spinaux (TESTUT). Il répond en haut au diaphragme, à la 11° et 12° côte : puis, à

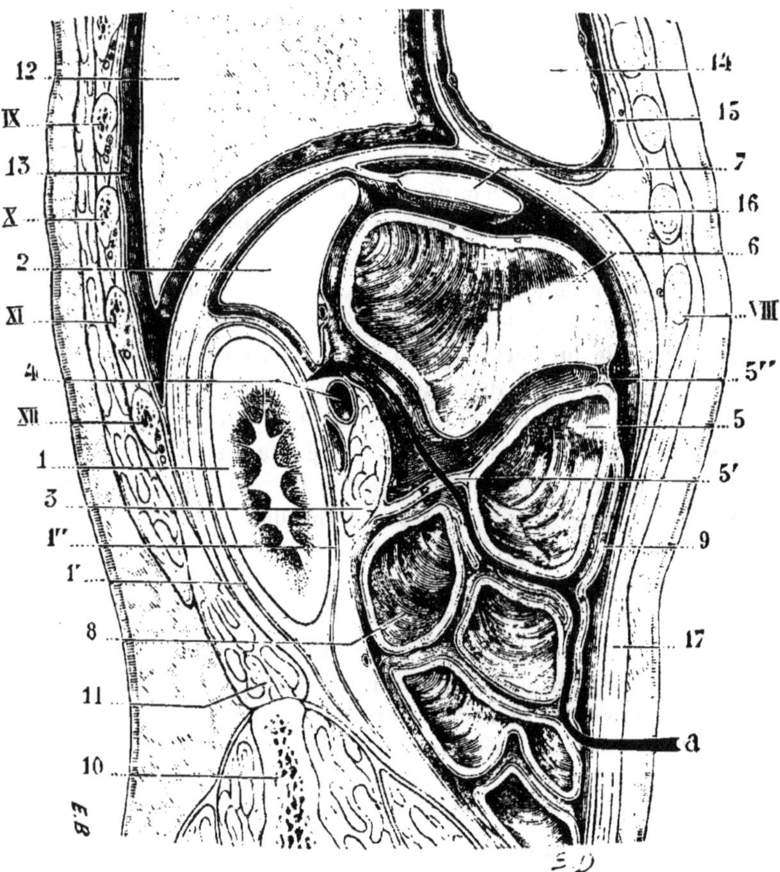

Fig. 6. — Rapports du rein gauche, vus sur une coupe sagittale latérale gauche (segment externe de la coupe ; sujet congelé) (d'après TESTUT et JACOB).

1, rein gauche, avec 1', le feuillet rétro-rénal et 1'', le feuillet prérénal de sa capsule fibreuse. — 2, rate. — 3, pancréas. — 4, artère et veine spléniques. — 5, côlon transverse, avec 5', le méso-côlon transverse et 5'', le ligament gastro-colique. — 6, estomac. — 7, extrémité du lobe gauche du foie avec le ligament triangulaire gauche. — 8, anses grêles. — 9, grand épiploon. — 10, os iliaque. — 11, carré des lombes. — 12, poumon gauche. — 13, cavité pleurale. — 14, cœur. — 15, cavité péricardique. — 16, diaphragme. — 17, grand droit de l'abdomen.

a, voie d'accès intra-abdominale sur la portion sus-mésocolique du rein gauche. — XII, XI, X, etc., douzième, onzième, dixième, etc., côtes.

droite au foie, à gauche à la rate et au côlon descendant. Il est recouvert sur toute son étendue par les arcades artérielles et veineuses exorénales.

4° Bord interne. — Le bord interne, concave, repose sur le

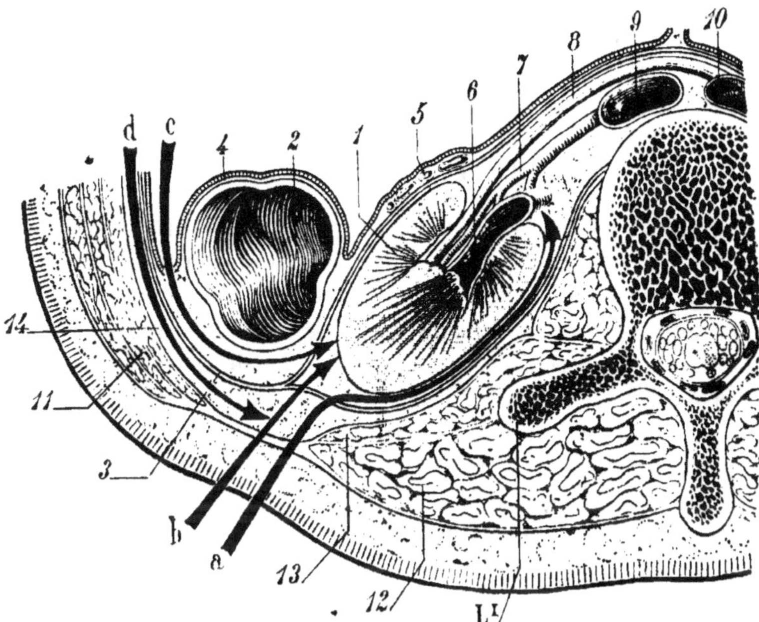

Fig. 7. — Le pédicule du rein et les voies d'accès sur le bassinet et le rein, vus sur une coupe horizontale de la région lombaire gauche (d'après TESTUT et JACOB).

1, rein gauche. — 2, côlon descendant. — 3, fascia rénal se divisant en dedans en deux feuillets pour entourer le rein. — 4, péritoine. — 5, vaisseaux coliques gauches. — 6, bassinet. — 7, artère rénale. — 8, veine rénale. — 9, aorte.] — 10, veine cave inférieure. — 11, muscles larges de l'abdomen. — 12, masse sacro-lombaire. — 13, carré des lombes. — 14, tissu cellulaire sous-péritonéal.

a, voie d'accès sur le bassinet. — b, voie d'accès lombaire sur le rein. — c, voie d'accès abdominale antérieure ou transpéritonéale sur le rein. — d, voie d'accès parapéritonéale sur le rein. — L¹, première vertèbre lombaire.

muscle psoas, il correspond au hile du rein composé successivement en allant d'avant en arrière de l'artère et de la veine rénale, puis du bassinet (GLANTENAY et GOSSET).

5° Pôle supérieur. — Le pôle supérieur est coiffé de la capsule surrénale. Il correspond à la 11° côte. Il est très rap-

proché de l'aorte à gauche et de la veine cave à droite. Cela
explique la blessure possible de ce dernier vaisseau quand on
extirpe un rein fixé aux organes voisins par de fortes adhérences inflammatoires.

6° Pôle inférieur. — Le pôle inférieur, arrondi, répond à
l'apophyse transverse de la 3° vertèbre lombaire. Il s'appuie sur
le psoas et le carré des lombes.

§ 3. — Conformation intérieure des reins

En faisant une section longitudinale du rein allant de son
bord externe vers son hile, on acquiert une notion très nette de
la configuration intérieure de cet organe. On trouve tout d'abord
une *capsule fibreuse* très résistante, mais peu adhérente au tissu
glandulaire. Elle est assez facile à détacher, du moins tant que
le rein n'est pas sclérosé. Cette capsule tapisse toute la face
extérieure de la glande et se continue au niveau du hile avec la
tunique conjonctive du bassinet et des calices; elle est composée de tissu conjonctif mêlé de fibres élastiques.

Quant au tissu propre du rein, il comprend deux parties
d'aspect tout différent : la substance centrale ou médullaire et
la substance périphérique ou corticale.

α) La *substance médullaire* occupe toute la zone interne de
l'organe, elle a une teinte rouge foncé et un aspect rayonné.
Celui-ci est dû à la présence des *pyramides de Malpighi*, petits
cônes d'apparence triangulaire sur la coupe. Sur une surface de
section on en compte 5 à 6 et il y en a 10 à 12 dans le rein tout
entier. Les pyramides de Malpighi sont isolées les unes des autres
par des prolongements de la substance corticale, les *colonnes
de Bertin*. Chacune d'entre elles débouche dans un prolongement du bassinet ou calice qui s'invagine pour la recevoir. La
saillie conique de la pyramide porte le nom de *papille*, sa
seconde portion élargie et étendue jusqu'à la substance corticale
constitue la *zone limitante*. La papille est criblée de nombreux
petits orifices qui constituent les points d'abouchement des
tubes urinifères, leur ensemble porte le nom d'*area cribrosa*.

La zone limitante présente alternativement une série de

rayons clairs et de *rayons foncés* qui correspondent, les premiers aux tubes urinifères, les seconds aux vaisseaux. C'est à eux qu'elle doit son aspect strié.

β) La *substance corticale*, d'apparence granuleuse et de colora-

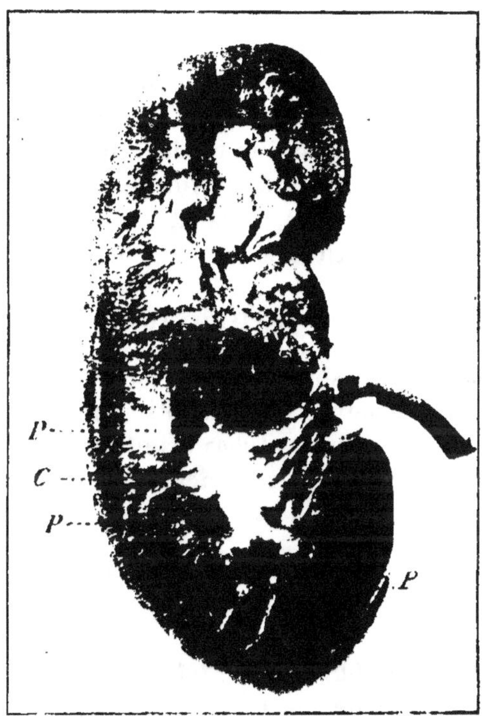

Fig. 8. — Coupe d'un rein normal.
P, pyramides de Malpighi. — C, colonnes de Bertin.

tion jaune rougeâtre engaine de toutes parts la substance médullaire. Elle est formée des colonnes de Bertin, des pyramides de Ferrein et du labyrinthe.

Les *colonnes de Bertin* s'insinuent entre les pyramides qu'elles séparent latéralement ; elles s'étendent jusqu'au bassinet dans la cavité duquel elles déterminent diverses saillies qui alternent avec les papilles.

Les *pyramides de Ferrein* font suite aux rayons pâles des pyramides de Malpighi. Elles ont la forme de cônes allongés dont le sommet se perd à la périphérie dans la substance corticale. Elles sont très nombreuses, on en compte de 400 à 500 pour chaque pyramide de Malpighi (TESTUT).

Le *labyrinthe* occupe tout l'espace laissé libre dans la substance corticale par les pyramides de Ferrein.

Enfin, en poursuivant l'examen d'une coupe du rein, on trouve sur le bord interne, au niveau du hile l'artère et la veine rénales et leurs branches, les nerfs qui se rendent aux reins et l'uretère avec le *bassinet*, sorte de réservoir où viennent aboutir les *calices*. Cet ensemble formé par les vaisseaux, les nerfs et les origines du canal excréteur, constitue le *pédicule* du rein.

§ 4. — ÉTUDE HISTOLOGIQUE DU REIN

Le rein peut être considéré comme formé par l'agglomération d'une multitude de petits éléments sécréteurs identiques les uns aux autres, ce sont les tubes urinifères. Faire connaître la structure de l'un d'entre eux, revient donc à décrire celle du rein tout entier.

1° Configuration générale du tube urinifère. — Le tube urinifère prend naissance au niveau de la substance corticale dans le labyrinthe par une dilatation ampullaire qui porte le nom de *corpuscule de Malpighi*. Le *tube contourné* succède à ce dernier, mais il en reste séparé par une sorte de rétrécissement appelé *col*. Après un trajet plus ou moins long dans la zone corticale, le tube contourné se rétrécit et donne naissance à l'*anse de Henle*. Celle-ci comprend deux parties, la première rectiligne et très étroite, filiforme, porte le nom de *branche descendante*, la seconde qui suit un trajet inverse, présente une augmentation de volume notable, elle s'appelle *branche ascendante* de Henle. La partie initiale et la partie terminale des anses de Henle occupent les colonnes de Bertin, la zone limitante ou la partie supérieure de la zone papillaire siègent dans les pyramides de Malpighi.

Revenue dans la région des tubes contournés, la branche de

Henle gagne bientôt la couche sous-capsulaire ou les parties
latérales des pyramides de Ferrein. Elle y décrit diverses flexuo-
sités qui rappellent celles des tubuli contorti, elle prend alors

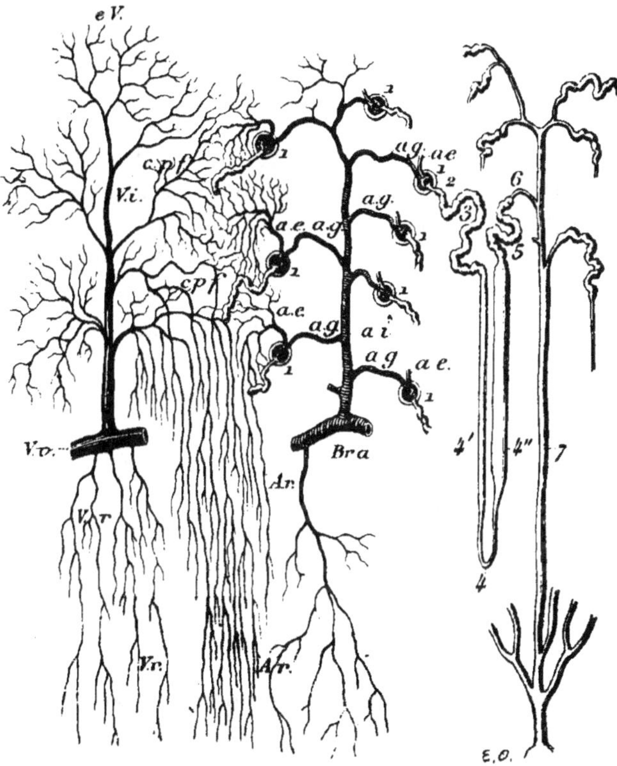

Fig. 9. — Schéma de la circulation du rein, de la configuration
et du trajet des tubes urinifères.

1, glomérule. — 2, col du tube urinifère. — 3, tubuli contorti. — 4, anse de Henle
avec 4', sa branche descendante et 4'', sa branche ascendante. — 5, pièce intermédiaire. — 6, canal d'union. — 7, tubes collecteurs.
br.a, branche de la voûte artérielle. — ai, artère interlobaire ou radiée. — ag,
artère afférente glomérulaire. — ar, arteriæ rectæ. — cpf, capillaires péritubulaires.
— eV, origine des étoiles veineuses de Verheyen, — vi, veine interlobulaire. —
vv, voûte veineuse. — vr, venæ rectæ. — ae, vaisseaux efférents des glomérules.

le nom de *pièce intermédiaire* de Schweigger-Seidel. Celle-ci
aboutit par un canal rétréci, le *canal d'union*, à la portion terminale du tube urinifère. Elle porte le nom de *canal collecteur*

et chemine tout d'abord dans les pyramides de Ferrein, puis dans les pyramides de Malpighi où elle constitue le *tube de Bellini*.

Vers leur partie terminale, les divers tubes collecteurs se réunissent les uns aux autres, et donnent naissance à un petit nombre de canaux plus ou moins volumineux qui viennent s'ouvrir au sommet de la papille et constituent les orifices de l'area cribrosa.

2° Structure des divers éléments du tube urinifère. — Chacune des portions du tube urinifère possède une structure spéciale qu'il convient de décrire.

a. *Glomérule.* — Le glomérule est constitué par un peloton de capillaires flexueux disposés sous forme d'anses; ils possèdent la structure des vaisseaux embryonnaires (RENAUT et HORTOLÈS) ce qui facilite singulièrement les phénomènes d'osmose qui se font au sein du corpuscule. Les anses glomérulaires prennent naissance aux dépens d'une artériole afférente; le vaisseau efférent dans lequel elles se jettent est accolé au précédent, mais il est moins volumineux. A sa base existe une sorte d'anneau musculaire qui joue le rôle de sphincter et règle la pression sanguine dans les capillaires du glomérule et par suite l'intensité des phénomènes de filtration qui se font au travers de leurs parois.

b. *Capsule de Bowmann.* — La capsule de Bowmann est une sorte de sphère creuse dans laquelle est contenu le glomérule. Elle présente deux orifices. Par le premier passent les vaisseaux afférent et efférent du glomérule, c'est le pôle vasculaire. Par le second s'écoule le liquide exsudé dans la cavité glomérulaire, c'est le pôle urinaire point de départ du tube urinifère.

La capsule de Bowmann constitue pour le glomérule une véritable séreuse : son premier feuillet périphérique est tapissé de grandes cellules aplaties, à aspect endothélial, qui constituent le prolongement des cellules sécrétrices des tubuli et reconnaissent la même origine.

Son second feuillet est formé d'une couche protoplasmique et de noyaux qui occupent surtout le rentrant des anses glomérulaires (HEIDENHAIN, RENAUT, HORTOLÈS, HEDINGER). Entre les deux, se trouve la cavité de la capsule.

c. *Tubes contournés.* — Les tubes contournés sont constitués
par des cellules qui s'altèrent rapidement après la mort et sous
l'influence des diverses méthodes de fixation et de coloration
actuellement en usage. Aussi, les diverses descriptions que l'on

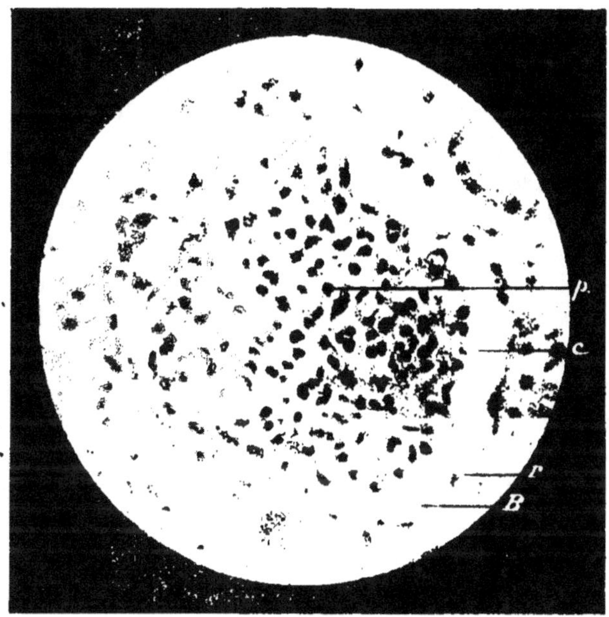

Fig. 10. — Glomérule normal.

B, capsule de Bowmann. — r, revêtement épithélial de la capsule. — c, cavité
glomérulaire. — p, paquet vasculaire du glomérule.

a donné de leur structure sont-elles pour cette raison plus ou
moins exactes[1]. On s'accorde cependant à reconnaitre aujour-
d'hui que le tube contourné est formé de deux parties, d'une
membrane propre et de cellules épithéliales.

La membrane propre constitue la tunique externe, elle est
mince et hyaline.

[1] RATHERY (*Le tube contourné du rein*, Thèse Paris, 1905), conseille
la fixation par le liquide de Van Gehuchten et la coloration par l'hé-
matoxyline ferrique et la fuchsine acide, comme susceptibles de
donner des résultats particulièrement précis.

Les cellules épithéliales ont une forme cylindro-conique. La partie basale de leur protoplasma est trouble et présente une série de petits bâtonnets orientés suivant l'axe de la cellule. La partie axiale, au contraire, est plus claire et se termine par une bordure en brosse qui se colore électivement en rouge par la fuchsine acide et joue, vis-à-vis de l'épithélium, le rôle d'un véritable écran protecteur (RATHERY). Les noyaux sont situés le plus souvent à la base des cellules sécrétrices. Ils se colorent facilement par les réactifs ; par contre, les divisions intercellulaires sont ordinairement invisibles. REGAUT et POLICARD ont décrit en outre, au sein de l'épithélium rénal, des sortes de vacuoles de volume variable auxquelles ils ont donné le nom de *grains de ségrégation*. Ces grains sont des sortes de condensateurs qui accumulent les produits de l'activité sécrétoire de la cellule jusqu'au moment où ils sont éliminés au niveau de la bordure en brosse.

La hauteur des cellules sécrétrices et par suite, l'importance de la lumière des tubuli est fort variable. Au moment où l'épithélium est en pleine activité sécrétrice, les cellules sont basses et la lumière du canal est élargie. Elles sont hautes, au contraire, et le calibre des tubuli se rétrécit pour devenir presque nul au moment où la sécrétion est minime.

d. *Anse de Henle*. — L'anse de Henle, présente dans sa partie ascendante une structure analogue à celle des tubes contournés. Par contre, sa branche descendante est formée de cellules claires, très minces, rappelant par leur aspect les cellules endothéliales des vaisseaux sanguins (TESTUT).

c. *Tubes d'union et canaux collecteurs*. — Enfin, dans les tubes d'union et les canaux collecteurs, les cellules épithéliales sont cylindriques ou cubiques, claires, un peu basses. Elles reposent sur une membrane propre hyaline et délimitent une large lumière.

§ 5. — VAISSEAUX ET NERFS DU REIN

1° **Artères**. — Chaque rein reçoit de l'aorte un rameau volumineux qui porte le nom d'*artère rénale*. Celui-ci arrivé au hile du rein se partage entre quatre branches : la supérieure, la moyenne, l'inférieure et la postérieure. Ces divisions donnent naissance à leur tour à des ramifications secondaires qui gagnent les colonnes de BERTIN en formant un large éventail vasculaire.

Chacun de ces rameaux artériels pénètre dans les colonnes de BERTIN et s'y bifurque aussitôt pour cheminer sur les flancs des pyramides de Malpighi. Ils y constituent les *artères lobaires ou péri-pyramidales*. Celles-ci arrivées à la base de la pyramide, se recourbent et s'anastomosent les unes avec les autres pour former la *voûte artérielle sus-pyramidale* qui enserre dans ses mailles les pyramides de FERREIN. Par sa partie concave, ce réseau artériel n'émet aucune branche, c'est là l'opinion de la majorité des anatomistes. Cependant d'après ARNOLD, il s'en détacherait quelques rameaux qui contribueraient à former les arteriæ rectæ de la substance médullaire. De la convexité de la voûte partent de nombreux rameaux qui remontent vers la capsule en passant dans l'espace compris dans la substance corticale entre les pyramides de FERREIN. Tout le long de leur trajet, ces *artères interlobulaires* ou *radiées*, émettent des branches transversales, les *artères glomérulaires* qui vont former les corpuscules de Malpighi. A leur tour, les vaisseaux efférents du système capillaire glomérulaire se résolvent en un second groupe de capillaires qui entourent de leurs mailles les tubes urinifères de la substance corticale. Quant aux artères de la substance médullaire ou *arteriæ rectæ*, elles forment tout autour des tubes collecteurs et sur toute leur longueur un réseau capillaire en collier (TESTUT). Elles émanent des artères efférentes des glomérules et de quelques branches de l'artère rénale placées en amont du glomérule (BEALE, KLEIN).

Les artères du rein, avant de fournir leurs branches intra-rénales *s'anastomosent* avec les artères capsulaires, la diaphragmatique inférieure, la mésentérique supérieure. D'autre part, les artérioles interlobulaires communiquent encore après avoir traversé la capsule fibreuse du rein, avec les diverses branches de l'arcade artérielle périrénale fournie par les artères capsulorénales.

2º Veines. — Elles suivent un trajet analogue, mais inverse de celui des artères. Elles prennent naissance sous la capsule en formant un premier réseau très élégant constitué par les *étoiles veineuses de Verheyen;* puis elles traversent toute la substance corticale (*veines interlobulaires*) pour former la *voûte veineuse sus-pyramidale* où viennent se déverser les *venæ rectæ* qui entourent les tubes de Bellini et constituent les rayons foncés des pyramides. De la voûte veineuse, partent les *veines lobaires péripyramidales* qui par leur réunion forment les branches veineuses du sinus, puis la *veine rénale.* Celle-ci, après un court trajet se déverse dans la veine cave inférieure.

Les *anastomoses veineuses* sont beaucoup plus nombreuses que les anastomoses artérielles; elles constituent des voies de dérivation importantes pour la circulation de retour du rein. Les veines de la capsule graisseuse donnent naissance sur le bord externe du rein à *l'arcade veineuse exorénale,* elles relient le système veineux rénal avec les veines coliques, les surrénales, les diaphragmatiques inférieures, les spermatiques, les urétériques et le réseau pariétal de la région lombaire. Ces dernières connexions sont particulièrement importantes; elles expliquent comment on peut agir sur un rein congestionné en appliquant des sangsues ou des ventouses scarifiées dans la région lombaire, surtout, au niveau de triangle de J.-L. Petit. Enfin, le système veineux capsulaire communique avec le plexus du 12º nerf intercostal et du grand et petit nerf abdomino-génital. Ce plexus est gorgé de sang dans tous les cas où il existe une gêne à la circulation veineuse rénale; cela donne la raison encore des névralgies lombaires qui sont alors si souvent observées (TUFFIER et LEJARS).

3º Lymphatiques. — Ils forment deux réseaux : le premier *profond* occupe les interstices qui séparent les tubes urinifères. Les canaux qui en émanent accompagnent les vaisseaux sanguins vers le hile. Le second est *superficiel* sous-capsulaire, les rameaux qui en proviennent aboutissent encore au hile et vont se jeter comme les précédents dans les ganglions lombaires.

4° Nerfs. — Ils émanent du plexus solaire et du petit splanchnique. Ils forment tout autour des artères et de leurs divisions un réseau à mailles étroites dont on a pu suivre les prolongements, jusque sur les artères interlobulaires ; mais leur mode de terminaison est inconnu.

§ 6. — TISSU CONJONCTIF ET MUSCULAIRE

La capsule fibreuse du rein se replie sur les vaisseaux au niveau du hile et leur forme des gaines vasculaires qui pénètrent jusqu'au sein de la glande. Mais, assez abondant dans la région du hile, le tissu conjonctif devient de plus en plus fin et ténu, au fur et à mesure que l'on s'approche de la périphérie.

On a signalé aussi la présence de fibres musculaires lisses dans la région péri-papillaire (HENLE), à la surface du rein (EBERTH) et le long des grosses artères lobaires jusqu'à la base des pyramides de Malpighi (JARDET).

CHAPITRE II

PHYSIOLOGIE DES REINS, URINE

L'urine est le liquide excrémentitiel sécrété par les reins. Elle contient une part importante des substances toxiques qui résultent des diverses réactions cellulaires et constitue par conséquent un liquide dont les variations de composition sont des plus importantes à connaître pour le clinicien.

Nous étudierons rapidement ses caractères physiques particuliers, les substances chimiques normales ou anormales qui entrent dans sa composition, puis le mécanisme de sa sécrétion.

§ 1. — CARACTÈRES PHYSIQUES ET CHIMIQUES DE L'URINE

1° Quantité. — Elle est fort variable et même à l'état normal elle oscille entre 800 et 3 000 centimètres cubes ; cela dépend du poids et du sexe, de la saison, des exercices physiques, du fonctionnement plus ou moins marqué de la peau, de l'état nerveux du sujet, mais surtout de son régime alimentaire et de l'importance des boissons ingérées. Pourtant, d'une façon générale, on admet que l'urine est sécrétée dans la proportion de 1 centimètre cube par kilogramme et par heure, du moins chez l'adulte, car l'enfant sécrète, à poids égal, une fois et demie à deux fois plus d'urine que l'homme fait.

La moyenne normale serait donc pour une période de vingt-quatre heures de 1 300 à 1 500 centimètres cubes chez l'homme et de 1 200 à 1 300 centimètres cubes chez la femme en bonne santé. Nous verrons, en effet, qu'au cours d'une foule d'affections, la quantité des urines émises est fortement modifiée.

2º Couleur. — L'urine est d'autant plus colorée qu'elle est plus dense et plus riche en sels. C'est ainsi que l'urine fébrile et l'urine de la digestion sont plus foncées que celles qui sont émises après des crises nerveuses ou à la suite de l'absorption d'une notable quantité de boissons ; dans ces derniers cas au contraire, elles sont très pâles. On peut observer ainsi, même à l'état normal, une gamme de nuances qui vont du jaune pâle au jaune ambré et au rouge jaune.

Mais, à côté de l'urochrome et autres pigments normaux qui donnent à l'urine sa coloration habituelle, on peut y rencontrer encore une foule de substances qui lui communiquent des couleurs des plus variées. L'uroglaucine, par exemple, dérivée de l'indican la colore en bleu ; les pigments biliaires en vert olive ou en acajou ; la mélanine, pigment des cancers mélaniques, en noir ; l'hémoglobine, le sang, en rouge ou en brun ; la rhubarbe, l'acide chrysophanique, le séné, la santonine en jaune ; l'acide phénique, le goudron, le salol, la résorcine, pris à forte dose, en vert olive ou en noir ; le bleu de méthylène en bleu ou en vert ; l'alizarine en rouge. Enfin, après l'émission, quelques-uns des microbes qui pullulent dans l'urine peuvent encore lui communiquer parfois une coloration anormale (J. CARLES).

3º Limpidité et dépôts. — L'urine normale est limpide au moment de son émission, mais déjà, au bout de quelques heures, elle abandonne un léger dépôt formé de cellules épithéliales de la vessie et de l'urèthre, de mucus et de sels précipités.

Quand l'urine est très acide et riche en urates, elle se trouble sous l'influence du froid et devient rougeâtre, mais elle s'éclaircit rapidement alors par l'action de la chaleur ou par addition d'un alcali. Si elle est ou devient alcaline après l'émission, elle peut se troubler encore par suite de la précipitation des phosphates. Mais le dépôt blanchâtre formé n'est plus, dans ce cas, influencé par l'action de la température, et il disparaît seulement quand l'urine est acidifiée.

Enfin, l'urine est trouble à l'émission, si elle contient du pus, du sang, de l'hémoglobine, de la graisse. Selon l'origine de ces divers éléments anormaux, elle s'éclaircit ou non au bout d'un certain temps en formant un dépôt. Pour apprécier l'importance de celui-ci, il suffit de mettre dans une éprouvette graduée 100 centimètres cubes de l'urine à examiner. Selon le nombre de divisions auxquelles il correspond, il est facile de dire s'il représente le 1 100, les 6 100, les 10 100 de l'urine analysée.

4° Réaction. — L'urine des sujets sains est acide, elle rougit le papier bleu de tournesol, mais le degré de cette acidité varie avec l'alimentation : il augmente par l'usage de la viande et diminue avec un régime végétarien. Celui-ci, en effet, abaisse la proportion des phosphates acides de l'urine et augmente celle des carbonates alcalins ; longtemps prolongé, il peut même rendre les urines alcalines. Elles le deviennent encore par suite de l'infection des voies urinaires ou bien, après l'émission, grâce à la pullulation dans les urines du micrococcus ureæ et de la transformation consécutive de l'urée et des autres substances azotées de l'urine en ammoniaque.

5° Odeur. — Elle est toute spéciale et très caractéristique à l'état normal ; mais, à la suite de l'ingestion de certains aliments ou médicaments, elle se modifie. Après l'inhalation d'essence de térébenthine, l'urine sent la violette, après l'ingestion de cubèbe, de copahu, elle devient aromatique ; à la suite d'un repas où l'on a mangé des asperges, elle acquiert une fétidité particulière. Elle rappelle l'odeur de la pomme reinette chez certains diabétiques acétonuriques ; elle devient ammoniacale, si l'urine est en fermentation. Enfin, on connaît le caractère nauséabond et repoussant des urines qui contiennent des masses putrilagineuses comme cela s'observe chez les sujets atteints de vieilles cystites, de cancer ou de gangrène vésicale. Cette même odeur répugnante est encore un des caractères de certaines bactériuries.

6° Densité. — Tout comme le volume, elle est sujette à de grandes variations et oscille à l'état normal entre 1015 et 1025. Elle est le plus souvent en raison inverse de la quantité des urines émises. Elle s'abaisse après l'ingestion de boissons abondantes et dans toutes les affections s'accompagnant de polyurie simple comme le mal de Bright ou le diabète insipide ; elle s'élève après le repos de la nuit, à la suite des transpirations abondantes, puis au cours de toutes les fièvres et dans le diabète où il se fait une élimination exagérée de sels et de matières extractives.

Pour déterminer la densité de l'urine, on a recours à l'*uro-mètre* ou *pèse-urines*. C'est un petit flotteur terminé à sa partie supérieure par une échelle divisée. Pour l'utiliser on le plonge dans une éprouvette étroite pleine d'urine. La lecture du chiffre où vient affleurer la base du ménisque formé par le liquide indique sa densité. L'appareil étant gradué pour une température de 15°, une correction doit être faite en augmentant ou en diminuant le chiffre obtenu de une unité pour chaque différence de trois degrés centigrades au-dessus ou au-dessous de cette température. On peut encore se servir des tables de correction plus précises de Bouchardat.

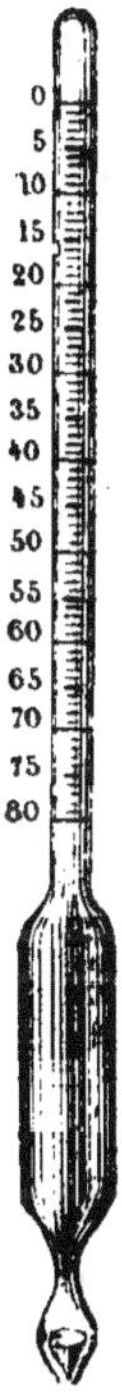

Fig. 11. — Uro-mètre (d'après Yvon).

7° Les éléments normaux de l'urine. — Ils sont multiples : ce sont d'abord des sels minéraux, les chlorures, les phosphates, les sulfates avec comme bases la soude, la potasse, l'ammoniaque, la chaux, la magné-sie. Ce sont ensuite les substances azotées provenant de la décomposition des albumi-noïdes, l'urée, l'acide urique, la créatinine, l'acide hippurique, la xanthine, la guanine et certains pigments tels que l'urochrome et l'urobiline ; on y trouve encore des corps ternaires, des acides gras, de l'acide oxalique, de l'acide lactique, enfin, des corps de la série aromatique, des scatoxylsulfates et des indoxylsulfates,

Nous étudierons dans divers chapitres de ce précis, l'origine. les procédés de recherche et de dosage, les variations physiolo-giques et pathologiques de ces éléments composants de l'urine.

Aussi, nous nous bornerons à indiquer ici dans un tableau leurs proportions moyennes dans les urines normales. Il est nécessaire de les avoir bien présentes à l'esprit chaque fois que l'on a à juger les résultats fournis par une analyse d'urine.

COMPOSITION D'UNE URINE NORMALE

Par 24 heures.

Volume	1 200 à 1 500 grammes.
Densité à 15°	1 015 à 1 025
Réaction	franchement acide.
Odeur	sui generis.
Couleur	jaune citrin.
Dépôt	nul ou légèrement floconneux
Extrait sec (ensemble des substances organiques et minérales)	40 à 55 grammes.
Acidité totale (en soude au 1/10)	300
Urée	28 à 32 grammes.
Azote total	14 à 16 —
Corps xantho-uriques	$0^{gr},60$
Acide hippurique	$0^{gr},30$ à 1 gramme.
Chlorures en NaCl	12 à 14 grammes.
Phosphates en P^2O^5	2 à 3 —
Sulfates en SO^3	$1^{gr},5$ à $2^{gr},50$
Indican	traces.
Acides gras et oxalique	traces.

8° Les éléments anormaux de l'urine. — Les urines pathologiques peuvent contenir de l'albumine, des albumoses, des peptones, du sang, de l'hémoglobine, de la fibrine, du sucre, de la graisse, des ptomaïnes, des matières grasses, du pus. On peut y trouver aussi divers médicaments ingérés, de l'acétone, de l'acide oxalique, des pigments anormaux, des microbes, des cylindres, diverses cellules épithéliales et de nombreux cristaux formant le sédiment. Nous nous bornerons ici encore à cette énumération, nous réservant d'étudier ultérieurement la valeur séméiologique de chacune de ces matières anormales.

9° Variations sécrétoires, prise des échantillons. — La quantité des éléments normaux ou anormaux contenus dans les

urines varie sans cesse aux diverses heures de la journée, selon
que le sujet est en période digestive ou à jeun, selon qu'il vient
de sommeiller ou qu'il est à l'état de veille, etc. On comprend,
dès lors, à quelles erreurs on s'expose, en ne faisant porter
l'analyse que sur le produit d'une ou de deux mictions. Des
résultats précis ne sauraient être obtenus qu'en faisant l'examen
des urines des vingt-quatre heures qui constituent une sorte
d'échantillon moyen ; et encore faut-il pour que deux analyses
puissent être comparées, qu'elles soient recueillies dans des conditions identiques au sujet de l'alimentation, du temps de la
station debout ou couchée (J. CARLES), et de l'importance de
l'exercice musculaire fait durant la journée. Dans les cas où
des examens comparatifs sont nécessaires, on doit donner à
ses malades des indications très précises sur ces différents
points.

Nous ajouterons qu'en été il est bon de mettre dans le récipient des urines recueillies un cristal de thymol ou un peu de
naphtol, pour éviter un commencement de fermentation avant
l'envoi de l'échantillon au laboratoire.

§ 2. — MÉCANISME DE LA SÉCRÉTION RÉNALE

Au point de vue physiologique, les divers éléments du rein se
partagent en deux classes. La première est constituée par les
glomérules au niveau desquels se font surtout des phénomènes
de *filtration*. La seconde comprend à la fois les tubuli contorti,
les branches de Henle et les pièces intermédiaires dont les cellules jouent un rôle plus complexe de *sécrétion*.

La partie aqueuse de l'urine se forme donc la première par
simple transsudation de l'eau du plasma sanguin au niveau des
membranes glomérulaires ; en cheminant ensuite tout le long
du canal urinaire, cette eau se charge peu à peu au passage de la plupart des substances organiques et salines excrémentitielles exsudées des cellules sécrétrices spéciales des tubuli.
Telle est en deux mots, la conception la plus générale de la sécrétion rénale. Il nous reste à dire sur quelles expériences elle
s'appuie et à indiquer les facteurs qui interviennent pour aug-

menter ou diminuer sans cesse le taux de l'élimination urinaire.

1° Phénomènes de filtration. — Il est facile de comprendre leur mécanisme si l'on a présent à l'esprit la structure des glomérules. Leur disposition est tout à fait celle d'un filtre : le liquide est représenté par le plasma sanguin qui gorge les capillaires glomérulaires. La membrane filtrante est constituée par la paroi embryonnaire des anses glomérulaires, l'appareil de réception est formé par la capsule de BOWMANN continué par le tube urinifère; enfin, la différence notable de pression qui existe sans cesse entre la cavité des tubuli et les capillaires du glomérule explique la facilité avec laquelle s'effectue la filtration des parties aqueuses du plasma sanguin et leur passage dans les canaux collecteurs.

a. *Rôle de la membrane filtrante.* — Dans tout filtre, l'importance et la perfection des phénomènes de dialyse sont subordonnés *à l'intégrité de la membrane filtrante, au volume, à la pression et à la nature du liquide filtré.* Il en est exactement de même au niveau du filtre glomérulaire. Quand il est détérioré, il laisse passer l'albumine qu'il retient à l'état normal; mais, en même temps, devenu partiellement imperméable, il ne laisse plus filtrer la même quantité d'eau et de substances diffusibles qu'il laisse exsuder quand il est sain. La mesure du volume des urines et le dosage de certaines matières excrémentitielles qui s'éliminent en grande partie comme l'urée par la voie glomérulaire, devient ainsi pour le clinicien un moyen précieux pour se rendre compte de l'état anatomique des membranes filtrantes des glomérules.

b. *Rôle du volume et de la pression du sang.* — Le volume et la pression du liquide contenu dans le filtre glomérulaire ont aussi une importance extrême sur les phénomènes de la filtration de l'urine. Celle-ci est d'autant plus considérable que la pression du liquide sanguin sur la membrane filtrante est plus grande et que la quantité de sang qui y passe dans le même temps est plus élevée. C'est dire la répercussion qu'exercent sur les phénomènes de la filtration urinaire toutes les causes d'augmentation ou de diminution de la pression artérielle, dont les effets se font aussitôt sentir du côté des capillaires glomérulaires.

On constate en effet bien souvent en clinique une augmentation dans le volume des urines émises, à la suite des injections sous-cutanées ou des lavements d'eau salée, après l'administration de boissons abondantes, au moment de la résorption d'un épanchement pleural ou d'un liquide ascitique, ou bien après l'administration d'urée ou de sucre qui attirent dans le sang une partie de l'eau des tissus. Dans ces divers cas, la polyurie observée est consécutive à une augmentation de la masse du sang et par suite, du débit des artères glomérulaires. Quand on donne à un malade de la digitale, du strophantus, de l'ergotine, ou tout autre médicament susceptible de donner plus de force aux battements du cœur, on produit encore de la polyurie. Le froid détermine aussi les mêmes effets en exagérant la pression artérielle et glomérulaire par resserrement des petites artères périphériques.

Inversement, il y a diminution dans les phénomènes de filtration et abaissement dans le volume des urines émises chaque fois qu'il y a diminution de la pression artérielle et de la masse générale du sang. C'est dire qu'on observe de l'oligurie à la suite de la saignée, de la suppression des boissons, des crises de diarrhée ou après des sueurs profuses; puis, chaque fois que le cœur s'affaiblit et que ses battements se ralentissent; enfin, quand il se fait une vaso-dilatation générale des vaisseaux périphériques sous l'influence de la chaleur. La moindre intensité des phénomènes de filtration glomérulaire est facile à comprendre dans ces diverses circonstances, elle est en rapport avec la diminution de la masse sanguine arrivant au contact de la membrane filtrante glomérulaire et avec l'abaissement de la pression qui s'exerce sur cette membrane.

c. *Influence du système nerveux.* — L'action nerveuse peut intervenir aussi pour exagérer ou diminuer l'importance de la filtration urinaire : c'est toujours par la mise en jeu d'une augmentation ou d'un affaiblissement de pression ou de débit dans les capillaires des glomérules.

L'oligurie qui succède à la section de la moelle épinière au-dessous du bulbe s'accompagne, en effet, d'une vaso-dilatation générale et d'un abaissement considérable de la pression sanguine. Si l'animal survit, sa sécrétion ne se rétablit qu'au fur et à mesure que se relève la pression artérielle. Inversement, la section des nerfs du rein détermine une dilatation des artères rénales, une augmentation du débit sanguin et de la polyurie. On produit encore ces mêmes effets par la piqûre ou l'excitation du centre vaso-moteur des reins situé sur le plancher du quatrième ventricule (CL. BERNARD).

Le rappel de ces quelques faits suffit à démontrer que le rôle du système nerveux dans les divers phénomènes de la sécrétion rénale se ramène, en définitive, à une simple action vaso-motrice.

d. *Rôle de la nature du liquide filtrant.* — Enfin, la rapidité d'une filtration et la composition du liquide recueilli sont directement en rapport avec la nature du liquide filtré. Il en est encore ainsi au niveau du filtre glomérulaire et la composition de l'urine varie avec celle du plasma sanguin, où se trouvent à l'état de préformation en quelque sorte, toutes les substances normales ou anormales qui passent par le glomérule.

On attribuait jadis une importance extrême aux divers phénomènes de filtration que nous venons d'étudier; LUDWIG en particulier admettait qu'au niveau des glomérules passaient tous les éléments du plasma sanguin, moins seulement les substances albumineuses. La composition de l'urine ne différerait de celle du plasma qu'en raison de la résorption au niveau des tubes contournés et des anses de HENLE d'une partie de l'eau et des corps dialysables solubles qui avaient traversé les membranes glomérulaires. Mais, tout transsudat est riche en albumine tout comme le plasma sanguin, comment expliquer l'absence de cette dernière dans les urines d'après la théorie de Ludwig? Küss a cherché à en donner la raison, en disant qu'au niveau des glomérules filtrait du plasma sanguin complet avec albumine, mais que celle-ci était résorbée peu à peu au niveau des épithéliums tubulaires. C'est seulement dans les cas d'altération de ceux-ci que l'albumine reprise incomplètement ferait son apparition dans les urines. Aujourd'hui les théories de Ludwig et de Küss ne sont plus en cours ; on admet bien avec eux qu'il se fait au niveau du glomérule d'importants phénomènes de filtration ; mais ce n'est point du plasma avec ou sans albumine qui s'y élimine, mais seulement de l'eau et une petite quantité de sels diffusibles. Toutes les autres substances qu'on retrouve dans l'urine, proviennent des épithéliums tubulaires qui exécutent pour cela un important travail de sécrétion.

2° Phénomènes de sécrétion. — Les cellules des tubuli, des branches de Henle et des pièces intermédiaires reçoivent le sang qui émane du système capillaire glomérulaire (voir p. 16) C'est dire que la tension sanguine est toujours faible dans les vaisseaux qui les irriguent, et que les modifications de pression si importantes, comme nous l'avons vu, dans les divers phénomènes de filtration glomérulaire, restent ici sans grand effet. Au contraire, l'activité propre de la cellule joue un rôle prépondérant et c'est elle qui détermine le choix, la transformation et l'élimination dans la lumière des tubuli des diverses substances excrémentitielles contenues dans le sang de leurs capillaires.

Ce rôle actif des cellules parenchymateuses du rein est aujourd'hui bien connu : BowMANN le premier, en 1842, avait attribué aux glomérules la sécrétion de l'eau urinaire et à l'épithélium des tubuli celle des principes spécifiques de l'urine. Mais c'est HEIDENHAIN qui fit le premier la démonstration expérimentale de cette théorie. Après avoir sectionné la moelle d'un animal, ce qui ralentit sa sécrétion rénale, il lui injecte une solution saturée de sulfindigotate de soude. Il put ainsi constater que l'indigo se retrouve dans les cellules striées des tubes contournés, mais ne se voit jamais dans les capsules de BowMANN. Von WITTICH, MEISSNER, ZALESKY ont fait les mêmes observations avec les urates et NUSSBAUM a pu arriver à des conclusions semblables, en mettant à profit certaines particularités de la circulation rénale chez les batraciens et les reptiles. Chez ces animaux, l'artère rénale irrigue seulement les glomérules ; les tubes contournés reçoivent au contraire leurs capillaires de la veine rénale porte. La ligature de l'artère rénale permet donc d'étudier séparément chez eux le fonctionnement des tubuli et des glomérules. Nussbaum a pu constater par cet artifice, que l'indigotate de soude s'élimine bien par les cellules des tubuli tout comme l'urée ; tandis que l'albumine, le sucre, le carmin ne passent plus dans l'urine après cette même ligature de l'artère rénale ; cela indique très nettement l'origine glomérulaire de ces dernières substances.

La synthèse de l'acide hippurique qui se produit dans le rein aux dépens de l'acide benzoïque et du glycocolle (BUNGE et SCHMIE-DEBERG, MEISSNER et SHEPART) sous l'influence d'un ferment soluble spécial (ABELOUS et RIBAUT), vient encore à l'appui du rôle actif que jouent les cellules rénales [1].

Une autre preuve de leur activité propre est fournie par leurs importantes propriétés réductrices. Pour les mettre en évidence, on injecte à un animal du bleu d'alizarine ou de céruléine (EHLRICH). Ces deux substances très colorées ont la propriété en se combinant avec l'hydrogène de donner naissance à des corps incolores. Or, si on sacrifie l'animal en expérience quelque temps après l'injection de ces substances colorantes, on constate que son sérum et sa lymphe sont bleus, ainsi que la partie centrale excrétrice de son rein ; mais la portion corticale et sécrétrice de ce dernier reste, par contre, décolorée. C'est la démonstration de son pouvoir réducteur.

Cette même puissance réductrice interviendrait encore d'après GILBERT et HERSCHER pour transformer au niveau des reins les

---

[1] ACHARD et CHAPELLE se sont basés sur ce pouvoir de synthèse particulier des cellules rénales, pour instituer une épreuve particulière d'exploration clinique du rein. On injecte sous la peau du sujet qu'on veut ainsi examiner, 1 gramme de benzoate de soude ; théoriquement il devrait donner naissance à $1^{gr},24$ d'acide hippurique. D'après la proportion éliminée au cours des diverses affections du rein, on pouvait espérer obtenir des renseignements plus ou moins précis sur l'état anatomique ou tout au moins fonctionnel de la glande rénale. Mais les résultats n'ont pas répondu à ce qu'ACHARD et CHAPELLE pensaient obtenir. L'acide hippurique ne se forme pas seulement en effet au niveau du rein ; il s'élimine en proportions plus ou moins importantes selon l'âge du sujet (SERTOLI), l'état de sa nutrition et le degré des fermentations intestinales (LEWIN). Ce sont là autant de facteurs qui rendent inutilisable l'épreuve du benzoate de soude.

pigments biliaires en urobiline. Celle-ci aurait donc dans certaines circonstances une origine purement rénale (voir p. 188).

Pour LEURET, ce même pouvoir réducteur des cellules rénales déterminerait la transformation en pigments urinaires au niveau des tubuli des principes colorants du sang, fournis par l'hémoglobine.

Enfin BERTHELOT a démontré que les cellules rénales fixent une partie de l'oxygène du sang pour sécréter l'urine. La glycosurie provoquée par la phloridzine (voir p. 288) serait due, elle aussi à cette soustraction d'oxygène par les cellules des tubes contournés à un hydrate de carbone plus oxygéné que le glycose et que l'intoxication phloridzinique fait apparaître dans le sang (CHOUPIN). De plus, GÉRARD et ABELOUS ont fait voir tout dernièrement que le rein est doué d'un pouvoir d'hydratation important, lié probablement à une action diastasique. Il est probable que des recherches ultérieures permettront d'attribuer aux cellules rénales une activité spéciale plus étendue encore; les faits que nous venons de signaler, suffisent cependant pour laisser pressentir son importance.

En définitive, l'épithélium des tubes urinifères possède comme celui de toutes les glandes une activité sécrétoire propre des plus remarquables. Il modifie, condense, transforme les diverses substances que lui apportent ses capillaires. Puis, après les avoir rendues dialysables, il s'en débarrasse en les éliminant au niveau de sa bordure en brosse. Là, elles sont prises et emportées par le flot de liquide venu des glomérules.

Ajoutons que les divers éléments sécréteurs du rein ne sont point incessamment à l'état d'activité; ils fonctionnent seulement dans la mesure des besoins de l'organisme. A l'appui de ce fait, on peut citer les vieilles expériences de HEIDENHAIN qui avait constaté, après injection de carmin d'indigo, que certains tubes étaient fortement bleuis, tandis que d'autres restaient presque incolores; puis ce sont les recherches de REGAUD et POLICARD sur l'alternance sécrétoire des tubuli chez les reptiles et les observations de COURMONT et ANDRÉ. Ces derniers ont constaté chez la grenouille la présence d'acide urique dans certains canalicules seulement, tandis que les autres paraissent à l'état de repos. Enfin, chez l'homme, ALBARRAN a pu démontrer que dans le même temps les deux reins fournissent des quantités différentes d'urine. Il existe donc une sorte d'*intermittence*, de *balancement des sécrétions rénales* avec repos de certains éléments pendant que d'autres sont à l'état d'activité.

3° Sécrétion interne. — Mais à côté de la sécrétion externe que nous venons d'étudier, il semble qu'il se fasse encore dans le rein une *sécrétion interne*, tout comme dans le foie, le pancréas, le testicule, l'ovaire.

BROWN-SÉQUARD a le premier attiré l'attention sur ce point en démontrant avec D'ARSONVAL que des animaux auxquels on a enlevé les deux reins présentent une survie plus longue si on les soumet à des injections de suc rénal. Il en est de même, si au lieu d'extirper les reins l'on se borne à en lier les uretères. Cela semble bien démontrer que les phénomènes d'intoxication urémique ne dépendent pas uniquement de la suppression de la seule excrétion rénale, mais résultent en même temps de la suspension d'une sécrétion interne.

MEYER, puis AJELLO et PARASCANDO, en injectant du suc rénal à des animaux néphrectomisés, VITZOU en se servant dans les mêmes conditions de sang défibriné de la veine rénale, sont arrivés aux mêmes conclusions que BROWN-SÉQUARD.

Enfin, les résultats heureux obtenus chez les urémiques au moyen de l'opothérapie rénale semblent corroborer encore l'existence de cette même sécrétion interne rénale. Il faudrait citer à ce sujet les observations de DIEULAFOY et de CHIPÉROVITCH avec la néphrine, de TEISSIER ET FRENKEL, de JACQUET, de GONIN, de CONCETTI, avec l'extrait glycériné de rein, de TURBURE, de LIGNEROLLES, avec le sérum de la veine rénale de la chèvre; de RENAUT, CHARRIER, PAGE et DARDELIN, CHOUPIN avec la macération rénale.

Mais il ne faut pas oublier qu'en faisant ingérer ou en injectant à un malade de la substance rénale, on ne lui administre pas seulement les divers éléments excitateurs et antitoxiques fournis par la sécrétion interne rénale, on lui fait absorber forcément en même temps, une certaine quantité de produits nuisibles et même néphrolytiques (CASTAIGNE et RATHERY, J. CARLES) dont les effets néfastes peuvent être prédominants. C'est là, à notre avis, la raison des résultats négatifs obtenus en clinique ou au laboratoire par ALBARRAN et L. BERNARD, PICCINI, MAIRET et BOSC, CHATIN et GUINARD. Ils témoignent seulement de la difficulté qu'il y a à isoler et à administrer à un malade les seuls produits de la sécrétion interne rénale.

DEUXIÈME PARTIE

EXPLORATION CLINIQUE DU REIN

L'exploration clinique du rein comporte deux genres de recherches : par les premières on tâche de se rendre compte des dimensions et des divers caractères physiques du rein malade ; par les secondes, on s'efforce de déterminer son état fonctionnel en examinant les produits de sa sécrétion. Il nous faut donc étudier successivement, les procédés d'*exploration physique du rein*, puis les divers procédés d'*exploration des fonctions rénales*.

§ 1. — EXPLORATION PHYSIQUE

1° Inspection. — Elle donne rarement des indications importantes. Cela se comprend étant donnée la situation profonde de la glande dans la cavité abdominale et ses rapports en arrière avec les dernières côtes et le ligament de HENLE et de RÉCAMIER qui la recouvrent et la protègent en partie. C'est seulement quand il existe au niveau du rein de volumineuses tumeurs, ou bien quand il se produit d'importantes collections rénales ou périrénales que l'on voit apparaître au niveau de l'abdomen, surtout dans sa région postéro-latérale un certain degré de voussure. Sa rareté n'exclut pas son importance diagnostique. Exceptionnellement, quand le rein est déplacé et flotte dans l'abdomen, on observe parfois au contraire une dépression dans la région lombaire. Mais elle est toujours fort légère et n'est souvent apparente qu'au moyen d'une comparaison attentive avec le côté sain.

2° Palpation. — Elle fournit des résultats bien autrement précis que l'inspection. A l'état normal, le rein, abrité au fond de sa loge, ne peut être perçu par les doigts explorateurs

(BRIGHT, ISRAËL, GUYON) ; mais il n'en est plus de même sitôt qu'il est augmenté de volume ou déplacé. Pourtant, même dans ces cas-là, il est nécessaire d'un certain doigté et d'une longue habitude pour arriver à bien le percevoir. Diverses méthodes ont été pour cela préconisées, il faut savoir les utiliser tour à tour.

a. *Palpation simple*. — La palpation simple est surtout utile pour explorer la sensibilité rénale. Il est fréquent, en effet, de provoquer une douleur plus ou moins vive, si les reins sont altérés, quand on appuie les doigts à la hauteur de leur face postérieure, dans l'angle formé par la masse sacro-lombaire et la dernière côte.

On peut se rendre compte encore par ce moyen d'une résistance plus marquée de la paroi du côté malade, quand une seule des glandes est intéressée.

Mais l'exploration manuelle par la voie lombaire est incapable de fournir des renseignements sur la position ou le volume du rein.

La palpation simple par la voie antérieure ne donne pas d'indications beaucoup plus précises : le sujet étant dans le décubitus dorsal, la paroi abdominale relâchée, les jambes demi-fléchies, les épaules et la partie supérieure du thorax un peu relevées, on pourra arriver sans doute à atteindre les reins par cette voie, en déprimant progressivement la paroi abdominale antérieure avec les deux mains au moment de chaque expiration ; mais encore dans ce cas, ne sera-t-il possible d'avoir des résultats positifs que si la glande urinaire présente une augmentation considérable de volume ou est fortement déplacée. Le plus souvent, semblable examen reste négatif et il est nécessaire d'avoir recours à d'autres procédés d'exploration plus précis.

b. *Palpation bimanuelle*. — La palpation bimanuelle permet au contraire de saisir le rein malade entre les deux mains exploratrices et d'en apprécier la forme, la consistance, la sensibilité.

La technique de cette recherche est assez simple ; le sujet est placé dans le décubitus dorsal comme précédemment ; puis, l'opérateur place une de ses mains dans la région lombaire : ce sera la main droite s'il s'agit du rein gauche, la main gauche s'il faut examiner le rein droit. Les extrémités des doigts de cette main exploratrice sont placées dans l'angle costo-sacro-lombaire, elles dépriment cette région et repoussent ainsi le

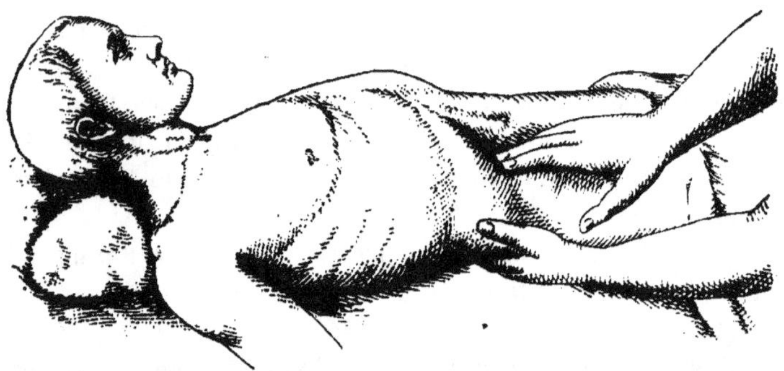

Fig. 12. — Exploration du rein par la palpation bimanuelle.

rein en avant. La main restée libre est alors appliquée sur la paroi abdominale antérieure, elle peut arriver à saisir l'organe qui, refoulé en avant par la main postérieure, ne peut plus fuir en arrière.

c. *Ballottement rénal*. — Au cours de cette exploration du rein par le palper bimanuel, on peut repousser légèrement, mais brusquement en avant avec la main lombaire le rein augmenté de volume ou déplacé, cela se traduit au moment de chaque secousse par une sorte de soulèvement en masse que perçoit la main abdominale. C'est là le *ballottement rénal de Guyon*. Il fait défaut à l'état normal.

d. *Procédé d'Israël*. — Chez un sujet couché sur le côté, le rein comme tous les autres viscères tend à s'abaisser et à se rapprocher de l'ombilic. Grâce à cette tendance qu'il a à abandonner son abri costal, il devient plus facile de le saisir (RAYER, LE DENTU, GLÉNARD). C'est là le principe sur lequel est fondée l'exploration du rein par le procédé d'Israël. Nous en indiquerons en deux mots les divers temps.

Le sujet à examiner est placé dans le décubitus latéral, ses cuisses et ses jambes sont fléchies pour relâcher la paroi abdominale, sa respiration doit être lente et profonde, sa bouche ouverte. L'opérateur se place face à son malade; s'il veut explorer le rein droit, il place sa main gauche dans la région lombaire directement au-dessous des dernières côtes, il y appliquerait sa main droite s'il fallait examiner le rein gauche. La main postérieure joue ici le même rôle que pour la palpation bimanuelle, elle sert à repousser le rein en avant. C'est la main restée libre qui doit chercher à percevoir et à apprécier ses diverses anomalies. Pour cela elle met à profit le relâchement passager de la paroi abdominale antérieure durant l'expiration et le léger abaissement du rein pendant l'inspiration. Elle arrive ainsi à le saisir assez facilement quand il présente un volume ou une situation anormale.

e. *Procédé néphroleptique de Glénard.* — Nous aurons à l'étudier plus longuement à l'article du rein mobile (voir p. 331). Aussi nous nous contenterons de rappeler ici que pour explorer le rein par cette méthode, on s'efforce de le saisir dans une sorte de pince formée par la main appliquée dans la région lombaire et le pouce de cette même main ramené en avant sous les fausses côtes. Au moment de l'inspiration, la glande repoussée en bas par le diaphragme tend à se constituer d'elle-même prisonnière sitôt qu'elle est abaissée ou augmentée de volume. Selon les portions de l'organe que la main exploratrice arrive ainsi à saisir et même à immobiliser, il est facile de dire quelle est l'importance et le degré de la ptose rénale.

Il va sans dire que, dans les cas tant soit peu difficiles, les divers procédés d'exploration du rein que nous venons d'étudier, doivent être tour à tour utilisés. En variant les méthodes d'examen, on peut contrôler et souvent compléter les résultats fournis par chacune d'entre elles.

3º Percussion. — Les constatations qu'elle permet de faire sont bien moins précises que celles auxquelles conduit la palpation.

La *percussion abdominale* tout d'abord n'est utile que lorsqu'il s'agit d'une volumineuse tumeur du rein. On peut noter souvent alors en avant de la tumeur rénale mate, l'existence d'une zone de sonorité due à la présence du côlon distendu. Il est bon cependant de se rappeler que cette ligne de sonorité antérieure peut faire défaut. Le rein augmenté de volume, repousse souvent en effet le côlon sur le côté ou bien le comprime fortement au point de chasser tous les gaz qui normalement le distendent. On ne saurait donc compter sur un symptôme aussi inconstant.

D'ailleurs, quand elle existe, la zone de sonorité antérieure n'indique point que l'on ait sûrement affaire à une tumeur rénale. Toutes les tumeurs rétro-péritonéales, celles du pancréas, du mésentère, etc., sont susceptibles de déterminer aussi l'apparition du même symptôme en repoussant également en avant l'intestin.

La *percussion lombaire*, tout comme la percussion abdominale est parfois utile pour compléter et préciser les résultats fournis par la palpation sur le volume et le siège d'une tumeur rénale ; mais, il ne faut pas lui demander plus qu'elle ne peut donner. Dans la plupart des cas, le voisinage immédiat de la matité hépatique à droite, les rapports étroits des reins avec la masse sacro-lombaire qui les recouvrent et les masquent, rendent illusoires les résultats de la percussion lombaire. Pour n'en donner qu'une preuve, la percussion de la région lombaire d'un sujet nephrectomisé ne permet de déceler aucune différence d'avec le côté opéré (ALBARRAN et IMBERT).

Le *phonendoscope* de BIANCHI fournirait d'après ALBARRAN des résultats de beaucoup plus précis sur la situation et le volume du rein ; mais, son usage nécessite un long entraînement et une éducation toute spéciale.

4° Ponction. — Quand il existe au niveau du rein une tuméfaction fluctuante, on emploie parfois la ponction par la voie lombaire, soit pour parfaire un diagnostic incertain par l'examen du liquide recueilli, soit même dans un but thérapeutique. L'incertitude de ses résultats, souvent même les dangers auxquels elle expose les malades, font préférer aujourd'hui l'incision exploratrice.

5° Incision exploratrice. — Selon le volume de la tumeur rénale à explorer, on chosit la voie abdominale ou la voie lombaire.

L'incision lombaire constitue le procédé de choix : mieux que l'incision abdominale, elle permet la palpation et l'exploration minutieuse du rein. Elle doit partir de la partie moyenne de la 12e côte et atteindre le milieu de la crête iliaque. Chez les sujets très gras, ou quand on a besoin de beaucoup de jour, il peut être même nécessaire de la prolonger en bas le long de la crête iliaque jusqu'au voisinage de l'épine antéro-supérieure (LEJARS).

On se souviendra que pour arriver jusqu'au rein, il faut successivement traverser la peau, le tissu cellulaire, le muscle grand dorsal, les fibres postérieures du grand oblique, le petit oblique et l'aponévrose du transverse dédoublée pour recevoir le carré des lombes. Les bords de la masse sacro-lombaire tout d'abord, puis, dans la profondeur la partie externe du muscle carré des lombes serviront de points de repère : on les réclinera en dehors. Enfin, l'apparition de la graisse pararénale, et du feuillet rétro-rénal de ZUCKERKANDL indiqueront le voisinage immédiat de la glande.

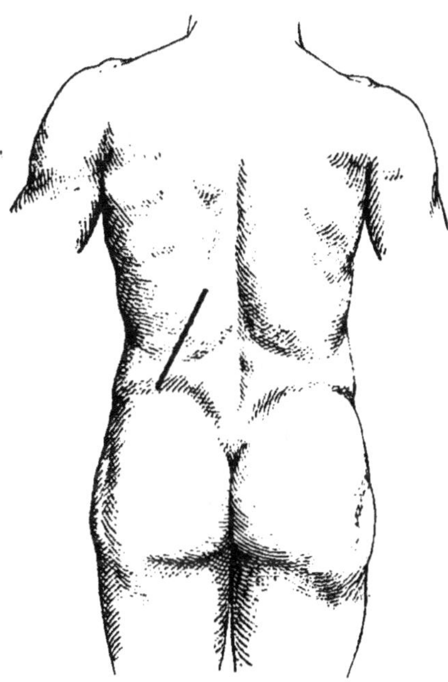

Fig. 13. — Ligne de l'incision lombaire pour la découverte du rein.

Il est parfois nécessaire de prolonger plus loin encore l'exploration et on peut être amené à ouvrir le rein lui-même sur son bord externe, à faire une *néphrotomie exploratrice* pour établir quelle est la nature ou l'étendue des lésions du rein ou du bassinet. Les résultats de cette exploration peuvent amener à enlever l'organe malade tout entier. Cette opération porte le nom de *néphrectomie*. D'autres fois on peut avoir à le resuturer après ablation des caculs découverts dans le bassinet, c'est alors la *néphrolithotomie*. Dans certains cas, il est nécessaire de créer une fistule lombaire permanente, on fait une *néphrostomie*. Enfin, sans ouvrir le rein, on peut se borner à extirper sa capsule fibreuse, à le *décapsuler* (EDEBOHLS) ; ou bien à le fixer, quand il est déplacé, à la fois à la 12ᵉ côte et aux aponévroses profondes; cette dernière intervention constitue la *néphrorraphie* ou *néphropexie*.

La découverte du rein par la voie antérieure abdominale nécessite l'ouverture du péritoine, elle est transpéritonéale; tandis que l'intervention par voie lombaire reste extra-péritonéale. C'est dire la différence de leur gravité. Pour arriver sur le rein par la voie antérieure, on incise la paroi abdominale sur la ligne médiane ou sur le bord externe du muscle droit, on ouvre le péritoine pariétal antérieur, puis, écartant la masse de l'intestin et le côlon, on découvre la loge rénale dont il suffit d'inciser la paroi antérieure pour mettre au jour le rein.

L'incision exploratrice par la voie abdominale ou la voie lombaire, conduisent souvent à une intervention plus complète et immédiate. Avant de prendre le bistouri, il est donc toujours nécessaire d'étudier le mode de fonctionnement des deux reins. L'inspection directe de la glande ne saurait fournir à ce point de vue aucune indication de valeur et il faut avoir recours pour cela à une série de recherches un peu délicates, mais souvent fort précises. Négliger de les utiliser avant d'opérer expose à des désastres irréparables.

§ 2. — PROCÉDÉS D'EXPLORATION DES FONCTIONS RÉNALES

L'étude des fonctions du rein est d'un grand intérêt pour le diagnostic et le pronostic des affections de cet organe. Elle permet de se rendre compte, dans une certaine mesure, du degré d'altération des glandes urinaires et de leur mauvais fonctionnement ; de plus, elle est souvent utile pour dire si un seul rein ou si les deux sont intéressés et dans quelle mesure. A ce titre, elle rend de grands services pour poser des indications et des contre-indications opératoires.

Pour plus de précision, nous étudierons successivement les moyens de déterminer la *valeur fonctionnelle des deux reins considérés dans leur ensemble*, puis, de *chacune des deux glandes en particulier*.

A) ÉTUDE DE L'ENSEMBLE DES FONCTIONS RÉNALES

Pour apprécier leur importance, il faut en même temps tenir compte de l'état des éliminations urinaires naturelles et de la façon dont les reins se comportent chaque fois qu'on leur impose un travail supplémentaire bien déterminé. L'analyse chimique des urines, l'étude de la toxicité urinaire, la cryoscopie sont les divers moyens dont on dispose pour apprécier dans leur ensemble l'importance et la valeur sécrétoire des reins. Les épreuves du bleu de méthylène et des autres substances colorantes, celles de l'iodure de potassium, du salicylate de soude, de la phloridzine, de l'albuminurie provoquée, de la polyurie expérimentale, de la chlorurie alimentaire, permettent en outre de préjuger dans une certaine mesure de l'état des diverses fonctions des reins considérées en particulier et de l'importance du travail supplémentaire que chacune des glandes est encore en état de fournir. On conçoit, qu'on puisse en tirer d'utiles indications sur l'étendue et la gravité des lésions dont elles sont atteintes. Nous allons étudier successivement chacun de ces procédés d'exploration des fonctions rénales.

1° Analyse chimique des urines. — Les renseignements qu'elle fournit varient en premier lieu avec l'alimentation du sujet. Suivant qu'il a absorbé plus ou moins de liquide, plus ou moins de substances azotées ou de mets riches en chlorures ou en phosphates, on voit varier dans le même sens le volume des urines, leur densité, le chiffre des divers sels excrétés. Il en est de même encore, sitôt qu'il existe un vice général de la nutrition, un état fébrile par exemple, ou bien un trouble dans le fonctionnement des divers organes. Nous reviendrons plus loin en détail sur les modifications déterminées dans l'excrétion urinaire par les états pathologiques de l'estomac, de l'intestin, du foie, du cœur, du poumon, du système nerveux. Il nous suffira de rappeler ici, qu'à côté des modifications produites par l'alimentation, une part importante leur revient dans la production des oscillations accusées par l'analyse chimique des urines.

Il ne faudrait pas cependant en conclure que celle-ci est sans valeur, quand il s'agit de déterminer le mode de fonctionnement des reins. L'apparition d'éléments anormaux d'origine essentiellement rénale, tels que l'albumine et les cylindres, puis les modifications du volume, de la densité et de la composition même des urines traduisent souvent aussi un bouleversement profond des fonctions rénales. On en peut tirer d'utiles indications pour le diagnostic.

Pour n'en citer qu'un exemple, l'analyse des urines d'un sujet atteint de néphrite chronique lente, donne des résultats tout différents de ceux qu'on obtient chez un malade porteur d'une néphrite subaiguë rapide. L'abondance extrême des urines dans le premier cas, leur pauvreté en sels, leur minime proportion d'albumine accusent bien alors la dégénérescence scléreuse des reins, la disparition d'un grand nombre de leurs éléments sécréteurs et en même temps l'hypertension artérielle qui tend à lutter contre l'imperméabilité du filtre rénal. Dans le second cas au contraire, la forte albuminurie et la cylindrurie observées, la faible teneur des urines en urée et en phosphatés indique bien encore que la sécrétion urinaire est fortement troublée, comme précédemment, mais qu'elle l'est de tout autre façon.

Des considérations analogues seraient à faire au sujet des indications fournies par l'analyse chimique des urines dans les diverses dégénérescences, les congestions et autres affections du rein. Nous ne les aborderons pas ici devant y revenir plus loin à propros de chacune des maladies des glandes urinaires.

Nous nous bornerons à rappeler une fois de plus, que l'analyse chimique des urines, fort utile pour apprécier l'état

des fonctions rénales, ne saurait cependant conduire à des conclusions absolues. Les résultats qu'elle fournit ont toujours
besoin d'être interprétés. Les variations des divers éléments
de la sécrétion rénale ne dépendent pas seulement, en effet,
des lésions du rein; mais sont encore en rapport avec le mode
d'alimentation du sujet, l'état de sa nutrition et celui de tous
ses organes

2° Toxicité urinaire. — L'urine est un liquide excrémentitiel fortement toxique. Cette toxicité n'est pas due seulement
à la présence de l'urée (Wilson), de l'ammoniaque (Frerichs,
Treitz, Grandeau), des sels de potasse (Stadthagen), des pigments (Thudicum) et ferments (A. Gautier), de l'acide urique,
des diverses matières extractives (Schottin, Voit, Chalvet) et
des nombreuses substances minérales (Feltz et Ritter) contenues dans l'urine et dont la composition chimique est bien connue. Elle est déterminée en outre en partie, par l'élimination
d'un certain nombre de poisons dont la nature est mal définie
et qui sont doués d'un pouvoir toxique considérable.

La recherche de la toxicité urinaire (Bouchard) permet de se
rendre compte des variations plus ou moins considérables de
ces éléments sous l'influence de simples causes physiologiques
ou au cours des diverses maladies.

a. *Variations de la toxicité urinaire*[1]. — Diverses conditions de
la vie normale déterminent d'importantes oscillations de cette
toxicité. Les urines du sommeil, par exemple, sont deux à
quatre fois moins toxiques que celles de la veille. Elles possèdent un pouvoir convulsivant, tandis que celles des périodes
d'activité cérébrale ont des propriétés narcotiques (Bouchard).
De même encore, la toxicité urinaire diminue notablement sous
l'influence de l'exercice au grand air qui permet une oxydation
plus complète de certains déchets organiques; elle se relève au
contraire sitôt que sous l'influence du surmenage les tissus
s'encombrent d'excréta de divers ordres. L'alimentation détermine aussi d'importantes modifications du pouvoir toxique des

[1] Voir sur ce sujet : Charrin, *Les poisons de l'organisme.*

urines : les régimes lacté ou végétarien qui diminuent les fermentations intestinales amènent l'élimination d'urines peu riches en poisons. Inversement, leur toxicité s'exagère, sitôt que l'on fait usage de viandes faisandées, de charcuterie, de mollusques, de crustacés, d'aliments conservés dont on connaît l'influence fâcheuse sur la pullulation des microbes intestinaux.

Mais, c'est surtout au cours des divers états pathologiques qu'on observe des modifications importantes de la toxicité urinaire. Dans toutes les maladies microbiennes, la fièvre typhoïde l'érysipèle, la diphtérie, la tuberculose, etc., l'augmentation du pouvoir toxique des urines est souvent notable. Elle ne traduit pas seulement les troubles profonds de le nutrition générale, elle est en rapport aussi avec le passage dans les urines des diverses toxines sécrétées soit par les microbes spécifiques de l'affection (CHARRIN, ROUX et YERSIN, BOUCHARD), soit par les nombreux agents des associations secondaires.

Au cours de certaines affections, telles que la pneumonie, il peut y avoir rétention, durant la période fébrile, d'une part importante des poisons urinaires; l'urine est alors moins toxique qu'à l'état de santé (ROGER et GAUME). Mais, au moment de la crise thermique, il se fait par la voie rénale une véritable décharge des poisons accumulés et la toxicité urinaire atteint alors un chiffre inusité.

Tout comme les maladies microbiennes, les affections du tube digestif déterminent une augmentation notable des propriétés toxiques des urines. Elle résulte en partie de l'élimination par la voie rénale du produit des putréfactions intestinales. Il suffit de diminuer leur importance à l'aide du régime ou des antiseptiques intestinaux pour voir diminuer aussitôt la proportion des poisons urinaires.

Au nombre de ses attributions, le foie compte celle d'arrêter et de neutraliser une foule de substances nocives. On comprend dès lors par quel mécanisme la toxicité urinaire s'élève au cours de la cirrhose atrophique, du cancer, de l'ictère grave, de la dégénérescence graisseuse du parenchyme (SURMONT), et dans toutes les affections hépatiques qui s'accompagnent d'une altération profonde ou d'une destruction des cellules du foie. Le rein est alors obligé de remplir un véritable rôle de suppléance et de rejeter au dehors les nombreux poisons que la glande hépatique devenue insuffisante est hors d'état de fixer et de neutraliser.

Inversement, si on fait abstraction de la toxicité particulière que lui communiquent les divers pigments biliaires, l'urine émise au cours des congestions hépatiques et des cirrhoses hypertrophiques biliaires possède une toxicité sensiblement normale. Cela se conçoit fort bien, puisque dans ces affections, la cellule hépatique est peu touchée et continue à remplir son rôle habituel d'arrêt des poisons.

Le rôle du système nerveux dans les phénomènes de la nutrition générale est considérable, cela donne la raison pour laquelle les maladies nerveuses sont capables de déterminer d'importantes modifications de la toxicité urinaire. Celles-ci sont particulièrement marquées au cours de certaines psychoses. Nous rappellerons à ce sujet que l'injection à un animal des urines d'un lypémaniaque (MAIRET et BOSC) ou d'un excité (BRUGGIA) détermine chez lui de l'hyperexcitabilité et de l'inquiétude. Inversement, l'injection des urines d'un déprimé provoque de l'abattement. Quant à celles des idiots, elle paraît dénuée de toute propriété morbide spéciale. Enfin, dans l'épilepsie (MAIRET et VIRES) et dans l'hystérie, il y aurait rétention dans l'organisme d'une part importante des déchets normaux habituels ; de là, l'hypotoxicité urinaire qui a été signalée dans le cours de ces deux affections, et en constitue un des « stigmates permanents ».

Enfin, diverses maladies de l'appareil génito-urinaire s'accompagnent de notables modifications de la toxicité des urines. Chaque fois qu'il y a cystite, urétérite, inflammation suppurative du bassinet ou du rein lui-même, les fermentations microbiennes ajoutent leurs effets propres au pouvoir toxique habituel des urines et celles-ci deviennent hypertoxiques. Si le rein est envahi par la sclérose, il devient en partie imperméable aux poisons et aux diverses substances excrémentitielles, et les urines émises sont à la fois pauvres en sels et hypotoxiques, c'est ce que l'on peut observer chez certains sujets atteints de néphrite chronique, les produits de sécrétion de leurs reins sclérosés, sont à peine plus toxiques que l'eau distillée.

Ce rapide exposé nous indique dans quelles circonstances le médecin aura intérêt à faire les recherches de la toxicité urinaire et à en noter les oscillations à l'aide de divers examens

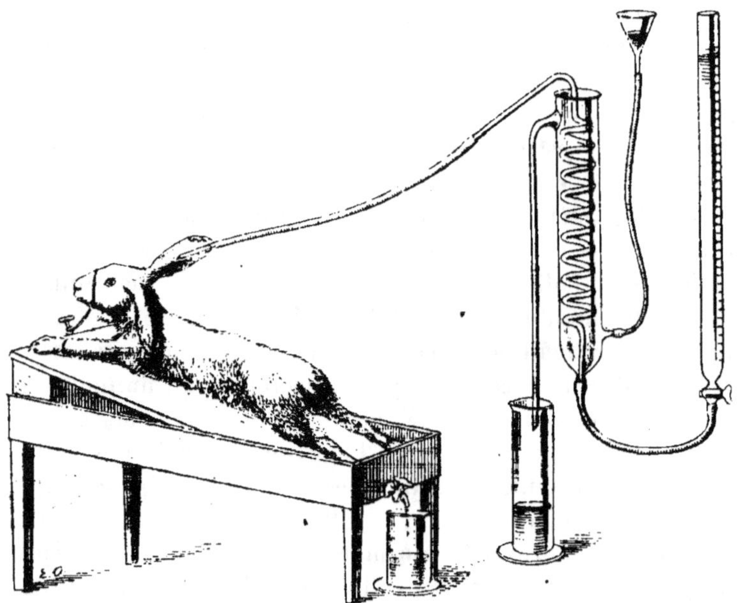

Fig. 14. — Dispositif pour la recherche de la toxicité urinaire.

comparatifs, il nous reste à dire à quel manuel opératoire on doit alors recourir.

b. *Recherche de la toxicité urinaire.* — La technique en est assez simple : on recueille les urines des vingt-quatre heures aussi proprement que possible, afin de se mettre à l'abri des causes d'erreur qu'entraîne la fermentation ammoniacale ; puis, on les filtre et on en garnit une longue burette graduée. Celle-ci est en relation avec un serpentin où on peut réchauffer le liquide avant de l'injecter à l'animal choisi pour l'expérience. Le lapin est celui que l'on utilise ordinairement. Une aiguille à seringue de PRAVAZ est enfoncée dans une des veines de son oreille, puis après l'avoir reliée au réservoir, on règle la vitesse d'écoulement du liquide. Celle-ci doit être de 3 centimètres cubes (Bouchard), à 5 centimètres cubes (L. Bernard) par minute. Selon la quantité d'urine qu'il faut utiliser pour entraîner l'arrêt des mouvements respiratoires et la mort de l'animal, il est facile de déterminer le pouvoir toxique de l'urine employée. Mais il faut tenir compte en outre, du poids du lapin, du poids du malade et de la quantité des urines émises en vingt-quatre heures. Supposons, par exemple, qu'il ait fallu injecter 80 centimètres cubes d'urine pour arriver à tuer un lapin de $1^{kg},800$, et que le sujet dont on cherche à établir la toxicité urinaire ait fourni 1 200 centimètres cubes d'urine en vingt-quatre heures et pèse 65 kilogrammes ; nous dirons : 80 centimètres cubes d'urine tuent $1^{kg},800$ de matière vivante donc 1 200 centimètres cubes en tueraient $\dfrac{1^{kg},800 \times 1\,200}{80}$.

Mais ces 1 200 centimètres cubes représentent la quantité de poisons fournie en vingt-quatre heures par les 65 kilogrammes de notre malade.

1 kilogramme fournira en vingt-quatre heures une quantité d'urine capable de tuer seulement $\dfrac{1^{kg},800 \times 1\,200}{80 \times 65} = 0^{kg},415$ de lapin. Ce chiffre représente la quantité d'*urotoxies*[1] fabriquée en vingt-quatre heures par chacun des kilogrammes du sujet examiné. Il porte le nom de *coefficient urotoxique*. Bouchard a indiqué 0,464 comme une moyenne habituelle et a fait observer qu'un sujet normal fabrique par conséquent en deux jours et quatre heures une masse de poisons urinaires suffisante pour l'intoxiquer. Mais nous avons dit combien sont nombreuses les causes capables de modifier cette toxicité.

On a fait à la méthode de Bouchard de nombreuses objections, on a insisté en particulier sur l'influence nocive exercée sur l'animal par la pression du liquide injecté, sur les coagulations et les troubles mécaniques circulatoires qui peuvent occasionner encore la mort du lapin (Hayem, Guilhon), sur l'altéra-

---

[1] On désigne sous le nom d'*urotoxie* la quantité d'urine nécessaire pour tuer 1 kilogramme de matière vivante. L'urotoxie correspond à l'état normal à 30-60 centimètres cubes d'urine, soit 45 centimètres cubes en moyenne.

tion des globules rouges et les phénomènes de plasmolyse que détermine la présence de l'urine dans son sang. Malgré la multiplicité de ces causes d'erreur, et la difficulté de leur élimination, on aurait tort cependant de renoncer à la recherche de la toxicité urinaire. A condition de ne point lui demander des résultats mathématiques, elle est susceptible de fournir des renseignements souvent précieux. Malheureusement, le dispositif un peu compliqué qu'elle nécessite, limite forcément son emploi et rend difficile les expériences comparatives qui, faites dans des conditions expérimentales toujours identiques, auraient surtout de la valeur.

Quand il s'agit de déterminer l'état des reins, on conseille de ne point se contenter de la constatation de l'hypotoxicité urinaire comme témoignage de l'insuffisance et de l'imperméabilité rénale, et on a proposé de faire en quelque sorte une contre-épreuve, en recherchant en même temps l'hypertoxicité correspondante du sérum. Celle-ci traduirait l'accumulation dans le sang de tous les poisons organiques dont l'élimination au dehors reste incomplète.

Mais, ici encore, les objections et les obstacles sont nombreux. Tout d'abord, une récolte suffisante de sérum ne peut être faite que lorsque la saignée répond à une indication thérapeutique ; ensuite, la toxicité du sérum n'est pas exactement celle du sang complet : une partie importante de poisons est retenue par le caillot ou même reste accumulée au sein des tissus. On voit par là, à quel point les résultats fournis par la recherche comparée de la toxicité de l'urine et du sérum sont encore incertains. Il serait fort imprudent de s'appuyer uniquement sur les chiffres obtenus par ces deux examens pour porter un jugement définitif sur l'importance des lésions et sur le degré d'imperméabilité des reins. Ils ne constituent que des présomptions. On devra les contrôler au moyen d'autres méthodes qu'il nous reste à étudier ; moins compliquées, elles sont d'ailleurs beaucoup plus précises.

3° Cryoscopie. — La cryoscopie appliquée à l'urine *a pour objet d'évaluer la quantité exacte des substances dissoutes qu'elle* *contient.* Elle est basée sur les lois de RAOULT. Celles-ci ont établi que la teneur en molécules d'un liquide, autrement dit, sa concentration moléculaire est en rapport avec son point de congélation. Celui-ci, d'autre part, est proportionnel au nombre des molécules dissoutes dans l'unité de volume du dissolvant quelles que soient la grosseur et la nature de ces molécules. En d'autres termes, une molécule de chlore dont le poids est représenté par 70, produira le même abaissement de température qu'une molécule d'acide sulfurique qui pèse 100 ou une molécule d'albumine qui pèse 6000 et l'abaissement du point de congélation sera égal au total des abaissements propres à chaque substance dissoute. On conçoit, qu'un procédé de recherche mettant à profit ces diverses lois, constitue un moyen commode et rapide d'apprécier la composition d'une urine.

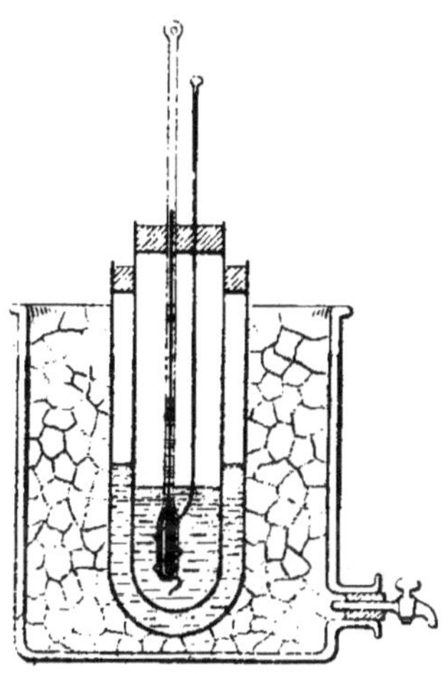

Fig. 15. — Appareil de Bousquet.

On se sert dans ce but de l'appareil de BOUSQUET ou de celui de CLAUDE et BALTHAZARD. Ils sont tous deux basés sur le même principe, avec cette seule différence, que dans l'un, l'abaissement de température de l'urine est obtenu avec de la glace mêlée de sel, tandis que dans l'autre, le refroidissement est réalisé par évaporation d'éther ou de sulfure de carbone. Un coup d'œil jeté sur les figures ci-jointes en fera mieux comprendre le dispositif qu'une longue description.

a. *Détermination du point de congélation.* — Pour déterminer le point de congélation d'une urine, on remplit avec ce liquide le tube interne de l'appareil ; dans celui-ci plonge un long thermomètre gradué au 1/50 de degré [1]. Ce premier tube est

---

[1] Il va sans dire que l'on doit ici encore prélever son échantillon sur les urines des vingt-quatre heures. C'est le seul moyen de se mettre à l'abri d'une foule d'erreurs (voir p. 27).

placé dans un second récipient rempli d'eau et de glycérine, ou
d'alcool. L'emploi de ce milieu incongelable a pour objet d'assurer un refroidissement uniforme du liquide à examiner. Un
agitateur en platine ou en nickel enroulé autour du réservoir
thermométrique per-
met d'ailleurs, d'as-
surer le mélange et
le maintien d'une tem-
pérature   homogène
dans l'échantillon
examiné. Très rapide-
ment, en dix minutes
à un quart d'heure,
le refroidissement est
obtenu au moyen de
la glace ou de l'éva-
poration d'éther ou
de sulfure de carbone,
et on abaisse jusqu'à
0° la température de
l'urine examinée.
Bientôt même, cette
température est dé-
passée et le liquide
refroidi atteint son
point de congélation.
Cependant, à ce mo-
ment, l'urine ne se
solidifie point encore,
elle continue à se re-
froidir sans se con-
geler, elle reste en
surfusion. Pour faire
cesser cet état, on doit

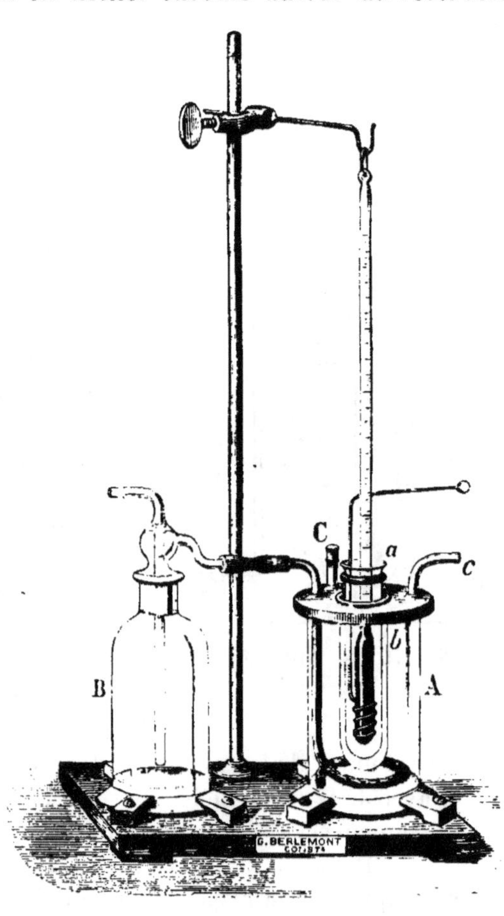

Fig. 16. — Appareil de Claude et Balthazard pour la recherche du point cryos-
copique.

jeter dans le tube réservoir un petit cristal de glace : on détermine ainsi une congélation immédiate. A ce moment, la colonne
thermométrique remonte rapidement ; elle atteint bientôt un

maximum où elle reste fixée durant près d'une demi-minute ; puis elle redescend. C'est la lecture de ce degré maximum où est remonté le mercure, qui indique le point de congélation, le point Δ de l'urine. Celui-ci varie à l'état normal entre $-1°,30$ et $-2°,20$. A la suite de sudations abondantes et répétées il s'abaisse à $-2°,30$ et même davantage. Après des libations excessives, chez un sujet soumis au régime lacté, ou bien après une crise de polyurie nerveuse, il se rapproche au contraire de $-1°$.

Les oscillations observées sont donc de même ordre que celles que nous avons déjà relatées au sujet de la densité des urines ou du dosage de leur résidu sec. Leur étude n'est pas susceptible de nous conduire à des résultats beaucoup plus précis.

b. *Comparaison du point de congélation de l'urine et du sang* (*Méthode de L. Bernard*). — Il n'en est plus de même si l'on compare la concentration moléculaire de l'urine et celle du sang (DRESER, VAQUEZ et BOUSQUET, L. BERNARD). Par ce moyen, on arrive au contraire à se rendre compte dans une certaine mesure de leur composition respective, ce qu'il était à peu près impossible de réaliser à l'aide de l'analyse chimique.

Pour obtenir le résultat désiré, il suffit de rechercher le point de congélation du sérum sanguin recueilli au moyen d'une ventouse scarifiée et d'établir le rapport $\dfrac{\Delta u \ (\text{point de congélation de l'urine})}{\Delta s \ (\text{point de congélation du sang})}$. A l'état normal Δu, avons-nous dit, oscille de $-2°,20$ à $-1°,30$ et Δs, qui varie fort peu, est voisin de $-0°,56$. La valeur r du rapport $\dfrac{\Delta u}{\Delta s}$ oscille donc entre 3,92 et 2,32. Elle permet d'apprécier le rôle de la perméabilité rénale dans les variations de la concentration moléculaire de l'urine, elle mesure l'activité épithéliale du rein (L. BERNARD). Si maintenant, on multiplie r par V, volume des urines émises en vingt-quatre heures, on obtient une nouvelle valeur R qui représente l'élimination moléculaire en vingt-quatre heures. Cette valeur varie à l'état normal entre 3 000 et 5 000, elle mesure les effets utiles de l'activité rénale.

Grâce à cet examen comparatif des points de congélation de l'urine et du sang des malades, L. BERNARD a pu faire une série de constatations fort intéressantes.

En premier lieu, chez certains sujets atteints de néphrite interstitielle, il a pu observer à la fois une augmentation du chiffre Δs et un abaissement marqué des deux valeurs r et R. Cela traduit, d'après L. BERNARD, la diminution de la perméabilité rénale et de l'élimination moléculaire, avec la rétention moléculaire dans le sang.

Quand, au contraire, r reste faible, mais R atteint en même temps, ou bien dépasse la normale, on a le droit d'en conclure que, malgré l'imperméabilité rénale qu'indique l'abaissement de r, il n'y a pas de rétention moléculaire dans le sang. L'élimination reste suffisante grâce à la polyurie compensatrice qui relève la valeur de R.

Chez certains sujets, il peut y avoir encore augmentation de la perméabilité rénale et de l'élimination moléculaire. Cela se traduit à la fois par une diminution de Δs et une exagération de r et de R.

Enfin, la perméabilité rénale peut être normale ainsi que l'accuse le rapport r et pourtant l'élimination reste insuffisante et il y a rétention moléculaire dans le sang, par suite d'une diminution de la quantité des urines émises. Dans ce cas, R reste inférieur à la normale et en même temps Δs s'élève.

La méthode de L. BERNARD est donc susceptible dans les cas les plus variés de donner des renseignements fort précis sur l'activité sécrétoire du rein et sur l'état de rétention moléculaire sanguine qui en est la conséquence. On pressent toutes les déductions fort importantes qui en découlent, tant au point de vue du pronostic que du diagnostic.

Le côté faible de la méthode de Léon BERNARD vient de ce fait que les variations de Δs sont toujours très limitées, tandis que celles de Δu sont au contraire très étendues. C'est là le point de départ, comme L. BERNARD le reconnaît lui-même, de comparaisons souvent défectueuses et d'une viciation du rapport des deux valeurs obtenues ; elle peut conduire dans quelques cas à admettre des troubles de la perméabilité rénale qui en réalité font défaut. De plus, la prise de sang n'est pas toujours possible chez tous les malades et l'échantillon, obtenu dans la plupart des cas au moyen d'une ventouse scarifiée, est loin d'indiquer la concentration moléculaire réelle du sang (LINDEMANN).

c. *Méthode de Koranyi*. — Si la cryoscopie comparée de l'urine et du sang ne conduit point toujours à des résultats absolument précis, elle a cependant l'avantage de tenir compte seulement des faits observés et elle ne se base sur aucune théorie. Il n'en est plus de même pour le procédé de recherche préconisé par VON KORANYI. Ce savant admet, en effet, qu'au niveau des glomérules filtre non de l'eau, mais une solution pure ou presque pure de chlorure de sodium. En passant dans les canalicules urinaires, cette solution se concentre par résorption d'eau et se charge de matières extractives venues du sang. Leur passage est dû à un échange moléculaire tel, que pour chaque molécule du sang excrétée, une molécule de chlorure de sodium est résorbée. D'après cette théorie, on comprend qu'il soit facile de se rendre compte de l'importance des échanges sécrétoires qui s'effectuent dans les canalicules. Il suffit pour cela d'établir la proportion relative des molécules de chlorures et des autres molécules non chlorées contenues dans les urines. On y arrive aisément en établissant le rapport $\frac{\Delta}{\text{NaCl}}$. Δ représentant la concentration moléculaire de l'urine mesurée par son point de congélation ; NaCl la dose de chlorure de sodium contenue dans 100 centimètres cubes d'urine.

A l'état normal, la valeur de ce rapport ne dépasse pas 1,7 ; mais, sitôt que la circulation rénale devient moins parfaite, elle s'élève par suite d'une résorption chlorurée plus importante au niveau des canalicules et de l'augmentation des échanges moléculaires qui en résulte.

Inversement, le rapport diminue sitôt qu'il passe plus de chlorures dans les urines par suite d'une activité plus grande de la circulation rénale et d'un passage plus rapide de l'urine dans les tubuli. On peut donc mesurer par la méthode de VON KORANYI le degré de la stase rénale. Toutefois, quand le sujet est soumis à une alimentation insuffisante en chlorures comme cela existe chez les nourrissons (MERKLEN et LESNÉ), et surtout quand l'épithélium rénal est lésé, elle ne donne plus de renseignements exacts. C'est dire que en dehors de l'appréciation de la vitesse de sécrétion, la méthode de

Koranyi est incapable de renseigner sur l'état des autres fonctions rénales.

d. *Méthode de Claude et Balthazard.* — La méthode de Claude et Balthazard donne des résultats plus complets. Elle s'appuie encore sur la théorie de Koranyi et se base sur la présence dans les urines de substances simplement éliminées sans subir aucune modification dans l'organisme, ce sont les chlorures, et sur l'existence d'autres éléments dits : molécules élaborées qui subissent dans l'économie des transformations plus ou moins complètes avant de passer dans les urines.

Ici encore, la détermination du point Δ permettra d'apprécier le nombre total de molécules solides dissoutes dans l'unité de volume de l'urine ; en multipliant le chiffre obtenu par V, on obtiendra le nombre de molécules éliminées en vingt-quatre heures. Enfin, pour apprécier exactement la *diurèse moléculaire totale*, c'est-à-dire la quantité de molécules urinaires éliminées en vingt-quatre heures par l'unité du poids du sujet, il faut diviser par le poids du sujet P la valeur ΔV. A l'état normal $\frac{\Delta V}{P}$ oscille entre 3 000 et 4 000. Ce chiffre traduit l'activité fonctionnelle du glomérule en même temps que la diurèse moléculaire totale, puisque, d'après Koranyi, la concentration moléculaire de l'urine ne varie pas depuis le glomérule jusqu'à la terminaison du tube urinifère. Il y aurait seulement modification de la nature des molécules au niveau du tubuli, par suite de l'échange d'un certain nombre de molécules chlorées contre un nombre égal de molécules élaborées.

Mais cette valeur $\frac{\Delta V}{P}$ utile pour apprécier l'état fonctionnel du glomérule et de sa circulation, ne saurait fixer en rien sur l'importance d'élimination des substances élaborées. Pour apprécier celle-ci, il est nécessaire de retrancher de la somme des molécules élaborées et chlorurées déterminée par la recherche du point Δ, la part qui revient aux seules molécules chlorurées dans l'abaissement du point de congélation.

Pour cela, on commence par doser les chlorures dans l'urine examinée ; on obtient ainsi le chiffre p. Sachant qu'une solution de NaCl congèle à — 0°,605, on saura que le poids p de NaCl intervient dans l'abaissement du point de congélation de l'urine pour $p \times 0°,605$ et dans un volume V d'urine et pour un kilogramme du poids du corps pour $\dfrac{60°,5 \times p \times V}{P}$.

Dans une urine contenant Δ molécules, $\Delta \times \dfrac{V}{P} - \dfrac{60°,5 \times p \times V}{P}$ ou selon une formule plus simple $\dfrac{V}{P} \times (\Delta - 60°,5 \times p)$ représentera par conséquent la différence ou pour mieux dire la proportion des molécules élaborées en vingt-quatre heures par kilogramme de poids du corps. Pour plus de commodité on désigne souvent par la lettre δ la différence $(\Delta - 60,5 \times p)$; la diurèse des molécules élaborées est alors représentée par la formule $\delta \times \dfrac{V}{P}$. Cette valeur oscille, à l'état normal, entre 2 000 et 3 000.

Mais la diurèse des molécules élaborées $\delta \dfrac{V}{P}$ ne dépend pas seulement de l'activité fonctionnelle des cellules du tubuli, elle est en rapport encore avec la quantité de ces substances contenues dans le sang. Or, celle-ci varie sans cesse selon l'état de la nutrition générale et le mode de fonctionnement des organes autres que le rein. Pour établir l'importance du travail de l'épithélium des tubuli il suffira d'établir le rapport :

$$\frac{\Delta \text{ (qui indique le nombre global des molécules éliminées)}}{\delta \text{ (indice du nombre des seules molécules élaborées)}}.$$

En effet, s'il y a diminution du travail des cellules canaliculaires, il y a aussitôt diminution des échanges moléculaires et δ s'abaisse par rapport à Δ. Il augmenterait au contraire, dans le cas où il y aurait exagération de ce travail.

A l'état normal, il y a parallélisme entre les deux valeurs $\dfrac{\Delta V}{P}$ et $\dfrac{\Delta}{\delta}$. On en jugera par le tableau suivant dressé par CLAUDE et BALTHAZARD :

Si $\dfrac{\Delta V}{P}$ = 6 000, $\dfrac{\Delta}{\delta}$ ne dépasse pas la valeur 2,20.

—	5 500,	—	—	2,10.
—	5 000,	—	—	2,00.
—	4 500,	—	—	1,90.
—	4 000,	—	—	1,80.
—	3 500,	—	—	1,70.
—	3 000,	—	—	1,60.

Si $\frac{\Delta V}{P} = 2\,500$, $\frac{\Delta}{\delta}$ ne dépasse pas la valeur 1,50.

—	2 000,	—	—	1,40.
—	1 500,	—	—	1,30.
—	1 000,	—	—	1,20.
—	500.	—	—	1,10.

Pour juger de l'état de fonctionnement de l'épithélium rénal, il suffira de rapprocher les résultats obtenus dans chaque cas, des chiffres normaux indiqués par CLAUDE et BALTHAZARD. L'insuffisance rénale se traduira par une élévation de $\frac{\Delta}{\delta}$ par rapport à $\frac{\Delta V}{P}$.

Comme on le voit, la méthode de CLAUDE et BALTHAZARD serait utile, d'après ses promoteurs, dans une foule de cas. Elle permettrait d'apprécier l'activité glomérulaire et l'état de la circulation sanguine rénale à l'aide du rapport $\frac{\Delta V}{P}$; elle indiquerait l'importance du travail des épithéliums et l'état de la perméabilité des tubuli par le rapport $\frac{\Delta}{\delta}$.

Enfin on pourrait connaître le taux des substances éliminées grâce au travail propre du rein, au moyen du troisième rapport $\frac{\delta V}{P}$.

Nous n'insisterons pas sur les renseignements qu'on peut tirer de ces diverses formules au cours des affections rénales. Nous nous bornerons à rappeler que tous ces calculs fort ingénieux ont le tort d'être basés sur une simple hypothèse ; de plus, comme le fait remarquer ACHARD « ils sont un peu plus compliqués que ne le comportent les exigences de la clinique journalière. »

4° Procédés d'exploration des fonctions rénales par l'élimination provoquée. — Ils ont tous le même principe pour base : on introduit dans l'organisme une substance étrangère diffusible et on étudie les modalités de son élimination. Cette méthode a sur les précédentes l'avantage de supprimer les causes d'erreur qui dépendent du régime et de l'état de nutrition du sujet. En effet, la dose de substance injectée est connue à l'avance et le travail que l'on impose au rein est toujours à peu près le même chez les divers sujets (ACHARD et CASTAIGNE). Dans ces conditions, il est facile d'obtenir des résultats comparatifs.

Sans doute, on pourrait faire valoir avec LÉPINE que chacune des substances qui traversent le rein possède un coefficient propre de perméabilité et que l'étude du passage dans les urines d'une seule d'entre elles ne saurait autoriser à formuler des conclusions générales. En fait, s'il n'y a pas parallélisme rigoureux, il y a du moins concordance relative (L. BERNARD) entre l'élimination de la plupart des substances excrétées. L'étude de leur mode de passage dans les urines est donc capable de fournir des résultats fort utiles.

Un certain nombre de matières colorantes et de médicaments ont été préconisés pour étudier le mode de fonctionnement des reins. Les uns, comme le bleu de méthylène, l'iodure de potassium, le rouge de rosaniline permettent de se rendre compte de l'état du filtre rénal [1] ; les autres, comme la phloridzine renseignent plutôt sur le mode de fonctionnement de la glande rénale. Nous les étudierons tour à tour.

a. *Epreuve du bleu de méthylène.* — C'est une des plus utiles et des plus pratiques, elle est due à ACHARD et CASTAIGNE. La technique en est simple : on commence par faire uriner le sujet dont on veut étudier la perméabilité : puis, pour éviter toute cause d'erreur due à des vices d'absorption gastro-intestinale, on lui injecte sous la peau ou mieux en plein muscle au niveau de la fesse 1 centimètre cube d'une solution stérilisée de bleu de méthylène à 1 20 [2].

---

[1] Il semble bien cependant que le bleu de méthylène ne s'élimine point à la façon d'un vulgaire corps étranger plus ou moins inerte : des recherches fort curieuses de GAUTRELET ont établi qu'après une injection de bleu de méthylène, il y a abaissement constant de l'azote urinaire total, diminution d'élimination d'urée, apparition d'ammoniaque dans l'urine et même de glycose : cela laisse présumer qu'il exerce une action générale sur la nutrition et les diverses fonctions hépatiques. Il y aurait peut-être lieu d'en tenir compte dans l'appréciation des résultats obtenus avec le bleu au sujet du fonctionnement du filtre rénal.

[2] Pour plus amples détails sur la question voir : ACHARD et CAS-

Pour se rendre compte du mode d'élimination de la matière colorante, il suffit de recueillir tout d'abord les urines au bout d'une demi-heure, puis, toutes les heures, jusqu'au moment où le bleu ou son chromogène (voir plus loin) disparaît des urines. Selon les cas, on pourra constater que le moment d'apparition du bleu, la durée, l'intensité, le rythme et la forme même de son élimination sont variables.

α) Le *début de l'élimination* du bleu commence à l'état normal une demi-heure à une heure après l'injection. Mais, si le sujet a de l'imperméabilité rénale, si en particulier, ses reins sont sclérosés, le début de l'élimination est plus tardive, elle ne commence qu'au bout d'une heure et demie, deux heures, trois heures et davantage. Elle est au contraire précoce, quand il existe une néphrite épithéliale (BARD) ou un certain degré d'hypertrophie compensatrice au niveau des reins malades (ALBARRAN et BERNARD). Cependant, le moment d'apparition du bleu dans les urines est loin d'être un des éléments les plus importants de l'épreuve. En effet, « sans lésion aucune des reins, il peut y avoir un retard considérable ; de même, avec des reins malades, on peut observer la coloration normale dans les délais voulus (ALBARRAN).

β) L'*intensité de l'élimination* a plus de valeur. C'est elle qui indique le mieux en quel état se trouve le filtre rénal. Pour bien juger de la quantité de bleu éliminé en vingt-quatre heures, pour savoir si elle est égale, supérieure ou inférieure à la normale, il sera bon de recourir au procédé très simple d'ACHARD et LAUBRY. Pour cela, on conserve les urines émises durant les vingt-quatre heures qui précèdent l'injection du bleu ; puis, après celle-ci, on recueille à nouveau les produits de la miction durant le même laps de temps. Sachant qu'un sujet normal élimine en vingt-quatre heures $0^{gr},025$ de bleu, il suffit d'ajouter cette dose aux urines récoltées avant l'épreuve pour avoir la solution étalon qui servira de point de comparaison. En prélevant un volume égal des deux urines d'avant et d'après l'injection, il est facile de se rendre compte du taux de l'élimination du bleu. Selon les cas, il y aura égalité des teintes des deux échantillons, ou bien au contraire, pour l'obtenir, il sera nécessaire d'ajouter un quart, moitié, deux tiers d'eau à l'une ou à l'autre urine. Il sera fort simple d'en déduire la quantité de bleu émise.

γ) La *durée d'élimination* du bleu varie encore avec l'état du rein. En temps normal, elle est de trente-cinq à soixante heures environ ; mais cette durée peut être prolongée ou écourtée : prolongée, elle est ordinairement un symptôme d'imperméabilité rénale (ACHARD et CASTAIGNE). Nous disons ordinairement, car dans certains cas où l'on avait affaire à un rein sain, on a noté aussi une élimination de bleu de durée anormale, ce qui s'explique par l'existence de troubles purement fonctionnels de la perméabilité rénale (ALBARRAN). Écourtée, la durée d'élimination du bleu devient l'indice d'une exagération de la perméabilité rénale quand elle s'accompagne de l'élimination d'une grosse quantité de bleu. Mais, si cette durée écourtée d'élimination du bleu s'accompagne en même temps d'un passage de matières colorantes en faible quantité, elle constitue un signe important d'imperméabilité du rein. Elle indique qu'une minime portion du parenchyme est seule en état d'éliminer encore la substance colorante (CASTAIGNE).

δ) Voyons maintenant le *rythme et la forme d'élimination*. Quand les reins sont sains, l'intensité d'élimination du bleu de méthylène croît progressivement durant les trois ou quatre premières heures, puis elle décroît ensuite régulièrement jusqu'au moment de sa disparition complète. Mais, à côté de ce type continu cyclique, il existe des cas où le passage du bleu dans les urines se fait de façon intermittente d'après un type polycyclique, il s'interrompt puis recommence. Les causes de cette intermittence sont encore trop mal connues pour qu'on puisse attribuer une valeur séméiologique quelconque aux variations observées dans l'élimination du bleu.

Pour CHAUFFARD et CAVASSE, elles seraient surtout sous la dépendance de l'état du foie ; celui-ci exercerait sur les reins une véritable action inhibitrice par le moyen des substances toxiques qu'il livre par intermittence à la circulation. De plus, le bleu ne s'élimine pas seulement par les reins, il est rejeté aussi en partie par la bile que l'on trouve souvent colorée chez les animaux auxquels on a injecté du bleu. En fait, comme l'a fait remarquer ACHARD, il n'y a là qu'une cause d'erreur négligeable, car la bile est résorbée dans l'intestin et finalement vient s'éliminer au niveau du rein. Pourtant, cet emmagasinement passager de la matière colorante dans la vésicule biliaire n'est peut-être pas sans influence sur les intermittences d'élimination observées. On a incriminé aussi l'influence du système nerveux sur la sécrétion rénale (DUFOUR et ROQUES DE FURSAC, BARD et BONNET) et surtout l'alternance sécrétoire normale des divers éléments du rein pour expliquer le rythme polycyclique d'élimination du bleu. Dans ce dernier cas, le mécanisme en est facile à comprendre. L'élimination du bleu est plus abondante au moment où les parties hypertrophiées travaillent, tandis qu'elle est plus faible et même devient nulle au moment où les éléments hypertrophiés sont à l'état de repos relatif (AL-BARRAN).

ε) Il faut se souvenir encore que le bleu ne passe pas dans les urines seulement à l'état de liberté, mais souvent aussi sous la forme de *chromogène*. Les urines émises après l'injection du bleu peuvent être alors très légèrement colorées ou même complètement incolores, si bien que l'on pourrait croire à un défaut d'élimination. Il suffit de les porter à l'ébullition après addition d'un peu d'acide acétique pour voir la matière colorante se régénérer et la teinte bleue réapparaître (VOISIN et HAUSER). C'est dire qu'on ne doit jamais négliger la recherche du chromogène; même quand les urines émises sont colorées en bleu, on doit toujours prendre la précaution de les porter à l'ébullition en milieu acide, car bleu et chromogène s'éliminent souvent de façon concomitante. Dans ce cas, on voit après l'ébullition, l'urine prendre une coloration plus intense par suite de la mise en liberté du chromogène. Pour déceler celui-ci, dans une urine colorée en bleu, on peut encore dans un premier temps éclaircir l'urine en l'agitant avec du chloroforme ou de la nitro-benzine : tout le bleu qu'elle contient à l'état de liberté est ainsi isolé. On chauffe alors l'urine restée incolore avec quelques gouttes d'acide acétique, elle se teinte encore en bleu quand elle renferme du chromogène.

A côté de ce premier *chromogène d'élimination*, il en est un second qui porte le nom de *chromogène de fermentation* (ACHARD et CASTAIGNE). A l'inverse du premier, il est très instable : il se forme pendant la fermentation alcaline sous l'influence de l'action microbienne ; c'est grâce à lui que des urines bleues à l'émission perdent peu à peu leur couleur au bout de quelques heures. Mais le chromogène formé est très instable, et en agitant simplement l'urine à l'air on régénère très vite le bleu. Les urines peuvent contenir à la fois les deux variétés de chromogène. Pour les isoler, il suffit d'agiter tout d'abord les urines à l'air, de recueillir par le chloroforme le bleu émis à l'état de liberté et celui qui se forme par la décomposition du chromogène de fermentation, puis de traiter l'urine décolorée, par la chaleur et l'acide acétique. On met ainsi en liberté le bleu fourni par le chromogène d'élimination.

D'après ACHARD et CASTAIGNE, le chromogène serait plus diffusible que le bleu ; c'est lui qui passerait le premier après injection du bleu (RAYNAUD et OLMER) et qui s'éliminerait à peu près seul dans les cas où les lésions rénales fort accusées ne laissent plus filtrer le bleu. En réalité, l'apparition du chromogène ne traduit pas seulement un état de perméabilité plus ou moins marqué du rein. L'importance de sa production et même de son élimination paraît surtout dépendre de phénomènes d'ordre chimique qui n'ont pas seulement pour siège le rein mais encore beaucoup d'organes. Malheureusement, ces faits sont encore trop mal connus pour pouvoir nous donner des indications précises à la fois sur l'état du rein, sur celui de la nutrition générale et sur les phénomènes de réduction qui se font au sein des tissus.

b. *Epreuve de la rosaniline et de la fuchsine.* — LÉPINE a conseillé d'utiliser la rosaniline trisulfonate de soude, au lieu du bleu de méthylène, pour étudier l'état de la perméabilité rénale. Pour cela, on en injecte au malade 1 centimètre cube d'une solution à 1 100 ; puis, comme pour le bleu de méthylène, on recueille les urines d'heure en heure. A l'état normal, l'urine commence à se colorer en rouge une demi-heure après l'injection; ensuite, l'élimination se poursuit d'une façon continue sans polycyclisme pendant vingt-quatre heures.

Il apparaît souvent comme pour le bleu de méthylène un leuco-dérivé d'élimination. Pour le régénérer dans l'urine, il suffit d'acidifier celle-ci sans qu'il soit nécessaire de la chauffer (DREYFUS).

Dans les néphrites chroniques, il y a retard dans l'apparition du rouge, mais surtout, il existe une diminution notable de la quantité éliminée : 30 à 40 p. 100 seulement du colorant passent dans les urines, tandis que chez un sujet sain, il en passe 80 à 97 p. 100. Il est facile de s'en rendre compte à l'aide du procédé colorimétrique préconisé par DREYFUS [1]. Malheureusement, l'élimination du rouge est également diminuée dans les néphrites subaiguës et même dans le rein cardiaque ; le moment de l'apparition du rouge dans les urines est alors seulement plus précoce et la durée de son élimination moins prolongée. L'épreuve de la rosaniline paraît donc inférieure à celle du bleu de méthylène ; elle permet, plus difficilement que cette dernière, de faire une différenciation entre les diverses affections rénales.

La *fuschine* a été aussi employée autrefois par M. le professeur BOUCHARD qui l'administrait par la voie buccale. D'après ACHARD et CLERC, qui ont repris l'étude de son élimination, elle fournit des résultats peu différents de ceux que donne le bleu de méthylène.

c. *Epreuve de l'iodure de potassium.* — Elle a été réglée par DESPREZ : on injecte dans le tissu cellulaire du sujet qu'on veut soumettre à l'épreuve 4 centigrammes d'iodure de potassium, puis, on recueille ses urines pendant vingt-quatre heures. Selon la proportion d'iode éliminée durant ce laps de temps, on peut juger du mode de fonctionnement du rein. A l'état normal et dans les néphrites épithéliales, on trouve dans les urines des

---

[1] DREYFUS, *Contribution à l'étude de la perméabilité rénale*, Thèse de Lyon, 1898.

premières vingt-quatre heures 18 à 29 milligrammes d'iodure. Mais, si la perméabilité est diminuée, comme dans les néphrites chroniques, l'élimination se fait de façon trainante et prolongée (BARD et BONNET) et c'est à peine si elle atteint la moitié du chiffre précédent.

d. *Epreuve du salicylate de soude*[1]. — Elle est peu pratique en raison des recherches assez compliquées qu'elle nécessite ; elle conduit seulement d'ailleurs à constater que « à l'état normal, la quantité éliminée dans les cinq premières heures est presque égale à l'élimination totale, qu'elle est moindre dans les néphrites scléreuses et à peu près semblable à la normale dans les néphrites épithéliales » (ALBARRAN).

e. *Epreuve de la phloridzine*. — La phloridzine est un gluco-side que l'on retire de l'écorce des racines de certains arbres fruitiers : le pommier, le poirier, le prunier, le cerisier. Injectée dans le sang, ou simplement ingérée, elle provoque l'apparition de sucre dans les urines. Celui-ci ne résulte point du dédoublement de la phloridzine dans l'organisme, puisque la quantité de sucre éliminé est bien supérieure à la dose de phloridzine injectée. Elle ne dépend pas davantage d'une hyperglycémie passagère due à une action exercée sur le foie ou le pancréas. En effet, en premier lieu, l'hyperglycémie fait défaut, et ensuite, on obtient de la glycosurie phloridzique chez des animaux auxquels on a extirpé le foie (VON MERING, LANGENDORFF) et même tous les viscères abdominaux sauf les reins (PAVY, BRODIE et SIAU). Il faut donc admettre une action directe de la phloridzine sur le rein. Celle-ci a d'ailleurs été bien mise en évidence par ZUNTZ, puis par PAVY, BRODIE et SIAU, ALBARRAN et BERGÉ. Il suffit pour cela d'injecter de la phloridzine dans l'artère rénale d'un chien, on peut constater que du sucre apparait aussitôt dans les urines du côté de l'injection, tandis qu'il n'en passe que plus tard dans les urines excrétées par le rein du côté opposé. Cette influence directe de la phloridzine sur les cellules rénales apparaît encore nettement par les expériences de BIEDL et KOLISCH :

[1] PUGNAT et REVILLIAD, *Etude critique des procédés cliniques d'appréciation de la perméabilité rénale*, Arch. gén. Méd., 1902.

en faisant passer dans un rein isolé, du sang défibriné et additionné de phloridzine, à l'aide de la circulation artificielle, ils ont pu recueillir de l'urine sucrée.

L'origine rénale de la glycosurie phloridzique semble donc solidement établie : cela a conduit ACHARD et DELAMARE à utiliser la phloridzine pour étudier certains troubles de fonctionnement du rein. Ils se basent pour cela sur la quantité de glucose éliminée sous son influence, sur le moment d'apparition et la durée de la glycosurie provoquée.

Cette épreuve d'exploration diffère profondément des précédentes ; on ne cherche plus ici à se rendre compte de la facilité avec laquelle le rein élimine telle ou telle substance qui lui est apportée par le sang, mais on étudie dans quelle mesure il est capable de former lui-même de toutes pièces une substance nouvelle qu'il va ensuite éliminer. C'est dire que les épreuves de la recherche de la perméabilité rénale et celle de la glycosurie phloridzique peuvent conduire à des résultats différents. La discordance observée n'indique pas l'infériorité de l'une ou l'autre méthode, elle traduit seulement une fois de plus l'indépendance des diverses fonctions rénales.

Pour utiliser l'épreuve de la glycosurie phloridzique, on commence par faire uriner le sujet et on s'assure que ses urines ne contiennent point de sucre ; puis, on lui injecte dans le tissu cellulaire 1 centimètre cube d'une solution stérilisée de phloridzine à 1,200, soit 5 milligrammes de substance (ACHARD et DELAMARE) ou bien comme le conseille ALBARRAN qui trouve cette dose trop faible, 4 centimètres cubes de la même solution soit 2 centigrammes de phloridzine.

Si les reins fonctionnent normalement, la glycosurie apparaît déjà au bout d'une demi-heure, elle persiste de deux à quatre heures et la quantité de sucre éliminée va de $0^{gr},50$ à $2^{gr},50$. Ce sont les variations du taux d'élimination qui constituent l'élément le plus important de l'épreuve. Selon les cas, quand le fonctionnement rénal est troublé, on observe de la prolongation de l'excrétion du sucre, de l'hypoglycosurie, de l'anaglycosurie ou bien au contraire de l'hyperglycosurie.

On dit qu'il y a hyperglycosurie phloridzique, sitôt que la

quantité de sucre éliminée dépasse 2gr,50 ; elle se montre rarement quand le rein est altéré et a été signalée surtout par ACHARD et DELAMARE au cours de diverses affections aiguës telles que le rhumatisme articulaire aigu, la fièvre typhoïde, la broncho-pneumonie, la dysenterie (CLOUPET) et dans quelques maladies chroniques sans lésions rénales comme l'emphysème, le cancer, l'alcoolisme. Elle apparaît encore chez les sujets sains, auxquels on pratique une seconde injection de phloridzine quatre à cinq jours seulement après la première. C'est là une cause d'erreur importante et dont il importe de bien se souvenir (DELAMARE).

L'hypoglycosurie est caractérisée par une élimination de sucre inférieure à 0gr,50 ; elle se rencontre ainsi que l'anaglycosurie chez des sujets porteurs d'affections rénales fort diverses, aussi bien dans les néphrites passagères avec faible albuminurie, dans les néphrites aiguës, subaiguës et chroniques, dans les albuminuries puerpérales et le rein cardiaque (DELAMARE). Elle existe encore dans les pyélo-néphrites, la rétention rénale, le cancer et la tuberculose du rein, le rein polykystique (ALBARRAN). Enfin, elle a été signalée dans une série d'infections légères ou de maladies diverses laissant les reins intacts et ne déterminant que des troubles fonctionnels de leur sécrétion. Elle disparaît et la glycosurie phloridzique redevient régulière au fur et à mesure que le rein retrouve son fonctionnement normal (ALBARRAN, ACHARD et DELAMARE, CLOUPET). Inversement, une glycosurie régulière existe parfois dans certains cas de lésions rénales diverses (DELAMARE, JOUFFRAY).

L'épreuve de la phloridzine ne saurait donc renseigner en rien sur le degré des altérations anatomiques du rein. Elle est seulement capable d'accuser l'existence d'une certaine catégorie de troubles fonctionnels dont la nature est encore malheureusement assez mal déterminée. Les résultats qu'elle fournit ne sauraient donc conduire à des conclusions fermes. Ils n'ont de valeur que par comparaison avec ceux que donnent l'épreuve du bleu de méthylène, la cryoscopie, l'analyse chimique des urines.

Quand les résultats obtenus concordent, l'épreuve de la phloridzine constitue une confirmation qui a sa valeur au sujet du bon ou du mauvais fonctionnement du rein. Quand les données de l'injection de phloridzine sont contradictoires avec celles obtenues par les autres méthodes d'exploration, on en doit simplement conclure qu'il existe un trouble d'une des formes de l'activité des épithéliums rénaux, sans qu'il soit possible de dire quelle est la nature de ce trouble et quelle est l'importance des lésions qui le déterminent.

En pratique, l'épreuve de la phloridzine devra toujours être utilisée en même temps que celle du bleu de méthylène[1] et avec la recherche de l'albumine. Basés sur des phénomènes sécrétoires dont le mécanisme n'est point identique, ces trois examens se contrôlent et se complètent en quelque sorte les uns les autres. Dans certains cas, où l'un d'entre eux fournit des résultats négatifs, les constatations faites avec les deux autres permettront de mettre en évidence l'insuffisance de certaines des fonctions rénales qui sans cela serait passée inaperçue.

f. *Épreuve de l'albuminurie provoquée.* — Elle a été indiquée tout récemment par CASTAIGNE. On fait absorber à un sujet 6 blancs d'œuf, ou bien on en injecte 2 centimètres cubes dans son tissu cellulaire. Si le rein est sain, il n'y a pas d'albuminurie consécutive. Si les cellules des tubes contournés sont altérées ou même s'il existe seulement de la « débilité rénale », de l'albuminurie apparaît à la suite dans les urines.

L'administration quotidienne d'une ration de 10 grammes de chlorure, durant quatre jours, d'après le procédé de Claude et Mauté, suffirait encore à déterminer de l'albuminurie dans certains cas où le rein est débile (CASTAIGNE). Il en est de même, quand on fait respirer à certains malades quelques gouttes de nitrite d'amyle. Cette dernière épreuve serait capable d'après CASTAIGNE de fournir des renseignements utiles sur l'infériorité de la circulation rénale, tandis que les précédentes serviraient surtout, à faire ressortir l'état d'infériorité des épithéliums

[1] Il est facile d'injecter à la fois les deux substances et de combiner les deux épreuves. Pour rechercher le sucre dans les urines colorées en bleu, il suffit de les décolorer au préalable au moyen du noir animal.

rénaux. Mais, comme le fait sagement ressortir leur auteur, elles sont encore trop récentes pour qu'on soit autorisé à en tirer des conclusions définitives.

g. *Epreuve de la chlorurie alimentaire.* — Elle a surtout une valeur pronostique et rend des services quand il s'agit de fixer le régime d'un sujet atteint de néphrite ; aussi l'étudierons-nous plus loin en même temps que le traitement à opposer à celle-ci (voir p. 449).

f. *Epreuve de l'orthostatisme.* — C'est la dernière en date, c'est aussi une des plus précises. Elle a l'avantage sur les précédentes de n'introduire dans l'organisme aucune substance étrangère susceptible d'irriter l'épithélium rénal et de ne point modifier artificiellement son fontionnement.

LEMOINE et LINOSSIER ont établi par une série de recherches que la quantité des urines et des éléments salins sécrétés en un temps donné par un sujet sain, restant dans la position debout, est moindre que celle sécrétée dans le même temps par le même sujet couché. Si le rein est malade, cette oligurie orthostatique devient plus marquée encore, si bien que l'exagération de ce phénomène normal constitue un signe très délicat d'insuffisance rénale.

Pour LEMOINE et LINOSSIER, cette diminution de l'excrétion urinaire dans la position debout serait déterminée par une légère torsion du pédicule rénal et une diminution du calibre des vaisseaux du rein. Celle-ci serait due à l'abaissement de la glande sous l'influence de la pesanteur. Pour PELNAR cette oligurie serait provoquée en partie par l'affaiblissement de pression artérielle que détermine la station verticale.

Quelle que soit la cause admise, il importe de savoir mettre à profit le fait observé. Sa constatation peut rendre en clinique les plus grands services. L'examen des urines émises dans la position debout permettra souvent de dépister une insuffisance rénale qui serait passée inaperçue, si on s'était borné à un simple examen global des sécrétions urinaires. Une réapparition ou une augmentation très notable de l'albuminurie, une diminution souvent considérable du volume de l'urine, puis de l'urée, des chlorures et des phosphates, sitôt que le malade reste debout, permettront de se rendre compte aussi bien, sinon mieux que par tout autre méthode, de l'état de débilité toute particulière des reins.

L'examen à ce point de vue de 14 sujets atteints d'affections rénales diverses nous a permis d'apprécier la précision toute particulière de ce mode d'exploration des fonctions rénales [1].

Il va sans dire qu'il comporte deux épreuves successives et comparatives : pendant quatre ou six heures, le sujet examiné doit rester alternativement debout et couché, et durant tout ce temps, il a à suivre un régime absolument identique, il doit manger et boire en mêmes proportions et à des heures correspondantes, sous peine de fausser singulièrement les résultats obtenus. Quand cela est possible, il est même bon de lui faire suivre quarante-huit heures avant l'épreuve de l'orthostatisme un régime fixe, qui permettra d'éliminer toute cause d'erreur pouvant être produite par des écarts d'alimentation.

B) Étude des fonctions de chaque rein considéré isolément

Il ne suffit pas en clinique de savoir dans quelle mesure s'accomplit l'ensemble des fonctions rénales. On a souvent besoin d'aller plus loin et de déterminer comment fonctionne chacun des deux reins considérés isolément. Pour cela, il est nécessaire de séparer et d'étudier sucessivement les produits de sécrétion des deux glandes urinaires. Ce problème délicat est aujourd'hui en partie résolu grâce à l'emploi des divers séparateurs et diviseurs ou par le moyen du cathétérisme des uretères.

1° Séparateurs et diviseurs des urines. — Depuis quelques années, on en a construit un grand nombre. Tous ont pour objet de cloisonner la vessie et de recueillir séparément les urines qui s'écoulent de chaque uretère [2]. Les deux appareils

---

[1] Jacques Carles, *Sécrétion urinaire et station debout*, Province Médicale, 1906.

[2] Pour plus amples détails sur cette question lire l'article très documenté et très intéressant d'Albarran dans son livre sur l'exploration

les plus employés actuellement et les plus pratiques, sont le séparateur de Luys et le diviseur gradué de Cathelin.

a. *Séparateur de Luys*. — Le séparateur de Luys se compose, d'après la description qu'en a donné son auteur, de « deux sondes métalliques creuses percées d'orifices à leurs faces creuses. Entre ces deux sondes, se trouve une pièce intermédiaire constituée par une tige métallique courbe comme les sondes et dans

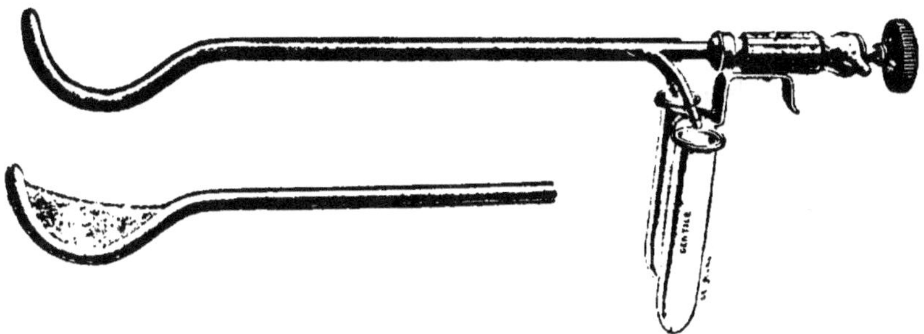

Fig. 17. — Le séparateur des urines de Luys.

la concavité de laquelle se trouve une petite scie à chaine. Les trois pièces de l'instrument sont réunies entre elles à leurs deux extrémités ; à l'une par le manche, à l'autre par un petit capuchon métallique, creusé intérieurement d'un pas de vis. La tige et la scie à chaine sont contenues dans un manchon en caoutchouc en forme de doigt de gant. En manœuvrant un volant situé dans le manche de l'appareil, on peut tendre la scie à chaine, ce qui soulève le manchon de caoutchouc et ce qui détermine par suite l'élévation entre les deux sondes d'une petite cloison de caoutchouc. Lorsque la chaine est détendue, l'élasticité du manchon de caoutchouc l'applique sur la concavité de la cloison métallique.

« L'ensemble de l'appareil correspond au n° 21 de la filière Charrière. La courbure générale de l'instrument est celle de la sonde d'Escat pour les prostatiques. »

des fonctions rénales. Nous y avons fait de larges emprunts pour la rédaction de ce paragraphe.

Le séparateur de Luys est introduit, à la façon d'un béniqué ordinaire, dans la vessie préalablement lavée à l'eau boriquée et contenant encore 40 à 50 grammes de liquide. Celui-ci est destiné à amorcer l'écoulement de l'urine par la sonde de l'appareil. Après s'être assuré de la bonne position de la tige métallique, à l'aide du toucher rectal chez l'homme ou vaginal chez la femme, il ne reste plus qu'à tendre la membrane de caoutchouc, en faisant manœuvrer le volant situé au niveau du manche du séparateur. Il est facile alors de recueillir les urines s'écoulant séparément des deux uretères, après avoir jeté les premières portions contenant l'eau boriquée laissée dans la vessie.

On a adressé au séparateur de Luys un certain nombre de reproches. Tout d'abord, il est souvent difficile à introduire chez l'homme et sa pénétration est assez douloureuse, en raison de sa forte courbure et de son gros calibre (ALBARRAN). Puis, il est mal toléré par la vessie sitôt que celle-ci est atteinte de cystite (RAFFIN). Enfin et surtout, il expose à des erreurs d'interprétation en raison des blessures vésicales qu'il peut provoquer quand la vessie est sensible ; les hématuries parfois unilatérales qui en résultent peuvent faire songer alors à l'existence d'une affection rénale qui fait défaut (DEPAGE). En dernier lieu, le cloisonnement est souvent incomplet ; ALBARRAN et WILDBALZ ont pu s'en assurer en injectant une petite quantité de bleu de méthylène par l'une des deux sondes, les urines du côté opposé apparaissaient parfois colorées.

Dans la pratique, il est difficile de se rendre compte du degré de cette imperfection de la séparation selon les sujets et on comprend que son emploi ne soit pas absolument sûr (HOGGE, PASTEAU). Il sera donc nécessaire de contrôler parfois les résultats obtenus à l'aide d'autres séparateurs ou mieux, du cathétérisme des uretères quand celui-ci est possible.

b. *Diviseur vésical gradué de Cathelin.* — Il a l'avantage sur l'appareil de Luys de pouvoir s'adapter aux dimensions variables de chacune des vessies dans lesquelles il est introduit. Il doit cette propriété spéciale à la souplesse et aux dimensions variables à volonté de sa membrane de séparation. Le diviseur de CATHELIN est plus « physiologique » que le séparateur précédent, car il ne met pas comme lui la vessie en tension. C'est là un avantage qui a sa valeur, étant donnée la fréquence de la cystite et par suite l'intolérance vésicale chez les sujets dont on a à établir le mode de fonctionnement de chaque rein.

L'appareil de CATHELIN se compose[1] « d'un tube cylindrique répondant au n° 25 de la filière Charrière et dont le bec cannelé est celui d'un lithotriteur n° 2.

« Ce tube commun en renferme trois autres :

« 1° Un tube médian aplati latéralement, dans lequel se meut à frottement doux un mandrin gradué, la *tige porte-membrane* à l'extrémité vésicale de laquelle est fixé par un mécanisme automatique, un ressort métallique recourbé sur lui-même et qui peut sortir du tube en se développant sous forme d'une large raquette. Il est entouré d'une membrane simple de caoutchouc tendue dans son plan et fixée en position de détente maxima du ressort, lequel agit par son élasticité propre sans tendre à proprement parler la membrane qu'il ne fait que déplisser sans effort. Cette membrane est l'âme de l'appareil et son ressort a une trempe spéciale.

« Il suffit de retirer le mandrin pour plisser la membrane, aplatir le ressort et faire rentrer le tout à la manière d'un éventail.

« La membrane est maintenue *verticale* dans la vessie grâce à l'inclinaison et à la cannelure du bec dont la courbure permet d'accrocher le pubis avec facilité et par conséquent de se repérer facilement au col. En outre, le tube médian est fendu à son extrémité vésicale de telle façon que la membrane au lieu de se déplisser suivant l'horizontale du tube se développe dans l'angle dièdre inférieur en cloisonnant en même temps le col et la fin de l'urèthre postérieur.

« Enfin, le mandrin qu'on fait glisser comme le piston d'une seringue est gradué sur une de ses faces. Les chiffres marqués correspondent exactement aux capacités vésicales de 10 à 300 grammes.

« 2° Deux tubes latéraux laissent passer des sondes à index

[1] CATHELIN, *Presse médicale*, 14 juin 1902.

dorés qui sortent par deux yeux obliques disposés latéralement à
l'extrémité du tube commun et de chaque côté de la rainure.
Ces yeux sont dans l'urèthre et non dans la vessie. Les index
sont placés de centimètres en centimètres. »

L'appareil est introduit ici encore après lavage préalable de

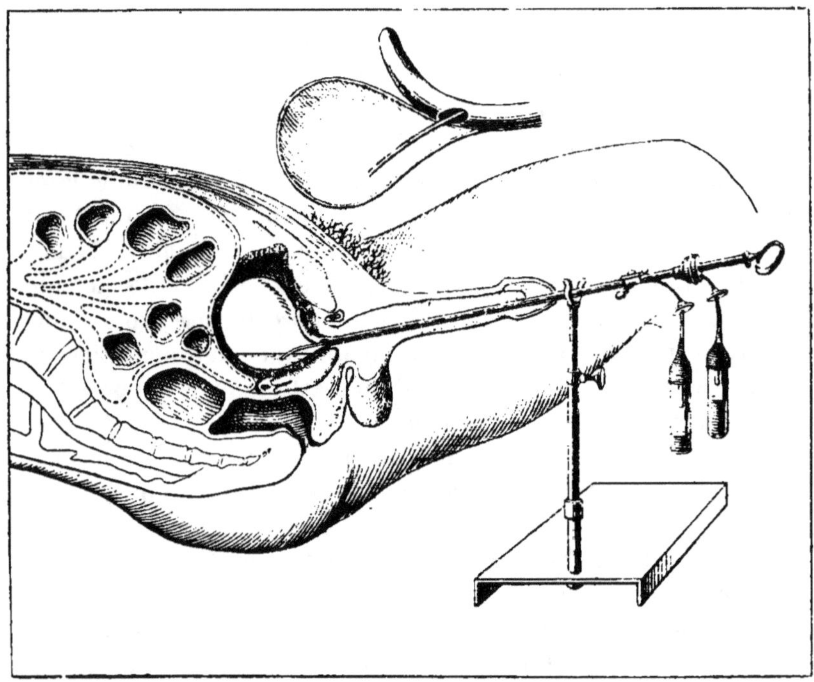

Fig. 18. — La séparation des urines avec le diviseur vésical gradué
de Cathelin (d'après CATHELIN).

la vessie. Ce lavage permet de déterminer la capacité vésicale
d'après la quantité de liquide qu'il faut faire pénétrer pour provoquer le besoin d'uriner. Il suffira alors, après avoir fait pénétrer
le diviseur dans la vessie, avec toutes les précautions d'usage, de
pousser les deux sondes de 3 ou 4 centimètres, puis de retirer
une longueur de tige porte-membrane correspondant à la capacité vésicale obtenue. On laisse alors écouler les 20 grammes de
liquide laissés dans la vessie pour amorcer l'écoulement des

sondes, puis on recueille ensuite les urines qui s'accumulent de chaque côté de la membrane de séparation.

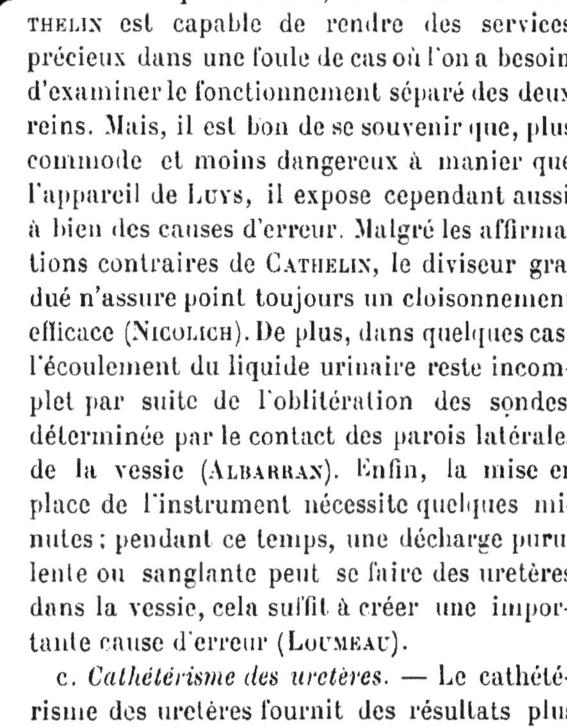

Fig. 49. — Le cystoscope urétéral d'ALBARRAN.

Grâce à son adaptation facile aux capacités vésicales les plus variées, le diviseur de CA-THELIN est capable de rendre des services précieux dans une foule de cas où l'on a besoin d'examiner le fonctionnement séparé des deux reins. Mais, il est bon de se souvenir que, plus commode et moins dangereux à manier que l'appareil de LUYS, il expose cependant aussi à bien des causes d'erreur. Malgré les affirmations contraires de CATHELIN, le diviseur gradué n'assure point toujours un cloisonnement efficace (NICOLICH). De plus, dans quelques cas, l'écoulement du liquide urinaire reste incomplet par suite de l'oblitération des sondes, déterminée par le contact des parois latérales de la vessie (ALBARRAN). Enfin, la mise en place de l'instrument nécessite quelques minutes ; pendant ce temps, une décharge purulente ou sanglante peut se faire des uretères dans la vessie, cela suffit à créer une importante cause d'erreur (LOUMEAU).

c. *Cathétérisme des uretères.* — Le cathétérisme des uretères fournit des résultats plus précis. Malheureusement, il est plus délicat à faire que la séparation des urines et il nécessite une éducation spéciale plus complète.

Le cystoscope uretéral d'Albarran est actuellement l'instrument de choix pour pratiquer ce cathétérisme. Son auteur en a donné la description suivante : « Il se compose de deux pièces distinctes, la portion optique et la portion uretérale. La portion optique présente la disposition générale d'un cystoscope ordinaire de NITZE... La pièce uretérale est formée par une demi-gouttière qui s'emboîte parfaitement sur la portion optique. Le long des parties latérales de cette gouttière se trouvent deux fines tiges d'acier qui viennent s'articuler dans un onglet. Cet onglet est articulé avec la demi-gouttière et peut prendre toutes les positions intermédiaires entre l'horizontale et un angle de 30°; lorsque l'onglet occupe cette dernière position, il s'emboîte parfaitement avec la partie terminale de la gouttière; c'est la position du repos de l'instrument. Les mouvements de l'onglet s'obtiennent à l'aide d'une roue qui, placée près de l'extrémité oculaire de l'instrument, a pour fonction de faire glisser les tiges d'acier et par leur intermédiaire d'élever ou d'abaisser l'onglet. La voûte de la demi-gouttière qui constitue la pièce uretérale est parcourue par un canal destiné à laisser passer la sonde. Cette sonde sort en bas par un orifice placé en avant de l'onglet; aussi se trouve-t-elle reposer sur celui-ci lorsqu'on la pousse.

« Cette disposition permet en manœuvrant la roue de donner au bec de la sonde la position que l'on veut entre l'horizontale et un angle de 140°. On peut ainsi changer à volonté et avec la plus grande précision l'inclinaison du bec de la sonde.

« Sur le conduit de la sonde uretérale vient se souder un autre conduit muni d'un petit robinet, ce conduit sert pendant l'examen à pratiquer des injections vésicales destinées, si besoin est, à nettoyer le prisme de la lampe ou encore à modifier la quantité du liquide vésical ou à le changer s'il est trouble. »

Pour cathétériser les uretères avec le cystoscope d'Albarran, on commence par s'assurer que l'urèthre a son calibre normal et permet le passage de l'instrument; puis, après un lavage soigneux de la vessie, on la garnit de 150 à 200 grammes ou au minimum de 40 à 60 grammes de solution de cyanure de mercure à 1/4000. Pour rendre l'exploration moins douloureuse, il est prudent d'administrer auparavant au malade un lavement avec 2 grammes d'antipyrine et 15 gouttes de laudanum et de lui faire même une injection dans la vessie à vide de 5 grammes d'une solution de cocaïne à 1/100 (ALBARRAN).

Ces précautions prises, on introduit dans la vessie le cystoscope huilé et minutieusement désinfecté; puis, après avoir découvert l'orifice uretéral à l'aide de la lumière, on y introduit lentement la sonde, en s'aidant du contrôle de l'éclairage et en tournant progressivement la roue qui commande l'inclinaison de la sonde. On fait pénétrer celle-ci de 5 à 10 centimètres dans l'uretère, ce qui est facile à régler en tenant compte des points de repère établis sur toute la longueur de la sonde, puis, la soutenant dans la position définitive que l'on désire lui donner, on abaisse l'onglet, on éteint la lampe et on retire le cystoscope avec précaution.

Après avoir laissé écouler la solution de cyanure abandonnée dans la vessie, il suffira de recueillir avec une sonde ordinaire le liquide qui s'échappe de l'uretère opposé et s'accumule dans le réservoir urinaire pour avoir à la fois l'urine des deux reins. On pourrait encore avec le cystoscope d'Albarran modifié par BIERHOFF pratiquer le cathétérisme simultané des deux uretères.

On a fait valoir contre l'emploi du cathétérisme des uretères la possibilité d'une infection des reins. D'après ALBARRAN, les craintes exprimées à ce sujet sont exagérées. En s'entourant de toutes les précautions d'asepsie nécessaires, en évitant d'introduire la sonde jusque dans le bassinet et dans les cas douteux où il existe de la cystite, en faisant, avant de retirer la sonde de l'uretère, un lavage du canal avec une solution de nitrate d'argent à 1/1000 on met facilement le malade à l'abri des dangers de l'infection.

On a reproché encore au cathétérisme des uretères de conduire à des conclusions erronées par suite de l'écoulement d'une partie de l'urine dans la vessie tout le long de la sonde urétérale. On évitera cette cause d'erreur, d'ailleurs assez rare, en s'assurant après avoir recueilli les urines, qu'une injection de bleu de méthylène faite dans la sonde urétérale ne colore pas les urines accumulées dans la vessie (ALBARRAN).

En définitive, la plus grande précision du cathétérisme des uretères, la certitude qu'il fournit de recueillir directement l'urine rénale sans contamination possible dans la vessie; la facilité de prolonger l'exploration deux heures et même davantage et de recueillir une quantité importante d'urine, la possibilité d'explorer en même temps la vessie avec le cystoscope et de se rendre compte de son état, font du cathétérisme urétéral,

le procédé de choix d'exploration des deux reins considérés isolément. Sans doute, les séparateurs sont d'un maniement plus
facile, et n'exposent point à l'infection ; mais, nous avons dit
toutes les causes d'erreur que comporte leur emploi et l'intolérance vésicale rapide qu'ils provoquent. Dans bien des cas douteux il faut recourir au cathétérisme des uretères pour contrôler
les résultats qu'ils fournissent.

**2° Valeur séméiologique de la séparation des urines des
deux reins**. — Dans la plupart des cas, la séparation des
urines des deux reins fournit des renseignements fort précieux
sur le mode de fonctionnement de chacun d'eux ; en s'aidant en
même temps des autres signes cliniques relevés au cours de
l'examen du malade, il est presque toujours possible d'en tirer
des conclusions fort précises et de dire si les lésions siègent dans
l'un ou l'autre organe ou les intéressent tous les deux. On en
comprend toute l'importance au point de vue opératoire.

En premier lieu, le rein sain ou du moins le meilleur des
deux reins au point de vue fonctionnel sécrète souvent, dans le
même temps, plus d'urine que le rein malade. Son urine est
aussi plus pigmentée, sa densité et sa concentration moléculaire sont plus élevées ; puis, elle est plus riche en urée et en
phosphates, seule la différence est moins marquée pour les
chlorures. De plus, si on multiplie son point de congélation Δ,
par V, le volume sécrété dans l'unité de temps, on obtient un
chiffre ΔV toujours plus fort que celui fourni par l'urine du
côté opposé. C'est dire que le rein sain a une diurèse moléculaire totale plus élevée, qu'il fournit plus de molécules que le
rein malade. L'importance de l'écart observé entre les deux
urines sur tous ces points est en général proportionné au degré
des lésions rénales. Il est considérable quand un des reins est
sain et l'autre profondément altéré ; il est plus faible quand il
existe une affection rénale unilatérale légère ou bien quand les
deux reins sont atteints à un degré peu différent.

Enfin, si on pratique le cathétérisme des uretères ou la séparation des urines trois heures après une injection de $0^{gr},05$ de
bleu de méthylène, on peut s'assurer que la matière colorante

s'élimine moins bien du côté malade ou par celui des deux reins qui est le plus profondément atteint. L'injection de 2 centigrammes de phloridzine conduit aux mêmes constatations et montre que le meilleur rein fournit en général une plus grande quantité de sucre. Il y a pourtant à cela quelques exceptions.

Il semble qu'à l'aide de constatations aussi précises on puisse toujours être fixé sur le mode de fonctionnement des deux reins. En fait, il n'en est rien et ici encore de nombreuses causes d'erreur interviennent dont il importe de savoir se prémunir.

En premier lieu, l'action irritative exercée par le cathétérisme des urines ou l'introduction des séparateurs amène des modifications temporaires dans la quantité d'urine sécrétée par les deux reins ; c'est quelquefois de l'oligurie de courte durée, c'est beaucoup plus souvent de la polyurie. De plus, comme l'a fait observer ALBARRAN, les lésions d'un rein peuvent influencer le fonctionnement de l'autre rein si bien que l'organe considéré comme sain fournit un point de comparaison tout à fait défectueux. Il le devient bien davantage encore si les deux reins à la fois sont malades quoique à un degré différent. Enfin, le rein altéré fonctionne parfois d'une manière exagérée, le rein opposé auquel on le compare peut alors apparaître plus malade qu'il n'est en réalité ; et on peut même le croire malade alors qu'il est encore sain.

Cependant, lorsque le rein malade a une sécrétion aussi importante ou même plus élevée que le rein sain, il est rare que la différence observée porte sur autre chose que le volume même des urines. Presque toujours le point de congélation Δ, la quantité d'urée et de phosphates éliminés dans la même unité de temps reste supérieure du côté sain et seule la proportion de chlorures se maintient parfois plus élevée. On a là un moyen facile de rectifier l'erreur à laquelle pourrait conduire la constatation de la polyurie observée.

Enfin, il est indispensable de se souvenir que la quantité d'urine sécrétée, sa concentration moléculaire et sa composition chimique varient beaucoup pour le rein sain selon les moments de l'examen. C'est dire que d'après l'heure de la journée à laquelle est pratiquée la séparation, suivant que le malade est ou non en période digestive, a bu ou non une certaine quantité de liquide avant l'épreuve, on arrivera à des résultats tout différents.

Au contraire, la sécrétion du rein malade est beaucoup plus uniforme et ne subit point les mêmes oscillations que le rein sain pour s'adapter aux besoins changeants de l'organisme. Il est facile de s'en assurer à l'aide de prises successives.

Bien mieux, on a, dans les constatations ainsi faites, un moyen des plus utiles pour se rendre compte de l'état respectif des deux reins. Il est facile, d'ailleurs, de mettre mieux encore en évidence les oscillations sécrétoires des deux glandes à l'aide de la *polyurie expérimentale* proposée par ALBARRAN.

Pour cela, on recueille tout d'abord par le cathétérisme des uretères un premier échantillon de l'urine des deux reins ; puis, on fait absorber au sujet examiné trois verres d'eau d'Evian ou de tisane de chiendent et on recueille ensuite l'urine séparée des deux reins de demi-heure en demi-heure et on en fait l'analyse comparative.

Dans ces conditions, on constate que le rein malade s'adapte moins bien que le rein sain aux nouveaux besoins de l'organisme et élimine moins d'eau. Son fonctionnement habituel est peu troublé et reste d'autant plus constant que ses lésions sont plus étendues et plus profondes. Au contraire, du côté sain, on voit augmenter la quantité d'eau éliminée et le Δ diminue, en même temps le chiffre par litre de l'urée et des chlorures s'abaisse. Cela pourrait faire songer à un moindre travail sécrétoire du rein, en réalité il s'agit là d'une simple apparence qui traduit seulement l'état de dilution de l'urine. Il est facile de s'en assurer en multipliant le nombre de grammes et de centigrammes d'urée et de chlorures éliminés par V, c'est-à-dire par le volume de l'urine émise dans l'unité de temps. On constate alors qu'en fait, le travail sécréteur du rein à l'égard de ces deux substances, loin d'être diminué est en réalité accru si on le compare à celui du rein opposé.

Ces divergences marquées entre les éliminations d'eau et de sels par le rein malade et le rein sain soumis à l'épreuve de la polyurie expérimentale sont d'autant plus accusées que l'on a

5.

affaire à des lésions plus profondes et que la différence de leurs états anatomiques respectifs est plus considérable.

C'est ainsi qu'elles sont très importantes quand un des reins est sain et que l'autre est presque détruit ; elles le sont beaucoup moins, au contraire, si le rein malade est seulement légèrement atteint ou bien si les deux glandes sont à la fois altérées bien qu'à un degré différent.

De plus, l'importance des oscillations sécrétoires de chaque rein est subordonnée au degré de ses lésions : on a ainsi un moyen facile de se rendre compte de la suractivité fonctionnelle qu'ils sont capables de fournir l'un et l'autre. C'est dire toute l'utilité pronostique de l'épreuve d'ALBARRAN et cela laisse pressentir les conclusions précieuses auxquelles elle peut conduire au point de vue opératoire.

TROISIÈME PARTIE

DES TROUBLES DANS LE FONCTIONNEMENT DU REIN

Ces troubles sont de divers ordres : ou bien, ils se traduisent uniquement par une augmentation ou une diminution dans la quantité des urines sécrétées ; ou bien, il y a en même temps modification du taux d'excrétion des divers principes normaux de l'urine et apparition simultanée d'éléments anormaux. Ceux-ci peuvent être chimiques, organiques ou microbiens. Nous allons étudier successivement dans les trois chapitres suivants, les conditions dans lesquelles on observe chacune des catégories de troubles sécrétoires que nous venons de signaler.

CHAPITRE PREMIER

MODIFICATIONS DANS LA QUANTITÉ D'URINE SÉCRÉTÉE

La quantité des urines sécrétées peut être modifiée en deux sens différents : ou bien, le taux des urines émises est exagéré, c'est la *polyurie* ; ou bien, il est diminué et parfois même la sécrétion urinaire est complètement abolie, c'est l'*oligurie* ou l'*anurie*.

ARTICLE PREMIER

POLYURIE

L'adulte normal sécrète 1 200 à 1 500 centimètres cubes d'urine par vingt-quatre heures. Si cette quantité est dépassée, on dit qu'il y a *polyurie*.

La polyurie n'est donc pas une entité morbide, c'est un symptôme ; nous allons voir qu'on l'observe au cours des affections les plus diverses.

Elle est parfois *passagère* et souvent alors physiologique ; mais d'autres fois aussi elle est *durable* ; dans ce cas, elle est toujours pathologique. C'est la base de la classification générale que nous avons adoptée.

§ 1. — Polyuries passagères, physiologiques

L'ingestion de boissons abondantes, l'injection sous-cutanée ou intra-veineuse de sérum artificiel, la résorption rapide d'un épanchement pleural ou ascitique, sont des causes fréquentes de polyuries passagères. Le rein intervient dans ces divers cas comme organe régulateur. L'exagération de sécrétion observée traduit, en effet, l'effort que fait l'organisme pour se débarrasser d'un excès de liquide qui tendait à rompre l'équilibre normal et la composition régulière de la masse sanguine.

La polyurie qui résulte de l'ingestion de sucre, de lactose, de glycose, de phosphate, d'urée, reconnaît la même cause. Seulement ici, le liquide éliminé par le filtre rénal ne provient plus de l'extérieur, mais des tissus auxquels le sang surchargé de ces nouveaux principes, l'emprunte momentanément. Une nouvelle provision venue de l'extérieur le restitue bientôt aux tissus, car la sensation de soif traduit la souffrance passagère des cellules privées d'une partie de leur eau.

Le régime lacté permet de réaliser à la fois ce double processus ; il introduit en même temps dans le torrent circulatoire la lactose et l'eau nécessaire à l'équilibre osmotique de cette substance dans le sang ; on sait son effet diurétique puissant.

Mais le relèvement de la tension artérielle et glomérulaire a sur la sécrétion rénale des effets aussi importants que ceux qui sont liés à l'augmentation de la masse sanguine.

A tout instant, on recherche ces effets en clinique, quand on utilise la digitale, la caféine, l'ergotine, le strophantus ; on arrive à produire par l'usage de ces médicaments des polyuries importantes quoique de peu de durée.

Dans le même groupe, nous pourrions placer celles déterminées par le froid, celles qui suivent une poussée aiguë d'aortite douloureuse (MERKLEN) ou qui accompagnent les névralgies et les névrites (DEBOVE et RÉMOND, LÉPINE). Des expériences faites chez les animaux ont fait voir, en effet, que l'excitation du bout central d'un nerf sectionné produisait une augmentation de la pression artérielle.

Cela nous indique le mécanisme de la polyurie observée au cours des affections douloureuses; la douleur détermine chez l'homme, tout comme chez l'animal, un spasme artériel périphérique suivi d'hypertension.

Plus complexe et moins connue est la raison des polyuries dites critiques. Survenant au décours d'une fièvre typhoïde, d'un ictère infectieux, d'une pneumonie, d'un érysipèle, d'une fièvre éruptive, d'une méningite cérébro-spinale, d'un accès de paludisme, ou même au décours des diverses auto-intoxications avec délire (RÉGIS, GALTIER), elles constituent dans tous ces cas un gage précieux de guérison. La forte toxicité des urines émises est liée à une véritable débâcle de toxines depuis longtemps accumulées. Leur abondance est le signal que toute action inhibitrice sur le système vaso-moteur rénal ou sur ses cellules sécrétrices a définitivement cessé.

L'émission d'urine claire, pauvre en éléments minéraux, qui suit les crises nerveuses relève d'une cause bien différente. On l'observe à la fin d'un accès d'asthme ou d'angine de poitrine, à la suite d'une colique hépatique ou néphrétique, après une vive émotion, ou comme épilogue d'une crise convulsive. On tend à admettre qu'elle relève de l'excitation réflexe des centres bulbaires qui président à la sécrétion rénale.

Pour être complet, disons enfin que certaines polyuries passagères sont dues à une action excitatrice directe exercée sur l'épithélium rénal. Dans ce groupe il faut placer celles que l'on obtient à l'aide de la scille et de la théobromine (HUCHARD).

Modification passagère dans la composition du sang, relèvement momentané de la pression artérielle ou glomérulaire, excitation légère des centres sécréteurs bulbaires ou de l'épithélium rénal lui-même, telles sont, en résumé, les diverses causes des polyuries transitoires. Nous allons voir dans un deuxième paragraphe que, pour qu'elles deviennent durables, il faut qu'à l'excitation momentanée ou à la modification passagère, succède une altération définitive des vaisseaux, du sang, du bulbe, du rein, du système nerveux.

§ 2. — Polyuries durables, pathologiques

1º Polyuries liées à des altérations rénales. — La polyurie de la *néphrite interstitielle* est facilement diagnostiquée. L'urine émise dans les proportions de 2, 3, 5 litres par jour est pâle, mousseuse, très pauvre en sels, hypotoxique, elle contient des traces d'albumine et peu d'urée. On observe en même temps les divers « petits accidents du brightisme », la diminution de la perméabilité rénale et une forte hypertension artérielle avec bruit de galop. C'est cette hypertension qui produirait la polyurie.

Dans la *dégénérescence amyloïde*, la polyurie atteint 2 et 3 litres, l'albuminurie est très élevée, les cylindres nombreux et l'existence d'un vieux foyer de suppuration ouvert à l'extérieur, bronchique, pleural ou osseux, permet de reconnaître l'origine de cette variété de polyurie permanente.

Enfin, sitôt que pour une cause quelconque un malade présente de la *rétention vésicale*, la polyurie apparaît encore. Guyon a bien étudié la répercussion réflexe qu'exerce sur le rein une vessie congestionnée et Tuffier a pu la réaliser au point de vue expérimental. Elle est courante en clinique : cystites, hypertrophie de la prostate, calculs, tumeurs et tuberculose de la vessie s'accompagnent presque nécessairement à un moment ou à l'autre d'une grosse polyurie.

Semblable congestion vaso-motrice, apparaît au cours de beaucoup de *lésions rénales* proprement dites, elle fait partie des symptômes cliniques de la pyélo-néphrite ascendante, de la lithiase, de la tuberculose, du cancer du rein. L'urine, dans ces divers cas, se présente sous deux aspects différents; ou bien, elle est claire; ou bien, elle est trouble et dépose du pus par le repos. D'un côté, elle est le signal d'une congestion rénale réflexe passagère ; de l'autre, elle indique en outre que l'infection a gagné le rein et que des altérations définitives sont constituées. C'est la *polyurie à urines rénales* de GUYON.

2° Polyuries liées à des altérations du système circulatoire. — On connaît toute l'importance que présente l'excrétion de l'urine au cours des cardiopathies et l'on sait que FERNET a pu dire avec raison que le bocal d'urines est pour les cardiaques ce qu'est le thermomètre pour le rhumatisant.

Nous verrons dans le chapitre suivant, la fâcheuse signification de l'anurie et de l'oligurie chez les cardiaques. La polyurie, au contraire, marque la fin d'une période d'asystolie et le retour d'un cœur dilaté à ses fonctions normales.

Mais, dans quelques affections du cœur, la sécrétion rénale peut rester constamment exagérée ; c'est ce qu'on observe, par exemple, dans la myocardite chronique hypertrophique avec artério-sclérose. Dans ce cas, on peut voir se produire une polyurie de 3 et 4 litres par vingt-quatre heures. Elle est liée à la seule hypertension artérielle. L'albumine n'apparaît et l'élimination du bleu ne se trouve retardée que si de la sclérose rénale s'associe aux lésions générales du cœur et des vaisseaux.

3° Polyuries liées à une composition anormale du sang. — Dans le *diabète*, la quantité de sucre contenue dans le sang augmente dans de notables proportions et passe de 0,90 et 1,50 à 2, 3 et même 5/000 (PAVY). Les mêmes exagérations s'observent pour l'urée et l'acide urique. Nous n'envisagerons pas les diverses théories qui permettent de considérer la polyurie diabétique comme un phénomène régulateur de l'équilibre osmotique du sang altéré ; nous nous contenterons d'en faire ressortir rapidement les principaux caractères.

La polyurie des diabétiques varie selon les périodes du diabète et le régime institué ; son importance est en rapport avec la quantité de sucre éliminée et la gravité de la maladie. Si les chiffres de 4 et 5 litres sont habituels, on voit pourtant des cas où ils s'élèvent à 15 et même 20 litres par jour. Pâles, de densité augmentée, les urines diabétiques donnent les réactions caractéristiques du glycose ; elles fournissent un précipité rouge jaunâtre avec la liqueur de Fehling et dévient la lumière polarisée. La polyphagie et la polydipsie qui accompagnent la polyurie, traduisent le besoin constant de l'organisme à récupérer les éléments utiles déversés par les reins.

La polyurie, la polydipsie, la polyphagie et les phénomènes généraux concomitants, ne changent point d'allure dans le *diabète azoturique* ou *phosphaturique*. L'appauvrissement graduel de l'organisme s'y observe tout aussi bien et seul l'examen chimique de l'urine permet d'établir l'absence de sucre, la forte proportion d'urée ou de phosphates et par suite la nature de la polyurie observée.

La *tuberculose pulmonaire* en répandant dans le torrent circulatoire les toxines sécrétées par les bacilles de Koch, crée elle aussi une altération profonde de la composition normale du sang. Sans parler de l'amaigrissement, de la cachexie lente qui en résulte (AUCLAIR), nous indiquerons ici la forte polyurie qui en est bien souvent la conséquence. Le mécanisme de cette polyurie est sans doute un peu complexe ; à côté de la congestion rénale déterminée directement par le passage au niveau du rein de la toxine tuberculeuse, il faut admettre que l'excitation des centres nerveux urinaires par la toxine diffusée dans tout l'organisme, a aussi une part importante dans l'éclosion de cette hypersécrétion.

Celle-ci revêt divers types qui ont été bien étudiés par A. ROBIN, COCCOZ, DAVID.

C'est tantôt une polyurie simple qui peut s'élever à 20 et 25 litres par jour.

C'est plus souvent une polyurie moins intense accompagnée de phosphaturie, d'azoturie et de chlorurie. C'est enfin quelquefois une polyurie avec hématurie et chylurie s'accompagnant de fièvre, d'abattement, de vomissements, de diarrhée et de douleurs lombaires ; elle fait alors penser à la néphrite observée chez l'homme et les animaux par l'emploi de la tuberculine (ARLOING, CORNIL et QUINQUOT).

On comprendra que lorsqu'elle s'accompagne d'une augmentation importante du coefficient de déminéralisation de l'urine, elle soit un élément de pronostic des plus fàcheux pour le tuberculeux.

Soit qu'elle accompagne ou qu'elle précède la généralisation et la fonte des tubercules, elle devient une indication de plus à prescrire au bacillaire les divers reconstituants, l'arsenic les phosphates, le chlorure de sodium, une alimentation abondante et substantielle. Ils lui permettront de lutter contre la forte déminéralisation, compagne habituelle de la germination bacillaire, mais fortement aggravée ici du fait de la polyurie.

4° Polyuries liées à des altérations du système nerveux. — Claude Bernard piquant le plancher du 4° ventricule chez un animal avait pu déterminer, selon le point intéressé, l'apparition simultanée ou successive de la polyurie et de la glycosurie. Après lui, Kahler pùt réaliser la même expérience en injectant quelques gouttes de solution de nitrate d'argent dans le voisinage des corps restiformes.

Il existe donc dans le bulbe un centre qui préside aux phénomènes de la sécrétion rénale.

La clinique confirme à ce point de vue les résultats de l'expérimentation : des hémorragies, des ramollissements, des tumeurs bulbaires donnent naissance, tout comme les lésions provoquées expérimentalement, à de la polyurie simple ou à de la polyurie avec glycosurie. L'hémorragie cérébrale, les traumatismes crâniens la produisent souvent encore ; mais, dans ce cas, on est obligé d'admettre qu'il y a non plus action directe, mais simplement action réflexe bulbaire.

5° Polyuries sans lésions connues, polyurie essentielle. — Elle est encore dénommée *polyurie simple*, *diabète hydrurique*, *hydrurie*. Tous ces termes rappellent que dans cette variété, seule la quantité d'eau éliminée diffère de la normale. La composition chimique des urines excrétées ou plutôt, la teneur totale des sels et substances extractives éliminées en vingt-quatre heures ne présente aucune modification.

a. *Étiologie*. — L'hydrurie est surtout observée à l'âge adulte et dans le sexe masculin ; mais elle frappe aussi de tout jeunes enfants (AUSSET, VARIOT, GUINON).

Une sorte de terrain favorable paraît indispensable à son développement. Elle ne se montre jamais que chez des sujets dont les antécédents héréditaires sont lourdement chargés au point de vue nerveux. Parfois, l'hydrurie elle-même se rencontre chez les ascendants et l'on a même signalé des familles où elle s'observait depuis plusieurs générations (LACOMBE, PAIX, VARIOT WEILL) ; plusieurs membres de la même famille peuvent en être atteints.

Le sujet chez lequel se développe le diabète hydrurique est lui-même un nerveux, un dégénéré, un psychopathe, un idiot, c'est quelquefois un épileptique (MONGOUR et J. CARLES), un paralytique général (MARANDON DE MONTYEL), un basedowien ; c'est plus souvent un hystérique (MATHIEU, DEBOVE, BABINSKI), mais non toujours comme l'a prétendu KOURILSKY.

Pour que la polyurie apparaisse sur un terrain ainsi préparé, une cause déterminante est nécessaire. Elle est souvent banale, accidentelle. C'est un traumatisme crânien (LANCEREAUX), une vive émotion ou un refroidissement brusque ; le sujet est surpris par une pluie d'orage (POTAIN, MERKLEN), il absorbe une grande quantité d'eau glacée, il tombe à l'eau.

D'autres fois, la polyurie apparaît à la suite d'une insolation ou dans la convalescence d'une maladie infectieuse, fièvre typhoïde, scarlatine, fièvre intermittente.

Enfin, on relève fréquemment l'alcoolisme dans les antécédents des hydruriques, l'alcool agissant directement comme excitateur des centres sécrétoires bulbaires ou indirectement comme agent provocateur de l'hystérie ou de la névropathie causale.

b. *Symptômes.* — La polyurie essentielle peut s'intaller brusquement, c'est ce qui se produit, par exemple, lorsque l'hystérie entre en jeu ; plus souvent elle débute sournoisement, si bien que le malade fait à peine attention à ses mictions de plus en plus fréquentes et à l'augmentation de volume de ses urines. D'autres fois, dominé par une préoccupation uréthrale, le malade commence par être un simple tachyurique, ce n'est que sous l'influence et grâce à la persistance de l' « idée fixe urinaire » que la pollakiurie se transforme et entraîne peu à peu la polyurie. Il y a connexions intimes entre les phénomènes d'excrétion et de sécrétion et l'habitude crée la maladie, par la répétition d'un acte anormal, qui excite peut-être à la longue les centres sécrétoires (BRISSAUD).

Enfin, la polydipsie elle-même constitue parfois l'accident psychique initial et la polyurie n'en est que la conséquence ; il s'agit, dans ce cas, d'une sorte de vésanie de la soif (TROUSSEAU et GRISOLE).

A la période d'état, la quantité d'urine excrétée peut atteindre des chiffres énormes, 5 litres, 10 litres, 30 litres par 24 heures. Les émotions, les excès de boissons ou d'aliments, les maladies fébriles font osciller ces chiffres.

Les urines pâles, très pauvres en sels à l'inverse de celles des diabétiques azoturiques et phosphaturiques sont éliminées à toute minute (hydruries pollakiuriques) ou bien par 2 ou 3 litres à la fois grâce à une adaptation fonctionnelle des parois de la vessie. Elles ne contiennent aucun élément anormal, sauf peut-être des chlorures qu'on y retrouve souvent en très grande abondance. On a voulu faire de cette chlorurie un signe de la polyurie hystérique (KOURILSKY) ; mais, dans la plupart des cas, cette excrétion exagérée est manifestement sous la dépendance de l'alimentation. Chez un malade, observé avec notre ami le professeur agrégé MONGOUR, et qui urinait de 15 à 25 litres par jour, nous avons pu faire tomber le chiffre des chlorures de 82 à 26 grammes en vingt-quatre heures en privant notre polyurique du bouillon salé qu'il affectionnait tout particulièrement.

Il semble y avoir sans cesse un parallélisme constant entre la polyurie et la polydipsie qui l'accompagne : mais il est dangereux de rationner les boissons des hydruriques. Des troubles graves provoqués par la déshydratation des tissus peuvent en résulter. De plus, l'angoisse des malades devient insupportable ; on connaît l'histoire de cet homme dont parle TROUSSEAU dans ses Cliniques, qui mis au régime sec, en souffrit si cruellement qu'un jour « il se jeta avec avidité sur son vase de nuit dont il vida le contenu jusqu'à la dernière goutte ».

Chose curieuse, les polyuriques arrivent à perdre toute sensibilité à l'action de l'alcool et on a signalé des sujets qui pouvaient boire jusqu'à 20 litres de vin par jour sans en être en rien incommodés.

Si la polydipsie est constante, la polyphagie est exceptionnelle et la plupart des hydruriques ne sont que de petits mangeurs. Ils ont presque tous d'ailleurs des troubles dyspeptiques, de la dilatation d'estomac, de la constipation opiniâtre.

Cependant, l'état général reste satisfaisant durant de longues années et les malades, bien que vivement incommodés par leur affection, peuvent arriver à exercer une profession.

C'est presque toujours une maladie accidentelle, sans rapport avec la polyurie, qui les emporte. Quelquefois, la tuberculose pulmonaire se greffe sur un organisme que finit par épuiser à la longue une affection qui dure de nombreuses années sans interruption et qui n'est coupée que par de très courtes rémissions.

c. *Traitement*. — Contre une affection aussi rebelle les traitements prônés sont innombrables. Leur nombre indique leur inefficacité.

En premier lieu, si l'on ne doit pas priver de boissons les hydruriques, il faut cependant éviter les diurétiques ; à ce titre, on proscrira l'usage du café, du thé, de la bière, du vin blanc. On interdira également les aliments qui excitent à boire tels que les féculents et les mets épicés, on donnera la préférence au régime animalisé.

Parmi les remèdes utilisés avec plus ou moins de succès, il nous faut citer l'opium, la morphine, le fer, le quinquina, l'arsenic, les divers reconstituants.

On a préconisé aussi les purgatifs drastiques, les courants continus (LE FORT), la belladone, les bromures, l'ergotine, l'antipyrine (DIEULAFOY), l'hydrothérapie sous toutes ses formes, les frictions sèches, le massage.

La valériane et la strychnine paraissent encore être les agents les plus efficaces.

Conseillée par TROUSSEAU, la valériane doit être donnée à très fortes doses, si on veut qu'elle soit utile ; malheureusement elle provoque alors l'intolérance gastrique.

Quant à la strychnine donnée à doses progressives sous forme de piqûres sous-cutanées, elle serait susceptible de fournir d'excellents résultats (STEIN, LEICK, FEILCHENFELD).

Nous ne parlerons que pour mémoire de la suggestion hypnotique qui, fort utile pour diagnostiquer la variété hystérique (BABINSKI), ne donne même dans cette forme de l'hydrurie que des guérisons essentiellement temporaires (BRISSAUD).

ARTICLE II

ANURIE, OLIGURIE

Quand un malade n'urine pas depuis plusieurs heures et qu'une sonde introduite dans sa vessie ne ramène rien, on dit qu'il est atteint d'*anurie*.

Si la quantité d'urine sécrétée reste au-dessous de la normale on emploie le terme d'*oligurie*.

Cet arrêt de la sécrétion urinaire n'est pas à proprement parler une maladie ; tout comme la polyurie c'est un symptôme susceptible de se rencontrer dans une foule d'affections.

1º Étiologie. — Le fonctionnement normal du rein nécessite une irrigation vasculaire suffisante, le jeu régulier de l'épithélium sécréteur, la perméabilité des voies excrétrices, l'intervention du système nerveux. C'est dire que le moindre trouble intéressant un seul de ces divers facteurs est susceptible d'amener l'arrêt de la sécrétion urinaire. Nous aurons par conséquent à étudier des anuries d'origine : *tubulaire, uretérale, circulatoire,* ou *nerveuse*.

a. *Anuries d'origine tubulaire*. — Elles s'observent couramment dans les néphrites, soit dans les *néphrites aiguës* dont les néphrites scarlatineuse ou cantharidienne sont les types, soit dans les *néphrites chroniques* où les poussées congestives sont communes.

Qu'il s'agisse de l'une ou l'autre variété, l'anurie résulte de l'oblitération des tubes rénaux ; les cellules épithéliales enflammées proéminent dans la lumière du canal central et l' « engouement » se complète par la présence de nombreux produits inflammatoires et de quantités de cylindres mêlés de globules sanguins. Qu'un certain nombre de tubuli échappe à l'inflammation, une sécrétion incomplète continue à se faire et on observe de l'oligurie. Nous en étudierons ultérieurement la fréquence au cours des diverses néphrites.

Dans la *néphrite goutteuse*, ce ne sont plus des microbes ou des toxines qui altèrent les cellules rénales, mais des cristaux d'acide urique ou d'urate de soude. Eliminés en grande abondance, ils irritent peu à peu les tubes rénaux et déterminent par leur présence une réaction interstitielle qui crée une inflammation chronique du rein ou des poussées congestives accompagnées d'anurie. Des accident graves d'urémie peuvent en être la conséquence, nous-même en avons observé.

Dans l'*hémoglobinurie* enfin, les tubuli sont encombrés par des détritus cellulaires et des pigments sanguins. On comprend fort bien qu'une anurie complète puisse être le résultat d'une obstruction canaliculaire ainsi produite.

b. *Anuries d'origine uretérale*. — Les anuries d'origine uretérale sont de deux sortes : ou bien l'obstacle siège en dedans, ou bien il siège au dehors. Un *calcul* qui chemine dans l'uretère réalise le premier type. Une *tumeur de la prostate*, de la *vessie* (A. Broca), ou *du rectum*, un *fibrome ou un cancer de l'utérus*, un *kyste de l'ovaire* (Chavannaz) comprimant les uretères, les tiraillant ou les ayant envahies, réalisent le second.

Enfin, l'uretère peut se couder et s'opposer encore, mais par un autre mécanisme, au passage de l'urine ; c'est un troisième type d'anurie d'origine uretérale, il est réalisé dans le *rein mobile* (Albarran, Picqué).

c. *Anuries d'origine circulatoire*. — Elles peuvent être dues en premier lieu à une oblitération complète des vaisseaux rénaux ; cette éventualité est rare en clinique, la *thrombose* ou l'*embolie rénale* n'intéressent le plus souvent qu'une artère de petite dimension et l'infarctus qui en résulte, ne donne lieu alors qu'à des troubles sécrétoires minimes.

La diminution de tension dans le système glomérulaire est bien plus fréquente : on sait, par exemple, sa constance chez les cardiaques à la phase d'*asystolie*. L'oligurie ou l'anurie en sont la conséquence.

Même abaissement de la tension artérielle et même arrêt de la sécrétion urinaire s'observent dans le *choléra*, les *diarrhées profuses*, la *dysenterie*, l'*athrepsie*, le *cancer de l'estomac* et les *diverses affections stomacales* accompagnées de vomissements abondants. La perte constante d'eau subie par l'organisme est la raison de l'oligurie ou de l'anurie qu'on peut alors voir apparaître. Dans ces maladies elles ne constituent que des symptômes, accessoires en quelque sorte, masqués par l'ensemble des autres troubles fonctionnels qui les accompagnent.

d. *Anurie nerveuse*. — L'anurie nerveuse a pu être réalisée expérimentalement par Cl. BERNARD et BROWN-SÉQUARD. Ces deux grands physiologistes ont démontré que l'excitation des nerfs rénaux suspend la sécrétion urinaire et provoque une pâleur générale du parenchyme par suite de l'action constrictive exercée sur les vaisseaux.

Cette excitation des nerfs du rein se trouve réalisée fréquemment dans la pratique ; c'est elle qui nous explique l'anurie observée après les *grands traumatismes* du rein et des divers viscères abdominaux, celle qui accompagne les *péritonites* aiguës de toutes origines, l'*occlusion intestinale* et l'*étranglement herniaire ;* elle nous donne la raison des anuries qui suivent parfois les *interventions pratiquées sur le rein ou la vessie*, qu'elles soient sérieuses comme la néphrotomie ou la néphrorraphie (ALBARRAN), ou sans gravité comme les instillations vésicales de nitrate d'argent (GUYON).

L'arrêt de la sécrétion urinaire s'observe encore à la suite des *brûlures étendues*, des *empoisonnements* par les acides minéraux, l'opium, la strychnine, le mercure, ou dans l'asphyxie. Mais, dans ces divers cas, ce n'est peut-être pas tant l'action nerveuse, l'ébranlement violent des centres, que l'action directe sur la circulation rénale ou même l'épithélium sécréteur qu'il faut invoquer.

Enfin, bien que le mécanisme de son action nous échappe, l'*hystérie* constitue une cause relativement fréquente d'anurie nerveuse.

2° Symptômes et formes cliniques. — La diversité de ses causes nous explique combien vont être variés les tableaux cliniques au milieu desquels nous verrons apparaître l'anurie. Nous ne pouvons les passer tous en revue et nous nous bornerons à décrire les plus fréquents : 1° *l'anurie calculeuse ;* 2° *l'anurie par compression urétérale* ; 3° *l'anurie hystérique.*

A. ANURIE CALCULEUSE. — a. *Pathogénie et anatomie pathologique.* — L'anurie calculeuse exige pour se produire l'existence de plusieurs facteurs :

α) La *migration d'un calcul* : celui-ci s'immobilise dans le bassinet ou le tiers supérieur de l'uretère, beaucoup plus rarement dans les autres portions de ce canal ; ce détail n'est pas sans intérêt au point de vue opératoire. Le calcul peut être volumineux, souvent aussi il est de petite taille ; mais, alors rugueux, couvert d'aspérités, il provoque un spasme des parois urétérales qui réalise l'oblitération complète du canal urinaire (DONNADIEU).

β) *Une altération du rein opposé* : elle seule d'après LEGUEU peut expliquer l'anurie. Sans doute du côté oblitéré, l'arrêt de la sécrétion rénale se comprend à merveille : l'oblitération brusque de l'uretère entraîne à sa suite une rétention rénale immédiate et une telle élévation de pression dans le bassinet, que toute sécrétion devient impossible ; le chirurgien qui incise le rein calculeux n'y trouve en effet que quelques grammes d'un liquide sanguinolent, très pauvre en urée, tout différent de l'urine normale.

Mais du côté du rein non intéressé par l'obstruction comment expliquer l'arrêt de la sécrétion ?

LEGUEU prétend que le calculeux atteint d'anurie est un individu « qui la veille ne vivait qu'avec un seul rein. » Assurément, le fait existe : DONNADIEU a relevé ainsi six observations où l'un des reins faisait congénitalement défaut. D'autres fois, il est altéré, atrophié, fibreux, du fait d'une oblitération ancienne, souvent elle-même lithiasique ; ou bien encore, il est atteint de pyélonéphrite.

Mais d'autres fois aussi, les lésions sont insignifiantes ou même nulles (GODLE, CHAPOTOT, ISRAEL, BOURGEOIS) ; on est bien contraint d'admettre alors un troisième facteur : *un réflexe inhibitoire.*

γ) Celui-ci s'exercerait de rein à rein. GUYON qui l'a le premier étudié lui a donné le nom de *réflexe réno-rénal.* La mise en jeu de ce réflexe a d'ailleurs des conséquences d'autant plus graves que l'organe sur lequel il agit est déjà lui-même plus altéré (GUYON).

En résumé, quand l'anurie ne résulte pas de l'oblitération simultanée et fort rare des deux uretères par deux calculs, il est nécessaire pour l'expliquer d'admettre soit une absence congénitale ou une altération ancienne du rein non calculeux soit une action inhibitrice réflexe qui supprime momentanément son pouvoir sécréteur.

b. *Symptômes de l'anurie calculeuse.* — Le sujet frappé est rarement un enfant ou une femme ; c'est presque toujours un homme adulte, et moins souvent un veillard.

Depuis plusieurs années il est atteint de goutte, d'obésité, de diabète, ou bien il est sujet à des crises de coliques néphrétiques. C'est presque toujours à l'occasion d'une nouvelle colique que l'anurie s'installe. Au lieu de cesser brusquement comme à l'habitude, la crise se prolonge, et la polyurie critique n'apparaît pas ; de la dysurie et une hématurie légère la remplacent, bientôt suivies d'anurie complète.

D'autres fois, la colique néphrétique manque, une douleur sourde existe seule. Elle s'est installée à la suite d'une longue marche, d'un traumatisme, d'excès de table, d'une violente colère, plus souvent sans cause connue. Elle s'accompagne de l'émission d'urines sanglantes ; puis, l'anurie apparaît immédiate ou seulement après dix et quinze jours de calme complet.

Enfin, toute douleur peut manquer et l'on a vu se produire une anurie définitive, chez d'anciens lithiasiques qui ne présentaient plus le moindre trouble du côté des reins ou de la vessie.

La suppression complète de la sécrétion urinaire ne s'accompagne pas immédiatement d'accidents sérieux. Une première période se passe, *période dite de tolérance,* durant laquelle le malade n'éprouve aucun trouble alarmant. Il s'alimente, se promène, continue à vaquer à ses occupations sans éprouver le moindre malaise ; il ne se croirait point souffrant, si le manque complet d'urine ne constituait un symptôme qui l'émeut profondément. Cet état « d'euphorie parfaite (EGER) dure cinq jours, six jours et même davantage. Mais dans ce cas, l'intoxication est retardée par l'émission de petites quantités d'urines pâles, très pauvres en sels, ébauche de la polyurie véritable, de la débâcle définitive qui marque quelquefois la fin de la crise et le rétablissement complet du malade.

Mais, que l'anurie persiste quelques jours, on voit survenir alors les symptômes de la *période intermédiaire* (DONNADIEU) : ils constituent les signes prémonitoires d'une intoxication complète. Une lassitude, un malaise général apparaissent, ils contrastent avec la nervosité, et l'agitation morbide que présentait tout d'abord l'anurique, le sommeil disparaît et les premiers troubles digestifs se montrent, l'inappétence d'abord puis bientôt les vomissements.

Tous ces troubles vont en croissant et finalement l'urémie éclate, le sujet entre alors dans la *troisième période dite d'intoxication.*

A ce moment, l'inquiétude et l'angoisse sont extrêmes, la céphalée des plus pénibles, les vomissements incessants. Des tressaillements musculaires se produisent durant le sommeil d'abord, puis d'une façon constante, signes de mauvais augure (ROBERTS) qui précèdent de bien peu la phase de torpeur progressive et de coma dans laquelle tombera le sujet.

Finalement, de courtes périodes convulsives, de légères phases d'agitation et de délire, le rétrécissement de la pupille, la lenteur et l'irrégularité du pouls, l'abaissement de la température, la dyspnée continue, indépendante de toute lésion pulmonaire, quelquefois la respiration de Cheyne-Stokes, marquent que l'intoxication est complète et la mort proche.

Celle-ci survient généralement du neuvième au douzième jour, mais on a cité des cas de survie jusqu'au vingt-cinquième. Elle est due à une impuissance progressive des muscles respiratoires, à une crise convulsive, ou bien elle survient subitement, de

façon précoce, le sujet ayant encore sa pleine connaissance
(Donnadieu).

Quant à la guérison spontanée, rare puisqu'elle s'observe
seulement dans 15 à 20 p. 100 des cas, elle devient exceptionnelle sitôt que l'anurie en est arrivée à la période urémique.
Elle est annoncée par un retour des douleurs dû à la migration
du calcul et par une polyurie très importante, véritable débacle,
constituée par une urine très pâle, où l'on retrouve quelques
caillots et parfois des calculs. Cette polyurie peut s'accompagner d'albuminurie, surtout si la crise a été de longue durée ;
elle est alors l'indice de la congestion rénale et des lésions épithéliales qui commençaient à se constituer.

B. ANURIE PAR COMPRESSION URETÉRALE. — Le propre de ces
anuries par compression est leur installation progressive. Ici,
l'oblitération de l'uretère n'est plus subite, comme au cas précédent ; elle se fait un peu chaque jour jusqu'au moment où elle
devient définitive. C'est dire que le réflexe inhibitoire réno-
rénal, ou urétéro-rénal, si important dans l'anurie calculeuse
entre ici plus rarement en jeu. Il exige en effet pour se produire
une action soudaine ou une distension immédiate du bassinet
ou des uretères et elle manque le plus souvent, quand l'anurie
est consécutive à une lente compression uretérale. Dans cette
variété, les lésions rénales ont tout le temps de se produire et
nous voyons se constituer des hydronéphroses énormes ; les reins
sont réduits à l'état de minces coques cloisonnées et les uretères
gorgés aussi d'urine, peuvent atteindre des dimensions mons-
trueuses. Cette rétention continuelle mais incomplète, prépare
l'infection, et surtout chez les cancéreux, pyélite et pyonéphrose
compliquent bientôt la rétention.

Dans quelques cas rares, les lésions du rein et des uretères
restent insignifiantes et l'anurie au lieu de se constituer peu à
peu, apparaît d'emblée. C'est alors seulement qu'il y a lieu d'en
rendre responsable (Uteau) le réflexe réno ou uretéro-rénal,
dont nous avons dit le peu d'importance pathogénique au cours
des anuries par compression.

Tout comme l'oblitération elle-même, les signes cliniques

évoluent à bas-bruit. Seules durant une longue période, une albuminurie légère, de l'ischurie ou de la polyurie indiqueront la lutte du rein contre l'obstacle qui trouble sans cesse les conditions régulières de sa sécrétion. Mais peu à peu apparaissent des troubles gastro-intestinaux et nerveux, la dyspnée, l'hypothermie, la somnolence, la torpeur physique et intellectuelle : Tous ces signes marquent déjà que l'insuffisance rénale est complète. Aussi lorsque l'anurie apparaît enfin, on n'observe pas de période de tolérance, comme dans la variété précédente, car depuis de longues semaines déjà le malade était un urémique. La mort survient sans secousse, sans délire, sans convulsions; elle suit de quelques heures l'apparition de l'anurie. On voit par là combien pressante est la nécessité d'une intervention précoce, quel intérêt a le praticien à démasquer de bonne heure une insuffisance rénale sur laquelle le malade n'attire pas son attention et que voilent d'ailleurs les symptômes de l'affection causale elle-même, kyste, cancer ou fibrome.

C. Anurie hystérique. — Chez une jeune malade sujette à des crises de nerfs, à des contractures ou à tout autre trouble hystérique, l'urine brusquement se supprime à la suite d'une émotion ou d'une crise nerveuse. La vessie reste vide, on n'observe aucuns symptômes généraux inquiétants. Au bout de dix-huit à trente-six heures de cet état, la sécrétion tout à coup réapparaît. C'est là un premier type d'anurie hystérique.

D'autres fois, l'anurie persiste des semaines et des mois (Charcot); elle s'accompagne alors de vomissements incessants, de sueurs profuses et de diarrhée, symptômes que l'on doit respecter, car ils constituent de véritables phénomènes de suppléance. L'urée, par exemple, semble s'éliminer par la muqueuse gastrique; on en retrouve plusieurs grammes dans les matières vomies. Il existe d'ailleurs un véritable balancement entre les vomissements et la sécrétion urinaire; dès que la malade élimine quelques grammes d'urine, les vomissements diminuent, mais ils redoublent sitôt que l'anurie redevient complète (Charcot). Malgré cette intolérance gastrique incessante, l'état général peut rester satisfaisant et ce n'est qu'au bout de plusieurs semaines que l'amaigrissement commence à se montrer. Du côté des reins les douleurs sont rares, si elles apparaissent elles deviennent vite intolérables comme dans un cas observé par Pousson.

Enfin un beau jour, sans cause connue, les vomissements disparaissent et la sécrétion urinaire se rétablit. Mais ce n'est là le plus souvent qu'une guérison précaire; sous l'influence de causes qui nous échappent encore, les rechutes se succèdent pendant des mois et des années. La néphrotomie qui a été pratiquée (Pousson) dans le cas d'anurie persistante, peut amener une amélioration, un répit passager, mais n'empêche pas la reproduction ultérieure et souvent à bref délai, des mêmes phénomènes alarmants.

3° Diagnostic. — En présence d'un malade qui n'urine pas, le *diagnostic d'anurie* est facile. La recherche du globe urinaire par la palpation, la percussion de la vessie, au besoin le cathétérisme ont vite fait d'établir s'il s'agit d'une anurie ou d'une *simple rétention d'urine.*

Le problème se complique quand il faut déterminer la cause de cette anurie.

L'*anurie des néphrites* s'accompagne de phénomènes généraux graves, de fièvre, de vomissements, de dyspnée, de diarrhée, parfois de convulsions ou de coma; qu'elle survienne au cours d'une scarlatine, d'une pneumonie (GILBERT et CAUSSADE), de toute autre maladie infectieuse, ou bien qu'elle résulte d'une poussée congestive greffée sur une néphrite chronique, elle est presque toujours très vite reconnue, grâce aux symptômes bien définis de l'affection générale dont elle constitue une simple complication.

Il en est de même des *anuries consécutives aux traumatismes,* au *choléra,* à la *dysenterie,* à la *péritonite,* aux *gastro-entérites,* elles ne sont qu'un symptôme secondaire perdu dans l'ensemble des troubles fonctionnels qui l'accompagnent et qui absorbent à juste titre toute la préoccupation du clinicien.

L'*anurie hystérique* avec ses vomissements riches en urée, ses rechutes, la longue conservation d'un bon état général, les

6.

stigmates concomitants a une physionomie spéciale qui la fait vite reconnaître.

Enfin l'existence d'un *rein mobile*, l'absence de coliques néphrétiques, la présence d'une volumineuse tumeur rénale, d'une hydronéphrose double, la découverte d'une *tumeur pelvienne*, prennent une importance de premier ordre quand il s'agit d'établir le diagnostic étiologique d'une anurie.

Ce n'est qu'après avoir éliminé ces causes multiples qu'on envisagera la possibilité d'une *anurie calculeuse*. Son apparition à la suite d'une colique néphrétique, la petite hématurie qui la précède et qu'on différenciera soigneusement de l'hémoglobinurie sont des symptômes de grande valeur pour le diagnostic.

Mais encore est-il nécessaire de songer à l'éventualité d'une simple *anurie réflexe* liée à une vulgaire *colique néphrétique*. Dans ce cas, l'anurie est rarement absolue et les douleurs sont intolérables; ce n'est que si ces dernières disparaissent sans s'accompagner de polyurie, qu'on a le droit de songer à l'arrêt définitif du calcul et à l'anurie calculeuse.

Le diagnostic d'*anurie goutteuse* peut être difficile surtout si le goutteux est en même temps un lithiasique. Pour se guider, on se souviendra que l'anurie calculeuse suit le plus souvent une colique néphrétique, tandis que l'anurie goutteuse procède habituellement sans douleur. Puis, dans le premier cas, les urines émises avant l'apparition de l'anurie définitive sont pâles, pauvres en sels, un peu sanglantes, au lieu que dans le second elles sont colorées et riches en acide urique.

Enfin, s'arrête-t-on au diagnostic d'anurie calculeuse, il importe d'aller plus loin et d'établir *de quel côté siège l'oblitération*. C'est souvent délicat : les commémoratifs au sujet du siège des dernières coliques manquent souvent, celles-ci ont pu être bilatérales ; la douleur à la pression du rein et de l'uretère peuvent faire défaut. Seul, l'état de défense des muscles de la paroi, contracturés du côté atteint (LEGUEU) fournit un signe de probabilité sur le siège du calcul. Aussi est-il nécessaire d'avoir recours bien souvent à d'autres procédés d'investigation : la cystoscopie, le cathétérisme des uretères, la radiographie.

La cystoscopie ou la séparation des urines (PASTEAU et VAU-
VERTS) donnent parfois des renseignements utiles, en indiquant
quel est l'uretère qui donne du sang. Le cathétérisme uretéral
(ALBARRAN) peut faire connaître le siège de l'obstruction, le point
d'arrêt du calcul; suivi d'un lavage pratiqué par la sonde introduite, il peut devenir en même temps une méthode thérapeutique de valeur. Ce procédé de recherche si précieux a malheureusement contre lui sa grande difficulté. Enfin, la radiographie
est capable de fournir des indications utiles en montrant dans
quelques cas le côté où siège le calcul. A notre connaissance,
elle n'a pas encore été préconisée pour parfaire le diagnostic
d'anurie calculeuse.

Quant à définir *l'état exact du rein opposé*, c'est une tâche
bien difficile dès que l'anurie est constituée ; l'examen des urines
distinctes des deux reins ne peut plus alors être pratiqué et on
ne peut se baser que sur les résultats de la palpation et quelques
commémoratifs pour préjuger des lésions graves dont il peut
être atteint ou même de son absence congénitale.

4° Traitement des anuries. — Le traitement des anuries
est médical ou chirurgical :

a. *Traitement médical.* — C'est le seul qu'on oppose à la plupart
des anuries de causes générales. Suppléer à la sécrétion rénale
disparue, réduire au minimum la production de poisons nouveaux, tel est le but que poursuit le clinicien qui a recours tour
à tour dans cette intention, aux purgatifs, aux excitants de la
peau, aux émissions sanguines et au régime lacté.

Mais ce ne sont là que des indications thérapeutiques très
générales, car selon la cause même de l'anurie le traitement
devra lui aussi varier. C'est ainsi, par exemple, qu'on utilisera
la suggestion hypnotique dans l'anurie hystérique, la caféine
ou la digitale contre l'anurie des cardiaques, les larges injections de sérum artificiel contre les anuries par déshydratation
du choléra et des affections gastro-intestinales.

b. *Traitement chirurgical.* — C'est le seul vraiment utile
contre les anuries par obstruction arrivées à une certaine
période de leur évolution.

α) *Dans l'anurie calculeuse* en premier lieu, on se souviendra qu'il est nécessaire de ne s'attarder jamais trop longtemps au traitement médical.

Si au bout de quarante-huit heures (BÉGOUIN), de quatre jours (ALBARRAN), de cinq jours (LEGUEU, DONNADIEU) la polyurie critique, la débâcle de guérison ne s'est pas produite, on doit intervenir. En face de ce rein obstrué, l'urgence est la même qu'en présence d'une hernie étranglée, et s'obstiner à utiliser la morphine et les diurétiqnes, les grands bains, l'électrisation ou le massage contre une anurie calculeuse qui ne cède pas, n'aboutit qu'à un seul résultat : permettre à la déchéance rapide et définitive des éléments nobles du rein de se produire et à l'urémie de s'installer.

Sans doute, chez des malades arrivés à la période d'intoxication l'intervention chirurgicale a donné des succès. On en a cité au quatorzième jour (CHEVALIER), au douzième (POUSSON, DURET, DESNOS), mais on les compte. Au contraire, si l'opération est faite de façon précoce, les cas de guérison deviennent nombreux (65 à 70 p. 100 (VAILHEN) 80 p. 100 (GRAILLY); et puis la néphrite ultérieure n'est plus à craindre, le rein n'ayant pas eu le temps de s'altérer reprend vite son fonctionnement normal.

Il faut donc « opérer assez tard pour avoir des raisons sérieuses de croire impossible la guérison naturelle ; mais assez tôt pour éviter la destruction de l'épithélium rénal et l'intoxication complète de l'organisme » (DONNADIEU).

L'opération de choix est la *néphrotomie* (DESNOS, POUSSON); elle seule permet d'agir vite, sans laisser trop longtemps le malade sous l'influence nocive du chloroforme; elle donne le jour nécessaire pour pratiquer l'extraction des calculs et cathétériser l'uretère. Elle constitue en même temps une saignée locale qui diminue la congestion rénale et fait disparaître le réflexe inhibitoire réno-rénal.

La suture immédiate, sans drainage, ne sera faite que si l'uretère a été reconnu entièrement libre et si aucune infection n'est à redouter.

β) *Contre les anuries par compression pelvienne*, la chirurgie interviendra encore avec avantage. L'ablation de la tumeur (fibrome, kyste ou cancer), cause de la compression est l'intervention de choix. C'est seulement quand elle est impraticable qu'une opération palliative doit être utilisée. L'uretérostomie, l'implantation des uretères dans le vagin ou le gros intestin, sont des opérations longues et délicates, elles donnent des résultats déplorables. Seule la néphrostomie assure des survies de plusieurs mois. Certains la pratiquent sur le rein le plus sain (Legueu), d'autres sur le rein le plus tuméfié. Dans l'un et l'autre cas, la production d'une voie excrétrice nouvelle retarde l'échéance fatale de l'intoxication urémique par rétention.

CHAPITRE II

EXAGÉRATION OU DIMINUTION DE L'EXCRÉTION DES PRINCIPES NORMAUX DE L'URINE

Les variations dans l'excrétion des principes normaux de l'urine ont une grande valeur au point de vue de la séméiologie générale et les cliniciens ne devraient jamais négliger de rechercher chez leurs malades le degré de l'acidité urinaire, l'importance des éliminations azotées, le taux d'excrétion des chlorures, des phosphates, des sulfates, de l'indican. Nous allons voir dans les pages qui suivent les indications de premier ordre qu'ils peuvent en retirer au cours des diverses affections.

ARTICLE PREMIER

ACIDITÉ URINAIRE

1° Définition. — L'urine normale rougit le papier bleu de tournesol, elle est acide. Cette acidité est due à la présence d'une quantité variable d'acides carbonique, urique, hippurique, oxalique, lactique ; de certains pigments et surtout d'une proportion importante de sels acides et principalement de phosphates. Mais, en même temps que ces diverses substances acides, l'urine contient une part importante de substances basiques ; c'est la chaux, la magnésie, ce sont les phosphates et les carbonates alcalins, la xanthine, l'hypoxanthine, la guanine, etc. La réaction fournie par le tournesol représente donc seulement une sorte de résultante et traduit uniquement l'excès des acides sur les bases urinaires.

La détermination de l'acidité d'une urine se fait en mesurant la quantité d'alcali nécessaire pour transformer en sels neutres ses acides restés libres ou ses sels acides. Elle est donc très relative dans son exactitude, puisqu'elle ne tient nullement compte de la neutralisation spontanée qui s'est déjà faite entre les divers éléments acides et alcalins contenus dans l'urine examinée.

On a bien cherché à déterminer par certaines méthodes l'acidité absolue d'une urine en dosant la totalité des composés acides, mais on comprend facilement le peu d'exactitude et le côté chimérique de cette recherche, étant donnée la multiplicité essentiellement variable des combinaisons acides des urines et de leurs éléments constituants. Aussi, malgré son imperfection et les résultats tout relatifs qu'il permet d'obtenir, nous nous bornerons à indiquer ici le seul procédé de détermination de l'acidité apparente des urines.

2° Détermination de l'acidité apparente des urines. — On met dans un verre à précipité 25 centimètres cubes d'urine et on y ajoute progressivement une solution de soude déci-normale au moyen d'une burette de GAY-LUSSAC. La réaction est terminée quand une goutte du mélange portée sur du papier rouge de tournesol le fait virer au bleu.

On peut aussi utiliser la phtaléine du phénol comme indicateur ; mais, il faut alors prendre la précaution d'additionner l'urine de deux fois son volume d'eau distillée. On arrête les affusions de liqueur alcaline au moment où le liquide prend une coloration rosée.

D'après le nombre n de centimètres cubes utilisés pour saturer les 23 centimètres cubes d'urine, il est facile d'établir le degré d'acidité par litre.

Supposons, par exemple, qu'il ait fallu employer 9 centimètres cubes de solution de soude, on aura $\frac{9 \times 1\,000}{25} = 360$ et on dira qu'il est nécessaire de 360 centimètres cubes de liqueur alcaline déci-normale pour neutraliser l'acidité d'un litre de cette urine.

Si l'on veut exprimer cette acidité en acide chlorhydrique ou en acide oxalique, il suffit de multiplier le nombre n des centi-

mètres cubes employés par quatre fois le millième de l'équivalent
acidimétrique de l'un ou l'autre de ces acides. Dans le cas précédent, nous aurions, par exemple, comme acidité oxalique de
l'urine examinée 9 centimètres cubes $\times$ 0,063 $\times$ 4 $=$ 2^{gr},26, ce
qui est un chiffre fort, le chiffre normal oscillant entre 1^{gr},75 et
2 grammes par vingt-quatre heures.

Il va sans dire que l'urine dont on veut déterminer l'acidité
doit être fraîchement émise. Si l'examen doit porter sur l'urine
des vingt-quatre heures, celle-ci sera conservée dans un endroit
frais ; on l'additionnera de thymol, ou même on la tiendra dans
un bocal entouré de glace, si l'on est en été. Le plus léger commencement de fermentation exposerait, en effet, à de grossières
erreurs par suite de la production croissante d'ammoniaque qui
l'accompagne.

La méthode de détermination que nous venons d'indiquer
donne des résultats à peu près constants à l'état physiologique
et elle permet de noter de notables modifications de l'acidité
urinaire au cours des divers états pathologiques : elle peut donc
fournir en clinique des renseignements fort utiles. Mais, qu'on
n'oublie pas qu'elle ne donne que des résultats approximatifs et
que les chiffres obtenus sont différents selon le réactif indicateur
dont on fait usage. La raison en est facile à comprendre : l'acidité des urines est due en grande partie à la présence des phosphates mono-métalliques ; or, « lorsqu'on sature directement
une urine par la soude en présence du tournesol, le changement
de couleur du réactif-indicateur a lieu après saturation seulement de une valence et demie sur les trois valences acides de
l'acide phosphorique ; avec la phénol-phtaléine, le virage est
perçu après saturation de deux des trois valences de l'acide
phosphorique » (GÉRARD) et le degré acidimétrique réel est toujours plus élevé que celui que l'on a obtenu. C'est dire la nécessité de se servir toujours du même indicateur et de se placer
pour chaque essai dans des conditions d'expérience similaires.
La détermination de l'acidité apparente des urines n'a, en effet,
de valeur que par les résultats comparatifs qu'elle fournit [1].

---

[1] Nous n'indiquerons pas ici les diverses méthodes de détermina-

3° Valeur séméiologique de l'acidité urinaire. — Le degré de l'acidité urinaire varie d'un instant à l'autre, même à l'état physiologique, aussi pour avoir un résultat de quelque importance est-il nécessaire de faire la détermination de l'acidité avec les urines des vingt-quatre heures, seules capables de fournir un échantillon moyen. Si l'on désire comparer les divers degrés d'acidité d'une urine à plusieurs jours d'intervalle, il est également nécessaire de soumettre le malade dont on veut connaître l'acidité urinaire à un régime constant au moment des diverses analyses. La nature de l'alimentation a, en effet, une importance de premier ordre au sujet des résultats obtenus : l'hyperacidité de l'urine est souvent due en grande partie à l'élimination des substances acides apportées par les aliments (LABBÉ). On s'en rend facilement compte en soumettant les sujets dont les urines sont hyperacides, soit au jeûne (G. LOUIS), soit à un régime dont les acidités alimentaires sont exclues, l'acidité urinaire diminue aussitôt.

Certains aliments ont une influence marquée sur l'apparition de l'hyperacidité, par exemple les viandes, le lait, grâce à la production d'acide lactique, puis l'alcool, la bière (MATHIEU et TRÉHEUX), le vin (NICOLAÏDI), l'acide acétique (G. LOUIS). Le travail musculaire (KLÜPPEL), les marches, la fatigue déterminent aussi une augmentation du taux de l'acidité (HAUSSMANN).

Au contraire, un régime végétal, l'ingestion de boissons alcalines, d'acide tartrique, de raisins secs ou frais, riches en bitartrate de potasse (P. CARLES) déterminent de l'hypoacidité urinaire.

tion de l'acidité absolue ou réelle des urines. Elles ont donné lieu à des controverses qui sont encore loin d'être closes. D'ailleurs la plupart des urologistes considèrent comme absolument chimériques les résultats qu'elles permettent d'obtenir : nous en avons indiqué plus haut les raisons.

Les lecteurs que cette question intéresse, liront avec avantage les ouvrages suivants : JÉGOU, *Thèse Pharmacie Bordeaux*, 1900-01. — LOUIS, *Thèse de Lille*, 1900-01. — GIR, *Thèse Pharmacie Lille*, 1901-02. LEBARBIER, *Thèse Paris*, 1903-04. — DENIGÈS, *Chimie analytique*, 1903. — JOULIE, *Urologie pratique*, Paris, 1901. — LÉTIENNE et MASSELIN, *Précis d'Urologie clinique*.

L'acidité urinaire varie encore aux différentes heures de la journée ; elle s'abaisse et atteint son minimum 4 à 6 heures après les repas au moment où la sécrétion gastrique atteint son maximum (HAUSSMANN, GLEY, LAMBLING, TRÉHEUX) ; elle est moins élevée durant la nuit, plus élevée durant le jour (G. LOUIS).

L'âge aurait également une influence qui n'est point à négliger ; c'est ainsi que l'hyperacidité est fréquente à un âge avancé, tandis qu'il y a plutôt hypoacidité durant l'enfance et l'adolescence.

Enfin, la plupart des maladies entraînent des modifications de l'activité urinaire.

Il y a hypoacidité chez le plus grand nombre des tuberculeux (BACCARANI) et chez les cancéreux (CAUTRU). Il y a encore hypoacidité et même alcalinité au moment de la résorption des divers liquides à réaction alcaline épanchés dans les cas d'œdème, de pleurésie, d'ascite (QUINCKE).

Il y a hyperacidité au contraire dans les maladies par ralentissement de la nutrition (HAUSSMANN) et dans la plupart des maladies aiguës au moment de leur évolution vers la guérison (NICOLAÏDI).

Mais c'est surtout dans les affections stomacales que la recherche de l'acidité urinaire est susceptible de fournir des renseignements précieux : l'hyperchlorhydrie s'accompagne d'hyperacidité urinaire ou d'hypoacidité avec hyperphosphaturie ; l'hypochlorhydrie au contraire ou bien l'élimination d'une partie du suc gastrique à la suite de vomissements ou de lavages d'estomac entraîne de l'hypoacidité ; enfin les fermentations organiques liées ou non à la stase stomacale déterminent de l'hyperacidité urinaire avec hypophosphaturie (MARTINET).

4° Traitement. — En elles-mêmes, l'hyper et l'hypoacidité urinaires ne sont que des symptômes ; aussi pour les combattre, il faut remonter jusqu'à l'affection, à la diathèse, ou au régime défectueux dont elles constituent seulement une des manifestations.

Dans quelques cas rares, l'hyperacidité urinaire peut déterminer des troubles de la miction, une sensation de brûlure dans le canal au moment du passage de l'urine, de la pollakiurie et même de l'incontinence passagère (MOUSSEAUX). Il suffit alors de restreindre l'alimentation azotée, de donner des boissons abondantes et en particulier de l'eau d'Evian, de Contrexeville, de Vittel, d'administrer quelques alcalins et on voit rapidement ces divers troubles disparaître.

ARTICLE II

AZOTURIE ET HYPOAZOTURIE

1° Définition. — Les produits azotés que l'on rencontre dans l'urine sont l'urée, l'acide urique et les bases xanthiques, la créatine, la créatinine, l'acide hippurique et quelques pigments tels que l'urochrome et l'urobiline.

L'azoturie est caractérisée par l'augmentation persistante de ces éléments ; l'hypoazoturie au contraire, est constituée par leur diminution permanente.

Nous ne saurions aborder fructueusement l'étude de ces deux facteurs importants de la séméiologie urinaire, sans avoir rappelé auparavant l'origine des principales substances excrémentitielles azotées.

2° Origine de l'urée. — L'urée constitue le résultat ultime de la décomposition des substances quaternaires : « elle est la forme de sortie du courant d'azote dont les albuminoïdes représentent la forme d'entrée » (MORAT et DOYON).

Introduite dans l'organisme par l'alimentation, l'albumine se répand dans la masse sanguine pour subvenir aux besoins incessants de l'économie, elle est alors qualifiée d'albumine de circulation. En s'incorporant aux tissus, elle forme l'albumine de constitution.

A tout instant, en raison de l'usure vitale, l'albumine des tissus se disloque ; elle est remplacée aussitôt par celle que fournissent les aliments. De cette destruction incessante, naissent en premier lieu, certains corps chimiques tels que le carbamate

d'ammoniaque (BOUCHARD), la créatine, la créatinine, la xanthine, l'hypoxanthine, la leucine, la tyrosine, le glycocolle et
l'acide urique. Ces produits de la décomposition naturelle des
substances albuminoïdes sont les éléments aux dépens desquels
se constitue l'urée. Celle-ci apparaît, par conséquent, comme la
forme de désassimilation terminale, tandis que les principes
azotés précédents ne sont encore que des intermédiaires, des
déchets de désassimilation moins usés, moins parfaits, mais
aussi plus toxiques.

On s'est longtemps demandé où se faisait la transformation
terminale en urée de tous ces corps que nous venons de citer.
On sait aujourd'hui que c'est dans le foie.

Si les cellules hépatiques sont détruites, ainsi que cela existe
dans l'ictère grave ; ou bien, si on supprime physiologiquement
le foie comme on l'a réalisé en réunissant chez le chien la veine
porte et la veine cave (POPOFF et NENCKI), l'urée disparaît de
l'urine. Elle s'y trouve remplacée par divers autres éléments
ammoniacaux ou azotés. C'est dire que le foie n'agit pas en
décomposant lui-même les substances albuminoïdes, il se borne
à faire la synthèse des premiers produits de leur destruction.

Quant aux reins, ils constituent pour l'urée de simples appareils d'excrétion. Leur ablation ou la ligature de leurs vaisseaux
n'entrave nullement la production d'urée ; seulement, celle-ci
n'étant plus éliminée s'accumule dans le sang (CL. BERNARD,
SCHRÖDER).

En définitive, l'hydratation, mode de destruction des substances albuminoïdes de l'organisme, donne naissance dans un
premier stade à des produits ammoniacaux et autres dérivés
azotés très toxiques. Dans un second stade, le foie synthétise ces
premiers déchets et les transforme en un corps chimique inoffensif pour l'économie, l'urée, que le rein se charge ensuite
d'éliminer.

Les variations de l'urée sont capables, par conséquent, de
nous renseigner en clinique aussi bien sur les phénomènes de
nutrition qui s'effectuent au sein des tissus que sur l'intégrité
et le fonctionnement des cellules hépatiques ou de l'appareil

excréteur rénal. Nous étudierons plus loin l'importance de ces variations.

3° Origine de l'acide urique. — L'acide urique représente chez l'homme une faible part de l'excrétion azotée. Tandis que l'urée oscille entre 22 et 43 grammes par vingt-quatre heures, c'est à peine si l'élimination de l'acide urique atteint en moyenne $0^{gr},60$ dans le même temps (VIAULT et JOLYET).

Pourtant, dans de rares circonstances pathologiques chez l'homme, mais surtout chez certains animaux, il arrive à constituer un élément important d'élimination. C'est ainsi que chez les oiseaux, il forme la plus grosse part des déchets qui proviennent de la destruction des substances albuminoïdes.

Tout comme l'urée, il prend naissance surtout dans le foie, aux dépens des divers produits ammoniacaux qui sont nés de la décomposition des éléments azotés de l'organisme. MINKOWSKI le démontre en enlevant le foie à une oie : l'acide urique disparaît aussitôt de l'urine et y est remplacé par de l'ammoniaque et de l'acide lactique. L'ablation des reins n'entraine rien de semblable et provoque seulement l'accumulation dans le sang et les tissus de l'acide urique qui continue à se former.

Il est un point particulier dans l'origine de l'acide urique sur lequel des recherches récentes viennent d'attirer l'attention, nous voulons parler de ses relations avec les désintégrations nucléaires. Le jour où elles seront solidement établies, le clinicien pourra trouver dans le dosage de l'acide urique un moyen d'investigation des plus précieux.

On admet que si l'urée résulte, au moins en partie, de la décomposition du protoplasma cellulaire, l'acide urique provient de la destruction des noyaux. De nombreux faits semblent le démontrer.

Dans la *pneumonie*, par exemple, on voit apparaître dans les urines une forte proportion d'acide urique, sitôt que l'exsudat, très riche en éléments nucléaires par ses globules blancs commence à se résorber (DUNIN et NORVACZEK, SCHEUBE, KÜHNAU). De même, dans toutes les maladies qui s'accompagnent d'une forte destruction des globules blancs le taux de l'excrétion urique s'élève c'est ce qui existe dans la *leucémie* (FRÆNKEL, BOTTAZZI.) Cela s'observe aussi chaque fois que l'on détermine dans l'organisme une *multiplication et une destruction rapide des leucocytes;* on peut l'observer expérimentalement à la suite d'une injection de tuberculine ou d'une injection intrapéritonéale de pus aseptique. Inversement dans divers cas de fièvre typhoïde, de diathèse hémorragique et d'anémies, affections qui se traduisent par une hypoleucocytose marquée, W. KÜHNAU et F. WEISS ont relevé une diminution notable dans la quantité d'acide urique excrété. Il semble donc manifeste que l'hyperleucocytose et l'excrétion urique sont unies par des rapports étroits.

Mais si les globules blancs sont des éléments riches en nucléine, ils ne sont point les seuls et HORBACZEWSKI a fait voir que l'acide urique pouvait provenir aussi de la destruction de certains organes riches en principes nucléaires tels que la rate, le cerveau, le thymus, le pancréas. Leur décomposition in vitro produit de l'acide urique et l'injection sous-cutanée de leur macération entraine une exagération parallèle de cet élément (KÜHNAU, UMBER).

Bien des aliments aussi, sont riches en nucléine et nucléo-albumines et peuvent par conséquent donner naissance à de l'acide urique, tout comme les noyaux usés des différents tissus. De plus, une grosse part de l'acide urique formé se transforme elle-même en urée, dernier terme de la décomposition des substances azotées; il suffit pour s'en convaincre de faire absorber à un sujet une certaine dose d'acide urique, la proportion de celui-ci ne varie pas dans l'urine, tandis que celle de l'urée se trouve augmentée. Enfin, l'origine nucléaire de l'acide urique ne parait point être la seule; il semble bien que certaines substances chimiques, telles que l'acide oxalique et l'acide malique qu'on rencontre couramment dans les aliments, soient susceptibles également de donner naissance à de l'acide urique (COOK).

C'est dire toute la difficulté qu'il y a encore à établir de façon précise la valeur séméiologique exacte des variations de son excrétion: c'est la raison pour laquelle nous n'en avons pas abordé l'étude dans ce précis.

Nous retiendrons seulement que la nature de l'alimentation a en premier lieu une grosse influence sur la teneur des urines en acide urique (MAUREL). Puis, cette question de l'alimentation mise à part, l'exagération de l'excrétion d'acide urique constitue en général l'indice d'une dénutrition rapide et d'une destruction considérable des globules blancs : c'est ce qu'on observe dans la tuberculose, le cancer, la leucémie, la pneumonie, au moment de la résorption des exsudats.

Quant à la raison de l'accumulation de l'acide urique dans les tissus et les urines des *goutteux* et des *saturnins* elle est encore assez mal déterminée. Pour GENEVOIS cependant, elle serait liée au mauvais fonctionnement et à l'insuffisance du foie imprégné de plomb ou de divers poisons organiques.

4° Origine des bases xanthiques. (Xanthine, hypoxanthine adénine, guanine). — Nous serons brefs étant donné leur peu d'importance en clinique et la difficulté de leur dosage. Rappelons seulement qu'elles sont en relations étroites avec l'acide urique. Comme lui, elles dérivent des nucléo-albumines (HORBACZEWSKI) et apparaissent en plus grande quantité dans le sang chaque fois que l'alimentation est plus riche en nucléine ou que se produisent des hyperleucocytoses.

Leur importance séméiologique est médiocre, vu leur transformation rapide en acide urique et l'élimination sous cette -forme de leur plus grande part.

5° Origine de l'acide hippurique. — Il n'en existe qu'une faible quantité dans l'urine humaine. Ses proportions ne dépassent pas 0^{gr},30 à 3^{gr},08 par jour (LANDOIS). L'acide hippurique est très abondant au contraire dans l'urine des herbivores et constitue pour eux une des formes les plus importantes de la désassimilation azotée.

Une petite quantité de l'acide hippurique éliminé prend naissance aux dépens des matières albuminoïdes, mais la plus grande part provient de l'acide benzoïque introduit dans l'organisme par l'alimentation (WEISSMANN, MEISSNER et SHÉPARD). Chez l'homme c'est surtout après ingestion de poires, de prunes, de pommes et autres fruits riches en substances chimiques voisines de l'acide benzoïque, que l'on voit augmenter l'importance de l'excrétion de l'acide hippurique.

Celui-ci résulte de la combinaison du glycocolle avec l'acide benzoïque et nous avons vu que cette synthèse se faisait dans le rein lui-même (BUNGE et SCHMIEDEBERG, MEISSNER et SHEPART) sous l'influence d'un ferment spécial étudié par ABELOUS et RIBAUT. Pourtant, les glandes urinaires ne sont pas son lieu de formation exclusif et il s'en forme encore dans le foie, le sang et les muscles ainsi que SALOMON a pu s'en rendre compte après avoir extirpé les reins à un animal.

6° Détermination de l'azote urinaire total. — Rapport azoturique. — Pour apprécier dans son ensemble l'importance de la désassimilation azotée, il est nécessaire de doser en bloc tous ces éléments que nous venons d'étudier, urée, acide urique, bases xanthiques, etc., cela constitue la *détermination de l'azote urinaire total*. Sa valeur varie avec la richesse des aliments en substances azotées et avec l'usure même des tissus.

Si l'on désire connaître le *degré d'utilisation azotée* (ROBIN), il suffit d'établir quelle est la proportion d'urée éliminée par rapport à l'azote total. On obtient ainsi le *rapport azoturique* ou le *coefficient d'oxydation* dont la formule serait $\frac{\text{Az Urée}}{\text{Az Totale}}$ et la valeur à l'état physiologique de 0, 85.

Nous avons vu plus haut que l'urée est le terme ultime et parfait de la décomposition des substances azotées et qu'à l'état normal une grosse portion de l'acide urique formé dans l'organisme, se transforme finalement en urée. C'en est assez pour faire comprendre comment, plus le rapport azoturique est élevé et plus on peut considérer les oxydations comme actives et la nutrition parfaite. Inversement, plus il est faible et plus elle doit être considérée comme défectueuse. C'est ce qui se passe par exemple dans la fièvre typhoïde où une petite quantité seulement de l'acide urique et des bases xanthiques se transforme en urée : l'élévation du chiffre des matières extractives y devient l'indice d'une mauvaise utilisation azotée. Il en est de même dans l'alimentation surabondante; la diminution de la valeur du rapport azoturique indique le gaspillage nutritif.

Au contraire, chez un sujet normal soumis à la ration d'entretien, il tend à remonter de plus en plus et à se rapprocher de l'unité.

En définitive, le rapport azoturique indique quel est le degré de perfection de la désassimilation, de la destruction de l'albumine au sein des tissus.

En pratique courante, en raison de la difficulté de la recherche de l'azote total, le clinicien a rarement recours aux indications pourtant précieuses que peut lui fournir le rapport azoturique et c'est surtout aux dosages de l'acide urique et de l'urée qu'il a coutume de s'adresser pour déterminer la valeur de l'assimilation et de la désassimilation azotée. C'est d'ailleurs sous forme d'acide urique et d'urée que s'élimine la plus grande part des déchets azotés.

7° Dosages de l'urée et de l'acide urique. — a. *Dosage de l'urée*. — Il est basé sur la mesure de l'acide carbonique et de l'azote, produits de décomposition de l'urée. On obtient facilement leur mise en liberté en traitant l'urée par des oxydants appropriés.

L'hypobromite de soude est le réactif ordinairement utilisé. Grâce à un excès de soude, il permet de fixer l'acide carbonique dégagé; il suffira donc de mesurer le volume de l'azote, en tenant compte de la température et de la pression pour établir facilement la teneur de l'urine en urée.

Il existe de nombreux *uréomètres*. Celui de DENIGÈS nous a toujours paru un des plus pratiques pour les besoins quotidiens de la clinique. En quelques minutes, il permet de faire un dosage suffisamment précis.

Pour cela, dans une longue éprouvette à pied, on verse de l'hypobromite de soude[1] jusqu'au trait de jauge indiqué. Puis,

---

[1]
Lessive de soude . . . . 100 centimètres cubes.
Eau distillée 170   —   —
Brôme pur   5   —   —

On mélange le tout en le refroidissant et en prenant toutes les précautions que nécessite la manipulation du brôme. Le réactif utilisé

7.

on y fait glisser un petit tube garni d'urine jusqu'à sa rainure supérieure qui correspond à $2^{cm3},6$. L'éprouvette est alors bouchée et on fait une première lecture du chiffre où vient affleurer l'eau contenue dans la cloche à renversement annexée à l'appareil. Ceci fait, on renverse l'éprouvette à hypobromite afin d'assurer le mélange de l'urine et du réactif et on agite légèrement jusqu'à ce que tout dégagement gazeux ait cessé. On fait alors une seconde lecture en soulevant le gazomètre jusqu'au point où apparaît l'égalité de niveau entre l'eau qu'il renferme et celle du récipient où il est plongé.

La différence des deux lectures donne la dose d'urée par litre. Supposons, par exemple, que la première lecture avant le mélange de l'urée et de l'hypobromite ait fourni $3^{cm3},5$ et que la seconde ait indiqué 20 centimètres cubes ; nous aurions, dans ce cas, $20^{cm3} - 3^{cm3},5 = 16^{gr},50$ d'urée par litre.

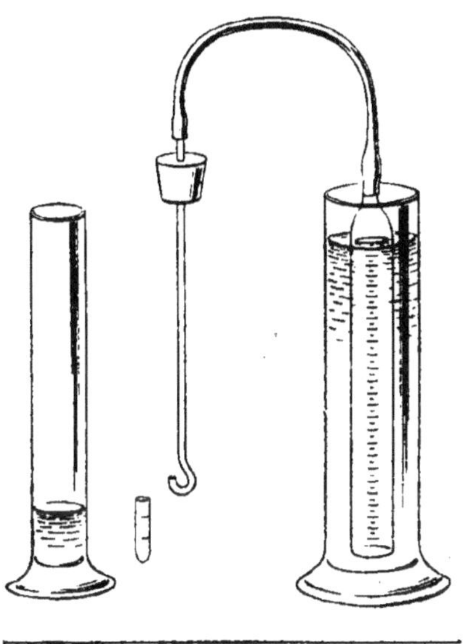

Fig. 20. — Uréomètre de Denigès.

b. *Dosage de l'acide urique.* — Nous indiquerons le procédé de BLAREZ et TOURROU. Il nous paraît digne d'être recommandé en raison de la simplicité de son manuel opératoire.

« 37 centimètres cubes d'urine sont mis dans un verre avec 5 centimètres de solution de carbonate de soude[1] ; au mélange on ajoute en agitant 5 centimètres cubes de liqueur de Fehling

doit être toujours fraîchement préparé, sinon, il est à rejeter, car il ne détermine alors qu'une décomposition incomplète de l'urée et expose à de grossières erreurs.

[1]   Carbonate de soude anhydre . . . . 160 grammes.
        Eau distillée . . . . 1 litre.

décolorée par une quantité suffisante de bisulfite alcalin. Après cinq minutes de repos, on filtre sur un petit filtre à plis serrés. Lorsque tout le liquide est écoulé, on remplit le filtre avec de l'eau ordinaire et on laisse de nouveau égoutter complètement. Cette opération est renouvelée trois ou quatre fois.

« L'eau du dernier lavage étant égouttée, on introduit le filtre encore humide dans un ballon d'un demi-litre avec 150 centimètres cubes d'eau et on agite violemment pour désagréger le filtre et diviser l'urate cuivreux. On verse encore 10 centimètres cubes d'acide sulfurique à 50 p. 100 en volume, on agite pendant cinq à six minutes pour que le cuivre passe à l'état de sulfate de cuivre, enfin, on ajoute du permanganate N/10 jusqu'à persistance de teinte rosée pendant au moins une demi-minute.

« Le volume de permanganate employé, exprimé en dixièmes de centimètre cube et multiplié par 2, indique le nombre de centigrammes d'acide urique que renferme un litre de l'urine examinée. »

Nous avons dit plus haut les raisons pour lesquelles on ne devait accorder aux variations de l'excrétion urique qu'une faible valeur séméiologique. Il n'en est pas de même pour celles de l'urée et nous allons voir quelles utiles données elles peuvent fournir.

8° Variations physiologiques de l'urée. — A l'état physiologique les oscillations du chiffre de l'urée sont déjà très marquées et fort importantes. Elles sont surtout sous la dépendance des changements apportés dans le *régime* alimentaire journalier. Suivant la quantité de substances albuminoïdes ingérées, l'excrétion uréique varie et cela seul nous explique en grande partie, les modifications observées selon la race, le sexe, la classe sociale des sujets dont on analyse les urines. Les gros mangeurs de viande peuvent excréter jusqu'à 40 grammes, 50 grammes et même 92 grammes d'urée en vingt-quatre heures (QUINQUAUD) ; au contraire un sujet soumis à un régime mixte ou végétarien n'en excrète que 18 à 25 grammes. Au-dessous de 12 grammes par vingt-quatre heures, on admet qu'il y a hypoazoturie.

Il existe durant les premiers jours où l'on institue un régime fixe, un parallélisme parfait entre la quantité de matières albuminoïdes ingérées et la quantité d'urée éliminée. Seulement, pour éviter toute erreur, l'examen doit porter sur un échantillon de toutes les urines de vingt-quatre heures. Car, aux divers moments de la journée, la courbe d'élimination de l'urée varie. C'est ainsi que dans les heures qui suivent la digestion, la proportion d'urée excrétée devient un peu plus considérable ; elle atteint un maximum trois à quatre heures après les repas.

Chez le sujet sain à l'état d'inanition, l'urée ne disparaît pas de l'urine, mais elle diminue beaucoup. Elle ne peut plus se former par décomposition de l'albumine circulante fournie par l'alimentation et elle prend alors naissance aux dépens de l'albumine qui entre dans la constitution même des tissus. Cette « autophagie » persiste jusqu'à la mort ou à la reprise de l'alimentation. Mais si, après plusieurs jours de jeûne, on revient au régime normal, la quantité d'urée excrétée n'apparaît plus comme à l'ordinaire en concordance parfaite avec la quantité d'azote ingérée. Ce n'est qu'au moment où la réfection des cellules se trouve complète que le parallélisme réapparaît entre l'ingestion et l'excrétion azotée.

C'est aux dépens des hydrates de carbone que se fait l'exercice musculaire, aussi n'entraîne-t-il de l'azoturie que s'il est excessif et s'accompagne d'usure des tissus.

9° Variations pathologiques de l'urée. — Dans presque toutes les affections, l'équilibre normal de la nutrition azotée se trouve troublé et les chiffres de l'urée varient. Il y a, à cela, diverses causes. Tout d'abord les albumines peuvent être ingérées en quantité insuffisante, ou mal élaborées par les sucs digestifs ; les tissus peuvent aussi être incapables d'utiliser l'albumine que leur apporte la circulation ; enfin la synthèse de l'urée peut être compromise et son excrétion entravée par suite du mauvais fonctionnement du foie et des reins.

Nous allons étudier l'importance de ces divers facteurs et leur répercussion sur l'excrétion de l'urée au cours des diverses maladies.

α) *Dans les maladies de l'estomac*, les proportions de substances albuminoïdes ingérées sont souvent excessives. Les *hyperchlorhydriques*, par exemple, absorbent des quantités énormes de viande pour apaiser leur « faim douloureuse » ; une azoturie considérable (*azoturie dyspeptique*) en est la conséquence.

Au contraire dans le *cancer de l'estomac* la dénutrition azotée devient minime, à cause de l'inappétence des malades, de leur dégoût pour la viande, de leurs vomissements.

Il en est de même dans toutes les *hyposthénies gastriques ;* en raison de l'anorexie qui les accompagne, la quantité d'albumine ingérée reste très insuffisante et son élaboration demeure incomplète par suite de l'altération des sucs digestifs, aussi observe-t-on de l'hypoazoturie. C'est à ce même mécanisme qu'il faut rapporter la faible dénutrition azotée que l'on relève dans les *anémies diverses* et la *chlorose* maladies où les troubles gastriques et l'anorexie sont en quelque sorte habituels.

β) *Dans les maladies de l'intestin ;* c'est non seulement le régime, la diète alimentaire relative, qui sont causes de l'hypoazoturie observée, mais encore l'inutilisation des aliments azotés ingérés, en raison de la mauvaise élaboration des sucs digestifs et des troubles de l'absorption.

γ) *Dans les diverses maladies de la nutrition*, les variations de l'excrétion azotée sont constantes ; mais c'est l'azoturie qui domine.

– Dans le *diabète*, elle manque rarement. Chez quelques sujets elle relève de la polyphagie ; chez le plus grand nombre, elle en est indépendante et elle persiste si on soumet les malades à la diète. On comprend que cette autophagie continuelle que compense à peine l'arrivée de grosses quantités d'albumine alimentaire soit une cause importante de consomption.

Cette azoturie du diabète s'accompagne le plus souvent de glycosurie ; mais elle peut en être indépendante et constitue alors une maladie spéciale bien définie : le *diabète azoturique*. Le sujet qui en est atteint émet chaque jour 3 à 5 litres d'une urine de densité élevée qui ne renferme ni sucre, ni albumine, mais où l'on peut trouver 40 à 120 grammes d'urée (Fabre), jusqu'à 80 grammes d'uroxanthine, créatinine et autres substances extractives et une quantité considérable des divers autres sels de l'urine, en particulier des phosphates (diabète phosphaturique).

Faiblesse générale, amaigrissement, polydypsie, polyphagie, troubles dyspeptiques et nerveux variés sont les symptômes habituels d'une maladie qui évolue rapidement vers la cachexie et la tuberculose ou se termine par le coma.

Mais dans certains cas, la polyurie peut manquer et l'on constate seulement de l'azoturie indépendante de l'alimentation. BOUCHARD a observé chez les adolescents cette variété spéciale d'*azoturie sans polyurie*. Une langueur inexplicable, de l'anorexie, un amaigrissement rapide qui traduit l'autophagie du sujet sont les divers symptômes qui lui sont associés.

Enfin, certaines maladies spéciales de la nutrition s'accompagnent sans cesse d'azoturie. Nous rappellerons seulement sa fréquence chez les *arthritiques* et les *goutteux* et son importance dans l'*obésité* et les *dermatoses*.

Dans la *fièvre*, il existe un bouleversement complet des phénomènes de la nutrition; l'azoturie y est constante : on y observe un parallélisme parfait entre la courbe de l'urée et celle de la température. L'urée se forme aux dépens des substances albuminoïdes des tissus, d'où l'amaigrissement rapide des fébricitants, qui s'alimentent de façon insuffisante et vivent au détriment de leur propre substance.

Vers la fin des affections fébriles, et parfois dès leur période d'état, l'excrétion de l'urée paraît subir un temps d'arrêt. On pourrait attribuer ce fait à l'inanition des malades et à l'épuisement des réserves de l'organisme. Les fortes décharges d'urée qui accompagnent la crise urinaire, démontrent qu'il n'en est rien et qu'il faut seulement le mettre sur le compte d'un défaut d'excrétion ; celui-ci s'explique aisément par les lésions de nature infectieuse que présentent si souvent les reins.

Mais si le fébricitant fabrique environ une fois et demie plus d'urée que le sujet bien portant (CL. BERNARD), il n'en faut point rendre responsable la température. L'*hyperthermie* seule ne suffit pas, en effet, à produire l'azoturie. KOCH a pu élever sa température à 38° et 39°,6 au moyen de bains chauds. QUIN-

QUAUD a pu élever de même de 2° de 5°,5 la température de lapins qu'il plaçait dans une étuve, sans observer pour cela une augmentation dans le chiffre de l'urée ; bien mieux, les bains chauds le font baisser, tandis que les bains froids l'augmentent (QUINQUAUD).

δ) *Dans les maladies du foie*, le dosage de l'urée et des autres produits azotés a une valeur pronostique de premier ordre et ne devrait jamais être négligé.

Dans la *congestion hépatique*, quelle que soit sa cause, il existe une suractivité fonctionnelle des cellules du foie et une exagération proportionnelle du chiffre de l'urée.

C'est par un mécanisme similaire, par excitation de la cellule hépatique que l'on peut expliquer l'augmentation d'urée constatée à la suite de l'absorption de certains *médicaments* tels que le salicylate et le benzoate de soude, le bichlorure de mercure, l'arsenic (GÆTHGENS), le phosphore à petite dose (BAUER).

Par contre, quand les cellules du foie sont détruites, la transformation synthétique en urée des divers corps azotés dont elle dérive devient impossible et l'on voit apparaître ceux-ci dans l'urine en même temps que s'abaisse le taux de l'urée.

C'est ce qu'on observe dans l'*ictère grave*, dans les *cirrhoses*, dans le *cancer du foie* et ses *diverses dégénérescences*.

En même temps que l'urobilinurie et la glycosurie alimentaire, l'apparition dans les urines de corps anormaux tels que la leucine, la tyrosine, etc., traduisent avec la diminution du chiffre de l'urée, le mauvais fonctionnement ou même la disparition complète de la cellule hépatique.

ε) *Dans les maladies des reins*. — L'urée passe de plus en plus difficilement au fur et à mesure que les lésions sont plus étendues. C'est dire que par un dosage régulier on peut se rendre compte du progrès des altérations rénales.

Mais si l'urée diminue dans les cas de lésions définitives, il faut savoir qu'elle filtre au contraire très bien au travers d'un organe simplement congestionné. Nous avons ainsi un signe précieux pour différencier la *néphrite chronique* par exemple avec poussées aiguës, du *rein cardiaque* (ACHARD et CASTAIGNE). Dans le premier cas, l'urée et tous les éléments minéraux de l'urine seront fortement diminués, tandis que leur élimination reste sensiblement normale dans le second, où l'activité de l'épithélium rénal est conservé. Il en est de même au sujet de l'élimination du bleu de méthylène (L. BERNARD).

Cependant, chaque fois qu'apparaissent des *œdèmes*, même si les reins ne sont pas atteints de lésions irrémédiables, l'urée diminue dans les urines par suite de sa rétention dans les tissus.

Elle s'élimine ensuite par décharges successives quand survient la crise urinaire de guérison.

ζ) *Dans diverses affections chirurgicales et cachectisantes*, on observe de l'hypoazoturie et au premier rang de celles-ci on doit placer le *cancer*. Mais c'est à son propos surtout, qu'il est nécessaire de se souvenir que l'urée est un « réactif biologique et non histologique » (FORGUE). Diagnostiquer la nature néoplasique d'une tumeur par la seule hypoazoturie, ainsi que le voulait ROMMELAERE, serait s'exposer à de grossières erreurs.

On sait, en effet, aujourd'hui, que si elle est fréquente dans le cancer, c'est surtout à cause de l'anorexie, des hémorragies, des infections surajoutées, des phénomènes douloureux qui l'accompagnent. Le cancer par lui-même n'a sur la nutrition azotée qu'une influence négligeable et bien des malades qui en sont atteints présentent une excrétion d'urée normale, aussi longtemps que leurs fonctions générales ne sont pas troublées par l'évolution du néoplasme.

Par contre, on relève constamment de l'hypoazoturie chez les sujets non cancéreux qu'une longue affection immobilise au lit, empêche de manger, de s'aérer et peu à peu cachectise. C'est ce qui existe dans la *mélancolie*. C'est ce qu'on observe encore dans la *tuberculose pulmonaire*. Dans ce dernier cas on relève de l'azoturie, durant une première et longue période, elle est alors fonction de la dénutrition rapide et de la suralimentation azotée ; mais quand la cachexie terminale s'installe avec les vomissements, les grosses hémoptysies, l'inappétence complète, alors malgré la fièvre, l'hypoazoturie apparait.

L'hypoazoturie n'a donc point de valeur spécifique pour le diagnostic de cancer. Mais il ne s'ensuit pas que sa recherche soit sans importance. LUCAS-CHAMPIONNIÈRE, LE DENTU, REYNÈS,

Forgue, Tédenat et bien d'autres ont insisté avec raison sur sa *grande utilité pronostique.*

Dans les diverses *maladies chirurgicales, inflammatoires ou traumatiques,* dans les *tuberculoses chirurgicales,* dans les *maladies des organes génitaux internes de la femme,* elle constitue, à leur avis, une contre-indication opératoire aussi importante que l'albuminurie. Elle peut n'être que passagère ; elle est alors en rapport avec un état défectueux momentané de la nutrition ; d'autres fois, elle relève d'une véritable « hypotrophie constitutionnelle congénitale » (Reynès, Tédenat) qu'exagère ou seulement met en évidence l'affection accidentelle pour laquelle le chirurgien est appelé à intervenir. Dans les deux cas, il ne le fera qu'après avoir relevé le taux de l'urée par le repos, le grand air, un régime reconstituant, l'hydrothérapie chaude, les lavements d'eau salée (Reynès, Tédenat). Passer outre serait s'exposer à des désastres opératoires.

η) *Chez les opérés,* enfin, si l'on tient compte de la nature et du peu d'importance de l'alimentation des malades, on s'aperçoit que le parallélisme normal entre les ingestions et les excrétions azotées se trouve troublé. On note à la fois une surélimination importante de l'urée, de l'acide urique et de tous les autres constituants du bloc azoté. C'est le témoignage d'une destruction importante des éléments albuminoïdes de l'organisme. Cette destruction ne porte pas seulement sur les leucocytes, dont un grand nombre meurt après avoir rempli leur rôle de défense, elle est surtout commandée par l'action néfaste qu'exercent les anesthésiques sur le myoplasme (Vidal).

Dans ces conditions, loin d'être un signe de bon augure, comme le voulaient Claret, Gross et Sencert, elle doit être considérée, au contraire, comme un indice de la démolition de l'organisme impressionné par la toxicité des anesthésiques. Celle-ci serait considérable puisque, d'après Vidal, une chloroformisation d'une heure produirait plus de désordre que douze jours d'inanition chez un sujet sain. C'est dire qu'on ne doit jamais prolonger sans raison grave la narcose des malades, ce serait les exposer à subir toutes les complications qui s'abattent sur les organismes en état de moindre résistance.

C'est bien l'anesthésie seule, qui doit être rendue responsable de l'usure des tissus et de l'hyperazoturie consécutive observée chez les opérés. Cette dernière fait défaut, en effet, après les opérations où les patients n'ont point été endormis, et au contraire elle existe après les anesthésies faites en vue d'un simple examen clinique (VIDAL).

Par ces rapides considérations, on peut juger des indications précieuses que sont susceptibles de fournir les variations de l'élimination de l'urée au cours des états pathologiques les plus divers.

ARTICLE III

CHLORURIE

1° L'élimination chlorurée normale. — Les chlorures et en particulier le chlorure de sodium se retrouvent dans tous les tissus, dans le sérum sanguin et dans toutes les humeurs. Ils y jouent un rôle surtout physique, celui d'agents compensateurs. En diffusant au travers des tissus, ils interviennent à tout instant pour maintenir dans les divers milieux le degré de concentration moléculaire, l'état isotonique indispensable au bon fonctionnement des échanges cellulaires. C'est dire toute l'importance de l'assimilation et de la désassimilation chlorurée dans les phénomènes généraux de la nutrition.

Les physiologistes ont établi qu'une ration quotidienne de 1 à 2 gr. 50 de chlorures est suffisante pour les divers besoins de nos tissus (BUNGE, RICHET). En fait, par l'alimentation de chaque jour, nous en introduisons dans notre organisme une quantité de beaucoup supérieure. Mais, cette ration supplémentaire absorbée par goût, à titre de simple condiment, est un luxe alimentaire inutile, elle ne fait que passer dans le torrent circulatoire et s'élimine rapidement, sous peine de modifier le nombre invariable des molécules dissoutes dans le plasma et de détruire l'état isotonique des milieux liquides où sont plongées et vivent nos cellules.

L'importance de l'élimination chlorurée est donc proportionnelle à la quantité des chlorures ingérés. L'urine constitue leur voie d'excrétion la plus importante. Chez un homme normal, soumis à une alimentation ordinaire, on trouve 12 à 14 grammes de chlorures par vingt-quatre heures, presque uniquement à l'état de NaCl. Mais, ce chiffre moyen varie nécessairement en deçà ou au delà, selon le régime du sujet examiné. Fait-il usage de mets très salés, la proportion éliminée s'élève à 20 ou 30 grammes de chlorures par jour ; est-il soumis à la diète, au lacté absolu ou à tout autre alimentation faiblement chlorurée, le chiffre des chlorures peut tomber à 6 grammes, 4 grammes, en vingt-quatre heures.

Les boissons abondantes activent l'élimination chlorurée ; le repos, le sommeil, au contraire, la diminuent ou plus exactement la retardent.

La voie rénale n'est pas d'ailleurs la seule par laquelle les chlorures sont rejetés au dehors. Les sueurs, les larmes, les matières fécales en contiennent aussi ; mais, en dehors des cas de sueurs exagérées ou de diarrhée (JAVAL), l'excrétion chlorurée par ces diverses voies reste peu importante et atteint à peine le dixième de la quantité totale éliminée (LABBÉ et MORCHOISNE).

2° Réactions et dosage des chlorures d'une urine. — Si à une urine légèrement acidifiée pour éviter la précipitation des phosphates, on ajoute quelques gouttes d'une solution de nitrate d'argent, on voit aussitôt se former un précipité blanc, caillebotté, de chlorure d'argent. Il est soluble dans l'ammoniaque, le cyanure de potassium ; il est insoluble dans l'acide azotique ; il devient violet sous l'action de la lumière. Cette réaction des chlorures sous l'influence du nitrate d'argent sert de base à leur dosage volumétrique dans une urine.

Dosage volumétrique des chlorures d'une urine. — Le nitrate d'argent ne précipite pas seulement les chlorures, il entraine partiellement encore les phosphates, et certaines matières organiques contenues dans les urines, en particulier l'albumine. Pour éviter toute cause d'erreur, il est donc nécessaire de faire subir, à l'urine dont on veut doser les chlorures, une préparation spéciale qui permette d'éliminer ces dernières matières. En même temps, il est bon de la décolorer pour pouvoir apprécier plus facilement le terme de la réaction.

Dans ce double but, on ajoute dans une capsule de porcelaine à 10 centimètres cubes d'urine filtrée 5 à 10 centimètres cubes d'une solution de permanganate de potasse à 3,100 et quelques gouttes d'acide azotique, puis, on fait bouillir douce-

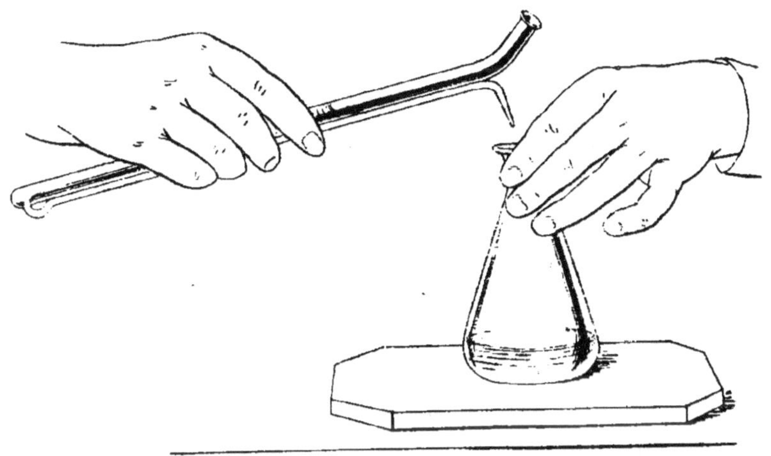

Fig. 21. — Dispositif pour le dosage des chlorures.

ment pour éviter tout soubresaut et toute perte de liquide, jusqu'au moment où se forme un précipité cohérent. On arrête alors le feu et on neutralise l'urine avec du carbonate de baryte ou de chaux ; enfin, on filtre et on lave capsule et filtre à l'eau distillée.

Pour doser les chlorures dans le liquide incolore ainsi obtenu on y verse 3 à 4 gouttes de solution indicatrice de chromate de potasse à $3^{gr},50$ p. 100; elles lui communiquent une teinte un peu jaune. Ceci fait, on y ajoute goutte à goutte et en agitant constamment le mélange une solution titrée de nitrate d'argent à $29^{gr},076$ p. 1000. On s'arrête seulement quand apparaît une coloration rougeâtre persistante. Celle-ci indique que tout le chlore est précipité à l'état de chlorure d'argent. Son apparition marque donc la fin de la réaction.

Il suffit de lire alors le nombre de centimètres cubes et de dixièmes de centimètres cubes utilisés, pour pouvoir établir la proportion des chlorures contenus dans l'urine examinée.

A cet effet, on doit se souvenir que la solution de nitrate d'argent employée à 29,076 p. 1000 est telle que 1 centimètre cube correspond à 0^{gr},01 de chlorure de sodium [1].

Supposons, par conséquent, qu'il ait fallu verser 7^{cm^3},3 de nitrate d'argent dans nos 10 centimètres cubes d'urine diluée nous aurons :

$$10 \text{ cm}^3 = 0^{gr},01 \times 7^{cm^3},3 = 0^{gr},073$$

et

$$1000 \text{ cm}^3 \text{ d'urine} = 7^{gr},30 \text{ de chlorures.}$$

Mais, il faut tenir compte de la quantité de nitrate d'argent nécessaire à la production du chromate d'argent indicateur. Celui-ci ne se forme que quand tout le chlore est déjà précipité; aussi, est-il bon de retrancher un dixième de centimètre cube, de la lecture faite, il représente la quantité d'AzO^3Ag nécessaire à la précipitation du chromate d'argent formé. Dans le cas précédent, nous aurions donc 7^{gr},3 — 0^{cm^3},1 et 7^{gr},20 seulement de chlorures par litre.

A la place du permanganate de potasse on peut encore utiliser le PbO^2 pour éliminer les substances organiques (LOUBIOU). Il suffit alors d'en mettre 1 à 2 grammes dans un tube contenant 10 ou 20 centimètres cubes d'urine, d'agiter pendant une minute, de filtrer, de laver et de doser comme plus haut avec le nitrate d'argent et le chromate de potasse.

3° L'élimination chlorurée dans les diverses maladies. — Nous venons de voir qu'à l'état normal la quantité de chlorures émis avec les urines correspond à celle que fournit l'alimentation. Dans un certain nombre d'affections, ce rapport constant est troublé, il s'abaisse et le chiffre des chlorures excrétés ne répond plus à celui des chlorures ingérés. Cette

---

[1] On utilise aussi parfois la solution déci-normale de nitrate d'argent à 17 ^{gr} p. 1000. Dans ce cas chaque centimètre cube de liqueur employé correspond à 0,00585 de NaCl.

rétention ne se traduit pas seulement par de l'hypochlorurie, elle donne encore naissance souvent à des troubles variés. Nous allons les étudier successivement au cours des diverses maladies.

a. *La chlorurie dans les affections aiguës.* — Dans la scarlatine, la variole, la fièvre typhoïde, l'ostéomyélite aiguë, les péritonites, l'appendicite, les coliques de plomb (MEILLÈRE), mais surtout dans la pneumonie, on observe une hypochlorurie marquée. Elle n'est pas due seulement à la pauvreté en chlorures de l'alimentation des malades (BAYLAC), elle est avant tout sous la dépendance de la rétention chlorurée qui se fait dans les tissus. Il est facile de le démontrer : il suffit d'injecter ou de faire ingérer à un malade atteint d'une affection aiguë une certaine quantité de sel. On peut constater que la plus grande partie est fixée par l'organisme et ne passe pas dans les urines. (ACHARD et LAUBRY, GOUGET). Cette rétention chlorurée peut arriver progressivement à un très haut degré, si bien que certains malades finissent par éliminer seulement 2 grammes, 1 gramme et même $0^{gr},25$ de chlorures par vingt-quatre heures.

La cause de cette accumulation chlorurée dans les tissus est assez mal déterminée; peut-être est-elle sous la dépendance des lésions rénales passagères qui accompagnent presque constamment les maladies aiguës (H. Claude); peut-être s'agit-il de phénomènes particuliers de défense de l'organisme infecté.

A ce point de vue, MM. Lesné et Richet fils ont démontré que l'iodure de potassium et le chlorhydrate d'ammoniaque administrés à des chiens hyperchlorurés perdaient la moitié de leur toxicité et inversement en soumettant des épileptiques à un régime hypochloruré, MM. RICHET et TOULOUSE ont pu augmenter notablement les effets du bromure qu'ils leur administraient. Ces observations, fort intéressantes, laissent soupçonner le rôle important des chlorures à l'égard des toxines qui envahissent l'organisme. Mais il ne s'agit là encore que d'une hypothèse au sujet du mode d'action et de la cause véritable de la rétention chlorurée au cours des affections aiguës.

Cette rétention prend fin au moment de la convalescence. On assiste alors à de véritables décharges critiques des chlorures accumulés dans les tissus au cours de la maladie. Ces décharges

urinaires sont tout à fait indépendantes de la nature de l'alimentation et s'observent même chez des sujets soumis à la
diète. Elles peuvent être rapides et de peu de durée, comme
dans la pneumonie par exemple, où elles accompagnent la
chute brusque de la température ; d'autres fois elles sont transitoires et se font en plusieurs temps, enfin elles peuvent se faire
lentement et graduellement, mais d'une façon continue.

Survenant dans le décours d'une maladie aiguë, l'hyperchlorurie est un signe de bon augure ; plus encore que la polyurie
critique qui l'accompagne ; elle est un signe de guérison
(Achard et Ch. Laubry).

L'hypochlorurie et la rétention chlorurée des maladies aiguës
constituent une indication formelle à rejeter pour leur traitement ou du moins, à user modérément des injections salines
sous-cutanées. Sous prétexte de lavage du sang, leur emploi
allait, il y a quelques années encore, jusqu'à l'abus. Il est bon
de se souvenir aujourd'hui qu'en injectant des solutions salines
à un sujet en état de rétention chlorurée, on ne relève pas son
élimination insuffisante et on se borne à accumuler dans ses
tissus un excès d'eau salée (Achard).

Il faut tenir compte aussi des expériences de Hallion et Car-
rion et des observations de Achard et Laubry. Les premiers
ont démontré que l'on pouvait réaliser de l'œdème pulmonaire
en injectant à des animaux des solutions hypertoniques de sel ;
les seconds ont vu survenir des accidents rappelant ceux de
la méningite chez un pneumonique auquel on avait injecté un
litre de solution saline à 7/1000. La surabondance du liquide
céphalo-rachidien notée dans ce dernier cas, permet de supposer que les troubles signalés étaient liés à une hydropisie
arachnoïdienne et celle-ci semble avoir eu pour cause la même
rétention chlorurée que les œdèmes dont nous étudierons la
formation chez les brightiques et les cardiaques hypochloruri-
ques. Dans tous les cas, la possibilité de troubles graves consécutifs à l'hyperchloruration de l'organisation doit rendre prudent désormais au sujet de l'ingestion ou de l'injection sous-
cutanée de doses excessives de chlorures chez des sujets en proie
à des affections aiguës.

b. *La chlorurie dans les néphrites.* — La perméabilité des reins pour les chlorures est des plus variables au cours des néphrites. Elle change selon la nature et le degré des lésions rénales.

Dans les *néphrites aiguës*, il y a rétention chlorurée aussi bien que dans les diverses maladies aiguës que nous venons d'étudier et cela explique l'hypochlorurie observée (ACHARD et LOEPER, ALFARA).

Dans les *néphrites scléreuses* à type interstitiel, la rétention chlorurée est plus rare et la quantité éliminée reste ordinairement proportionnelle à la quantité ingérée. Pourtant, durant certaines phases de la maladie, la rétention chlorurée existe et peut atteindre même un taux considérable ; mais elle revêt un type des plus particuliers : il n'y a pas de rétention aqueuse concomitante, sauf au moment des poussées congestives terminales. Cette accumulation chlorurée sans œdème, cette « rétention chlorurée sèche » (AMBARD) est tout à fait particulière à la néphrite à type interstitiel. Très lente à se résoudre sous l'influence de la cure de déchloruration, elle joue le même rôle néfaste que dans les autres néphrites et intervient dans la production ou l'aggravation de certains symptômes tels que la dyspnée, la céphalalgie, l'hypertension artérielle et l'albuminurie (AMBARD). On en a la démonstration par l'amélioration et parfois même la disparition de ces divers troubles sous l'influence d'un régime déchloruré.

Mais c'est surtout dans les *néphrites subaiguës* à type épithélial que la rétention chlorurée est manifeste et que l'on peut juger de ses rapports étroits avec la production des œdèmes. Pour les mettre en évidence, il suffit de soumettre alternativement les malades à un régime déchloruré ou de leur administrer une ration quotidienne de 10 grammes de sel. On voit les œdèmes disparaître dans le premier cas, on les voit réapparaître dans le second (WIDAL et LEMIERRE, STRAUSS, ACHARD, WIDAL et JAVAL, LOEPER et LAUBRY).

On ne saurait conclure de la perméabilité d'un rein pour l'urée à sa perméabilité pour les chlorures; les deux éliminations sont indépendantes l'une de l'autre : pas mal de brightiques déjà cachectiques excrètent encore des quantités notables d'urée et même de phosphates, provenant à la fois de leur alimentation et de la désassimilation de leurs tissus. Ils éliminent en même temps, au contraire, des quantités dérisoires de chlorure de sodium tout à fait hors de proportions avec celles que fournissent les aliments (WIDAL et JAVAL).

Dans ces conditions, pour apprécier le pouvoir de filtration d'un rein, on ne saurait s'adresser qu'aux chlorures eux-mêmes et il est nécessaire de pratiquer *l'épreuve dite de la chlorurie alimentaire* de H. CLAUDE et MAUTÉ.

Pour cela, on soumet le brightique à un régime constant pendant lequel on analyse ses urines, puis, on lui fait absorber une ration supplémentaire quotidienne de 10 grammes de NaCl.

Les lésions rénales sont-elles bénignes et légères, la diurèse est peu ou pas augmentée, on n'observe aucune modification dans l'excrétion des susbtances achlorées et l'élimination chlorurée s'élève proportionnellement à la quantité de chlorures ingérés.

S'agit-il, au contraire, de néphrites graves, l'ingestion des chlorures provoque un peu de polyurie, une légère augmentation des substances achlorées, mais le taux des chlorures éliminés n'est pas modifié.

Enfin, dans certains cas intermédiaires, il y a à la suite de la prise des 10 grammes supplémentaires de sel, une exagération normale de l'élimination chlorurée et une augmentation concomitante anormale des éléments achlorés, ou bien, il y a simple retard de l'apparition dans les urines des chlorures en excès, sans élévation du taux des substances achlorées.

CLAUDE et MAUTÉ ont proposé de fixer le régime des malades d'après les diverses constatations ainsi faites. On autoriserait, par exemple, l'abandon du régime lacté aux seuls sujets dont les éliminations chlorurées restent proportionnelles aux quantités ingérées.

Mais, il ne faut pas accorder à cette épreuve de la chlorurie une valeur absolue. D'application longue et pénible, elle ne peut être que difficilement utilisée en clinique ; de plus, elle ne tient pas compte du coefficient personnel et variable d'absorption des chlorures par les tissus (MONGOUR et COURATTE). L'état du rein n'est pas, en effet, le seul facteur à considérer pour expliquer la rétention chlorurée et celle-ci peut s'observer même dans des cas où le rein est fonctionnellement suffisant (MONGOUR et COURATTE). Enfin, il n'est pas toujours sans danger d'administrer à des brightiques une quantité de chlorures capable de faire éclater des accidents graves (ACHARD).

c. *La chlorurie dans les maladies de cœur.* — Les œdèmes qui accompagnent les poussées d'asystolie paraissent liés surtout à l'existence de la stase veineuse, à l'hypertension des capillaires et à l'infiltration consécutive d'une certaine quantité de liquide dans les tissus. La rétention chlorurée serait en quelque sorte secondaire à cette rétention aqueuse, elle serait « l'effet non la cause de l'hydropisie » et interviendrait seulement pour maintenir l'équilibre osmotique rompu entre le sang et le plasma des tissus et rétablir l'isotonie du sang et de la lymphe (P. MERKLEN).

Mais on peut admettre aussi, qu'elle est la conséquence d'une imperméabilité passagère des épithéliums des reins pour les chlorures, liée à la stase d'origine cardiaque.

Quoi qu'il en soit, la rétention chlorurée intervient chez les asystoliques comme chez les brightiques dans la production des œdèmes ; liée à un mécanisme différent, elle est chez eux tout aussi désastreuse (BÉCO). Cette rétention est particulièrement évidente au moment où apparait la polyurie de guérison. On assiste alors à de véritables décharges d'eau et de chlorures accumulés dans les tissus pendant la crise d'asystolie (P. MERKLEN). La rétention chlorurée n'aboutit pas toujours d'ailleurs chez les cardiaques à la production d'œdèmes apparents; il peut n'exister chez eux pendant longtemps qu'un œdème interstitiel latent, il se traduit comme chez les brightiques par une augmentation du poids des malades et parfois par des troubles fonctionnels graves et variés tels que la dyspnée, la diarrhée, les vomissements, l'insomnie, la céphalée, la respiration de CHEYNE-STOKES (WIDAL et JAVAL, VAQUEZ et LAUBRY). Tout comme les œdèmes apparents, ils disparaissent au moment où surviennent la polyurie et les décharges chlorurées de la guérison.

Il va sans dire que celles-ci ne s'observent que chez les malades dont le cœur est susceptible de récupérer une énergie suffisante sous l'influence de la digitale, des purgations, des émissions sanguines, etc. Elles manquent et l'hypochlorurie avec oligurie reste permanente, quand à la suite de poussées asystoliques répétées, le rein présente des lésions définitives et irrémédiables (voir p. 354). Mais, elles font surtout défaut quand le cœur est définitivement épuisé et ne réagit plus à l'action des diverses médications.

La rétention chlorurée est donc chez les cardiaques, surtout sous la dépendance directe de l'insuffisance cardio-vasculaire, elle n'en est qu'une des nombreuses conséquences. C'est à ce titre seul qu'on doit envisager son mode d'action dans la production des œdèmes cardiaques.

On comprend dès lors, comment le régime déchloruré le mieux compris reste inefficace contre les œdèmes de l'asystolie, tant qu'on n'a pas relevé l'énergie d'un cœur défaillant (WIDAL., FROIX, DIGNE). Par son moyen, on peut sans doute limiter la progression des infiltrations œdémateuses, mais on n'arrive point à provoquer leur disparition rapide comme chez les brightiques. Ce résultat ne saurait être acquis qu'à l'aide des médications s'adressant à l'insuffisance cardio-vasculaire, sous l'influence de laquelle la rétention chlorurée se trouve elle-même placée.

d. *La chlorurie dans les pyonéphroses, le cancer ou la tuberculose du rein.* — Dans l'hydro ou la pyonéphrose, dans le cancer, la tuberculose du rein, on observe encore cette même imperméabilité rénale que nous venons d'étudier au cours des maladies aiguës, chez les brightiques et les cardiaques. Mais ici, il y a le plus souvent parallélisme assez exact entre l'excrétion des chlorures et de l'urée, à l'inverse de ce qui existe dans les néphrites ; parfois même les chlorures s'y éliminent plus facilement que tous les autres produits rencontrés dans l'urine (AL-BARRAN).

e. *La chlorurie dans la polyurie nerveuse et le diabète.* — Dans la polyurie nerveuse et le diabète, le taux des chlorures est souvent fort élevé, mais cette hyperchlorurie est simplement fonction de l'alimentation spéciale des malades. A ce point de vue diabétiques et polyuriques nerveux se comportent comme des sujets normaux (WIDAL, LEMIERRE et DIGNE). Nous-même avons vérifié à plusieurs reprises le fait ; il suffit de restreindre l'alimentation chlorurée de ces deux catégories de malades pour voir céder aussitôt leur hyperchlorurie. Elle réapparait sitôt qu'ils recommencent à faire abus de mets ou de liquides très salés, tels en particulier que le bouillon gras[1] dont ils sont fort friands.

f. La chlorurie dans les cirrhoses et la péritonite tuberculeuse. — La rétention chlorurée dont le rôle est si important dans la production des œdèmes brightiques et cardiaques intervient aussi, pour une certaine part, dans la détermination des ascites de diverses origines.

Dans les cas de cirrhose hépatique en particulier, les rapports de la chloruration ou de la déchloruration, de l'augmentation ou de la diminution de l'ascite sont des plus évidents. Au moment de la production ou de la reproduction de l'épanchement péritonéal, l'hypochlorurie est habituelle et la rétention chlorurée facile à constater. Il suffit, par exemple, de faire ingérer au malade 10 grammes de chlorure de sodium par jour durant dix jours, et l'on constate que 60 grammes ou tout autre quantité insuffisante est seulement éliminée (OLMER et AUDIBERT). Tous ces chlorures retenus s'accumulent dans le liquide ascitique ou dans celui qui donne naissance aux œdèmes périphériques si communs dans les cirrhoses. Dans ces conditions, il est facile de comprendre comment un régime déchloruré permet quelquefois de tarir l'épanchement péritonéal ou tout au moins l'empêche de se reproduire trop vite (ACHARD, ACHARD et PAISSEAU) ; comment encore il fait disparaître ou diminue les œdèmes périphériques concomitants (CHAUFFARD).

Ces mêmes rapports entre l'augmentation ou la diminution des épanchements et le régime chloruré ou déchloruré des malades sont à signaler aussi dans les ascites avec foie cardiaque

---

[1] D'après nos analyses il contient de 12 à 13 grammes de NaCl par litre.

(ACHARD et PAISSEAU) et celles de la péritonite tuberculeuse (NOBÉCOURT et VITRY). Il est facile de les mettre en évidence au moyen de la pesée des malades et de la mensuration de leur abdomen.

g. *La chlorurie dans les pleurésies*. — Les pleurésies appartiennent au groupe des affections dans lesquelles on observe fréquemment de la rétention chlorurée (ACHARD, LAUBRY et GRENET). Mais l'hypochlorurie qui en est la traduction se rencontre seulement durant la période du développement de l'épanchement. Au moment de sa résorption au contraire, il existe de l'hyperchlorurie (LESNÉ et RAVAUT, ACHARD, LAUBRY et GRENET, MICHELEAU). C'est là une donnée fort importante en clinique pour se rendre compte de l'évolution d'un épanchement pleural.

h. *La chlorurie dans les affections stomacales*. — L'acide chlorhydrique libre du suc gastrique prend naissance aux dépens du chlorure de sodium contenu dans le sérum sanguin. La formule chimique : $2NaCl + H^2O = Na^2O + 2HCl$ représente assez bien la réaction produite. L'acide est mis en liberté et la soude passe dans le sang.

Tout appauvrissement de l'organisme en NaCl est donc susceptible de s'accompagner d'un affaiblissement de la sécrétion stomacale et inversement, toute chloruration exagérée amènera une augmentation de la sécrétion chlorhydrique du suc gastrique (HAYEM, GIRARD, DASTRE et FROIN). Il est facile de s'en assurer chez les dyspeptiques : les hyperchlorhydriques se trouvent bien d'un régime hyperchloruré (VINCENT, LAUFER); les hypochlorhydriques bénéficient au contraire d'un certain degré d'hyperchloruration (HAYEM) [1]. Mais le moment et le mode d'administration des chlorures ne sont pas indifférents chez ces derniers. Il est nécessaire de les faire prendre quelque temps avant les repas ou en lavement, car, ingérés avec les divers aliments, ils dimi-

---

[1] C'est à l'hyperchloruration produite qu'il faut attribuer, en partie, le relèvement très marqué de l'appétit que l'on obtient en faisant ingérer de l'eau de mer à certains tuberculeux et à diverses catégories de dyspeptiques hypochlorhydriques (JACQUES CARLES, *Province Médicale*, juin 1906).

8.

nuent l'acidité chlorhydrique du contenu gastrique et ralentissent par leur action directe la digestion peptique (REICHMANN, LINOSSIER). Il va sans dire que les affections chroniques de l'estomac avec hypochlorhydrie s'accompagnent d'hypochlorurie (JACCOUD, BOUVERET, MATHIEU et MAIGNANT).

i. *La chlorurie dans l'obésité, l'athrepsie, les états cachectiques, le glaucome*, etc. — Les troubles de l'élimination chlorurée jouent encore un rôle important dans une foule d'affections variées. Dans l'*obésité*, par exemple, ils semblent avoir une certaine influence; mais, à l'inverse de ce qui s'observe habituellement, la rétention chlorurée ne s'y accompagne pas de rétention d'eau concomitante. Aussi H. LABBÉ et L. FURET ont-ils proposé comme méthode de traitement d'imposer aux obèses un régime de restriction chlorurée associé à l'administration de boissons abondantes.

Au cours de l'*athrepsie*, la preuve d'une accumulation des chlorures dans l'organisme n'a pu être faite, mais les injections salines pratiquées sur des nourrissons en cet état peuvent déterminer chez eux des œdèmes aussi bien dans le voisinage de la piqûre qu'en un point éloigné. Etant donnés les rapports bien connus de la chlorurémie et des œdèmes, ce fait laisse soupçonner l'existence d'une rétention chlorurée chez les athrepsiques (ACHARD et PAISSEAU).

C'est aussi une rétention chlorurée plus ou moins marquée que l'on doit vraisemblablement invoquer pour expliquer au moins en partie l'anasarque et certains hydrothorax observés dans quelques cas de *cancers* où l'on relève une hypochlorurie marquée (LEGENDRE).

Enfin, l'accumulation chlorurée joue probablement encore un rôle dans certaines *dermites exsudatives* qui s'améliorent sous l'influence du régime déchloruré (RAVAUT).

Elle intervient aussi dans le *coryza brightique* qui cède à la restriction des chlorures alimentaires (JACQUET), dans la production des œdèmes de la *phlegmatia alba dolens* (CHANTEMESSE) et dans le *glaucome* que CANTONNET considère comme un œdème du corps vitré et qu'il a traité avec succès au point de vue de la douleur, de la diminution de l'hypertension et du relèvement de l'acuité, par la cure de déchloruration.

4° La rétention chlorurée productrice des œdèmes. — La rétention chlorurée que nous venons d'étudier au cours des néphrites, des maladies de cœur et des affections les plus variées a surtout de l'importance et ne présente une certaine gravité, qu'en raison des œdèmes latents ou apparents et des divers épanchements qu'elle détermine. Aussi ne sera-t-il pas sans intérêt d'indiquer rapidement ici le mécanisme de leur formation.

A l'état normal, le sang a une composition remarquablement fixe et le nombre des molécules dissoutes qu'il contient est, en particulier, à peu près invariable. S'il subit des modifications passagères sous l'influence de la digestion, d'une émission sanguine, de sueurs, de diarrhées profuses ou d'injections salines médicamenteuses, il ne tarde pas à revenir vite à son état primitif, soit en se débarrassant rapidement par les divers émonctoires de tout ce qui tend à modifier sa composition habituelle, soit en puisant dans les tissus les multiples éléments liquides salins ou organiques qui lui ont été soustraits.

Les reins doivent être rangés parmi les organes qui travaillent le plus activement au maintien de la composition fixe du sang. Tant qu'ils sont sains et susceptibles de fournir un travail d'élimination supplémentaire suffisant, le maintien de l'équilibre osmotique du sang est facile, car l'intensité des excrétions urinaires se règle sur l'abondance des entrées alimentaires. Mais quand ils sont altérés, ou quand, pour une cause quelconque, leurs fonctions dépuratrices sont troublées, il n'en est plus de même. Les émonctoires intestinaux, cutanées et pulmonaires ne suffisent plus à assurer à eux seuls une suppléance efficace et l'équilibre moléculaire du sang tend à être définitivement troublé par l'accumulation des divers sels qui arrivent en excès dans l'organisme et ne peuvent plus s'éliminer. Mais, à ce moment, les tissus interstitiels se transforment en une sorte de voie de dérivation interne des plus importantes bien qu'exceptionnelle. L'organisme y accumule momentanément les divers produits qu'il ne peut rejeter assez vite au dehors par ses émonctoires naturels (ACHARD).

Nous avons vu plus haut que les chlorures sont des substances que les reins altérés éliminent difficilement ; nous devons donc nous attendre à les voir s'accumuler dans une foule de cas au sein des tissus et y rester jusqu'au moment où le retour d'une dépuration rénale suffisante leur permettra de repasser peu à peu dans le sang pour s'éliminer au dehors.

C'est en effet ce qui a lieu ; mais en même temps qu'ils se fixent dans les tissus, les chlorures y attirent une certaine quantité d'eau (ACHARD, LOEPER et LAUBRY, WIDAL et LEMIERRE) car ces sels retenus dans l'intimité des organes ne peuvent y exister qu'à un certain degré de dilution (ACHARD). C'est là l'origine des œdèmes. Ceux-ci représentent par conséquent une véritable réaction de défense de l'organisme qui immobilise pour un temps dans le tissu cellulaire une certaine quantité d'eau et de substances nuisibles qu'il ne peut plus déverser au dehors (ACHARD). ACHARD pensait que l'urée et les sels les plus divers devaient s'accumuler ainsi dans les tissus pour provoquer des œdèmes. Mais, les recherches de WIDAL et de ses élèves ont démontré que ce rôle était dévolu surtout aux chlorures.

Tant que la quantité d'eau et de chlorures accumulés dans les tissus est peu importante, la rétention se traduit seulement par une augmentation de poids, c'est la phase du *préœdème* de Widal. A ce moment, en pesant quotidiennement ses malades et même sans faire le dosage des chlorures éliminés, on peut savoir si le brigthique ou le cardiaque continue à accumuler des chlorures ou bien s'il commence à s'en débarrasser par la voie rénale réouverte. En effet, l'hydratation et la déshydratation des tissus, l'augmentation et la diminution de poids qui les traduisent sont toujours parallèles au degré de la chloruration ou de la déchloruration (WIDAL et JAVAL). On peut donc savoir par ce procédé fort simple s'il est nécessaire de restreindre l'alimentation chlorurée ou si l'on peut, au contraire, laisser à ce point de vue au malade une liberté plus grande.

Mais, en même temps que la rétention chlorurée augmente, il y a accroissement de la masse générale du sang par suite de l'accumulation concomitante d'une certaine quantité d'eau

(Laufer). Il apparaît alors de la polyurie si le rein est encore capable de rétablir l'équilibre troublé, au moyen d'un travail d'élimination supplémentaire. Dans le cas contraire, l'organisme se débarrasse de son trop-plein par infiltration des tissus. L'eau et les chlorures ne passant plus en porportions suffisantes par les reins devenus imperméables, transsudent au travers des capillaires. Grâce à la tension artérielle exagérée, le malade « urine pour ainsi dire dans son tissu interstitiel » (Laufer) et l'œdème apparaît.

Il est particulièrement fréquent au cours des néphrites subaiguës à type épithélial, car dans cette affection, il y a à la fois diminution du pouvoir d'excrétion des chlorures et de l'eau (Geza, Kovesi et Roth Schulz). Mais il apparaît tout aussi bien chez les cardiaques, les cirrhotiques, etc. Chez tous ces malades il se fait des poussées d'hypertension artérielle au moment de la production des œdèmes, par suite de la rétention des chlorures et de l'augmentation de la masse du sang qui en résulte (Ambard et Beaujard). Elle ne cède que lorsque commence la transsudation et l'infiltration œdémateuse ou bien quand le rein retrouvant son fonctionnement normal élimine au moyen de la crise urinaire l'eau et les chlorures anormalement accumulés dans le sang et les tissus.

L'insuffisance d'élimination chlorurée est donc une des conditions les plus importantes de la production des œdèmes. Mais le mauvais fonctionnement du rein n'est pas le seul facteur dont il faille tenir compte pour expliquer leur apparition. Il intervient encore des troubles circulatoires, des modifications de perméabilité des parois capillaires, certaines conditions nerveuses, et surtout des vices de nutrition des cellules et une propriété spéciale des tissus et des tumeurs plus ou moins aptes à retenir le sel (Castaigne, Achard et Loeper).

Tous ces facteurs ont une valeur non seulement pour aider à la rétention aqueuse et chlorurée, mais encore pour modifier la résistance naturelle que les mailles du tissu cellulaire opposent normalement à la distension ; ils arrivent ainsi à déterminer la localisation de l'hydropisie (Achard).

Cette perturbation des échanges cellulaires et osmotiques, fort importante au point de vue de la formation des œdèmes, intervient encore particulièrement chez les brightiques. Pour s'en assurer, il suffit de leur injecter sous la peau une certaine quantité d'eau salée ; au lieu de se résorber rapidement comme à l'état normal, elle détermine localement une sorte d'œdème dû à la rétention prolongée du liquide dans la région de la piqûre (REICHEL).

En définitive, et *pour conclure*, on doit considérer les œdèmes comme un important moyen de défense de l'organisme (ACHARD). Ils représentent l'acte régulateur nécessaire de l'équilibre physico-chimique du sang dans le cas d'insuffisance du fonctionnement rénal, comme la polyurie représente l'acte régulateur nécessaire quand ce fonctionnement est normal (LŒPER). Mais ce procédé de défense ne saurait être que temporaire et exceptionnel ; quand les œdèmes se prolongent ou quand ils deviennent trop intenses, l'organisme finit par en souffrir. Il y a donc lieu souvent de prévenir leur production ou de chercher à les faire disparaître quand ils sont formés. C'est ce qu'on cherche à obtenir par les cures de déchloruration.

5° Pronostic. — Quand elle n'est pas la conséquence d'une restriction chlorurée alimentaire, l'hypochlorurie est toujours d'un pronostic grave. Elle précède, en effet, l'apparition des œdèmes et des divers épanchements viscéraux, dont il n'est point nécessaire de rappeler ici la gravité ; de plus, elle est souvent le premier symptôme d'une cachexie progressive, d'une inhibition des échanges et d'une immobilisation de la vie cellulaire (HUCHARD).

6° Traitement de la rétention chlorurée, les cures de déchloruration. — Le régime déchloruré peut à lui seul amener au cours des néphrites la régression des œdèmes, mais il n'en est pas toujours de même. Chez les cardiaques et les cirrhotiques en particulier, nous avons vu qu'il a seulement une action suspensive, il prévient ou il enraye leur production ; pour amener leur disparition, il faut en même temps relever l'activité d'un cœur défaillant et combattre la stase veineuse périphérique et rénale. On ne saurait arriver à ce résultat, qu'en associant à la restriction chlorurée les divers médicaments cardiaques ou vasculaires la digitale, la caféine, les purgatifs, les émissions sanguines, les iodures, etc.

La cure de déchloruration peut être réalisée d'une façon commode au moyen du régime lacté absolu. Depuis fort longtemps déjà, on connaissait l'action curatrice du lait dans toutes les affections s'accompagnant de rétention chlorurée et d'œdèmes. Mais c'est seulement depuis les travaux de WIDAL que l'on sait qu'une part importante de ses propriétés précieuses est due à sa faible teneur en chlorures. Il suffit, en effet, d'ajouter 10 grammes de sel, à la ration quotidienne de lait d'un malade pour transformer son régime jusque-là efficace en une alimentation des plus malfaisantes et pour voir apparaître aussitôt tous les accidents habituels de la chlorurémie.

Mais les sujets en état de rétention chlorurée sont vite lassés du régime lacté absolu. Celui-ci, à la longue, détermine souvent d'ailleurs des troubles gastro-intestinaux ou une anémie marquée qui peut obliger à l'abandonner. Bien mieux, certains brightiques ne peuvent éliminer que 2 à 3 grammes de chlorures par jour, et cependant le lait en déverse dans leur organisme 5 à 6 grammes en vingt-quatre heures. Dans ces conditions, loin de combattre la rétention chlorurée et les œdèmes, son administration prolongée peut déterminer leur apparition ou les exagérer s'ils existaient déjà (WIDAL et JAVAL). Dans ces deux circonstances différentes, un régime varié, simplement déchloruré, remplacera avec avantage le lacté absolu et permettra même d'obtenir des résultats satisfaisants dans des cas où le lait était nuisible ou inefficace.

Ce régime est facile à régler selon les goûts et les besoins particuliers de chaque malade. La quantité et la nature des viandes variera d'après l'intensité et la variation des lésions du rein ; on en donnera 50 à 300 grammes, elles seront braisées, grillées ou rôties et on les additionnera de beurre ou de citron pour en relever le goût. On y joindra 100 à 300 grammes de pain sans sel, des œufs, du riz, des fruits, quelques gâteaux, des légumes, pommes de terre diversement préparées, petits pois, carottes, haricots verts, choux-fleurs, salades, etc., toujours sans sel. On pourra réaliser avec ces divers aliments une déchloruration rapide de l'organisme, puisque la proportion naturelle de chlorures qu'ils contiennent ne dépasse pas 1 gramme à 1^{gr},50 de chlorures pour une ration moyenne (WIDAL).

De plus avec les aliments végétaux on fait pénétrer dans l'organisme de nombreux sels de potasse. Ceux-ci en se combinant rapidement au chlorure de sodium immobilisé dans les tissus, donnent naissance à du chlorure de potassium et à un sel de soude de l'acide auquel la potasse était unie (BUNGE). On conçoit que cela constitue un moyen des plus utiles pour neutraliser les effets des chlorures accumulés dans les tissus et pour activer la cure de déchloruration.

Bien qu'ils supportent une alimentation sans sel avec beaucoup moins de contrainte que le lacté absolu, vient un moment où les malades soumis à la restriction chlorurée réclament à grands cris l'usage d'un peu de sel.

Pour régler la mesure de la tolérance permise, il faut se baser sur le degré particulier de la perméabilité rénale de chaque malade à l'égard des chlorures. Celle-ci varie parfois d'un instant à l'autre; chez certains la rétention chlorurée dure à peine quelques jours, chez d'autres elle est presque indéfinie. Il va sans dire que la conduite à suivre ne sera pas la même dans les deux cas, la cure de déchloruration sera prescrite durant peu de temps chez les premiers, elle devra rester longtemps rigoureuse pour les seconds. L'appréciation quotidienne de la perméabilité rénale de chaque malade aux chlorures servira de base aux modifications à apporter au régime. Pour la déterminer, il suffit, connaissant approximativement la quantité de chlorures ingérés de faire les dosages quotidiens de ceux que contient l'urine. Plus simplement encore on peut se borner à noter les variations journalières de poids du sujet : une augmentation correspond presque toujours à un retour de rétention chlorurée et à l'imminence de nouveaux œdèmes, un état stationnaire est le signe d'un équilibre parfait entre les éliminations et les ingestions chlorurées (WIDAL).

Mais par cela seul qu'il rend de grands services, qu'il permet de prévenir ou de faire disparaitre les œdèmes, latents ou apparents et qu'il fait rétrocéder certains troubles fonctionnels graves qui en dépendent, il ne faudrait pas conclure que le régime carné déchloruré doit être prescrit toujours et partout[1].

Comme l'a fort bien établi WIDAL, il n'est utile que pour combattre la chlorurémie et les accidents qui en dépendent. Dans l'urémie, l'asystolie, toutes les affections s'accompagnant de rétention chlorurée, il n'aura donc le plus souvent que le rôle et l'importance d'un adjuvant et il ne devra point faire négliger les diverses médications habituelles qu'il faudra concurremment utiliser.

Bien mieux, on n'oubliera pas que le chlorure de sodium possède un pouvoir excitateur tout particulier à l'égard de la nutrition générale et de la sécrétion rénale elle-même (CLAUDE, BÉCO). Par conséquent, s'il est utile de resteindre l'alimentation chlorurée à un moment où l'excitation produite par les chlorures cadrerait mal avec l'état de surmenage et de déchéance fonctionnelle des éléments sécréteurs du rein, cette restriction ne saurait être indéfinie. Chez les tuberculeux, en particulier NOBÉCOURT et VITRY ont montré qu'elle n'était pas toujours sans danger; les rapports étroits qui unissent la chlorurémie, les sécrétions gastriques et les divers actes de la nutrition générale laissent supposer qu'il en est probablement de même chez presque tous les malades.

Enfin, si l'emploi simultané des diurétiques et du régime déchloruré est un moyen puissant de faire disparaitre les œdèmes, on se souviendra que la résorption trop rapide de ceux-ci est capable de donner naissance à des troubles graves, délire, convulsions, torpeur, etc. (MERKLEN, HEITZ, BARIÉ).

---

[1] L. RÉNON a insisté avec raison sur les dangers de la viande même déchlorurée et pour éviter les accidents toxiques d'origine azotée, il est souvent nécessaire d'associer les deux régimes : déchloruré et hypoazoté, de supprimer la viande et de donner seulement au malade des farineux, des végétaux, des féculents sans sel.

Quelle que soit leur cause, qu'ils soient liés ou non à une insuffisance de la polyurie libératrice concomitante, à un œdème
cérébral passager ou à un état toxémique particulier (P. Mer-
clen. J. Heitz), leur apparition possible crée une indication formelle à surveiller de très près et à modérer au besoin
les effets souvent fort prompts des cures de déchloruration.

CHAPITRE IV

PHOSPHATURIE

1° Origine des phosphates urinaires. — Les phosphates se
rencontrent dans notre organisme sous trois formes principales :
les phosphatés minéraux, les lécithines, les nucléines.

α) Les *phosphates minéraux* représentent pour leur plus grande
part des éléments de déchet, des produits de désassimilation
de corps phosphorés plus complexes. Cependant, ils peuvent
aussi dans certaines circonstances se transformer en partie en
phosphates organiques quand les besoins de l'organisme
l'exigent. On retrouve les phosphates minéraux dans les
diverses humeurs et dans le sérum sanguin à l'état de phosphates de soude; dans le cerveau, la moelle et les globules
rouges à l'état de phosphates de potasse ; dans les os sous
forme de phosphate tricalcique de chaux et de magnésie et dans
les muscles, de phosphate de potasse et de magnésie. Il existe
enfin, dans presque tous les tissus une certaine quantité de
phosphate bicalcique, élément « ayant encore une affinité à
satisfaire » ; instable, par conséquent, au point de vue chimique
et prêt sans cesse à subir les transformations nécessaires aux
divers processus de la vie cellulaire.

β) Les *lécithines* ont une formule chimique fort complexe,
elles sont formées d'acide phosphorique uni à la glycérine et de
la combinaison de l'acide glycéro-phosphorique ainsi produit à
plusieurs acides gras et à la choline ou à la névrine (Gautier).
Elles se rencontrent en petite quantité dans tous les parenchymes, mais elles sont particulièrement abondantes dans le
cerveau et les globules rouges.

γ) Quant aux *nucléines*, de constitution chimique encore plus complexe que celle des lécithines, elles doivent compter parmi les principes les plus importants de l'organisme ; ce sont elles, en effet, qui forment la substance du noyau et certaines parties du protoplasma cellulaire lui-même.

Enfin on rencontre dans les divers viscères, une dernière variété de phosphore combiné intimement aux matières organiques, il est en très petite quantité et son état chimique est encore indéterminé.

Du fait même de la vie cellulaire, les divers composés phosphorés organiques, subissent d'incessantes transformations et finalement, après avoir subi une décomposition complète, ils sont éliminés à l'extérieur sous forme de phosphates minéraux.

L'urine est leur principale voie d'élimination : à l'état normal elle en élimine 2 à 3 grammes par vingt-quatre heures. La part la plus importante, les 2/3 environ de leur masse totale, sont constitués par des phosphates alcalins solubles, phosphate de soude, de potasse, d'ammoniaque ; le dernier tiers se rencontre dans les urines sous forme de phosphates terreux de chaux et de magnésie. Ceux-ci restent à l'état de dissolution ou mieux de préformation dans une urine acide, ils se précipitent sitôt qu'il y a début de fermentation ammoniacale et selon la composition chimique du milieu à l'état de phosphate ammoniaco-magnésien, de phosphate bicalcique et tricalcique. Comme ce dernier est amorphe, toujours mélangé de carbonates terreux et que son apparition coïncide avec un envahissement microbien de l'urine, il donne naissance à du trouble et constitue généralement la majeure partie des dépôts.

L'élimination phosphorée est directement influencée par l'importance et la rapidité de la désassimilation des tissus ; mais une part non moins considérable de cette élimination est sous la dépendance directe de l'alimentation.

Celle-ci, au nombre de ses nombreuses missions, compte celle de rendre à l'organisme des quantités de phosphore égales à celles qu'il perd en raison de l'usure incessante des tissus. Et de fait, dans tous nos aliments, se rencontrent les composés phosphorés les plus variés : dans la viande, le bouillon, le lait, le pain, les céréales, ce sont surtout des phosphates divers. Dans les légumes secs, la cervelle, le jaune d'œuf, ce sont principalement des lécithines. Dans les viandes, surtout celles qui proviennent de jeunes animaux, puis dans les légumes secs, les ris de veau, les cervelles, à côté des phosphates et des lécithines ce sont encore des nucléines.

L'organisme utilise ces diverses substances phosphorées dans la mesure de ses besoins et avant de les assimiler, il fait subir aux unes comme aux autres le remaniement de composition nécessaire à leur adaptation aux tissus. Mais une grande partie de ces aliments phosphorés reste inutilisée, beaucoup des phosphates minéraux ingérés, en particulier, ne font que traverser le tube digestif sans être absorbés. Ils se retrouvent alors dans les matières fécales et celles-ci doivent être considérées, par conséquent, comme une voie importante d'élimination pour les déchets alimentaires phosphorés. Seulement, les urines et les diverses sécrétions glandulaires, en charrient également et il est habituel de voir leur proportion en phosphates urinaires augmenter chaque fois que l'alimentation devient plus riche en principes phosphorés. C'est dire que pour apprécier la valeur d'une analyse d'urine, il faut tenir compte essentiellement des conditions alimentaires dans lesquelles se trouve placé le malade, sous peine de s'exposer à de grossières erreurs d'interprétation.

2° Rapports des éliminations phosphatées et azotées. — A l'état normal, pour 100 parties d'azote immobilisée, il doit y avoir élimination de 18 à 20 parties d'acide phosphorique; mais la recherche de l'azote total est longue et délicate et pratiquement, on peut se contenter, comme l'a proposé GOURAUD d'établir les rapports de l'urée et de l'acide phosphorique. Ceux-ci sont de 23 à 25 p. 100. Ces rapports restent ordinairement normaux tant que l'exagération ou la diminution dans l'élimination des phosphates est liée à des modifications alimentaires, car alors il existe des variations proportionnelles au point de vue de l'élimination azotée. Le coefficient s'abaisse ou s'élève au contraire, le plus fréquemment, quand il existe des troubles de la nutrition générale, car il y a alors dissociation habituelle des deux éliminations phosphatées et azotées normalement parallèles. C'est dire qu'il ne faut pas confondre l'hyperphosphaturie et l'exagération du coefficient phosphatique, l'hypophosphaturie avec sa diminution; l'une peut parfaitement exister sans l'autre.

Chez les gros mangeurs par exemple, on peut observer une exagération des éliminations phosphatiques, de l'hyperphosphaturie sans que les rapports de leur acide phosphorique à leur azote total soient en rien modifiés.

Le *vrai phosphaturique*, au contraire, est celui qui « désassimile plus activement ceux de ses organes qui sont plus

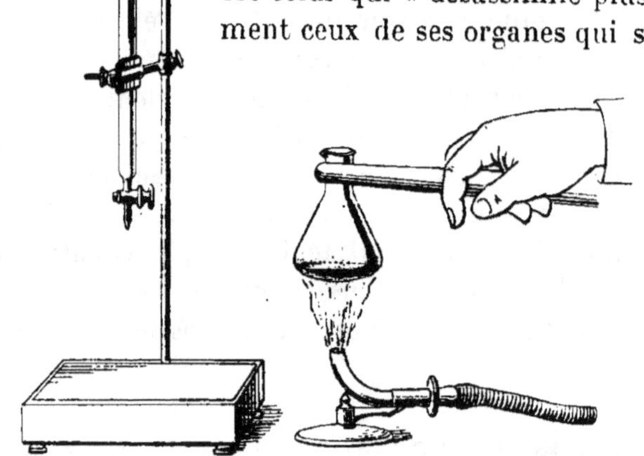

Fig. 22. — Dispositif pour le dosage des phosphates.

riches en phosphore ou celui qui perd sans les fixer ses phosphates alimentaires; cela se traduit dans les deux cas par une augmentation du rapport de l'acide phosphorique total à l'azote totale de l'urine » (A. ROBIN).

C'est là une notion que tout clinicien doit avoir présente à l'esprit quand il lui faut interpréter les résultats fournis par une analyse d'urine. Il convient cependant de ne pas en exagérer l'importance, car c'est une formule qui n'a rien d'absolu. Elle ne tient pas compte en effet de l'élimination souvent irrégulière qui se fait par la voie intestinale et l'on peut voir chez un même individu les rapports de l'azote à l'acide phosphorique varier dans de fortes proportions sous la seule influence de l'alimentation (KELLER, ZUELZER, GILBERT et POSTERNACK). C'est dire la valeur toute relative de ces rapports.

3° Recherche et dosage des phosphates d'une urine. — Quand on chauffe une urine peu acide pour y rechercher la présence d'albumine, il arrive souvent qu'on voit se former à chaud un précipité qui se dissout ensuite par addition d'acide acétique. Il s'agit d'une précipitation des phosphates terreux de l'urine dissous à la faveur de CO^2 et que la chaleur seule, d'ailleurs, dissocie. Pour mieux caractériser la présence des phosphates, il suffit d'ajouter à chaud à l'urine acidifiée par l'acide azotique, quelques gouttes d'une solution de molybdate d'ammoniaque et il se forme aussitôt un précipité jaune de phosphomolybdate d'ammoniaque, insoluble dans l'acide azotique, mais soluble dans l'ammoniaque. On peut encore verser dans l'urine à examiner quelques gouttes d'une solution d'acétate de soude, puis d'azotate d'urane et l'on obtient ainsi un précipité jaune encore de phosphate d'urane. C'est cette dernière réaction qui sert de base au *dosage volumétrique* des phosphates.

Pour réaliser celui-ci, on met dans un matras ou une capsule de porcelaine 10 centimètres cubes d'urine, puis on les additionne de 2 centimètres cubes de solution acéto-acétique et d'un centimètre cube environ de teinture de cochenille qui doit servir de réactif indicateur, enfin on les porte à l'ébullition. Dans le liquide bouillant, on verse alors goutte à goutte au moyen d'une burette ou d'un tube de MÖHR une solution titrée d'azotate d'urane. Au contact de l'urine teintée par la cochenille chaque nouvel apport d'azotate d'urane provoque l'apparition d'une tache verte; mais celle-ci disparaît aussitôt par l'agitation et le mélange redevient rougeâtre.

L'apparition définitive d'une coloration verte persistante est l'indice de la précipitation totale de l'acide phosphorique urinaire sous forme de phosphate d'urane; celui-ci étant rendu insoluble par la présence de l'acétate de soude.

Etant donné que chaque centimètre cube de liqueur titrée d'urane précipite à l'état de phosphate d'uranyle une quantité préalablement déterminée d'acide phosphorique, $0^{gr},005$ par exemple, il suffit pour établir la teneur en phosphates des 10 centimètres cubes d'urine examinée de multiplier ces $0^{gr},005$ par n, nombre des centimètres cubes de solution utilisés. En multipliant ensuite par 100, on a les résultats rapportés au litre.

Comme réactif indicateur, on peut utiliser encore au lieu de la cochenille une solution de ferrocyanure de potassium au 1/10.

On en dispose une série de gouttes sur un carreau de faïence et on verse peu à peu la liqueur d'urane dans les urines à examiner. Une goutte du mélange soumis au titrage est prélevée de temps à autre et réunie à une goutte de ferrocyanure. La réaction est complète et il ne reste plus qu'à faire la lecture du nombre des centimètres cubes de liqueur versés, au moment où le mélange des deux gouttelettes détermine une réaction rouge brunâtre de ferrocyanure d'uranium.

4° Hypophosphaturies et hyperphosphaturies. — Les phosphaturies varient à l'état physiologique et dans les conditions pathologiques.

A. VARIATIONS PHYSIOLOGIQUES. — Le chiffre des phosphates subit dans les urines une série incessante d'oscillations. Celles-ci sont souvent physiologiques. Les enfants, par exemple, éliminent une proportion relativement considérable de phosphates, les vieillards, au contraire, en excrètent beaucoup moins; enfin, l'urine des femmes en contient une moindre quantité que celle des hommes. L'élimination phosphorée s'exagère encore sous l'influence des exercices musculaires ou après absorption de substances alimentaires riches en phosphore; la plus grande part de celui-ci traverse alors l'organisme sans être utilisé. Le chiffre des phosphates urinaires s'abaisse au contraire chez les sujets soumis à un jeûne prolongé, à un régime végétarien ou riche en matières grasses, il en est de même dans le cours de la grossesse ou de la dentition.

B. Variations pathologiques. — Dans le cours de diverses affections, le taux des phosphates se modifie encore aussi bien qu'à l'état de santé. C'est ainsi qu'il s'abaisse dans la néphrite interstitielle et l'amylose rénale, dans l'ataxie, le rhumatisme aigu ou chronique, le cancer, la chlorose, la goutte, l'obésité. Seulement, dans ces divers états, l'hypophosphaturie n'est pas toujours sous la dépendance de troubles plus ou moins marqués de la nutrition et elle relève presque toujours d'une simple modification amenée du fait de la maladie dans la qualité ou la quantité des aliments ingérés.

Dans les *fièvres* et toutes les maladies aiguës microbiennes, on observe de l'autophagie, de l'asthénie, de la faiblesse musculaire et cérébrale, symptômes qui témoignent d'une exagération des phénomènes de désassimilation. On devrait donc s'attendre à trouver dans les urines une augmentation des matériaux de déchet provenant des éléments organiques brûlés en excès. En réalité, il n'en est rien ; la raison en est fort simple, c'est que, s'il y a exagération des phénomènes de désassimilation et en particulier de la désassimilation phosphorée, il y a en même temps arrêt ou tout au moins diminution des processus de catalyse. Dans ces conditions, les substances phosphorées désassimilées ne peuvent se transformer suffisamment pour être éliminées ; ne passant pas dans les urines, elles encombrent les parenchymes, la lymphe, et le milieu sanguin sous forme de déchets organiques incomplètement brûlés. L'hypophosphaturie observée traduit cette impuissance de l'organisme infecté à se débarrasser des cendres organiques qui l'encombrent. Il est facile de comprendre comment son importance est le plus souvent proportionnelle à la gravité même de la pyrexie (Gouraud). Au contraire, quand survient la convalescence, quand tous les actes fermentatifs reprennent avec activité, tout le phosphore accumulé dans les parenchymes ou les humeurs des fébricitants est brûlé complètement et éliminé, c'est la raison de la crise phosphaturique alors observée.

L'hyper ou l'hypophosphaturie des pyrexies est essentiellement passagère et elle disparaît avec les troubles transitoires de la nutrition qui l'ont déterminée. Mais, il est des cas où les modifications de l'élimination phosphatique sont constantes et durables ; elles peuvent même alors, par leur importance toute spéciale, passer au premier rang des symptômes observés.

C'est ce qui existe, par exemple, dans le *diabète phosphaturique* décrit par TEISSIER. Les sujets qui présentent cet état fort particulier urinent de 3 à 5 litres par vingt-quatre heures, ils ont une polydipsie et une polyphagie légères proportionnées à l'importance de leur polyurie, en même temps, tout comme les vrais diabétiques, ils peuvent ressentir des démangeaisons, ils ont de la sécheresse de la peau et des éruptions furonculeuses, des troubles de la vue, la cataracte. L'amaigrissement marqué, l'atrophie musculaire, la faiblesse générale, la céphalée, qu'ils présentent encore sont en rapport avec l'état de souffrance de leurs divers organes et surtout la dénutrition de leurs muscles, de leurs centres nerveux et de leurs globules rouges. Cette dénutrition est rapide, car l'élimination phosphorée peut atteindre chez ces malades les chiffres de 12, 15, et 20 grammes d'acide phosphorique en vingt-quatre heures. Elle aboutit à des troubles graves de l'état général.

Si le sucre fait défaut dans la plupart des diabètes phosphaturiques, il n'en est pas de même de l'albumine ; à la longue, le passage incessant d'une quantité exagérée de phosphates fatigue le rein et peut amener de l'albuminurie. Celle-ci est souvent bénigne et passagère, elle est d'autres fois le prélude d'un véritable mal de BRIGHT (*albuminurie phosphatique* de ROBIN).

Survenant entre vingt et trente ans, chez des sujets de tempérament nerveux ou arthritique, à la suite de surmenage prolongé, de chagrins, etc., cette élimination phosphatée anormale semble bien souvent indépendante de toute cause apparente, d'où le nom de *phosphaturie essentielle* que lui a donné TEISSIER. Mais, d'autres fois aussi, elle est symptomatique d'une affection bien déterminée.

Elle s'observe en particulier dans les *neurasthénies graves* avec agitation, insomnie, amaigrissement et paresse intellectuelle. Elle paraît dépendre alors non point de la désassimilation nerveuse, ce qui ne saurait expliquer les abondantes et incessantes décharges phosphatiques, mais d'une déphosphorisation géné-

9.

rale de l'organisme due à l'affaiblissement du pouvoir de régulation du système nerveux sur la nutrition (GOURAUD). Cette phosphaturie aggrave fortement le pronostic de la neurasthénie en raison de l'affaiblissement marqué du système nerveux qu'elle provoque de plus en plus.

L'hyperphosphaturie se rencontre souvent aussi dans le *diabète vrai* et le *diabète azoturique* dont elle constitue parfois une des complications redoutables ; d'autres fois, elle alterne seulement avec la glycosurie et les sujets atteints d'un diabète phosphaturique, que l'on qualifierait volontiers d'essentiel, sont souvent en réalité d'anciens diabétiques glycosuriques ; s'ils ne le sont pas, ils le deviennent plus tard, si bien que d'après TEISSIER, le diabète phosphaturique serait un diabète sucré latent.

Dans la *tuberculose pulmonaire*, on observe fréquemment encore de la polyurie avec phosphaturie vraie. Intense à la première période, elle disparaît à la deuxième et est fréquemment remplacée à la troisième par de l'hypophosphaturie. A ce moment en effet, la fièvre est incessante, l'alimentation insuffisante, et l'expectoration constitue une voie nouvelle importante par laquelle s'élimine une part considérable des déchets phosphorés. La phosphaturie de la période initiale de la tuberculose n'est pas un signe pathognomonique et elle peut faire défaut. Pourtant, dans certains cas douteux, où le diagnostic est hésitant et où l'on songe à la chlorose, sa constatation peut rendre des services, car dans cette dernière affection l'élimination phosphatique est au contraire toujours diminuée (TEISSIER).

Enfin, la phosphaturie existe encore au cours de divers *états dypseptiques* surtout chez certains hyperchlorhydriques (A. ROBIN). A vrai dire, il s'agit presque toujours alors de fausses phosphaturies. L'acide phosphorique total éliminé en vingt-quatre heures reste normal ainsi que son rapport à l'azote total et seules les proportions des phosphates terreux insolubles se trouvent augmentées dans les urines. C'est à leur excès ou plus exactement au point de vue chimique à une exagération de la chaux ou de la magnésie normales des urines qu'on doit attribuer leur aspect laiteux et l'existence d'une gravelle phosphatique plus ou moins intense.

Nous avons vu plus haut que l'acide phosphorique se retrouvait dans l'urine sous forme de phosphates alcalins et de phosphates terreux ou alcalino-terreux. GILLES DE LA TOURETTE et CATHELINEAU ont prétendu les premiers et bien d'autres ont répété après eux qu'à la *suite des crises d'hystérie* les rapports normaux de ces divers phosphates sont fortement modifiés. Au lieu de la proportion habituelle $\frac{\text{phosphates alcalins : 3}}{\text{phosphates terreux : 1}}$ on aurait $\frac{\text{phosphates alcalins : 2 et même 1}}{\text{phosphates terreux : 1}}$. Par contre, cette inversion de la formule des phosphates ferait défaut à la suite des accidents épileptiques ou dans la méningite tuberculeuse. On aurait ainsi un moyen commode et précieux pour établir un diagnostic différentiel souvent délicat.

A la vérité, la recherche de la formule des phosphates relatée avec tant de détails et dont la valeur est si longuement discutée dans tous les ouvrages classiques, doit être définitivement abandonnée par les cliniciens, car elle repose sur une véritable « hérésie chimique » (CHASSEVANT). En effet, pour séparer les phosphates alcalins des phosphates alcalino-terreux, on ajoute à l'urine un excès d'ammoniaque. Or, il ne faudrait pas croire que le précipité de phosphates de chaux et de magnésie qui se forme aussitôt représente seulement les phosphates terreux éliminés par le rein. Il suffit que l'urine soit riche en sels de chaux ou de magnésie autres que les phosphates pour que, sous l'influence de l'ammoniaque, ces sels se décomposent et forment aux dépens des phosphates alcalins de l'urine de nouveaux phosphates de chaux ou des phosphates ammoniaco-magnésiens [1]. On arrive ainsi à doser comme phosphates terreux des phosphates alcalins combinés extemporanément sous l'influence de la réaction ammoniacale aux bases calciques ou magnésiennes de l'urine. Inversement, une partie de l'acide phosphorique des phosphates terreux précipités reste à l'état de dissolution dans

---

[1] Il est facile d'en faire la démonstration en faisant l'analyse comparative d'un échantillon d'urine normale et en dosant comparativement les phosphates alcalins et terreux d'un second échantillon, auquel on a ajouté une petite quantité de chlorure de calcium ou de magnésium.

l'urine sous forme de phosphate d'ammoniaque (Chassevant).

C'est dire le peu de valeur qu'on doit attacher à la variation des divers phosphates. Le seul renseignement précis qu'on puisse demander à l'analyse chimique, c'est d'indiquer la somme totale de l'élimination phosphatée mesurée en acide phosphorique (Bretet, P. Carles).

5° Traitement. — Quand elle n'est pas physiologique ou liée à un vice d'alimentation, la phosphaturie relève d'un trouble de la nutrition générale, d'une dénutrition exagérée ; c'est elle surtout que l'on doit chercher à combattre.

Dans ce but, il faut recommander le repos intellectuel et moral, la vie calme au grand air, l'exercice modéré sans surmenage, le massage.

Il faut veiller aussi sur la nature de l'alimentation, recommander le bouillon, le poisson, les œufs, la cervelle, le riz de veau, les huîtres, le foie gras, les légumes secs, le lait, tous les aliments riches en phosphore. Mais en même temps on prescrira l'huile de foie de morue, le beurre et les divers corps gras qui modèrent et ralentissent les désintégrations organiques.

Comme médicaments, on aura recours aux modérateurs de la nutrition et en particulier à l'arsenic sous toutes ses formes (acide arsénieux, arséniates, cacodylates, méthylarsinates), puis aux agents névrosthéniques comme la strychnine et aux diverses préparations phosphatées reconstituantes, acide phosphorique, phosphates, hyperphosphates, glycérophosphates, lécithines, etc.

Il va sans dire que l'on ne doit pas perdre de vue la cause même de la phosphaturie et c'est elle bien souvent, beaucoup plus que la phosphaturie elle-même qu'il convient de combattre.

ARTICLE V

SOUFRES URINAIRES

Les sulfates de l'urine ont une double origine ; les uns proviennent directement du soufre alimentaire, les autres sont le résultat de l'oxydation de celui qui entre dans la composition des albuminoïdes de nos tissus.

Le soufre introduit dans l'organisme par l'alimentation est fourni à la fois par le vin, la bière et par les eaux de boisson qui contiennent une proportion importante de sulfates minéraux, surtout quand elles sont séléniteuses et par les végétaux dont la sève est encore riche en sulfates; mais, la part la plus considérable est fournie par les diverses substances albumi-noïdes alimentaires, dans la composition desquelles le soufre entre sous forme organique à titre d'élément constituant. Chaque fois que l'on ingère une quantité supérieure à la normale, de sulfates ou de substances alimentaires renfermant du soufre facilement transformable par oxydation, on notera de l'hypersulfaturie. Il y aura hyposulfaturie dans le cas contraire. Et à cet égard, il est fort juste de dire avec H. et M. LABBÉ que les oscillations de l'élimination soufrée sont directement en rapport avec la nature même de l'alimentation.

Il est d'ailleurs facile de le démontrer; il suffit pour cela de soumettre un sujet à la diète ou à un régime où prédominent les légumes secs, on verra aussitôt les sulfates diminuer dans les urines. Leur taux s'élèvera au contraire sous l'influence du régime carné. Cela s'explique par la composition même des albuminoïdes de la viande qui contiennent près de deux fois plus de soufre que les albuminoïdes végétales (H. et M. LABBÉ)

Mais la teneur en soufre des aliments ingérés n'est pas le seul facteur qui intervienne dans l'élimination des soufres urinaires et il faut tenir compte aussi de l'état de la nutrition du sujet. Le chiffre de son soufre urinaire s'élève chaque fois que la désassimilation des nucléo-albumines riches en soufre est plus marquée qu'à l'état normal. C'est ce qui explique l'augmentation des excrétions soufrées, dans une foule de dermatoses (DESGREZ et AYRIGNAC), dans la pneumonie; cela explique encore leur diminution dans le rachitisme et chez les arthritiques dont la nutrition est ralentie (OEchsner de Coninck). A cet égard on peut dire qu'il y a parallélisme entre la courbe d'élimination de l'urée et celle des sulfates; toutes deux mesurent, dans certaines circonstances, l'importance de la désassimilation des substances albuminoïdes de nos tissus.

Mais au cours des maladies infectieuses, il n'y a point rétention des sulfates comme cela existe souvent pour l'urée et surtout pour les chlorures. MM. ACHARD, LAUBRY et THOMAS ont pu s'en assurer en injectant à des malades une solution de sulfate de soude. Ils ont noté aussitôt une augmentation de l'élimination soufrée. Pourtant celle-ci se prolonge souvent un peu plus qu'à l'état normal et l'élimination des sulfates injectés n'est pas toujours complète en vingt-quatre heures.

A l'état normal, un homme sain excrète $1^{gr},50$ à $2^{gr},50$ de soufre par vingt-quatre heures. Ce chiffre évalué en anhydride sulfurique varie, comme nous venons de l'indiquer, à la fois selon l'état de la nutrition du sujet et surtout d'après la nature de son alimentation.

Tout le soufre introduit dans l'organisme ne passe pas dans les urines; il s'en élimine seulement 60 à 70 p. 100 par cette voie, les 30 à 40 p. 100 restant passent par les fèces (KUNCKEL).

De plus, le soufre urinaire n'est pas constitué seulement par les sulfates ; une petite quantité s'élimine encore sous forme de crésyl, de phényl ou d'indoxylsulfates ou encore à l'état de soufre organique, appelé aussi soufre neutre par SALKOWSKI et soufre incomplètement oxydé par LÉPINE, GUÉRIN et FLAVARD. Ce soufre neutre comprend à la fois des corps facilement oxydables comme les sulfocyanates et la cystine et difficilement oxydables comme la taurine.

Acides sulfo-conjugués et soufre neutre ne représentent qu'une part peu importante de l'élimination soufrée urinaire ; ils constituent 20 à 25 p. 100 seulement du soufre urinaire, tandis que les sulfates minéraux en représentent 75 à 80 p. 100.

Il y a souvent avantage à déterminer le coefficient d'élimination de chacune des formes du soufre urinaire. Cela est nécessaire par exemple si on veut utiliser le *rapport de Baumann* $\frac{\text{Soufre des sulfates}}{\text{Soufre total}}$. Ce rapport permet d'apprécier l'état des fermentations digestives et de mesurer le degré de la résorption intestinale des phénols et indoxylsulfates formés. Il varie à l'état normal de 80 à 90 p. 100 (CHASSEVANT). Il diminue dans la coprostase et chaque fois qu'il se fait des fermentations anormales dans le tube digestif (BOUCHARD, ROBIN).

Pour doser le soufre urinaire sous ses divers états il est nécessaire de faire successivement trois opérations différentes. Nous en empruntons la technique à CHASSEVANT (précis de chimie physiologique).

1° *Soufre total*. — Prendre 50 centimètres cubes d'urine, 5 centimètres cubes d'un mélange de une partie de carbonate de soude, quatre parties d'azotate de potasse.

Évaporer à sec, puis calciner au rouge.

Les matières organiques sont détruites et tous les composés du soufre sont détruits; la totalité du soufre est transformée en sulfates alcalins.

Les cendres sont dissoutes dans l'eau acidulée franchement par un excès d'acide chlorhydrique.

On porte la solution à l'ébullition dans un verre de Bohème à précipiter et on verse goutte à goutte dans la solution bouillante une solution de chlorure de baryum à 1,10 tant qu'il se fait un précipité. Pour obtenir un précipité cohérent de sulfate de baryte on peut additionner le chlorure de baryum de chlorhydrate d'ammoniaque et employer la solution suivante :

Chlorure de baryum . . . . 10 grammes.
Chlorhydrate d'ammonium . . . . 5 —
Eau, q. s. pour . . . . 100 centimètres cubes.

On recueille le précipité sur un filtre sans pli, on calcine au rouge vif dans une capsule en porcelaine ou en platine et on pèse.

Le poids du sulfate de baryte $P \times 0,34326 \times 20 = SO^3$ total par litre T.

2° *Soufre acide*. — C'est-à-dire sulfate et acides sulfo-conjugués.

Prendre : 50 centimètres cubes d'urine, 5 centimètres cubes d'acide chlorhydrique.

Porter le mélange à l'ébullition dans un verre de Bohème et ajouter goutte à goutte du chlorure de baryum en excès. Opérer comme ci-dessus :

On obtient évalué en SO^3 le poids du mélange des sulfates et des sulfo-conjugués A.

·3ᵘ *Acides sulfo-conjugués.* — Prendre 125 centimètres cubes d'urine, y ajouter 125 centimètres cubes d'un mélange :

Eau de baryte saturée, 2 vol.

Solution de chlorure de baryum saturée, 1.

Filtrer.

Prélever 200 centimètres cubes du liquide filtré qui renferme 100 centimètres cubes d'urine, aciduler franchement avec un excès d'acide chlorhydrique.

Porter à l'ébullition pendant un quart d'heure. Il se forme un précipité de sulfate de baryte qu'on pèse comme il a été dit plus haut

$$x \times 0{,}34326 \times 10 = P \text{ des acides sulfo-conjugués}$$

4° *Soufre incomplètement oxydé.* — Il se calcule par différence entre le soufre total 1° et le soufre acide 2°, T-A.

Ces trois dosages permettent d'évaluer :

1° Soufre total T ;

2° Sulfates A-P ;

3° Acides sulfo-conjugués P ;

4° Soufre neutre T-A.

ARTICLE VI

INDICANURIE

1° Origine et valeur séméiologique de l'indicanurie. — L'indican ou indoxylsulfate de potasse dérive de l'indol. Celui-ci se forme dans l'économie au cours de la digestion pancréatique des albuminoïdes, probablement sous l'influence de certains microbes intestinaux (CAILLET) et en particulier du bactérium coli (MAILLARD). Une partie de cet indol est rejetée avec les matières, une petite quantité est absorbée par la muqueuse intestinale et pénètre par la voie porte. Peu à peu il s'oxyde et se transforme en indoxyle. Celui-ci se conjugue avec l'acide sulfurique et les sulfates alcalins qui dérivent de l'oxydation des albumines et donne naissance à l'indican.

Ces diverses réactions se produisent pour la plus grande part dans la glande hépatique ; grâce à elles l'indol perd de sa toxicité, si bien que l'on peut considérer la formation de l'indoxyl-sulfate de potasse comme un véritable acte de défense (GILBERT et CARNOT).

Une petite quantité d'indican se forme encore au sein des diverses cellules de l'organisme dont la vie s'accompagne des mêmes produits que celle des infiniment petits (DUCLAUX). A ce point de vue, son apparition peut être indépendante parfois de toute intervention microbienne (LEWIN, NEPVEU), c'est ce qui a lieu, par exemple, chez les chiens soumis à l'inanition (SALKOWSKI) ou chez les sujets traités par les ferments métalliques (A. ROBIN).

Mais l'origine intestinale et bactérienne de l'indol et par suite de l'indican reste de beaucoup la plus importante ; elle ne saurait laisser aucun doute après les nombreuses expériences de KÜHNE et NENCKI, les faits expérimentaux et les observations cliniques de PETITPAS, CAILLET, DEBETS DE LACROUSILLE. On en a une démonstration facile si l'on fait ingérer à un sujet normal une petite quantité d'indol cristallisé ou bien de l'albumine d'œuf et du fromage de Roquefort ; on voit sucessivement alors en quelques heures l'indican apparaître, augmenter, puis disparaître des urines.

Un autre facteur intervient encore pour faire varier dans une large mesure les proportions de l'indican urinaire ; c'est l'état de la cellule hépatique.

Un foie normal retient pas mal d'indican, un foie pathologique en laisse beaucoup passer, si bien que l'on a de la sorte un indicateur nouveau de l'insuffisance hépatique, que la recherche de l'urobiline, de la glycosurie alimentaire, le dosage de l'urée permettront de préciser. Il se constitue même à ce point de vue un véritable cercle vicieux : plus un foie reçoit de poisons intestinaux, plus il tend à devenir insuffisant (ROVIGHI), si bien qu'il n'est pas toujours facile de dire, si c'est à la prédominance des fermentations digestives ou au mauvais fonctionnement du foie qu'est liée l'indicanurie.

A l'aide de ces quelques notions, il va être aisé maintenant de comprendre par quel mécanisme l'indican apparaît au cours des diverses maladies.

A *l'état normal*, les putréfactions intestinales donnent naissance à une petite quantité d'indol. Celle qui pénètre jusqu'au foie est assez faible, si bien qu'il ne passe dans les urines qu'une quantité insignifiante d'indican. Elle ne dépasse pas 6 milligrammes par litre (JAFFÉ).

Mais, sitôt que le chimisme stomacal est troublé, les proportions normales d'indol se trouvent modifiées[1]. Y a-t-il *hyperchlorhydrie*, toute trace d'indican disparaît, car l'acide chlorhydrique est un antiseptique de premier ordre pour les microbes rencontrés au cours de la digestion (STRAUS, RÉMOND, A. MATHIEU) et sa production exagérée entrave aussitôt les fermentations microbiennes qui produisent l'indol. Au contraire, sa sécrétion est-elle diminuée, les phénomènes de putréfaction redoublent et une indicanurie plus ou moins accusée en est le témoignage immédiat.

C'est ce qu'on observe dans les diverses *gastrites avec hypochlorhydrie* et dans le *cancer de l'estomac*, affection qui s'accompagne, comme on le sait, d'une diminution ou d'un arrêt complet de la sécrétion gastrique. Par contre, le cancer siège-t-il en dehors du tube digestif, le chimisme stomacal peut rester normal et l'indicanurie faire défaut (JAFFÉ).

L'indicanurie s'observe encore au cours des *entérites* de nature diverse chez l'enfant (GEHLIG) comme chez l'adulte. Elle accompagne les *hémorragies intestinales* liées au cancer, à la tuberculose, aux *ulcérations de l'intestin*. Elle est aussi très intense dans tous les cas d'*obstruction intestinale*, qu'elle soit expérimentale comme on l'a réalisé chez l'animal (JAFFÉ), ou qu'elle résulte d'un étranglement interne. La stase déterminée par la *constipation* opiniâtre suffit enfin à la faire apparaître.

---

[1] Pour plus de détails voir notre travail : *L'indicanurie dans les affections de l'estomac* (Revue de médecine, avril 1903).

Dans tous ces cas, il faut invoquer l'action des processus putrides déterminés dans l'intestin par les microbes les plus variés, le bacterium coli, le bacille liquefaciens ilei, le streptococcus et le putrefiens coli, etc. Quand ces fermentations font défaut, comme dans les cas de diarrhée nerveuse par exemple, l'indicanurie est fort peu accusée.

L'indol se forme surtout dans l'intestin grêle (JAFFÉ). C'est la raison pour laquelle l'indicanurie n'est jamais très marquée dans la *dysenterie* et la *colite chronique*.

Chaque fois que la sécrétion biliaire est entravée, les fermentations intestinales redoublent, chaque fois que la cellule hépatique est altérée, le foie perd de son pouvoir d'arrêt. C'est la double raison pour laquelle on note si fréquemment l'indicanurie au cours de l'*ictère* (PEAUDELIEU), des *cirrhoses* de toute nature, des *angiocholites*, de l'*atrophie jaune aiguë du foie*, des *congestions hépatiques* d'origines les plus diverses. L'apparition concomitante dans les urines d'urobiline, d'albumine, de produits tels que la leucine, la tyrosine, la xanthine, la créatine, la diminution du taux de l'urée, témoignent également dans bien des cas de la déchéance de la cellule hépatique.

C'est elle encore qu'il faut invoquer avec le mauvais état fréquent des voies digestives, pour expliquer l'indicanurie liée aux *maladies de cœur*, surtout quand elles s'accompagnent de la production d'un foie cardiaque.

Enfin, l'indican apparait souvent en forte proportion dans les urines au cours d'une foule de *maladies infectieuses* ou d'*intoxications*.

On a signalé sa présence dans la *fièvre typhoïde* où son importance parait proportionnelle à la gravité même de l'infection (ROBIN), dans la *scarlatine*, la *rougeole*, la *grippe*, surtout si elles s'accompagnent de manifestations gastro-intestinales, dans la *variole* qui produit si facilement un certain degré de méiopragie hépatique, puis dans l'*érysipèle*, le *rhumatisme*, la *pneumonie*, la *tuberculose*, le *paludisme*, le *choléra* et toutes les *suppurations*. Nous devrions en citer bien d'autres, de nombreuses recherches nous ayant montré que toutes les *maladies fébriles* sont susceptibles de déterminer de l'indicanurie en raison de l'hypochlorhydrie, des fermentations digestives ou de l'hypohépatie qui les accompagnent.

C'est par le même mécanisme qu'on expliquerait l'apparition de l'indican dans les urines, au cours des diverses *intoxications* par l'oxyde de carbone, l'acide phénique, le mercure, l'alcool, l'arsenic, les aliments avariés.

En définitive, la valeur séméiologique de l'indicanurie est double. Elle renseigne à la fois sur l'état des voies digestives et sur l'état de la glande hépatique. Son apparition n'indique pas seulement que sous l'influence de causes diverses les micro-organismes pullulent ; qu'il se fait dans l'intestin d'importantes putréfactions ; elle établit encore que le foie se trouve débordé : impuissant à emmagasiner (NEPVEU), transformer et éliminer par la bile (ALBAHARRY, CARNOT, CHASSEVANT) les phénols, indols, et autres produits toxiques venus de l'intestin, il déverse vers le rein son trop-plein de ces derniers poisons.

2° Recherche de l'indican. — L'indican est un chromatogène, c'est dire qu'il peut exister en grande abondance dans l'urine la plus pâle. Pour le déceler, il est nécessaire de le décomposer. Pour cela, on se basera sur la propriété qu'il possède de se transformer successivement en indoxyle, puis sous l'influence des acides et des oxydants en indigotine (STOKWIS, A. CHASSEVANT). En recueillant cette dernière par l'alcool, l'éther ou le chloroforme, on obtient une coloration d'autant plus intense que les proportions d'indican étaient plus considérables.

On peut varier à volonté l'acide et l'oxydant utilisés ; cela permet de multiplier les procédés de recherche.

BAUMANN, OBERMAYER préconisent l'usage de l'acide chlorhydrique et de quelques gouttes de perchlorure de fer. JAFFÉ, REXAULT, CAILLET l'hypochlorite de chaux à 5 p. 100, VIAULT et JOLYET l'acide azotique.

NEPVEU conseille encore d'ajouter à une petite quantité d'urine cinq gouttes de nitroprussiate de soude à 5 p. 100, puis 6 gouttes de solution de soude à 30 p. 100, il se produit une coloration brune ; mais si on y verse alors 10 gouttes d'acide acétique glacial, on observe l'apparition d'un bleu intense, quand il y a indicanurie.

AMANN a fourni un procédé qui permet d'éviter les chances de suroxydation si fréquentes avec les procédés précédents et qui en même temps est fort sensible. Il consiste à ajouter à 20 centimètres cubes d'urine quelques gouttes d'acide sulfurique pur et 5 centimètres cubes de persulfate de sodium à 1/10. L'indigotine formée est recueillie par le chloroforme. Les persulfates ne précipitant pas l'albumine, celle-ci n'a donc pas besoin d'être éli-

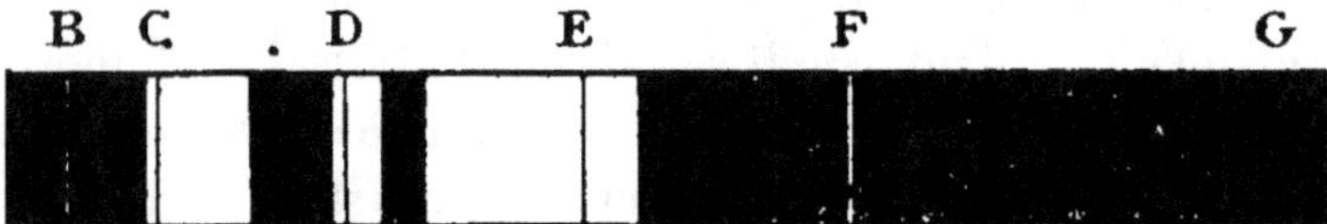

Fig. 23. — Spectre de l'indican.

minée de l'urine et cela abrège le temps de l'opération. Mais il ne faut pas oublier que l'addition des oxydants est l'écueil de la réaction ; un excès suffit à détruire l'indigotine au fur et à mesure de sa production et la couleur bleue n'est plus perçue (CHASSEVANT).

Aussi GRIMBERT rejette tous les oxydants ; il les trouve trop énergiques pour obtenir la décomposition recherchée et il s'en tient seulement à l'emploi de l'acide chlorhydrique en présence de l'air. Pourtant nous pensons qu'avec quelques précautions on pourra utiliser avec avantage la méthode de LOUBIOU. Elle est fort pratique et peu sujette à erreur : dans un tube à essai on met parties égales d'urine et d'acide chlorhydrique, on y verse un peu de chloroforme, on chauffe très légèrement et on ajoute quelques gouttes d'eau oxygénée, puis on renverse à plusieurs reprises le tube sur lui-même. Tout l'indican se dissout dans le chloroforme qui se colore selon la proportion en mauve, lilas, bleu, violet, indigo.

Pour doser l'indican, il suffit d'employer toujours les mêmes proportions d'urine et de réactifs, de décanter le chloroforme riche en indican et de comparer sa teinte à celle de tubes contenant des quantités d'indigotine déterminées.

L'inconvénient de cette méthode fort simple est que l'indigotine a une tendance naturelle à se décomposer au bout de quelques mois et les résultats risquent d'être faussés si l'on ne refait pas souvent les solutions étalons.

On peut encore placer son indican dissous dans du chloroforme, devant un spectroscope et en l'étendant progressivement, comparer la disparition graduelle des raies de FRAUENHOFER avec un tableau dressé à l'avance (GAUTIER).

Enfin, avec KEILMANN, GILBERT et WEIL, on peut mesurer la quantité d'indican contenue dans une urine par le nombre de gouttes d'une solution d'hypochlorite de chaux nécessaire à la décoloration de la solution chloroformique obtenue. Le réactif est préparé de telle façon qu'une goutte de la solution employée décolore 6 milligrammes d'indigotine. En multipliant par 6 le nombre de gouttes employées, on a la quantité d'indican contenue dans le volume d'urine examiné (PEAUDELEU).

La recherche de l'indican devient difficile chez tous les malades qui prennent des *iodures*. La mise en liberté de l'iode par les réactifs de l'indican peut induire en erreur. Il suffit pour s'en préserver d'ajouter à l'urine un cristal d'hyposulfite de soude qui fait disparaître la coloration rougeâtre de l'iode.

De plus, si l'urine est riche en *urobiline* ou en *bilirubine* on ne peut déceler l'indican qu'en traitant la liqueur chloroformique par de la lessive de potasse concentrée, celle-ci fait apparaître alors l'indigo sous sa forme régulière (GNEZDA).

Le *scatol* si souvent associé à l'indol, dérive comme lui de la putréfaction des matières albuminoïdes. On a admis, pendant longtemps, qu'il pouvait pénétrer dans l'organisme, et se transformait dans le foie en un corps peu toxique le scatoxyle. De là, il passait dans les urines à l'état de scatoxylsulfate de potasse, réductible comme l'indoxyle par les acides et les oxydants. Mais on sait aujourd'hui depuis les travaux de MAILLARD que les couleurs scatoxyliques n'existent pas. En effet, le scatol en s'oxydant dans l'économie perd son groupe méthyle et se transforme en indoxyle (L. GRIMBERT). Si au cours de la recherche de l'indican urinaire on voit donc apparaître une coloration rouge, il faut se souvenir qu'elle n'est pas due au scatoxyle, mais à un isomère de l'indigotine, l'indirubine dont la couleur est rouge et qui prend naissance à la longue en milieu acide et dans certaines conditions spéciales d'oxydation et de température (MAILLARD, GRIMBERT). Enfin il est toujours facile de recourir à l'analyse spectrale qui permet de reconnaître l'indican à la présence de ses bandes caractéristiques (HÉNOCQUE).

3° Indications thérapeutiques. — La présence d'une grosse quantité d'indican dans les urines est une indication formelle à chercher à réduire les fermentations digestives et à diminuer le travail d'un foie en imminence d'insuffisance.

Il peut être nécessaire pour cela d'imposer un régime, de supprimer la viande, de prescrire le lait ; par ces divers moyens on arrive le plus souvent à réduire les putréfactions intestinales et à abaisser le chiffre de l'indican.

Mais il est utile d'autres fois de recourir aux purgatifs, aux antiseptiques intestinaux, au calomel, au benzonaphtol ; il faut parfois encore relever la sécrétion gastrique par les amers, les boissons chaudes, l'acide chlorhydrique. Enfin si le foie ne suffit plus à sa tâche, on utilisera avec avantage l'extrait hépatique ; dans les mains de GILBERT et WEIL il a fourni à ce point de vue d'excellents résultats.

CHAPITRE III

APPARITION D'ÉLÉMENTS ANORMAUX CHIMIQUES DANS LES URINES

Les éléments anormaux chimiques que l'on rencontre dans les urines sont multiples et de provenances diverses. Les uns ont pénétré accidentellement dans l'organisme où ils ont été introduits à titre de *médicaments*. Les autres y ont été fabriqués de toutes pièces aux dépens des divers éléments du sang et de la bile comme l'*urobiline* et les *pigments*. Quelques-uns s'y sont formés par la transformation de certains déchets de la vie cellulaire, c'est ce qui arrive pour les *oxalates*. Enfin, un petit nombre prend naissance dans les voies urinaires elles-mêmes, par suite de la transformation par l'action microbienne de quelques éléments constituants de l'urine. Dans ce groupe doivent entrer certains *produits ammoniacaux*. Nous passerons successivement en revue ces divers éléments chimiques anormaux. Ils sont fort importants à connaître en raison de leur grande valeur séméiologique.

ARTICLE PREMIER

MÉDICAMENTS

Il est souvent utile de rechercher au lit même du malade les divers médicaments qu'on lui fait ingérer. Il peut y avoir intérêt en effet à s'assurer que leur élimination se fait normalement et qu'il n'y a point rétention et accumulation des doses prescrites. Cela constitue encore un moyen de s'assurer que le produit ordonné a bien été pris par un sujet indocile.

Nous n'indiquerons ici que des réactions fort simples, capables de donner un résultat précis en quelques minutes avec une série de médicaments usuels.

1° Acide salicylique, salol, salicylates. — Pour déceler le passage des dérivés de ces diverses substances dans une urine, il suffit d'additionner celle-ci de quelques gouttes de perchlorure de fer : on voit aussitôt apparaître une belle coloration violette.

Pour plus d'exactitude, on peut encore dans un premier temps séparer les dérivés salicylés en ajoutant à quelques centimètres cubes d'urine 5 gouttes d'acide chlorhydrique et 10 centimètres cubes d'éther ou mieux de benzine cristallisable. On agite et il est ensuite facile de faire agir le perchlorure de fer sur le résidu obtenu par l'évaporation de l'éther décanté ou directement sur la benzine elle-même.

2° Iode, iodures, composés iodés. — Pour les rechercher, on ajoute à 5 centimètres cubes d'urine, 2 centimètres cubes de chloroforme et quelques gouttes d'acide azotique fumant ou bien encore une goutte d'azotite de soude à 1 p. 100 et une goutte d'acide sulfurique. En agitant, on voit peu à peu le chloroforme prendre une coloration violet améthyste. L'intensité de la teinte obtenue est proportionnée à l'importance de l'élimination iodée.

L'indican donne par les mêmes réactifs une belle coloration violacée qui pourrait prêter à erreur. Il suffit de se rappeler pour la différencier de celle qui apparaît en présence des iodures qu'elle persiste par addition d'un cristal d'hyposulfite de soude, tandis que celle obtenue avec l'iode disparaît aussitôt.

Pour déceler l'iode et les iodures, on peut encore utiliser un papier imbibé d'une solution d'amidon à 1/50 maintenue à l'ébullition durant deux minutes, puis additionnée de 0^{gr},50 d'azotite de soude. Sur ce papier à l'empois d'amidon, desséché et découpé pour l'usage, il suffit de déposer une goutte de l'urine à examiner, puis, au bout de quelques instants une gouttelette d'acide sulfurique à 1/10. La présence de l'iode se traduit aussitôt par l'apparition d'une coloration bleue (DENIGÈS et SABRAZÈS).

3° Bromures. — On reconnaîtra facilement leur passage dans les urines en agitant quelques centimètres cubes de celles-ci dans un tube à essai avec quelques gouttes d'acide azotique nitreux et quelques centimètres cubes de chloroforme. Le brome mis en liberté se dissout dans le chloroforme et lui communique une coloration jaune.

4° Acide phénique. — L'acide phénique ingéré ou absorbé au niveau d'une plaie communique souvent aux urines, par lesquelles il s'élimine en grande partie, une coloration foncée presque noire ; elle serait due à la présence d'un dérivé de l'acide phénique, l'hydroquinone, corps qui brunit à l'air. Cette réaction colorée des urines chez les sujets qui ont absorbé de l'acide phénique est un premier signe de l'élimination de cette substance ; mais elle n'apparaît guère que si la dose ingérée a été importante et elle doit même faire redouter des accidents graves.

Pour déceler dans les urines la présence de petites quantités de dérivés phéniqués, il est donc nécessaire de recourir à d'autres moyens d'investigation. On utilise dans ce but soit le perchlorure de fer soit le réactif de Millon (au nitrate mercureux). Tous deux colorent en rouge les urines des malades qui ont pris de l'acide phénique.

5° Chlorate de potasse. — Pour s'assurer de son élimination, on ajoute à une dizaine de centimètres cubes des urines du sujet traité quelques gouttes de sulfate d'indigo, puis de l'acide sulfurique et quelques gouttes d'une solution d'acide sulfureux ou d'hyposulfite alcalin. Le chlore mis en liberté décolore le mélange si l'urine contient des dérivés chlorés (LABADIE-LAGRAVE).

6° Tannin et acide tannique. — Le tannin et l'acide tannique s'éliminent à l'état d'acide gallique. L'apparition d'un important précipité bleu noirâtre par addition de quelques gouttes de perchlorure de fer permet de déceler rapidement sa présence dans les urines.

7º Rhubarbe, follicules de séné. — En ajoutant une petite quantité de soude aux urines d'un sujet qui a pris de la *rhubarbe* ou des *follicules de séné*, on voit celles-ci prendre une coloration rouge pourpre. Cette coloration est passagère s'il a absorbé de la *santonine*.

8º Alcaloïdes. — Quant aux urines des malades qui prennent des *alcaloïdes*, elles donnent un précipité ou deviennent louches par addition de réactif de Tanret[1]. Ce précipité se redissout à chaux et réapparaît par le refroidissement : on ne saurait donc le confondre avec celui que détermine la présence de l'albumine. Pour le différencier de celui que l'on obtient avec les peptones, on peut se servir du réactif de Bouchardat (solution iodo-iodurée) qui précipite seulement les alcaloïdes.

De plus, chaque alcaloïde a ses réactions propres. Les urines d'un sujet qui a pris de l'*antipyrine* se colorent en rouge ou en brun foncé par addition de perchlorure de fer. Celles qui contiennent de la *morphine* peuvent prendre une teinte violacée par le réactif de Frohde[2].

Enfin, en ajoutant à quelques centimètres cubes des urines d'un sujet auquel on a donné de la *quinine* 1 centimètre cube d'ammoniaque et 20 centimètres cubes d'éther, on obtient une belle fluorescence, en additionnant le résidu éthéré de 1 centimètre cube d'eau et d'une goutte d'acide sulfurique. On peut encore traiter les urines quiniques par l'eau chlorée, le ferrocyanure de potassium et l'ammoniaque, on obtient ainsi une coloration rouge. Ces diverses réactions très belles et très sensibles sont cependant des plus délicates et nécessitent un doigté tout particulier.

9º Mercure, arsenic, plomb. — Nous ne dirons rien ici

---

[1] Le réactif de Tanret se compose de :

Iodure de potassium.	3,22
Bichlorure de mercure.	1,35
Acide acétique cristallisable.	20 centimètres cubes.
Eau distillée	100

[2]

Molhybdate de soude	0gr,10
Acide sulfurique pur.	100 centimètres cubes.

de la recherche du *mercure* par le procédé de Merget, de l'*arsenic* par l'appareil de Marsh, du *plomb* par les sulfures. Il ne s'agit plus dans ce cas de réactions faciles et rapides ; et il est nécessaire de recourir à des manipulations longues et délicates qui ne sauraient sortir des domaines du laboratoire [1].

ARTICLE II

ACÉTONURIE

1° Définition. — On dit qu'il y a *acétonurie* chaque fois que l'acétone est excrétée en quantité plus considérable qu'à l'état de traces physiologiques.

2° Étiologie, valeur séméiologique. — Longtemps on a cru que l'acétonurie n'existait qu'au cours d'un petit nombre d'affections graves, telles que le diabète et quelques maladies cachectisantes. Cette erreur était due à l'insuffisance des réactifs employés.

On sait aujourd'hui que l'acétone se retrouve dans l'urine des *gens sains* (VON JAKSCH, ENGEL, ROSENFELD, CAVAILLÈS, MALLAT), et même chez le nouveau-né (CATTON).

Il est vrai qu'une recherche minutieuse est nécessaire pour déterminer sa présence. Les quantitées excrétées en vingt-quatre heures par les sujets normaux ne sont, en effet, que de quelques milligrammes (BEAUVY).

Au contraire, à l'état pathologique, les proportions d'acétone éliminée par les reins peuvent s'élever à plusieurs grammes ; les réactifs les moins sensibles établissent alors nettement sa présence.

Chaque fois qu'existe un vice général de la nutrition, on voit s'exagérer l'acétonurie. Il en est ainsi dans tous les *états fébriles* où elle existe à divers degrés ; elle suit habituellement

---

[1] Voir à ce sujet : ARMAND GAUTIER : SIGALAS ; *Procédé Merget pour la recherche du mercure* (Bull. des travaux de la Société de Pharmacie de Bordeaux. 1897.

la courbe de température, apparaît de un à trois jours après le début de la fièvre, pour disparaître au moment de la défervescence.

On a ainsi noté sa présence dans les fièvres éruptives, la rougeole, la scarlatine, la variole, dans la fièvre typhoïde (CONTI), dans la tuberculose (ZOEPFEL), la malaria. Son apparition est donc indépendante de toute intoxication microbienne spécifique et semble seulement liée à la *dénutrition* générale qui accompagne les hyperthermies.

C'est cette même cause qu'on doit invoquer pour expliquer l'acétonémie observée dans l'*inanition*. Dans ce cas, comme dans la fièvre, le sujet vit aux dépens de ses réserves, il brûle sa propre substance, il y a *autophagie*. L'apparition d'un excès d'acétone traduit ce vice de la nutrition des tissus, cette « fonte d'albumine corporelle ».

Dans les *néoplasmes* de la langue ou de l'œsophage, dans les diverses *cachexies*, chez les *aliénés* mélancoliques ou délirants dont l'alimentation est insuffisante (BOECK et SLOSSE), chez les *hystériques* atteints de vomissements incoercibles ou d'anorexie, chez les *neurasthéniques* qui s'alimentent mal, chez les *tabétiques* en proie à des crises gastriques, après la *chloroformisation* (BECKER) ou l'éthérisation, on a noté encore l'hyperacétonurie. L'inanition presque absolue, le manque d'assimilation, la dénutrition en sont encore les facteurs responsables.

Les *troubles digestifs* paraissent avoir aussi une importance extrême sur l'apparition de l'acétonurie.

On la constate en effet dans tous les états dyspeptiques, dans les embarras gastriques, les diverses affections gastro-intestinales. Elle se montre encore dans cette maladie spéciale aux enfants qu'on qualifie d'*empoisonnement aigu acétonémique*. Elle se traduit par des vomissements périodiques (MARFAN, COMBY), de la constipation et un état général grave qui peut faire penser à la méningite. Dans tous ces cas, des fermentations digestives anormales et excessives doivent être incriminées.

Enfin, dans les diverses *intoxications* par l'acide sulfurique l'antipyrine, la morphine, le plomb, les troubles digestifs sont encore en grande partie la cause de l'hyperacétonurie signalée.

Dans le *diabète* l'acétonurie atteint d'énormes proportions, jusqu'à 80 fois la valeur normale (ARGENSON). Les causes en paraissent complexes et l'on doit invoquer à la fois l'action des troubles digestifs et l'inanition. Parler d'inanition à propos de malades polyphagiques semble un paradoxe et pourtant l'inutilisation des substances hydro-carbonées ingérées crée véritablement cet état. L'hyperacétonurie traduit avec l'amaigrissement l'autophagie que rend nécessaire cette insuffisance de l'assimilation. L'acétonurie fait au contraire défaut chez les diabétiques en état d'équilibre alimentaire et qui s'assimilent bien les diverses substances ingérées : albumines, hydrates de carbone ou graisses.

En dehors des trois grands facteurs habituels de l'acétonurie, la fièvre, l'inanition, les troubles digestifs, il en existe d'autres que nous devons signaler.

C'est ainsi que le rôle du système nerveux n'est pas non plus négligeable. LUSTIG a démontré expérimentalement que l'extirpation du plexus cœliaque s'accompagnait tout à la fois de modifications profondes de la nutrition et d'une exagération d'excrétion acétonique.

De même elle existe chez les *femmes enceintes* dans le cas de *mort du fœtus* (VICARELLI, KNAPP). On aurait là un signe des plus précieux, si l'on ne savait aujourd'hui qu'elle apparaît aussi chaque fois que se produit une *complication au cours de la grossesse* ou après l'accouchement. On a signalé à ce point de vue, l'albuminurie, l'hématocèle, la syphilis, l'éclampsie, l'infection puerpérale (MENU et MERCIER) et même les simples affections gastro-intestinales (LOP). Bien mieux d'après COUVELAIRE, elle serait constante au moment de l'*accouchement*; elle traduirait alors le surmenage neuro-musculaire auquel est soumise la parturiente.

En définitive, l'acétone se forme normalement en petite quantité aux dépens des substances protéiques des tissus ; elle apparaît en proportions très notables dans l'urine sitôt que la nutrition normale est atteinte et en particulier dans tous les états qui s'accompagnent d'inanition.

C'est même à cette seule cause, que dans une thèse récente,

H. Mauban, s'efforce de rapporter tous les cas d'acétonurie. C'est elle qui interviendrait pour expliquer l'acétonurie observée à la fois dans le diabète, les fièvres, les troubles gastro-intestinaux, les états nerveux les plus variés ; c'est encore l'inanition relative des dix à douze heures qui séparent le repas du soir du premier déjeuner du lendemain qui ferait apparaître à l'état normal un peu d'acétone dans les urines du matin.

3° Symptômes. — L'hyperacétonurie passe à peu près inaperçue dans la plupart des cas et seule une recherche systématique permet de la découvrir au cours des diverses affections que nous venons de signaler. Le plus souvent d'ailleurs elle est peu intense et disparaît avec l'état morbide qui lui a donné naissance.

Parfois cependant elle s'accompagne d'un appareil alarmant et comporte un pronostic sévère. C'est lorsqu'elle se produit en très grande abondance et surtout lorsque les émonctoires fonctionnant mal, il y a accumulation. On voit alors apparaître les divers symptômes qui caractérisent la *petite* ou la *grande acétonémie*.

Une agitation inusitée suivie bientôt de somnolence et d'abattement, une anorexie presque complète, des vomissements, une température de 38°-38°,5, une céphalée intense sont les premiers signes qui traduisent l'intoxication de l'organisme.

Tout peut en rester là et même disparaître, sitôt qu'avec le rétablissement de la diurèse, l'hyperacétonurie disparaît ; c'est ce qui arrive dans la plupart des cas. Mais si l'élimination reste difficile et si les causes productrices d'hyperacétonurie prolongent leur action, les symptômes d'intoxication se multiplient. Les troubles gastro-intestinaux s'aggravent ainsi que la céphalée et l'accablement peut être tel que l'on songe à un état typhique. De plus, la dyspnée devient intense, elle est purement toxique et ne s'accompagne d'aucune lésion pleuro-pulmonaire. Quand elle apparaît, on doit craindre le coma, symptôme terminal de l'empoisonnement acétonémique.

S'il survient *au cours d'un état fébrile* ou des vomissements périodiques de l'enfance, on peut espérer qu'il ne sera que transitoire et qu'un traitement approprié le fera rapidement disparaître en même temps que l'acétonurie.

Il n'en est plus de même quand il survient *au cours du diabète*. Il traduit alors la déchéance finale d'un organisme surmené, l'imprégnation profonde du système nerveux par des poisons éminemment toxiques que des émonctoires hors d'usage n'arrivent plus à éliminer. D'ailleurs, l'acétone n'est pas seule à agir ; elle est seulement le témoin nécessaire d'une foule d'autres poisons tels que ses générateurs les acides β oxybutyrique, diacétique (Von Jaksch, Schwartz) et de bien d'autres encore dont la constitution chimique est mal connue, mais dont l'action nocive est également à redouter.

L'apparition du coma diabétique est une complication redoutable qui reste à peu près toujours au-dessus des ressources de la thérapeutique.

Deux signes permettront de reconnaître l'hyperacétonurie au milieu des symptômes d'intoxication légère ou extrêmement grave que nous venons de signaler. C'est d'abord *l'odeur de l'haleine*, ce sont ensuite les *caractères de l'urine*.

Les acétonuriques exhalent autour d'eux une odeur spéciale, aigrelette, rappelant celle du chloroforme ou de la pomme rainette. Elle est due à l'exagération de l'élimination de l'acétone par deux de ses émonctoires naturels, les poumons[1] et la sueur. Parfois, cette odeur est perçue à distance et frappe les sens sitôt qu'on pénètre dans la chambre du malade, plus souvent elle devra être recherchée. On la perçoit encore, avec les mêmes caractères, quand on s'approche du bocal d'urine du malade.

Cette urine présente des réactions que tout clinicien doit connaître.

4° Réactions de l'acétone. — A l'état physiologique, il est nécessaire de distiller l'urine pour en isoler l'acétone, et l'on doit utiliser des réactifs particulièrement sensibles comme ceux

---

[1] Même à l'état de santé, certains sujets éliminent par les poumons une quantité d'acétone que Schwartz a évalué à 0ᵍʳ,10 par vingt-quatre heures. Sitôt qu'il y a surproduction d'acétone, l'excrétion pulmonaire s'exagère aussi bien que l'excrétion urinaire.

de Lieben. Chez les hyperacétonuriques, cette recherche peut être réalisée directement sur l'urine déféquée ; elle devient des plus aisées.

La réaction la plus commode et aussi la plus employée jusqu'à ce jour est *celle de Gerhardt*. On ajoute quelques gouttes de perchlorure de fer à l'urine et l'on voit aussitôt apparaître une superbe coloration rouge brun. Malheureusement ce réactif si simple est des plus infidèles ; son moindre défaut est de ne donner aucune coloration en présence de l'acétone. Il traduit seulement la présence dans l'urine examinée de sulfocyanures alcalins (Cornillon, Mallat) ou de l'acide acétylacétique. Ce dernier se montre d'ailleurs dans les urines sitôt que les proportions d'acétone y atteignent quelques centigrammes par litre (Beauvy).

Mais les sulfocyanures et l'acide diacétique ne sont pas les seules substances qui donnent la réaction de Gerhardt. Celle-ci se produit encore avec les urines des malades qui ont pris de l'antipyrine, de l'acide salicylique et des salicylates, du salol, du bétol, de l'essence de Wintergreen. C'est dire son peu de précision et la nécessité qu'il y a à recourir désormais à des procédés plus exacts tels que ceux de Lieben et de Denigès. Nous ne parlerons pas des réactifs de Legal ou de Chautard dont la valeur est fortement contestée.

La *réaction de Lieben* consiste à ajouter à 8 ou 10 centimètres cubes de l'urine suspecte 4 ou 5 centimètres de lessive de soude des savonniers. Au liquide mélangé et filtré on ajoute ensuite 10 à 11 gouttes de la solution iodo-iodurée de Gram. Le liquide ioduré reste en surface ; mais il convient d'en assurer partiellement le mélange sur une hauteur de un centimètre à un centimètre et demi. La solution de Gram se décolore en présence de l'urine alcalinisée. Mais si elle contient de l'acétone, on voit se former en même temps un précipité jaune d'iodoforme à l'union des deux liquides. Le temps de son apparition varie de une seconde à 6 minutes selon la richesse de l'urine en acétone (Mauban).

Pour obtenir la réaction de Denigès, on ajoute à l'urine déféquée partie égale d'acide sulfurique et de réactif au sulfate mercurique[1], on obtient à chaud un précipité qui se dissout par addition d'acide chlorhydrique[2].

5° Traitement. — Il doit varier essentiellement selon la maladie causale. Dans les diverses affections aiguës, chez les aliénés, les hystériques, dans les cachexies, l'hyperacétonurie constitue, avons-nous dit, un symptôme banal, sans importance. Elle ne nécessite point un autre traitement que celui de la maladie qui lui a donné naissance.

Pour l'*acétonurie dyspeptique*, il n'en est plus de même et il devient nécessaire d'agir et d'agir vite, si l'on veut prévenir l'apparition de troubles graves et parfois même du coma.

Pour cela, chez le nourrisson, on supprimera le biberon et on veillera à la régularité des tétées. Chez l'adulte et chez le jeune enfant, on proscrira le lait, les œufs, la viande, car ils augmentent l'acétonurie aussi bien que la diète complète. On fera prendre au malade des potages au tapioca, un peu de pain, des biscuits, des boissons sucrées. On lui donnera des purgatifs légers et répétés, des alcalins, de l'eau de Vichy ou de Vals, du bicarbonate et du citrate de soude.

Il est exceptionnel de ne pas voir les accidents alarmants disparaître avec l'hyperacétonurie, sous l'influence de ce traitement.

Chez les *diabétiques*, on fera surtout de la prophylaxie, on essaiera de prévenir dans une certaine mesure l'apparition de la grande acétonémie. Elle s'annonce longtemps à l'avance par l'odeur de l'haleine et de l'urine et quelques symptômes d'intoxication. Dès ce moment, il faut interdire au diabétique les fatigues,

---

[1] Pour les procédés de dosage de l'acétone, voir Létienne et Masselin, *Urologie clinique.*

[2] Le réactif au sulfate mercurique est formé de :

Oxyde mercurique (jaune ou rouge)	50 grammes,
Acide sulfurique pur	200 centimètres cubes.
Eau Distillée.	1.000 —

On mélange l'acide et l'eau dans un matras et sans refroidir on ajoute l'oxyde en agitant; la dissolution de ce dernier est rapide, on l'accélère encore en chauffant. La liqueur refroidie est filtrée s'il y a lieu; elle est inaltérable (Denigès).

les voyages, le surmenage, les écarts de régime. Il faut supprimer tous les médicaments dépresseurs du système nerveux, l'antipyrine, les bromures, les opiacés et tenter au contraire de relever l'activité nerveuse défaillante. On doit aussi alcaliniser un organisme encombré d'acides fortement toxiques, essayer de relever les fonctions digestives et de diminuer les fermentations gastro-intestinales.

Le régime lacté additionné de quelques féculents, les alcalins, les purgatifs salins, la strychnine, la pepsine et la maltine feront le fond du traitement.

Mais, si le *coma acétonurique* s'installe chez un diabétique, on est désarmé. Il traduit la faillite générale d'un organisme épuisé et l'on n'a pas de bien grands résultats à attendre des larges inhalations d'oxygène, de la médication alcaline intensive, des injections salines sous-cutanées et intra-veineuses qui ont été alors préconisées sans grand succès.

ARTICLE III

DE L'OXALURIE

1° Définition. — On trouve dans les urines normales une petite quantité d'acide oxalique ; elle oscille entre 0 et 25 milligrammes (FURBRINGEN, ABELES). Quand ce chiffre est dépassé, on dit qu'il y a *oxalurie*.

L'acide oxalique existe dans les urines à l'état soluble et à l'état de cristaux insolubles. Ceux-ci ont une apparence des plus caractéristiques qui les fait vite reconnaître. Ils ont le plus souvent, la forme d'enveloppes de lettres et dans quelques cas, rares seulement, celle de prismes terminés à leurs deux extrémités par des pyramides ; ils peuvent encore prendre les apparences de sabliers ou d'haltères, mais cela ne s'observe que si les urines contiennent du mucus ou des substances gélatineuses. Tous ces cristaux sont solubles dans l'acide chlorhydrique et se reforment par addition d'ammoniaque ; mais ils sont insolubles dans l'acide acétique à l'inverse des phosphates et des carbonates.

Jadis, on tenait compte seulement de la proportion des cristaux oxaliques pour établir l'existence ou le degré de l'oxalurie. C'était la cause de multiples erreurs. Il arrive souvent en effet, qu'une urine fort riche en acide oxalique, ne contient qu'une quantité très faible d'oxalates précipités. Inversement ceux-ci peuvent être très abondants dans une urine fort pauvre en acide oxalique.

La raison en est simple : l'oxalate de chaux, forme sous laquelle s'élimine normalement l'acide oxalique de l'urine est insoluble ; mais, il se dissout en proportions variables quand il est mis en présence de certains sels tels que le phosphate acide de soude (Neubauer), l'urate acide de soude, l'acide urique, le chlorure de sodium (Moddermann). Il suffit par conséquent, qu'une urine pauvre en acide oxalique le soit aussi en sels solubilisants, pour qu'on observe un abondant précipité d'oxalates. Inversement, celui-ci peut faire complètement défaut si l'urine très riche en acide oxalique l'est aussi en phosphate acide de soude par exemple.

Ce rôle de premier ordre qu'exercent certains sels de l'urine sur la précipitation des oxalates est facilement mis en évidence au moment de la production de la fermentation ammoniacale. Sous son influence, le phosphate acide de soude de l'urine se transforme progressivement en phosphate neutre ; au fur et à mesure que cette transformation se fait et que le dissolvant principal de l'oxalate de chaux prend une autre forme, on voit ce sel se précipiter. On arriverait au même résultat par l'addition d'ammoniaque à l'urine examinée (Kuhne).

Il ne faut donc tenir compte de l'importance des cristaux oxaliques que dans une très faible mesure, quand il s'agit de déterminer l'existence ou le degré d'une oxalurie. Les résultats obtenus par les méthodes quantitatives de dosage ont seuls une valeur absolue.

Ces diverses considérations ne s'appliquent pas d'ailleurs seulement aux oxalates ; l'abondance des phosphates, des urates ou de l'acide urique précipités n'est pas davantage pro-

portionnée à la teneur des urines en l'un ou l'autre de ces sels
et elle dépend surtout de l'acidité et de la densité du liquide
qui les tient en suspension.

2° Dosage de l'acide oxalique d'une urine. — Les méthodes de dosage de l'acide oxalique sont nombreuses, mais
peu précises. Les unes comme celles de SALKOWSKI ou d'AUTEN-
RIETH et BARTH se basent sur la propriété que possède l'acide
oxalique de se dissoudre dans l'éther alcoolisé. Les autres
comme celles de NEUBAUER et de SCHULTZEN mettent à profit
l'insolubilité de l'oxalate de chaux dans l'acide acétique. Toutes
nécessitent des manipulations longues et minutieuses qu'on ne
saurait faire au lit du malade, aussi nous n'en indiquerons pas
ici la technique et nous renverrons pour cela aux traités d'urologie [1].

3° Origines des oxalates. — Certains aliments tels que
l'oseille, les épinards, les céleris, les artichauts, les asperges,
les tomates, le cacao, le thé, le poivre, le café, un grand nombre
de fruits contiennent de l'acide oxalique (CANTANI, ESBACH). Il en
est de même pour certains médicaments tels que la rhubarbe,
la gentiane, le houblon, la centaurée, la cannelle, la valériane.
Mais les quantités contenues sont trop minimes pour avoir une
influence importante sur le taux de l'oxalurie. De plus, leur
plus grande partie ne passe pas par les urines et est expulsée
par les fèces à l'état d'oxalate de chaux insoluble (GANEA).

D'autre part, l'acide oxalique continue à se former et à s'excréter même durant le jeûne : LUTHJE, LECŒUR ont pu le constater chez des chiens soumis à la diète hydrique durant quinze
et dix-huit jours. C'est dire que si la nature de l'alimentation a
une certaine influence sur l'excrétion oxalique, elle est bien
loin d'être prépondérante.

La plus grande partie des oxalates éliminés se forme au sein
même de l'organisme. On les a tour à tour fait dériver d'une

[1] Voir particulièrement à ce sujet : GÉRARD, *Traité des Urines*.
Paris, 1903 ; GANEA, *Thèse de Paris*, 1894-95 et LECŒUR, *Thèse de Paris*,
1899-1900.

réduction des carbonates alcalins, de la combustion incomplète des hydrocarbones (Primavera, Cantani), de l'oxydation des albuminoïdes et des divers corps azotés, acide urique, créatine, créatinine que l'on rencontre dans les viscères à l'état naissant.

Cette origine est la plus vraisemblable et celle qui s'accorde le mieux avec les faits observés.

4° Valeur séméiologique de l'oxalurie. — *Chez un sujet sain*, le trouble le plus léger et le plus passager de la nutrition suffit à exagérer l'excrétion oxalique. La moindre fatigue, une simple veille, les désordres gastro-intestinaux les plus minimes déterminent aussitôt un relèvement rapide et important des éliminations oxaliques. Mais cet accroissement est de peu de durée et disparaît avec la cause qui lui a donné naissance. Au contraire, il est définitif s'il y a *hyperoxalurie pathologique* proprement dite.

Celle-ci s'observe surtout chez l'homme et entre trente et cinquante-cinq ans. Elle est l'apanage des arthritiques, des vieux dyspeptiques, des diabétiques, de tous les sédentaires et de tous les surmenés. Elle se rencontre en un mot dans les diverses affections qui s'accompagnent d'un ralentissement de la nutrition.

Tous les hyperoxaluriques présentent un certain nombre de symptômes communs. Ils ont souvent de la courbature lombo-abdominale avec des douleurs irradiées vers les organes génitaux, le périnée, le sciatique. Elles rappellent celles de la lithiase rénale. D'ailleurs en même temps qu'ils sont des oxa_luriques, ces malades peuvent être aussi des gravelleux ou même des calculeux. Ils ont de l'irritabilité vésicale qui se traduit par des douleurs au moment de la miction et ils peuvent présenter des hématuries; celles-ci sont liées à la congestion que détermine le passage des oxalates éliminés ou bien elles sont dues encore au cheminement de sable ou de graviers oxaliques.

Les urines des oxaluriques sont ordinairement limpides, elles ne se troublent que s'il y a un excès concomitant de phosphates ou d'urates et quand il y a hématurie. Leur acidité est normale, quelquefois augmentée, rarement diminuée. Enfin, elles contiennent quelquefois une petite quantité d'albuminurie liée à l'irritation du tissu rénal (GANEA).

Leur sédiment est composé de cristaux octaédriques ou sphéroïdes auxquels se surajoutent souvent des cylindres hyalins, des leucocytes, des hématies, des cristaux d'acide urique, d'urate de soude et de phosphates.

Les troubles digestifs font rarement défaut et certains même les considèrent comme la cause immédiate de l'oxalurie (GANEA, HELEN BALDWIN). Les malades accusent des digestions difficiles, de la pesanteur et du ballonnement, de la somnolence après les repas, de la constipation ou de la diarrhée avec selles acides.

S'ils ne sont pas neurasthéniques, tous du moins sont des nerveux, des émotifs ou des mélancoliques ; ils sont mous, sans énergie, ils dorment mal la nuit et sont somnolents durant le jour ; ils sont sujets à des névralgies ou des migraines rebelles.

Ils ont aussi des palpitations de cœur fréquentes surtout après les repas et leur état anémique, leur amaigrissement, leurs sueurs faciles, les poussées fréquentes d'acné ou de furoncles qu'ils font de tous côtés viennent témoigner encore des troubles de leur nutrition générale.

Se basant sur la constatation habituelle de tous ces symptômes, BIRD, FRICK, PRIMAVERA, CANTANI, ont voulu faire de l'oxalurie une entité morbide spéciale et ils ont décrit une diathèse oxalurique comparable et superposable à la diathèse urique.

En réalité, l'oxalurie ne constitue pas une maladie distincte, elle n'a que la valeur d'un symptôme. Les divers troubles que nous venons de décrire ne lui appartiennent pas en propre, ils sont sous la dépendance des affections par ralentissement de la nutrition dont l'oxalurie elle-même ne constitue qu'une des nombreuses manifestations.

5° Traitement. — Il sera surtout étiologique. Il faudra chercher avant tout à relever la nutrition défaillante des malades ; pour cela, on proscrira les veilles prolongées, le surmenage ; on recommandera l'exercice au grand air, le séjour à la campagne ou à la montagne, on conseillera les frictions sèches ou alcoolisées, les douches, les bains fréquents.

Puis, il sera nécessaire de combattre les troubles dyspeptiques si importants au sujet de la production de l'oxalurie. Il faudra par conséquent, instituer un régime approprié, donner, selon les cas, les amers ou les alcalins, la pepsine, la maltine, l'acide chlorhydrique ou l'acide phosphorique. Ce dernier aura en outre comme avantage de combattre la dénutrition phosphatée si souvent concomitante de l'oxalurie.

Enfin, on recommandera avec avantage les divers médicaments en usage dans les dyscrasies acides, on aura recours aux citrates, tartrates, benzoates, bicarbonates. On les fera prendre par petites doses et à intervalles répétés, de préférence avec une eau minérale sulfatée, bicarbonatée calcique ou magnésienne du genre de VITTEL ou de CONTREXÉVILLE.

En d'autres termes, ce n'est pas tant l'oxalurie elle-même que la cause même de sa production qu'on devra s'efforcer de combattre.

ARTICLE IV

UROBILINURIE ET PIGMENTS URINAIRES

1° Pigments normaux de l'urine. — Ils sont extrêmement complexes et leur étude est encore à peine ébauchée. On les range en général en deux groupes distincts ; dans le premier, on place toutes les couleurs urinaires solubles dans le chloroforme, à origine intestinale et dérivant de l'indol ; dans le second, on fait entrer tous les pigments à origine hématique, non solubilisés par le chloroforme (MAILLARD). Leur diversité est considérable. Dans le nombre, nous citerons l'*urochrome* de TUDICHUM, couleur jaune qui en s'oxydant à l'air devient rouge et constitue alors l'*uro-érythrine* (HELLER, GAUTRELET). Nous signalerons encore l'*urohématine* de HARLEY, l'*uroséine* de NENCKI et SIEBER, l'*uroroséine* de SAILLET, pigments se rapprochant de l'hématine par leur composition et qu'on retrouve en abondance dans les urines dans tous les cas de fièvre, d'exercice exagéré et d'affections s'accompagnant de destructions globulaires importantes. Enfin, nous rappellerons l'existence de l'*hydrobilirubine* de MALY, de l'*urolutéine* de MAC MUNN, de l'*urobinogène* de GIACOSA, et de cet ensemble de pigments divers (urobiline et pigment rouge brun) que GUBLER considérait comme formant une matière colorante bien différenciée et à laquelle il avait donné le nom d'*hémaphéine*.

A vrai dire, il est probable que la multiplicité de tous ces pigments est quelque peu artificielle, et elle résulte en partie du traitement que l'on fait subir aux urines pour tenter de les isoler (LEURET). Le seul fait, aujourd'hui vraiment bien acquis, est leur double origine sanguine et intestinale. Ce double processus de formation est particulièrement net pour l'urobiline.

2° Origines de l'urobiline et valeur séméiologique de l'urobilinurie. — Dérivée immédiatement des pigments biliaires et médiatement par conséquent du pigment sanguin qui est le point de départ de ces derniers, elle prend naissance en temps normal dans les portions terminales de l'intestin grêle et du gros intestin (HARLEY) par réduction ou par oxydation des pigments biliaires qui y sont déversés (LEMAIRE). Mais, exceptionnellement, elle peut se former encore au sein même des tissus dans les cas d'hémorragies interstitielles et de destruction des globules rouges, ou bien quand il existe un ictère par rétention avec imprégnation biliaire des divers éléments de l'organisme. Dans les deux cas, la production de l'urobiline, corps relativement peu toxique et très diffusible, représente un véritable processus de défense qui a pour but de débarrasser les tissus des pigments biliaires ou hématiques qui les encombrent.

Mais, par cela seul qu'il y a urobilinémie, présence d'urobiline dans le sang, il ne s'ensuit pas qu'il y ait nécessairement urobilinurie et c'est la raison des contradictions apparentes qui semblent exister entre les diverses théories émises dans ces temps derniers sur la pathogénie de l'urobilinurie. Toutes contiennent une part de vérité ; elles ont besoin seulement de se compléter l'une par l'autre.

L'urobilinurie en effet est liée à la mise en jeu de trois facteurs différents :

1° *La quantité d'urobiline produite* dans l'organisme ;

2° *L'état du foie* ;

3° *L'état de la perméabilité rénale.*

Selon les variations de l'un ou de l'autre de ces facteurs, les proportions d'urobiline émises par les urines varieront en plus ou en moins.

α) En premier lieu, l'urobiline prend normalement naissance dans l'intestin au dépens de la bile qui y est déversée. Cette production est constante comme en témoigne l'analyse des fèces, mais elle peut devenir excessive sous l'influence des fermentations intestinales ou des lésions de l'épithélium (*théorie intestinale*).

Elle arrive encore à être considérable chaque fois que par un processus plus ou moins variable, il y a destruction dans l'organisme d'une proportion assez importante d'hémoglobine. Cette transformation de l'hémoglobine en urobiline peut être obtenue *in vitro* par divers procédés de réduction, mais elle se réalise aussi chez les malades dans les circonstances les plus diverses. Elle se rencontre au cours de toutes les toxémies qui s'accompagnent d'altérations globulaires notables telles que le rhumatisme, la chlorose, la tuberculose, le paludisme, l'empoisonnement par l'oxyde de carbone (Morfaux) ; elle s'observe aussi après les hémorragies, surtout quand le sang est retenu au sein des tissus ou dans les cavités (Hayem) (*théorie hématique*). Lesné et Ravaut en déterminant chez l'animal des phénomènes d'hématolyse, au moyen d'injections d'eau distillée, de chlorhydrate de toluène-diamine, ou de sérum hémolytique provenant d'un animal d'espèce différente, ont facilement réalisé cette urobilinurie d'origine hématique.

Enfin, dans certains cas d'ictère, de l'urobiline peut prendre naissance aux dépens de la bilirubine déposée dans les tissus (*théorie pigmentaire, théorie histogénique*).

En définitive, la première condition de l'apparition de l'urobilinurie, c'est l'exagération de la production de l'urobiline en divers points de l'organisme. Il en est une seconde non moins importante et qui parfois même joue un rôle prépondérant, c'est l'état du foie. Tant que le foie est normal, il fixe et retient en vertu de son pouvoir d'arrêt, toute l'urobiline qui est formée dans l'intestin et souvent en proportion notable (*théorie gastro-intestinale*). Il s'agit là d'un phénomène comparable à celui que nous avons déjà signalé à propos de l'indol (voir p. 160).

β) Mais si l'urobiline arrive au foie en quantité excessive, celui-ci se laisse déborder et lui permet de passer dans la circulation générale. C'est là encore un fait analogue à celui que l'on peut observer quand on fait absorber une certaine dose de sucre à un sujet sain. Tant que le foie n'en reçoit qu'une quantité modérée, il le fixe et l'emmagasine ; mais, sitôt que la proportion compatible avec son pouvoir normal d'arrêt est dépassée, il le laisse passer dans le torrent circulatoire et l'on voit apparaître cette glycosurie passagère qu'on qualifie d'alimentaire (voir p. 285).

Enfin, le foie atteint de lésions irrémédiables ou seulement temporaires, perd une part importante de son rôle fixateur et aussi bien que le glycose ou l'indol qui lui arrivent en quantité excessive, il laisse passer l'urobiline amenée par la voie porte. Tout comme la glycosurie alimentaire, tout comme l'indica-nurie, *l'urobilinurie traduit* par conséquent *le surmenage du foie*, l'insuffisance hépatique.

De plus, d'après HAYEM et TISSIER, le foie dégénéré devient incapable de transformer en pigments biliaires normaux les pigments sanguins qui lui arrivent, il se borne à les réduire à l'état d'urobiline. Celle-ci constituerait donc vraiment alors un véritable pigment pathologique, « le pigment du foie malade » (*théorie hépatique*). S'agit-il de lésions hépatiques défi-nitives et irrémédiables, une urobilinurie constante traduit la faillite complète des fonctions d'arrêt et antitoxiques du foie ; sont-elles au contraire légères ou passagères l'urobilinurie sera observée seulement de façon passagère tout comme les autres symptômes de l'insuffisance hépatique.

Souvent d'ailleurs, il y a à la fois combinaison d'un double

processus, hyperproduction urobilinique d'une part, insuffisance de fixation ou de transformation hépatique de l'autre. C'est ce qu'on observe par exemple chez les tuberculeux. Ces maladies présentent une urobilinurie presque constante ; elle est en rapport avec une destruction intense de leurs globules rouges et une dégénérescence plus ou moins prononcée de leur foie ; il en est de même chez les paludéens, les saturnins, et les alcooliques (MORFAUX).

γ) Enfin, dans quelques cas particuliers, il y a urobilinurie sans urobilinémie ; mais on trouve toujours alors une quantité plus ou moins considérable de pigments biliaires dans le sang. En s'éliminant avec les urines ils subissent l'action réductrice propre du rein et se transforment en urobiline (GILBERT et HERSCHER), (*Théorie rénale*) et si cette dernière ne se rencontre point dans les urines au cours des ictères, c'est que le rein est alors stupéfié par la trop grande quantité de pigments biliaires qu'il lui faut à ce moment excréter, il en perd son pouvoir réducteur. Cette théorie rénale montre la possibilité d'une urobilinurie indépendante de toute surcharge, de toute insuffisance hépatique et même sa concomitance possible avec un hyperfonctionnement du foie.

Mais en même temps qu'il est un agent modificateur important pour certaines substances qui le traversent, il ne faut pas oublier que le rein est en même temps et surtout un filtre et les modifications de son état de perméabilité jouent un rôle de premier ordre au point de vue de l'apparition et de la production de l'urobilinurie. ACHARD et MORFAUX ont, en effet, injecté à des sujets sains des quantités diverses d'urobiline ; ils ont constaté le passage rapide de celle-ci dans les urines ; au contraire il faisait défaut, si les mêmes proportions d'urobiline étaient injectées à des néphrétiques dont les reins étaient imperméables au bleu. Ces faits nous expliquent comment, à l'inverse de ce qu'avaient noté Gilbert et Herscher, on peut observer des urobilinémies sans urobilinurie ; ils démontrent, en outre, la part fort importante que peuvent jouer les lésions rénales au point de vue du mode de la production des urobilinuries.

En définitive, on voit que la *valeur séméiologique de l'urobili-*

nurie est fort variable et mérite d'être discutée dans chaque cas particulier. En rapport, selon les sujets, avec une production intestinale exagérée, une destruction globulaire excessive et un certain degré d'insuffisance hépatique, elle nécessite encore pour apparaître un état de perméabilité suffisante du rein, si bien qu'une urobilinémie non accompagnée d'urobilinurie devient l'indice de lésions rénales avancées. Inversement, il peut y avoir urobilinurie sans urobilinémie, le sang est alors riche en pigments biliaires, il y a cholémie et la transformation urobilinique est purement rénale.

3° Pronostic. — Ce court aperçu permet de comprendre combien peut être variable le pronostic de l'urobilinurie. D'une façon générale, on peut dire qu'il est sans gravité tant qu'elle est momentanée et peu intense. Il acquiert au contraire une importance toute particulière sitôt qu'elle devient durable.

4° Recherche clinique de l'urobiline. — L'urobiline n'existe point dans les urines normales ; mais on y trouve une certaine quantité de son chromogène. En s'oxydant à l'air, celui-ci se transforme en urobiline vraie (JAFFÉ) ; cela peut être le point de départ de grossières erreurs. Pour les éviter, il est nécessaire de ne faire porter ses recherches que sur des urines fraîches, sinon on s'expose à prendre pour de l'urobiline vraie, du chromogène oxydé.

Brun rouge et incristallisable, soluble dans l'eau légèrement acide ou alcaline, dans l'alcool, l'éther, le chloroforme, l'alcool amylique (GILBERT et HERSCHER), l'urobiline décèle sa présence dans une urine par la fluorescence verte que prend celle-ci en solution ammoniacale quand on y ajoute une certaine quantité de chlorure de zinc.

On peut encore l'isoler en la précipitant par le sulfate d'ammoniaque, reprendre par l'alcool le léger dépôt obtenu au bout de vingt-quatre heures et voir s'il donne une fluorescence nette par l'addition d'ammoniaque, et de chlorure de zinc. (*Procédé Méhu.*)

Mais le seul mode de recherche qui permette d'éviter toute

cause d'erreur est l'examen au spectroscope. Une urine récemment émise, légèrement acidifiée, fera apparaître dans le spectre une bande caractéristique à l'union du bleu et du vert si elle contient de l'urobiline (voir fig. 24).

Les urines riches en urobiline peuvent n'avoir aucune coloration caractéristique; pourtant, le plus souvent elles présentent un certain degré de dichroïsme et elles sont rougeâtres; elles donnent alors naissance par addition d'acide azotique à

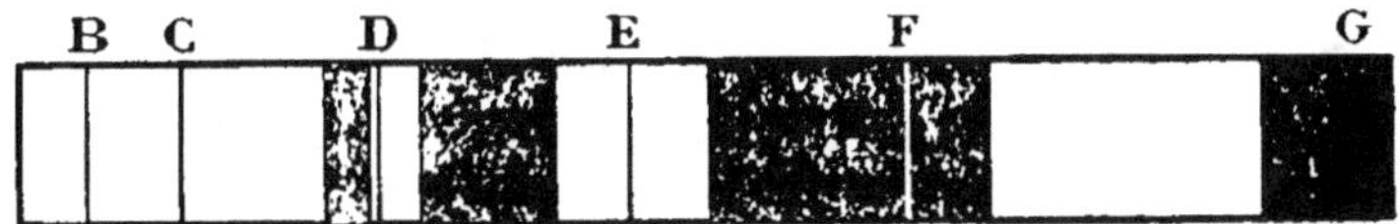

Fig. 24. — Spectre de l'urobiline pathologique (HÉNOCQUE).

un anneau couleur acajou plus ou moins foncé. Mais, il faut bien savoir que celui-ci n'indique pas la présence de l'urobiline, mais seulement celle du *pigment rouge brun* si souvent associé à l'urobiline dans les urines qualifiées d'hémaphéiques par GUBLER.

Quand l'urine renferme des pigments biliaires en même temps que de l'urobiline, ceux-ci rendent obscure toute la partie droite du spectre et la raie de l'urobiline n'est plus que difficilement perçue ou même ne l'est plus du tout. Il faut alors verser à la surface de l'urine une petite quantité d'eau, l'urobiline seule y diffuse et il devient facile d'y observer les raies spectrales caractéristiques (HAYEM).

On peut encore, comme l'a proposé DENIGÈS, ajouter cinq centimètres cubes de sulfate mercurique acide[1] à dix centimètres cubes des urines chargées de pigments biliaires, puis on examine le liquide filtré. Il donnera facilement la bande d'absorption de l'urobiline si celle-ci existe dans les urines incriminées.

Nous avons vu qu'un rein imperméable retenait l'urobiline; mais il laisse passer souvent pendant fort longtemps des quantités plus ou moins considérables de chromogène.

Oxyde de mercure . . . .   50 grammes.
Acide sulfurique . . . .   200 centimètres cubes.
Eau distillée   1000   —

La recherche de ce dernier et surtout les variations de son élimination, sont donc susceptibles de fournir des indications précieuses, car ses conditions de production sont les mêmes que celles de l'urobiline.

Pour déceler sa présence, il suffit d'ajouter à l'urine quelques gouttes de solution iodo-iodurée à 1 à 2 p. 100 ; on voit aussitôt apparaître la raie de l'urobiline. Si celle-ci existait déjà elle se trouve renforcée et se montre plus marquée.

5° Traitement. — L'urobilinurie n'est qu'un symptôme, il ne saurait donc être question de la traiter directement et c'est aux causes mêmes de sa production que le traitement doit s'adresser.

Pourtant, d'une façon générale et quelle que soit son origine, elle est une indication à imposer aux malades un régime aussi léger et aussi peu toxique que possible, dont le lait constituera avec avantage la part la plus importante.

ARTICLE V

CHOLURIE

Chaque fois qu'il y a stase biliaire, du fait d'une congestion hépatique, d'une inflammation ou d'une oblitération des canaux excréteurs du foie, la bile se résorbe et passe en quantité plus ou moins considérable dans les urines. On dit alors qu'il y a *cholurie*.

Les urines bilieuses se présentent sous divers aspects. Quand la stase et la résorption biliaires sont très marquées, elles sont verdâtres ou jaune verdâtre, ainsi que la mousse qui s'obtient par leur agitation. Au contraire, si la résorption de la bile est légère, elles sont couleur bière brune ou même conservent leur aspect normal.

On comprend combien il est important de pouvoir affirmer la présence de la bile dans les urines, même lorsque leur coloration ne donne à ce point de vue aucune indication. Cela n'est pas moins utile, quand les urines sont fortement colorées en raison de l'élimination de certaines substances médicamenteuses comme la santonine, la rhubarbe, le séné, les salicylates. Une différenciation exacte est alors nécessaire. Elle est rendue facile par l'emploi des divers réactifs des pigments et des sels biliaires.

1° Recherche des pigments biliaires. — La bile contient deux sortes de pigments normaux, la bilirubine et la biliverdine ; mais, en s'oxydant ou en s'hydratant, ces divers pigments donnent naissance à des dérivés nouveaux : la bilifuscine, la bilicyanine, la biliprasine, la cholétéline.

Les réactifs employés pour reconnaître la présence des pigments biliaires dans les urines sont très nombreux. Nous indiquerons seulement les plus pratiques et les plus communément employés.

a. *Réaction de Gmelin.* — On remplit aux trois quarts avec l'urine à examiner un verre à expérience, puis, à l'aide d'un entonnoir, ou bien en les faisant couler lentement tout le long des parois du verre, on verse au fond du vase quelques centimètres cubes d'acide azotique légèrement nitreux. Si l'urine renferme des pigments biliaires, on voit bientôt apparaître au point de séparation des deux liquides une série d'anneaux colorés successivement : vert, bleu, violet, rouge et jaune. L'anneau vert, le plus inférieur est le seul réellement caractéristique, les autres correspondent à la présence de divers dérivés pigmentaires plus ou moins oxydés. Quand on n'a à sa disposition qu'une faible quantité d'urine, on peut, comme l'a conseillé ROSENBACH, utiliser le filtre blanc sur lequel on a fait passer l'urine pour l'éclaircir. Après l'avoir laissé égoutter, on dépose en un de ses points une goutte d'acide azotique. Si l'urine filtrée contient des pigments biliaires, on voit aussitôt apparaître une série de zones concentriques vertes, violettes, rouges et jaunes, comme précédemment.

La réaction de Gmelin a toujours une très grande valeur quand elle est positive ; mais, elle est peu sensible et pour déceler de faibles quantités de bile, il est nécessaire d'avoir recours à d'autres procédés. Il faut employer ceux-ci encore, quand

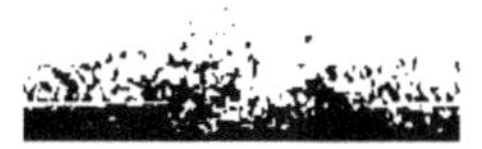

l'urine contient de l'albumine, de l'urobiline ou une notable proportion d'indican, ou bien quand le malade a pris de l'antipyrine. Leurs réactions propres avec l'acide azotique masquent, en effet, l'anneau vert caractéristique des pigments biliaires.

b. *Réaction de Maréchal*. — Elle s'obtient en ajoutant à 10 centimètres cubes d'urine quelques gouttes d'une solution à 1 à 2 p. 100 d'iode dans l'iodure de potassium ou dans l'alcool à 90°. Au point de contact des deux liquides apparaît une coloration vert olive caractéristique.

c. *Réaction de Salkowski*. — Cette réaction est plus longue à

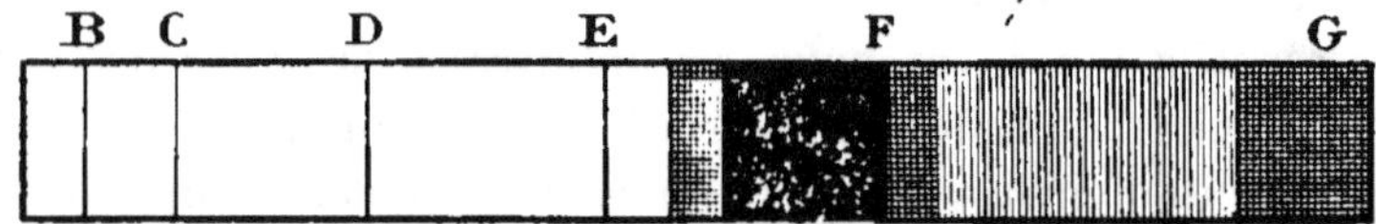

Fig. 25. — Spectre des pigments biliaires.

mettre en œuvre que les deux précédentes, mais elle est aussi plus sensible. Elle consiste à concentrer les pigments biliaires en les entraînant par un précipité de phosphate de chaux naissant, puis, à les remettre en liberté par redissolution du phosphate. Il est facile alors de les caractériser chimiquement. Pour réaliser ces divers temps de la réaction : on alcalinise l'urine avec quelques gouttes de carbonate de soude, on ajoute lentement une solution de chlorure de calcium à 1/10, environ 10 centimètres cubes pour 100 d'urine ; puis on filtre, on lave le précipité obtenu, on le recueille dans un petit verre conique où on le dissout par addition d'acide chlorhydrique. Cette solution, le plus souvent incolore ou légèrement colorée par les pigments biliaires quand ils existent, prend quand on la chauffe une coloration qui varie du vert au bleu. Par addition d'acide azotique, elle donne la réaction de Gmelin quand elle contient des pigments biliaires.

d. *Réaction du violet de Paris*. — On peut encore ajouter à l'urine à examiner quelques gouttes d'une solution de violet de Paris à 1/500 (C. Paul). Si l'urine contient des pigments biliaires, elle vire au rouge.

e. *Examen spectroscopique*. — Enfin, par le spectroscope, on noterait aussi dans ce dernier cas une extinction de toute la partie droite du spectre ; mais, celle-ci n'est point spéciale aux pigments normaux, elle s'observe aussi avec les pigments anormaux.

2° Recherche des sels et acides biliaires. — Les acides biliaires sont formés par une combinaison de l'acide cholalique avec le glycocolle et la taurine ; ce sont les acides taurocholique et glycocholique. Ils donnent naissance à des sels de soude. Ces sels sont le plus souvent en faible quantité dans les urines bilieuses par rapport aux pigments biliaires.

a. *Réaction de Pettenkofer*. — Pour déceler la présence des sels biliaires, on a recours à la réaction de Pettenkofer.

Dans un verre à expérience, on met 30 à 40 centimètres cubes de l'urine à examiner, on y verse 3 à 4 gouttes d'une solution aqueuse saturée de sucre ; puis, on agite et on ajoute avec précaution de l'acide sulfurique concentré. Si l'urine contient des sels biliaires, elle prend une coloration violette d'abord, puis pourpre.

On pourrait, plus simplement encore, ajouter à l'urine quelques gouttes d'une solution de furfurol à 1/100. On obtiendrait la même coloration que précédemment. C'est en effet le furfurol mis en liberté, qui détermine dans la réaction précédente la belle couleur rouge observée (MYLIXS, MALY).

b. *Réaction de Hay*. — La réaction de Hay, très sensible, est facile à mettre en œuvre. Il suffit de projeter à la surface d'une petite quantité d'urine contenue dans un verre conique un peu de fleur de soufre. Si l'urine contient des sels biliaires, on voit aussitôt le soufre commencer à tomber au fond du vase ; il se forme en même temps une sorte de pellicule, de voile soufré à la surface de l'urine par suite de l'humidification d'une partie du soufre sous l'influence de l'action biliaire. La rapidité de la chute de la poussière soufrée et son intensité, sont le plus souvent proportionnelles à la teneur des urines en sels ou en pigments biliaires. La réaction de Hay n'est pas en effet caractéristique de la présence des seuls sels biliaires, elle se produit encore quand l'urine contient seulement des pigments biliaires (CHAUFFARD et

Gouraud). Grâce à son extrême sensibilité elle est des plus utiles pour déceler des choluries minimes que les procédés habituels ne suffisent point à mettre en évidence.

Cependant, il faut se souvenir qu'elle n'est point pathognomonique et elle apparaît aussi bien qu'en présence des acides et des sels biliaires, quand l'urine renferme de l'acide acétique, de l'alcool ou de l'éther, du chloroforme, de la benzine, de la térébenthine, etc. (Frenkel et Cluzet) ; il en est de même quand l'urine contient des pigments biliaires anormaux tels que l'urobiline (Laffargue). Inversement, l'addition à l'urine d'alcalis, de certains sels, de glycérine, de sucre, de chloral, d'antipyrine, de salicylate ou de benzoate de soude, peut empêcher la chute du soufre (Frenkel et Cluzet).

ARTICLE VI

AMMONIURIE

1º Définition. — Dans l'urine normale, il existe une petite quantité d'ammoniaque. Elle est d'origine alimentaire, ou bien provient des sels ammoniacaux qui dans le foie ont échappé à la transformation uréique (Létienne et Masselin) ; elle ne dépasse pas quelques centigrammes. Il n'en est plus de même sitôt que l'urine est abandonnée à l'air libre, surtout durant les grandes chaleurs, ou bien quand elle est mise à l'étuve à 37º. Il se produit alors une très forte quantité d'ammoniaque et l'urine devient alcaline. Ce phénomène n'a reçu son explication qu'au moment des premières recherches pasteuriennes. Pasteur et son élève Van Tieghem firent voir alors, que la fermentation ammoniacale des urines est due à une torulacée banale très répandue dans l'air et qui se développe rapidement dans toute urine qui n'est pas recueillie aseptiquement. Cette torulacée fut qualifiée plus tard de micrococcus ureæ (Colin). C'est, en effet, au dépens de l'urée que se font les cultures de ce germe ; on en a la démonstration directe dans la diminution progressive de celle-ci dans les urines qui subissent la fermentation ammoniacale.

Mais, le micrococcus ureæ n'est point le seul microbe susceptible de donner naissance à de l'ammoniaque dans les urines, et ce même rôle doit être attribué à un certain nombre d'autres germes, dont les plus importants sont le staphylocoque pyogène (DOYEN, VREDEN) et le b. coli (HALLÉ et DISARD, BOSSAN).

Enfin, dans certaines conditions spéciales, ce n'est plus seulement après l'émission de l'urine, c'est au sein de la vessie ou même dans l'uretère et le bassinet que les urines subissent la fermentation ammoniacale. On dit alors qu'il y a *ammoniurie*.

Celle-ci peut s'observer chaque fois que par un cathétérisme malpropre, il y a eu introduction de germes septiques dans la vessie, c'est dire sa fréquence au cours des diverses affections de l'urèthre, de la prostate, ou de la vessie, affections qui nécessitent à un moment ou à l'autre l'usage de la sonde.

L'infection est d'autant plus facile et plus rapide que la vessie est déjà plus enflammée et plus congestionnée. Dans les vieilles rétentions par exemple, où ces conditions sont réalisées, la moindre faute contre l'asepsie entraine la transformation purulente ou ammoniacale des urines. Celle-ci devient plus facile encore si l'urine est albumineuse ou riche en mucus, elle sera plus lente au contraire, si l'urine est sucrée (BOSSAN).

2° Recherche de l'ammoniaque. — Il est facile d'établir la présence de l'ammoniaque dans une urine. Très alcaline, l'urine ammoniacale bleuit fortement le papier rouge de tournesol et elle dégage une odeur piquante qui provoque le larmoiement. La nature ammoniacale du gaz mis en liberté peut être chimiquement établie. Il suffit pour cela d'approcher d'un tube plein de l'urine à examiner un flacon débouché d'acide chlorhydrique. Gaz ammoniac et vapeurs chlorhydriques en se combinant, font aussitôt apparaître d'épais nuages blanchâtres de chlorhydrate d'ammoniaque très caractéristiques. On [peut encore charger une baguette de verre ou une bandelette de papier de réactif de NESSLER[1] et les approcher des vapeurs émises par l'urine en fermentation, chauffée légèrement dans un tube à

---

[1] On le prépare en dissolvant jusqu'à saturation de l'iodure mercurique dans une solution d'iodure de potassium et en ajoutant au mélange de la potasse caustique.

essai. S'il se produit un dégagement d'ammoniaque il se fait aussitôt sur l'agitateur ou le papier un précipité brunâtre.

3° Traitement. — Il ne saurait être question de traiter l'ammoniurie en elle-même et c'est à l'infection causale que doivent s'adresser les diverses méthodes thérapeutiques utilisées. Elles sont de deux sortes : les premières ont pour objet de modifier le milieu urinaire à l'aide de diverses substances microbicides qui s'éliminent par les urines : les salicylates, le salol, l'urotropine, le benzoate de soude. Les secondes tendent à agir directement sur les muqueuses infectées. Dans ce but, on utilise les lavages de vessie. Ceux-ci seront faits, selon le cas, avec de l'eau bouillie ou des solutions faibles d'acide borique qui joueront un rôle surtout mécanique et détersif, ou bien avec des solutions modificatrices et puissamment antiseptiques, telles que celles au nitrate d'argent, au permanganate de potasse, ou au cyanure de mercure.

ARTICLE VII

DIAZORÉACTION D'EHRLICH

La diazoréaction d'Ehrlich fut découverte en 1882 par EHRLICH. Elle est basée sur la présence dans certaines urines pathologiques de substances de nature encore inconnue, mais qui ont la propriété de donner naissance à des composés azoïques colorants quand on les met en présence de sulfodiazobenzol.

1° Technique. — Ce dernier s'obtient à l'aide du procédé indiqué par EHRLICH.

On prépare deux solutions : la première, solution A, se compose de :

Acide chlorhydrique.	50 gr.
Eau distillée.	950 —
Acide sulfanilique à saturation.	5 —

La seconde, solution B, contient :

Nitrite de soude pur	0^{gr},50
Eau distillée	100 cm³

Ces deux solutions doivent être conservées dans des flacons jaunes et renouvelées tous les huit jours.

Le réactif d'Ehrlich s'obtient en ajoutant au moment du besoin 1 centimètre cube de la solution B à 50 centimètres cubes de la solution A. Pour rechercher l'existence de la diazoréaction on en verse 10 centimètres cubes dans parties égales d'urine ; on alcalinise avec 2 centimètres cubes d'ammoniaque et on agite vigoureusement le tout. A l'état normal, l'urine et la mousse formée au cours de ces manipulations conservent une coloration jaunâtre. Au contraire, quand la diazoréaction est positive, le liquide se colore en rouge ainsi que la mousse qui s'est faite par agitation ; de plus, quand l'urine contient des composés azoïques, on voit se faire au bout de vingt-quatre heures sous l'influence du repos, un précipité dont la totalité ou seulement la partie supérieure apparait teintée en vert : il fait défaut dans le cas contraire.

Toutes les urines avec lesquelles la diazoréaction est positive ne présentent point la même coloration rouge intense. Il existe à cet égard une véritable gamme qui va du rouge écarlate au rouge vermillon et au rouge orangé (EHRLICH). Pour VIRY, cette dernière teinte serait sujette à caution. D'après lui, la diazoréaction doit être considérée comme négative, quand la mousse obtenue par agitation n'est point rose ou même franchement rouge. Dans les cas douteux, on pourrait réserver son appréciation jusqu'au moment de l'apparition du précipité vert dont nous avons parlé plus haut.

Il sera bon de se souvenir que les dérivés de la naphtaline et de l'anthracène (GÉRARD), puis la bilirubine, le tanin, la créosote (G. WESENBERG), l'antipyrine, le benzonaphtol (LŒPER et OPPENHEIM) peuvent déterminer une coloration trompeuse avec les urines par lesquelles elles s'éliminent. Même cause d'erreur existe encore quand les réactifs utilisés sont trop vieux : mais alors, si l'urine se colore en rouge, du moins la mousse reste brunâtre, couleur caramel.

2° Nature de la diazoréaction d'Ehrlich. — On ne connaît point encore les substances qui se combinent au sulfo-diazobenzol pour donner les composés azoïques caractéristiques de la réaction d'Ehrlich. Tour à tour on a prétendu que ces substances appartenaient à la série aromatique et à la série grasse, provenaient de la résorption de produits putrides d'origine intestinale (Bénèdick), étaient dues au passage de leucocytes au travers du rein (Geisler), ou à l'élimination de certains composés dérivés des toxines microbiennes (Nisser, Fier, Agello et Jez). Aucune démonstration sérieuse n'a pu encore faire la preuve de ces diverses hypothèses.

3° Valeur séméiologique de la diazoréaction. — Chez les sujets sains, la diazoréaction est constamment négative (Ehrlich, Georgiewsky, Nissen, Umikoff, Bristisch). Elle est positive au contraire, au cours d'un grand nombre de maladies fébriles. Elle a été signalée dans la *pneumonie* et surtout dans les formes graves (Heze, Clemens). Elle existe toujours dans la *rougeole*. Elle y apparaît avec l'éruption et disparaît avec elle (Rivier, Heze). Elle est encore fréquente dans la *scarlatine* (Ehrlich, Rivier, Widal) et y constitue un procédé de recherche fort utile, qui permet, dans les cas douteux de différencier cette dernière fièvre éruptive des éruptions scarlatiniformes médicamenteuses ou post-sérothérapiques (Lobligeois), où, au contraire, elle fait constamment défaut. La diazoréaction est encore habituelle, mais tardive dans la *variole* (Sergent); elle a été signalé dans l'*érysipèle* (Heze, Coste); elle est presque constante dans le *typhus exanthématique* et les *pyémies*. Enfin, dans l'*ostéomyélite*, elle marche de pair avec les manifestations fébriles et dans l'*actinomycose,* elle est constante et très marquée (Hellendall). Rare dans la *diphtérie* (Clémens et Lobligeois) elle fait défaut dans la *varicelle* (Sergent), le *paludisme* (Viry) le *rhumatisme articulaire aigu*, la *coqueluche* (Rivier), la *syphilis* à ses diverses périodes (Hellendall, Labat), les *affections chirurgicales aseptiques* non compliquées de processus infectieux et les *néoplasmes non ulcérés* (Hellendall).

La diazoréaction a été très étudiée dans les formes multiples de la tuberculose. Positive et très accusée dans les cas graves, elle s'atténue et disparaît quand le pronostic devient favorable (Hellendal). Presque de règle dans la *granulie*, elle est souvent positive dans la *méningite*, la *pleurésie* et la *péritonite* tuberculeuses. Dans la *phtisie chronique*, elle apparaîtrait surtout au moment de poussées fébriles et traduirait l'éclosion de nouveaux foyers bacillaires ; elle serait ainsi un signe fâcheux pour le pronostic (BRITISCH, MICHAELIS, BLAD, VIDELECH). Mais, cette question de la fréquence de la diazo-réaction d'EHRLICH dans la tuberculose pulmonaire mériterait d'être revisée. C'est ainsi que de l'examen de 156 bacillaires HAMANT et GORIS ont pu conclure qu'elle est tout à fait exceptionnelle dans la phtisie chronique, à l'inverse de ce qu'on admet généralement ; et même, lorsqu'elle apparaît chez des malades porteurs de lésions étendues, son apparition serait loin d'être nette et durable.

Dans la *fièvre typhoïde*, au contraire, la diazoréaction est un signe à peu près constant ; elle s'y observerait dans 97 p. 100 des cas d'après RIVIER. C'est dire que sa recherche peut fournir des renseignements précieux et que dans certains cas douteux sa présence peut servir à préciser le diagnostic. Son apparition est précoce, chez les typhiques ; elle existe dès le deuxième jour dans les cas graves, mais plus souvent du troisième au sixième jour seulement (BARDE). Elle suit le plus souvent les progrès de l'infection et de la température ; elle présente son maximum de netteté au moment où la fièvre atteint son apogée, puis elle diminue progressivement pour disparaître au moment de la défervescence. Elle reparaît s'il y a rechute et devient plus intense au moment des recrudescences de la maladie. D'après RIVIER, BARDE, sa constance dans la fièvre typhoïde, son absence dans l'embarras gastrique fébrile constitueraient un moyen de diagnostic différentiel des plus utiles entre ces deux affections.

CHAPITRE IV

APPARITION DANS LES URINES D'ÉLÉMENTS ANORMAUX ORGANIQUES

Nous étudierons dans ce chapitre la valeur séméiologique des plus importantes : 1° de l'*albuminurie* ; 2° de l'*albumosurie* ; 3° de la *peptonurie* ; 4° de l'*hématurie* ; 5° de l'*hémoglobinurie* ; 6° de la *fibrinurie* ; 7° de la *glycosurie* ; 8° de la *chylurie* et de la *lipurie* ; 9° de la *cylindrurie* ; 10° de la *pyurie*, et 11° des divers *éléments figurés* venus du rein ou des voies urinaires et que l'on rencontre dans les sédiments de l'urine.

ARTICLE PREMIER

ALBUMINURIE

La recherche de l'albumine dans les urines a pris de nos jours une importance extrême ; elle se fait systématiquement au cours de toutes les maladies, au même titre que l'examen du cœur ou des poumons.

Son intensité, sa durée, ses variétés, les circonstances qui provoquent son apparition sont capables, en effet, de fournir des données fort importantes au sujet de l'évolution, du pronostic et du traitement de l'affection que l'on est appelé à soigner. C'est dire toute l'utilité qu'il y a à la bien connaître ainsi que les causes multiples qui président à son apparition.

1° Symptômes. — Il y a lieu d'étudier séparément : 1° les *symptômes physiques et chimiques* ; 2° les *phénomènes associés*.

A. Symptomes physiques et chimiques. — a. *Volume des urines.*

— Le volume des urines albumineuses est essentiellement variable. Il peut être inférieur à la normale comme dans la néphrite aiguë ou l'albuminurie d'origine cardiaque; il peut atteindre deux, trois et cinq litres comme dans la néphrite interstitielle par exemple.

b. *Aspect des urines*. — Cet aspect peut être des plus variés, tantôt l'urine est claire, limpide, pâle, elle mousse par l'agita-

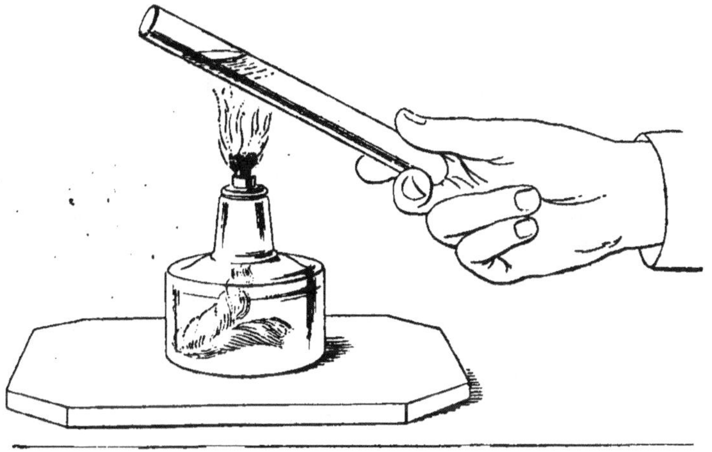

Fig. 26. — Dispositif pour la recherche de l'albumine par la chaleur.

tion, tantôt elle est trouble, sédimenteuse, rouge brique, riche en urates; d'autres fois elle subit un commencement de fermentation ammoniacale, elle est alcaline et ses phosphates se précipitent; enfin elle est encore purulente, sanglante ou plus ou moins verte par suite de la présence de pigments biliaires.

c. *Détermination de la présence de l'albumine*. — Pour déterminer la présence de l'albumine, on doit tout d'abord clarifier l'urine incriminée. Pour cela on la chauffe très légèrement et l'on fait ainsi disparaître le trouble dû à la précipitation des urates; ensuite on la filtre pour la débarrasser de ses phosphates insolubles, de ses dépôts sanglants ou purulents.

Ceci fait, on garnit d'urine limpide un tube à essai et on en chauffe la partie supérieure dans la flamme d'un bec Bunsen ou d'une lampe à alcool. L'urine est-elle alcaline, on peut voir se former à l'ébullition un précipité de phosphates ou de carbonates; mais il disparaît rapidement par l'addition de quelques gouttes d'acide acétique[1]; il ne se forme pas si l'on a eu la précaution d'acidifier au préalable l'urine. S'il persiste malgré l'addition de quelques gouttes d'acide, c'est qu'alors il y a de l'albumine. Quand il n'y en a que des traces, il suffit de juger par comparaison avec la partie inférieure du tube que l'on n'a point chauffée pour établir nettement sa présence.

Il est bon de rappeler que dans une urine très pauvre en sels, l'albumine se coagule mal sous l'influence de la chaleur et l'examen fournit des résultats erronés. Nous avons souvent relevé le fait chez certains brightiques soumis au régime lacté. L'addition à l'urine examinée de quelques pincées de sel de cuisine suffit pour rendre à la réaction toute sa netteté; mais il est bon de recourir en même temps à d'autres procédés de recherche qui constituent un moyen de contrôle.

L'acide azotique coagule l'albumine tout comme une température de 75°. Si l'on en verse une certaine quantité dans un tube à essai ou dans un verre à expérience rempli d'urine albumineuse, on voit apparaître aussitôt au point de séparation des deux liquides un gros anneau blanc opaque; son épaisseur est proportionnelle à la teneur en substances albuminoïdes du liquide examiné[2] (Procédé de Heller).

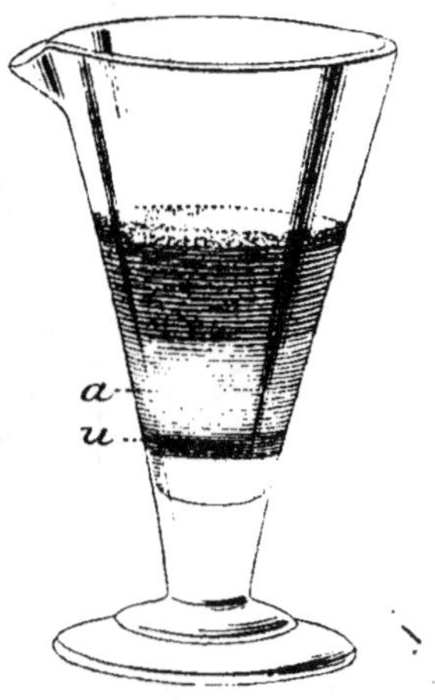

Fig. 27. — Recherche de l'albumine avec l'acide azotique.

a, large anneau d'albumine. — *u*, anneau d'urohématine au point de séparation de l'urine et de l'acide azotique.

[1] Si l'urine contient de la mucine, l'addition d'acide acétique détermine à froid un louche ou un précipité dont l'importance est proportionnée à la quantité de mucine : on la sépare par filtration à froid.

[2] Quand le malade a absorbé des substances résineuses (copahu, térébenthine), l'addition à son urine d'AzO³H détermine encore un

Les urates donnent aussi parfois un précipité par l'acide azotique, mais il disparaît par la chaleur à l'inverse du précédent.

Le réactif d'Esbach [1], le réactif de Tanret [2], sont doués d'une sensibilité extrême et permettent de déceler la présence des doses les plus faibles d'albumine. Mais, il faut se souvenir que leur usage comporte une cause importante d'erreur. Ils précipitent aussi en effet, peptones, propeptones, urates et alcaloïdes; seulement, le coagulum obtenu dans ce cas, se dissout à l'ébullition, tandis que celui obtenu avec l'albumine persiste; on a ainsi un moyen commode de reconnaître la nature du louche qui s'est formé.

Le réactif de Milliard fort sensible lui aussi (ferrocyanure de potassium et acide acétique) permet de reconnaître la présence de quelques milligrammes d'albumine par litre ; il précipite en outre les matières résineuses et les urates en excès ; mais les premières sont facilement reconnues à leur solubilité dans l'alcool et les seconds se redissolvent à chaud.

Bien d'autres réactifs encore ont été proposés ; le réactif de Méhu (acide phénique, dissous dans l'alcool et acidulé par acide acétique), celui de Spiegler au sublimé et à l'acide succinique, celui de Boureau à l'acide sulfo-salicylique, et à l'acide sulfo-phénique, ce dernier surtout mérite d'être recommandé en raison de son extrême sensibilité et parce qu'il ne précipite ni peptones, ni alcaloïdes ; l'addition de 3 ou 4 gouttes de ce réactif à une urine albumineuse fait apparaître un précipité insoluble lactescent en présence des traces infimes d'albumine.

La solution de métaphosphate de soude à 5 p. 100 est égale-

précipité, mais ce précipité est soluble dans l'alcool à l'inverse du précédent.

[1] ESBACH :

Acide picrique . . . .   1 p.
Acide citrique . . . .   2 p.
Eau distillée . . . . 100 p.

[2] TANRET :

Iodure de potassium   3,22
Bichlorure de mercure   1,35
Acide acétique cristallisable. . . . . 20 ccs
Eau distillée . . . . 100 ccs

ment des plus sensibles et quelques gouttes ajoutées à une urine acidifiée par l'acide sulfurique, déterminent à l'ébullition un trouble notable en présence de doses très faibles d'albumine.

d. *Détermination de la nature de l'albumine.* — Mais quand on a reconnu l'existence de cette dernière, il reste à *en déterminer la nature* et à la doser.

On peut avoir affaire, en effet, à de la sérine, à de la globuline, à de la nucléo-albumine, ou même à toutes les trois à la fois.

Si certains chimistes ne veulent voir dans ces trois corps que des états différents d'une même substance (DUCLAUX), il faut reconnaître qu'en clinique on a quelquefois avantage à établir l'existence et les proportions de ces diverses espèces.

La sérine, identique à l'albumine du sérum sanguin est l'albumine brightique par excellence (JACCOUD) ; la globuline, au contraire, est avant tout l'albumine des états aigus, des néphrites infectieuses, des états dyscrasiques du sang ; enfin, la nucléo-albumine aurait le plus souvent une origine rénale et proviendrait de la désintégration des épithéliums altérés (SENATOR).

e. *Dosage de l'albumine.* — Pour doser l'albumine d'une urine, on peut utiliser le *tube et le réactif d'Esbach*. Vingt-quatre heures après le mélange de l'urine et de la liqueur, une simple lecture indique par la hauteur du dépôt formé la teneur en albumine. Mauvaise méthode qui comporte de nombreuses causes d'erreur et ne fournit que des résultats des plus approximatifs.

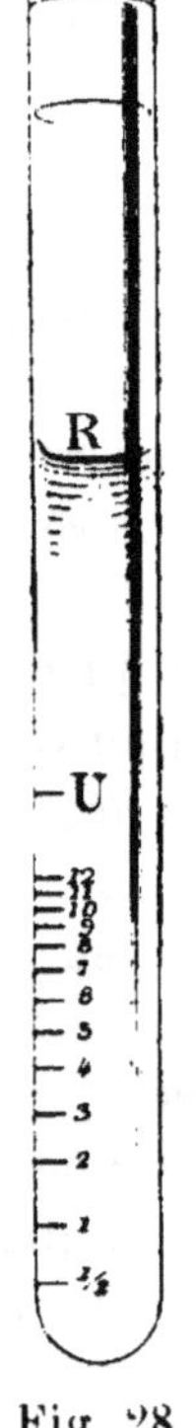

Fig. 28.
Tube d'Es-
bach.

Le *procédé de la pesée* est le seul vraiment irréprochable. On précipite par la chaleur l'albumine d'un certain volume d'urine, puis on la retient sur un filtre taré ; on la lave, on la sèche à l'étuve et on la pèse. Il suffit ensuite de rapporter au litre les résultats obtenus avec les 5 ou 20 centimètres cubes d'urine qu ont servi au dosage.

Veut-on établir en outre les *proportions respectives de sérine et de globuline*? on traite par le sulfate de magnésie l'urine préalablement neutralisée; au bout de quelques heures, il se forme au-dessus de la couche des cristaux un précipité floconneux de globuline. On le recueille, on le lave, avec de l'eau saturée de sulfate de magnésie, puis après l'avoir redissous dans de l'eau distillée, on le reprécipite par la chaleur, on le sépare, on le lave et on le pèse comme précédemment.

Connaissant par un essai antérieur la teneur totale de l'urine en albumine, il est facile d'établir par différence les proportions respectives de sérine et de globuline.

Il serait facile d'isoler la nucléo-albumine par un procédé semblable, sachant qu'elle précipite aussi par le sulfate de magnésie, mais qu'elle est insoluble par l'acide acétique à l'inverse de la globuline.

Mais il ne suffit pas d'établir l'existence d'une albuminurie, il faut aussi savoir si elle n'est pas due à la présence dans l'urine examinée de sang, de pus, de sperme, de sécrétions vaginales. L'examen spectroscopique et surtout microscopique peuvent être utiles à ce point de vue. Ils font voir en même temps que dans l'urine albumineuse, on rencontre souvent des cylindres hématiques, granuleux épithéliaux, ou hyalins, des globules rouges plus ou moins reconnaissables et des leucocytes.

B. Phénomènes associés. — L'albuminurie s'accompagne d'une série de phénomènes de gravité variable. Ils sont d'une importance considérable au point de vue du diagnostic et du pronostic. Ce sont les symptômes fort variés de l'infection causale, les petits signes du brightisme, les phénomènes graves de l'urémie, le coma, les convulsions, le délire; d'autres fois, c'est seulement un état de dépression intense, une anémie extrême qui relève aussi bien de la lésion rénale que parfois d'un régime lacté trop longtemps prolongé. On observe encore des troubles circulatoires concomitants, des œdèmes partiels et discontinus, de la bouffissure intense et généralisée, de l'anasarque. Le cœur aussi peut être hypertrophié et la tension artérielle exagérée, puis, vient un moment où il se dilate, devient insuffisant, on voit alors apparaître tous les symptômes de l'asystolie.

Enfin, toutes ces manifestations connexes peuvent manquer et l'albuminurie est découverte, par hasard, en quelque sorte, en l'absence de tout trouble fonctionnel.

2° Physiologie pathologique. — L'anatomie pathologique et l'expérimentation ont permis d'établir que l'albuminurie était le plus souvent consécutive à une *altération de l'épithélium ou des vaisseaux glomérulaires*; mais, les canalicules sécréteurs sont eux aussi capables de laisser filtrer de l'albumine, quand les reins sont gravement altérés. Enfin, elle provient parfois encore de la désintégration des cellules en voie de dégénérer (SENATOR) ; mais c'est alors de la nucléo-albumine et non plus de la sérine ou de la globuline qui apparaît dans les urines.

Le professeur ARNOZAN a fait observer que l'albumine se retrouve dans toutes les sécrétions des muqueuses enflammées aussi bien au niveau des bronches, que de l'estomac ou du vagin. L'apparition de l'albuminurie dans les cas de néphrites ne serait donc que l'application particulière d'une loi très générale. D'ailleurs, la présence habituelle dans l'urine albumineuse d'éléments inflammatoires tels que globules rouges, leucocytes, cylindres, l'absence fréquente d'albuminurie ou son peu d'importance dans les lésions purement dégénératives, telles que le cancer du rein et la dégénérescence amyloïde à son début, suffisent à démontrer que dans la production de l'albuminurie intervient souvent une action propre de la cellule rénale enflammée. Celle-ci ne se borne pas, en effet, à laisser filtrer l'albumine du sang, elle en exsude en quelque sorte pour son propre compte, indépendamment de celle qui résulte de la désintégration de son protoplasma.

Si dans la période aiguë des néphrites, on peut considérer l'albuminurie comme sensiblement proportionnelle au degré ou à l'étendue des altérations rénales, il ne s'ensuit pas qu'il en soit toujours ainsi.

TALAMON a justement insisté sur ce fait que dans les néphrites chroniques, par exemple, l'albuminurie peut être faible ou même nulle malgré une altération profonde des éléments du rein.

C'est qu'alors la transformation fibreuse des glomérules est complète ; ils sont étouffés par la sclérose et annihilés en tant qu'organes sécréteurs, ils sont « fonctionnellement morts ».

La présence et l'importance de l'albuminurie ne sont donc pas toujours en rapport avec le degré des lésions rénales et l'on aurait le plus grand tort de s'appuyer uniquement sur elles pour évaluer l'état d'inflammation et d'insuffisance sécrétoire d'un rein. Nous verrons qu'à ce point de vue, les simples variations des sels et de l'eau urinaire ont autrement de valeur.

Mais les altérations glomérulaires et canaliculaires ne sont pas les seuls facteurs à envisager au point de vue de la production des albuminuries.

La *dyscrasie sanguine* a longtemps été invoquée comme une de leurs causes immédiates, en réalité elle n'a de valeur que par les lésions glomérulaires qu'elle provoque.

On peut trouver dans le sang des poisons de nature diverse ; ce sont des substances étrangères comme la cantharide, le plomb, le phosphore ; ce sont des ptomaïnes, des produits azotés trop abondants ou incomplètement oxydés, ainsi qu'on en rencontre chez le goutteux et le dyspeptique ; ce sont enfin des toxines microbiennes ou des microbes, comme au cours des maladies infectieuses.

Si la présence de tous ces poisons dans le torrent circulatoire entraîne plus ou moins vite de l'albuminurie, ce n'est pas comme on l'a dit, en modifiant les substances albuminoïdes du plasma, en les rendant plus diffusibles, c'est simplement parce que, en s'éliminant par les reins, ils déterminent des lésions de nature et d'étendue diverses ; elles seules sont causes de l'albuminurie observée.

La *pression sanguine* doit aussi être envisagée si l'on veut expliquer certaines variations qu'on note au cours des albuminuries. En règle générale, on peut dire que plus la pression est faible et la circulation ralentie, plus il passe d'albumine dans l'urine ; plus elle est élevée et le cours du sang rapide, plus l'albuminurie sera légère. On s'en rend bien compte, chez les asystoliques par exemple où l'on voit disparaître l'albuminurie au fur et à mesure que la tension artérielle se relève et que la polyurie apparait.

Si une lésion rénale est le facteur indispensable de l'albuminurie, il ne s'ensuit pas que chaque fois que le rein est altéré, l'albuminurie apparaisse. Quand l'altération glomérulaire est légère elle peut fort bien manquer ou se montrer seulement à l'occasion de troubles passagers de la circulation ou à la suite d'une exagération momentanée de la toxicité du sérum sanguin.

C'est ce qu'on observe assez couramment. Tant qu'on ne demande au rein qu'un petit travail, il fonctionne bien ; mais au moindre *surmenage excrétoire*, l'albuminurie apparait.

Enfin les *variations de la tension osmotique* doivent aussi être envisagées au sujet de la production des albuminuries. A l'état physiologique, l'urine qui filtre au niveau des glomérules a une richesse saline telle qu'elle n'exerce aucune action nocive sur l'épithélium sécréteur, elle est isotonique pour la cellule rénale. A l'état pathologique il n'en est plus de même; sous l'influence de l'imperméabilité rénale, il y a rétention des chlorures et des autres sels qui passent habituellement dans les urines, le sérum sanguin devient ainsi hypertonique, plus riche en substances salines et l'équilibre osmotique qui existe d'ordinaire entre l'urine et le sang se trouve rompu. Le passage au niveau des glomérules d'un liquide qui n'est plus isotonique pour la cellule rénale, altère rapidement cette dernière et détermine un redoublement de l'albuminurie (Castaigne et Rathery). Il se crée ainsi un véritable cercle vicieux.

3° Formes cliniques de l'albuminurie. — Nous distinguerons les formes suivantes : 1° l'*albuminurie physiologique*; 2° les *albuminuries intermittentes*; 3° les *albuminuries des maladies aiguës*; 4° les *albuminuries liées à une intoxication*; 5° les *albuminuries dyscrasiques*; 6° les *albuminuries des maladies chroniques*; 7° les *albuminuries des femmes enceintes*; 8° l'*albuminurie du nouveau-né*.

A. Albuminurie dite physiologique. — Certains actes physiologiques réguliers sont capables d'entraîner une albuminurie passagère. On a signalé à ce point de vue, les bains froids (PICCI), le surmenage musculaire (GRAZIANI) ou intellectuel, les courses prolongées à bicyclette (MÜLLER, KELLER, ALBU), les marches militaires (FORREST), l'équitation (FIXOT), la croissance, les périodes menstruelles (SENATOR), les repas trop riches en matières albuminoïdes, les émotions.

Sans doute, dans tous ces cas, l'albuminurie apparaît sans aucun trouble concomitant, elle est de peu de durée et le sujet chez lequel elle se montre conserve tous les attributs d'une excellente santé. Mais, est-on autorisé à en conclure qu'il s'agit d'un phénomène physiologique? Faut-il la mettre sur le compte d'une simple modification de la crase sanguine ou de légers troubles dans la circulation rénale? Non assurément et l'on admet aujourd'hui avec LECORCHÉ, TALAMON, ARNOZAN, qu'un rein qui laisse filtrer de l'albumine sous l'influence d'un simple acte physiologique régulier, présente déjà à un degré quelconque une altération de sa membrane filtrante glomérulaire. Celle-ci peut être due à une prédisposition héréditaire; le plus souvent, elle est sous la dépendance d'une néphrite latente et en étudiant les antécédents des sujets atteints d'albuminurie soi-disant physiologique, il n'est pas rare de découvrir l'existence antérieure d'une maladie infectieuse ou urinaire qui en a été le point de départ.

L'albuminurie des sujets en apparence bien portants est d'une grande bénignité; mais elle indique peut-être une prédisposition toute spéciale aux affections rénales (TEISSIER). Si de simples phénomènes physiologiques suffisent en effet à mettre en évidence la méiopragie fonctionnelle du rein, il est clair que des infections ou des intoxications graves auront vite fait de le rendre rapidement insuffisant.

En définitive, si l'albuminurie est parfois compatible avec un état de santé parfait, elle n'en est pas pour cela physiologique; elle indique toujours un fonctionnement défectueux du rein et elle constitue en toutes circonstances un symptôme très suspect.

B. ALBUMINURIES INTERMITTENTES. — Dans ce groupe, une double classification est à faire. On doit placer d'une part tous

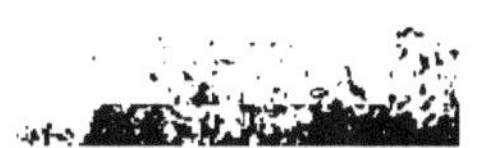

les cas d'albuminuries cycliques dans lesquels l'albuminurie apparaît à une certaine heure de la journée, puis diminue et disparaît. D'autre part, on mettra tous les cas d'albuminurie dans lesquelles n'intervient qu'un seul facteur la station debout. Le premier groupe constitue le chapitre des albuminuries intermittentes cycliques ou maladie de PAVY ; le deuxième celui des albuminuries orthostatiques.

a. *Albuminurie intermittente cyclique*. — On a voulu pendant de nombreuses années faire de la maladie de PAVY une entité morbide spéciale ; on tend aujourd'hui à en faire une simple variété d'albuminurie chronique et on la met sur le compte du neuro-arthritisme héréditaire et des troubles dyscrasiques qui en dépendent.

Elle a une allure clinique toute spéciale. Les jeunes sujets qui en sont atteints accusent un malaise vague et permanent, une diminution progressive des forces, de l'inaptitude au travail, un certain degré d'éréthisme nerveux, de la tendance à l'hypochondrie ; ils ont fréquemment de l'hyperexcitabilité cardiaque avec diminution de la tension sanguine et de la céphalée (TEISSIER).

Leur albuminurie est cyclique, elle n'apparaît qu'à une heure déterminée de la journée, après le repas de midi ordinairement et elle manque tout le reste du temps ; elle est toujours très modérée et s'accompagne de l'émission d'une grande quantité de matières colorantes, de phosphaturie et souvent d'oxalurie. Tout cela indique un vice profond de la nutrition, une suractivité fonctionnelle du foie, en rapport avec la dyscrasie constitutionnelle, l'arthritisme héréditaire du sujet (TEISSIER).

La maladie de PAVY peut se rencontrer chez plusieurs membres d'une même famille et s'observer durant plusieurs générations ; elle constitue alors l'*albuminurie cyclique familiale* (LONDE, LACOUR).

On s'expliquait mal l'apparition de l'albumine seulement entre deux et quatre heures de l'après-midi. Il est clair qu'on ne peut invoquer ici l'influence du repas, puisque l'albuminurie n'existe pas le soir. M. le professeur ARNOZAN a donné l'explication de ce phénomène bizarre en faisant observer que l'apparition de l'albumine coïncide avec le moment où la toxicité normale de l'urine atteint son apogée. C'est dire que l'albuminurie se montre au moment où les reins quelque peu débiles subissent leur maximum d'irritation.

b. *Albuminurie orthostatique.* — L'albuminurie orthostatique, (la *postural-albuminuria* des Anglais) a une autre allure clinique ; un seul facteur intervient dans sa production, la station debout (TEISSIER, MARIE, OSWALD, etc.) Les diverses causes qui exagèrent les autres albuminuries, le travail digestif, la fatigue, les émotions, restent sans influence sur son apparition. Le régime lacté est aussi sans action sur elle ; seule la position couchée suffit à la faire rapidement disparaître, tout comme la station debout détermine aussitôt son retour (MARIE, BOUCHARD et CHARRIN).

Des observations faites, il résulte que quelques-unes de ces albuminuries ne s'accompagnent d'aucunes modifications de la perméabilité rénale (MERKLEN, CLAUDE). Cela a permis à certains d'affirmer leur nature purement fonctionnelle, de leur assigner une origine nervo-motrice (TEISSIER) ou de les faire dépendre d'une névrose sympathique (MARIE).

Cependant, on tend de plus en plus aujourd'hui à les considérer comme liées à une lésion rénale. Elles seraient le témoignage d'une néphrite légère consécutive à un état infectieux sans gravité qui a passé inaperçu ou a été oublié par le malade (SENATOR, HIRTZ et SALOMON, AUBERTIN, ACHARD).

Leur caractère orthostatique si particulier s'explique d'ailleurs fort bien par les recherches récentes de LINOSSIER et LEMOINE. Ces auteurs ont constaté que même chez les sujets sains, la station debout provoque une diminution de la sécrétion de l'eau urinaire ; elle suffit encore à abaisser du simple au quintuple l'élimination du bleu de méthylène ; cela est dû disent-ils, à un abaissement de la pression sanguine et à un tiraillement exercé par le rein lui-même sur son pédicule. Si le rein est malade, cette diminution de pression est encore plus prononcée, il y a en même temps abaissement du taux de l'urée, des sels et apparition d'albuminurie.

L'existence de cas mixtes, fort nombreux, constitue une

confirmation de plus de ce fait curieux. C'est ainsi que Le Noir et Courcoux ont pu observer une albuminurie scarlatineuse en voie de diminution progressive. Quand il n'y eut plus dans les urines qu'une faible quantité d'albumine, ils purent constater que celle-ci n'apparaissait que sous l'influence de la station debout. Roger, Aubertin ont signalé des faits analogues.

Inversement, Achard et Lœper, ont pu démontrer que la station debout déterminait chez certains sujets atteints d'albuminurie permanente une véritable recrudescence de celle-ci. Nous-même chez quatorze malades atteints de néphrite de nature et de degré divers, avons pu noter une différence très marquée dans le taux de l'albumine, selon que les urines étaient recuillies durant la station debout ou au contraire pendant le décubitus.

C'est dire que si un petit nombre d'albuminuries orthostatiques est lié peut-être à de simples phénomènes de fluxion rénale d'origine nervo-motrice, la plupart sont sous la dépendance directe d'une lésion rénale légère. Si l'albuminurie ne se montre que sous l'influence de la posture, cela tient seulement à la faible quantité d'albumine excrétée et au peu de gravité de la lésion causale.

C. Albuminuries des maladies aigues. — Tous les états infectieux, depuis les plus bénins jusqu'aux plus graves, sont susceptibles de s'accompagner d'albuminurie. On connaît la fréquence de cette dernière au cours de la scarlatine et des fièvres éruptives, de la fièvre typhoïde, de la pneumonie, de l'érysipèle, de l'infection puerpérale, de la diphtérie, de la grippe, des accès de paludisme, du rhumatisme articulaire aigu (Rosenthal, Coullangettes). Elle s'observe tout aussi bien quoique de façon moins courante à la suite des affections fébriles les plus légères, la varicelle (Bahans), les amygdalites par exemple, les périostites alvéolo-dentaires ou même la vaccination (Peiper et Schnaase, Perl, Fröhlich).

Pour expliquer l'albuminurie fébrile, on a tour à tour invoqué les modifications que la fièvre fait subir au sang, les troubles de la circulation rénale, l'irritation glomérulaire et l'altération des épithéliums.

Pour comprendre le mode de production de ces dernières lésions, il faut se souvenir que bien des microbes s'éliminent par les tubuli contorti (ENRIQUEZ). Ce sont tantôt les microbes de l'infection causale, ce sont plus souvent ceux qu'une infection secondaire a introduits dans le torrent circulatoire.

Leur excrétion par les reins altère l'épithélium mécaniquement, par effraction et souvent aussi par le moyen des toxines irritantes qu'ils sécrètent.

Quand il s'agit de maladies infectieuses sans bacillémie, telles que la diphtérie, seules ces puissantes toxines diffusent et déterminent les lésions rénales et l'albuminurie.

Si abondante que soit cette dernière, elle n'indique point toujours des altérations organiques définitives ; au moment de la convalescence, elle rétrocède même le plus souvent sans qu'on observe aucun trouble ultérieur dans le fonctionnement du rein.

Mais celui-ci était-il déjà prédisposé ou malade, a-t-il été trop longtemps irrité par le passage de quantités de poisons ou de microbes, on peut voir brusquement la quantité des urines émises devenir insignifiante, l'albuminurie augmenter, les œdèmes, les convulsions, le coma apparaître : les tubuli, étranglés par les capillaires gorgés de sang (RENAUT), cessent de fonctionner, les poisons s'accumulent dans l'organisme et l'urémie éclate ; cet état extrèmement grave constitue la *forme rénale* des maladies infectieuses.

D'autres fois, même lorsque l'attention du clinicien n'a pas été absorbée par des phénomènes aussi alarmants, on voit, après guérison de la maladie causale, l'albuminurie persister ; elle dure des semaines, des mois, des années et elle aboutit finalement à la mort par insuffisance rénale. Elle est encore ici la marque certaine d'une altération très profonde du rein : une *néphrite subaiguë ou chronique* a succédé peu à peu à l'action irritative prolongée qui s'est exercée sur les divers éléments de la glande au cours de la maladie infectieuse causale.

Enfin, à la suite d'une affection aiguë, on peut voir certains

sujets éliminer pendant des années une petite quantité d'albumine ; malgré cela, ils ne manifestent aucun trouble, leur élimination rénale reste parfaite et leur état général est excellent.

On a donné le nom d'*albuminuries minima* (LECORCHÉ et TALA-
MON) à ces albuminuries légères, qui souvent sont intermittentes
et n'apparaissent qu'à l'occasion d'un travail un peu excessif de
l'organe, après une fatigue musculaire ou nerveuse par exemple
ou des excès alimentaires. Elles sont une « séquelle » des maladies infectieuses qui les ont provoquées. On les a nommées
encore *résiduales* pour faire ressortir qu'elles représentent les
derniers reliquats d'une néphrite aux trois quarts disparue, ou
parcellaires pour montrer que « quelques lobules, quelques glomérules sont seuls restés malades, le reste de l'organe ayant
récupéré son état normal ».

D. ALBUMINURIES LIÉES A UNE INTOXICATION. — Certains poisons agissent à la façon des toxines microbiennes et déterminent comme elles des lésions rénales plus ou moins graves et
de l'albuminurie.

Ici encore, comme précédemment, on observe tous les degrés
depuis la grosse albuminurie de certaines néphrites aiguës can-
tharidiennes jusqu'à l'albuminurie insignifiante ou même intermittente de l'intoxication saturnine.

Les albuminuries toxiques peuvent être aiguës ou chroniques.

Elles sont *aiguës* quand elles succèdent immédiatement à
l'absorption d'une substance toxique ; celle-ci peut se faire même
par la voie pulmonaire, cela se passe ainsi, par exemple, dans
l'empoisonnement par l'hydrogène arsénié, ou au cours des
anesthésies.

A ce point de vue, il est bon de rappeler que l'éther est bien
moins toxique pour le rein que le chloroforme (EISENDRAHT) :
mais il faut se souvenir aussi que le chloroforme ne possède
pas l'action néphrotoxique qu'on lui a depuis longtemps attribuée. Si dans quelques cas rares, il détermine l'apparition d'albuminurie et de cylindrurie, chez des gens antérieurement sains,
celles-ci sont passagères et disparaissent rapidement (LUTZE,
WUNDERLICH, etc.)

Il n'en est pas de même si le rein est antérieurement malade, on voit souvent alors à la suite de la chloroformisation l'albuminurie s'aggraver (BINAUD et RULLIER).

Plus habituellement, l'albuminurie toxique est *chronique*, elle est consécutive à l'ingestion longtemps continuée de substances nocives diverses. Parmi elles on doit ranger les remèdes eux-mêmes, il n'en est pas un seul qui ne puisse à un moment donné provoquer de l'albuminurie ; nous en signalerons seulement un certain nombre, l'arsenic, le mercure, le sulfonal, le trional, la térébenthine et ses dérivés, le copahu, le chlorate de potasse, la morphine, l'urotropine (GRIFFITH), l'acide phénique et les divers antiseptiques. Ingérés en grande abondance, par mégarde ou dans un but de suicide, ces diverses substances peuvent provoquer une néphrite aiguë avec grosse albuminurie ou une simple poussée congestive. Par leur emploi longtemps prolongé, elles sont peut-être un des facteurs importants du mal de BRIGHT (ARNOZAN).

Mais dans la catégorie des poisons capables d'entraîner l'albuminurie, une place de choix doit être réservée au plomb et à l'alcool. Chez les sujets qui absorbent chaque jour des poussières, des vapeurs, de l'eau, des aliments riches en plomb, tout comme chez ceux qui usent et abusent de boisons alcooliques, on voit bientôt athérome et artério-sclérose s'installer. Ces lésions vasculaires s'accompagnent presque nécessairement de sclérose rénale et d'albuminurie.

E. ALBUMINURIES DYSCRASIQUES OU PAR AUTO-INTOXICATION. — Tous les poisons fabriqués au sein de l'organisme lui-même sont susceptibles d'irriter le rein au même titre que les diverses substances étrangères que nous venons d'étudier.

Dans la goutte, on observe souvent de l'albuminurie. Durant de longues années elle reste légère et intermittente, et s'accompagne d'une élimination exagérée d'acide urique, elle n'est peut-être alors que la conséquence de la congestion rénale et de troubles neuro-vasculaires ; mais peu à peu, au fur et à mesure que les attaques se multiplient, il passe davantage de substances excrémentitielles nocives au niveau des reins ; elles déterminent à la longue des lésions dégénératives, une sclérose rénale, tout à fait comparable à celle que détermine l'intoxication saturnine par exemple. L'albuminurie prend à ce moment une signification redoutable.

Certains sujets atteints de débilité rénale présentent de l'albuminurie ou une exagération de celle-ci sitôt qu'ils s'écartent d'un régime sévère, font de la suralimentation ou se permettent des mets riches en ptomaïnes ; c'est là une *albuminurie alimentaire* tout à fait indépendante de l'état de l'appareil digestif. Mais à côté d'elle, on doit ranger celles qui sont liées étroitement au mauvais fonctionnement de celui-ci.

Au cours de tous les états dyspeptiques, mais surtout *dans la dilatation d'estomac* (BOUCHARD), on constate fréquemment de l'albuminurie. Celle-ci se présente avec des caractères tout particuliers ; elle n'est point constante, elle n'existe pas le matin à jeun, elle est fortement influencée par les repas et la nature de l'alimentation, elle disparaît enfin le plus souvent grâce au régime et au traitement antidyspeptiques.

D'autres signes la font facilement reconnaître, elle s'accompagne de peptonurie (TEISSIER), d'indicanurie, de phosphaturie intense (ROBIN) ; par contre, la quantité des urines émises n'est pas modifiée (BUREAU) et les cylindres font défaut. Le suc gastrique de ces malades est riche en poisons de toutes sortes et ces mêmes poisons se retrouvent dans l'urine hypertoxique (CASSAËT et BÉNECH). Cela éclaire la pathogénie de l'albuminurie dyspeptique et semble montrer qu'elle n'est pas due seulement à une modification incomplète par les sucs digestifs de l'albumine alimentaire (ROBIN), mais qu'elle dépend encore et surtout d'une irritation, d'un surmenage du rein, forcé d'éliminer une quantité de poisons supérieure à la normale.

Ajoutons, que les sujets atteints d'albuminurie digestive sont faibles, pâles, amaigris ; ils ont des vertiges, des troubles nerveux. Ce sont souvent des neurasthéniques ou des chlorotiques.

Par contre, les divers symptômes de l'insuffisance urinaire font défaut chez eux. A la longue des lésions rénales définitives peuvent arriver à se constituer ; mais c'est exceptionnel et l'albuminurie dyspeptique guérit le plus ordinairement.

La *dyspepsie intestinale* s'accompagne fréquemment aussi d'albuminurie. On l'observe dans les entérites aiguës des nourrissons (KOPLIK), dans les entéro-colites muco-membraneuses, dans l'occlusion intestinale et l'étranglement herniaire. La simple constipation est également capable de déterminer de la cylindrurie et de l'albuminurie (KOBERT, WALLESTEIN, STILLER). Dans tous ces cas, une forte indicanurie témoigne de l'activité des fermentations intestinales causales.

Les auto-intoxications d'origine hépatique sont aussi une cause importante d'albuminurie. Un foie devenu insuffisant laisse passer une foule de poisons que normalement il arrête et détruit. Ceux-ci en s'éliminant, irritent le rein et peuvent aller jusqu'à déterminer des lésions rénales définitives.

Bien que la bile soit très toxique, les affections avec ictère ne s'accompagnent pas toujours d'albuminurie; en effet, les sels biliaires qui sont l'élément toxique le plus important de la bile, cessent d'être sécrétés dès les premiers jours de l'apparition de la maladie, le rein échappe ainsi à la destruction (ARNOZAN).

L'hyperfonctionnement glandulaire provoque plus souvent l'apparition de l'albuminurie. S'il y a « hyperhépatie » la destruction normale des hématies s'exagère, une plus grande quantité de matières colorantes passe dans la bile, et la globuline dégagée de ses combinaisons s'élimine par les urines. C'est ce qu'on observe au cours de toutes les hyperémies hépatiques d'origine goutteuse, alcoolique ou diabétique (TEISSIER). Mais il faut reconnaître que le plus souvent reins et foie sont tous deux intéressés et l'albuminurie a simultanément une origine rénale et hépatique. C'est ce qu'on observe par exemple dans l'ictère grave où l'agent infectieux déterminant porte ses atteintes destructrices aussi bien sur l'un et l'autre organe.

L'albuminurie qui accompagne la *néphrite aiguë à frigore*, est aussi en partie une albuminurie par intoxication; elle résulte à la fois de la diminution du pouvoir d'arrêt du foie, de la destruction d'un grand nombre de globules rouges et d'une insuffisance de la perméabilité rénale (voy. 371).

Les *troubles dans le fonctionnement de la peau* peuvent encore déterminer l'apparition d'albumine dans les urines.

La surface cutanée élimine en effet à l'état normal une foule
de substances encore mal connues, mais extrèmement toxiques.
La démonstration de cette élimination est facile, il suffit de
supprimer brusquement les fonctions de la peau par le vernissage,
ainsi que l'ont réalisé tour à tour FOURCAULT, BOUCHARD, GAUCHER ;
on voit aussitôt apparaître dans les urines de l'albumine, parfois même du sang et des cylindres ; très rapidement les animaux en expérience succombent et l'on trouve leurs principaux
organes, mais surtout leurs reins, profondément dégénérés.

Des lésions aussi intenses ne sauraient s'expliquer par une
simple action réflexe. Tout au plus celle-ci est-elle capable de
déterminer un certain degré de congestion rénale. Seule l'élimination par les cellules des tubuli des nombreuses substances
toxiques excrétées normalement par la peau est susceptible
d'expliquer la production des lésions dégénératives profondes
observées.

Certaines *brûlures* étendues, réalisent en quelque sorte chez
l'homme l'expérience du vernissage chez les animaux. Comme
lui, elles déterminent une suppression brusque des fonctions de
la peau et elles s'accompagnent d'oligurie, d'albuminurie et de
cylindrurie, de délire, d'hypothermie, de dyspnée, de vomissements, de troubles urémiques graves ; les lésions rénales qui
les accompagnent se rapprochent beaucoup par leur intensité de
celles qu'on observe chez les animaux vernis.

Mais, quand les fonctions, cutanées sont partiellement conservées, les désordres du côté du rein reste minimes.

Après une séance prolongée de frotte chez un galeux par
exemple, on observe souvent une albuminurie légère, qui disparaît rapidement. Elle est de plus longue durée si l'on a affaire
à des dermatoses étendues et rebelles, telles qu'un psoriasis
généralisé et invétéré (GUBLER, SALVIOLI). Parfois même à la
longue, le passage incessant par le rein de substances destinées
normalement à être éliminées par la peau finit par donner
naissance à des lésions rénales irrémédiables (LECORCHÉ et TALA-
MON) et à une albuminurie définitive. Mais, le plus souvent, il
s'agit alors de malades épuisés et cachectisés ; et l'albuminurie
observée dépend autant de la décrépitude générale du sujet, du

mauvais fonctionnement de tous ses organes que de l'affection cutanée elle-même (ARNOZAN).

F. ALBUMINURIES DES MALADIES CHRONIQUES. — Nous comprendrons sous ce titre : 1° *l'albuminurie des tuberculeux ;* 2° *l'albuminurie des syphilitiques ;* 3° *l'albuminurie des affections des voies urinaires ;* 4° *les albuminuries des affections cardiaques et pulmonaires ;* 5° *les albuminuries d'origine nerveuse ;* 6° *les albuminuries des diabétiques.*

a. *Albuminurie des tuberculeux.* — Dans la *tuberculose rénale* proprement dite, l'albuminurie n'a qu'une importance de second ordre. Elle perd de sa valeur en présence des autres symptômes graves et prédominants, la pyurie, l'hématurie, les douleurs rénales, l'augmentation de volume du rein.

Dans la *tuberculose pulmonaire,* au contraire, selon sa cause et la période à laquelle elle se montre, elle constitue un élément souvent important pour le pronostic.

TEISSIER a décrit une *albuminurie prétuberculeuse.* Elle s'observe chez des sujets dont les lésions bacillaires sont encore latentes et insaisissables. Elle serait due à l'action congestive de la tuberculine sur le parenchyme rénal et serait par conséquent de même ordre que l'albuminurie observée après l'injection sous-cutanée de tuberculine de Koch ; le passage de quelques bacilles au travers du rein qui les élimine est, peut-être, aussi un facteur à invoquer pour expliquer son apparition (DUBOIS).

Quoi qu'il en soit, cette albuminurie est surtout l'apanage des jeunes sujets entachés de tuberculose héréditaire ; elle est souvent intermittente, légère ; elle s'accompagne de polyurie et de l'élimination d'une grande quantité de substances extractives, d'urates, d'oxalates et surtout de phosphates. Cette déminéralisation témoigne de la destruction rapide de l'organisme et de l'usure des globules blancs qui travaillent en grand nombre à sa défense. Cette albuminurie disparaît souvent au moment où des lésions bacillaires se constituent définitivement, elle est ainsi un signe prodromique important de l'évolution tuberculeuse.

Celle qui s'observe si fréquemment à la *période d'état* de la tuberculose pulmonaire a une origine plus complexe. On noterait sa présence chez le 1/5e des tuberculeux d'après POTAIN ; elle se rencontrerait chez tous les phtisiques, d'après TALAMON, à l'une ou à l'autre période de la maladie.

Pour l'expliquer, il faut faire intervenir à la fois le bacille, les infections secondaires, les toxines tuberculeuses, les toxines des microbes associés, et aussi les troubles de la nutrition générale et des divers organes. La diarrhée, la gastrite et la dilatation d'estomac, le mauvais fonctionnement du foie et du cœur sont autant de facteurs capables de lui donner naissance. Le traitement lui-même, la surcharge alimentaire, l'usage prolongé de certains médicaments doivent compter parmi les causes de l'albuminurie du tuberculeux (GRANCHER et BARBIER). C'est dire qu'elle dépend des complications de la tuberculose, tout autant que de la tuberculose elle-même ; cela explique son inconstance et son irrégularité.

Cependant, un rôle important revient à la toxine tuberculeuse, elle intervient pour une large part dans la production des lésions rénales irritatives ou dégénératives d'où découle l'albuminurie.

Cette dernière peut rester longtemps latente et passer inaperçue ; d'autres fois, elle s'accompagne d'une polyurie intense, d'hématurie et même de pyurie. Ces symptômes relèvent de lésions tuberculeuses concomitantes des organes génito-urinaires, ou bien ils résultent seulement de l'imprégnation de la substance rénale par la tuberculine.

La tuberculose pulmonaire n'est pas seule accompagnée d'albuminurie. Les *suppurations tuberculeuses*, pleurales, osseuses ou articulaires déterminent aussi à la longue de l'albuminurie par suite de la dégénérescence amyloïde qu'elles font naitre au niveau du rein.

b. *Albuminuries syphilitiques.* — La toxine syphilitique est susceptible tout comme la tuberculine d'exercer une action nocive sur le rein (TALAMON). C'est la raison de l'albuminurie que l'on voit survenir parfois au cours de la période secondaire de la syphilis. Le traitement mercuriel ne saurait ici être incriminé, car, administré à dose convenable, il suffit à la faire disparaître. Cette albuminurie précoce peut être légère et transitoire, elle guérit alors complètement. D'autres fois, elle est intense et s'accompagne d'anasarque, d'oligurie et de tous les symptômes de l'empoisonnement urémique. Les lésions constatées à l'autopsie rappellent celles de la néphrite tuberculeuse, on trouve un gros rein mou, bigarré.

Mais l'albuminurie peut aussi devenir chronique comme la néphrite syphilitique qui lui donne naissance. Enfin, elle est tardive dans les cas de syphilis héréditaire ou bien s'il existe des gommes rénales ou de la dégénérescence amyloïde ; il n'est pas rare d'observer dans ce cas d'autres lésions tertiaires de même ordre du côté du foie, des os ou des divers organes.

c. *Albuminuries des affections des voies urinaires.* — Elles sont liées soit à une gêne de l'excrétion urinaire[1], à une compression des vaisseaux et un ralentissement de la circulation glomérulaire, soit le plus souvent à une infection ascendante. La cause première de cette compression ou de cette infection est un fibrome de l'utérus (HUBERT), un'rétrécissement de l'urèthre, une hypertrophie de la prostate, une lithiase rénale ou vésicale, une cystite.

d. *Albuminuries des affections cardiaques et pulmonaires.* — L'albuminurie est la compagne habituelle de l'asystolie ; c'est à dire qu'elle s'observe aussi bien dans les diverses maladies du cœur arrivées à la phase d'insuffisance, que dans les affections des vaisseaux et du poumon. Un anévrisme de l'aorte, une pneumonie, une bronchite chronique, de vieilles lésions emphysémateuses, toutes les affections qui retentissent sur le cœur droit peuvent donc constituer des causes d'albuminurie. Celle-ci résulte alors de la congestion rénale, de la stase veineuse, de

---

[1] Il est facile de mettre en évidence l'importance de la compression des uretères dans la genèse de certaines albuminuries. Il suffit de lier, par exemple, l'uretère d'un lapin pour recueillir déjà au bout de quelques heures une urine albumineuse. L'urine redevient normale sitôt qu'on lève la ligature. Cela montre que dans certains cas, loin d'être une contre-indication opératoire, l'albuminurie constitue une indication formelle et absolue à intervenir chirurgicalement,

l'abaissement de la pression glomérulaire déterminée par le mauvais fonctionnement du cœur dilaté. Que celui-ci reprenne son énergie normale sous l'influence de la digitale, de la caféine, du repos et l'on verra aussitôt l'albuminurie disparaître avec tous les signes de l'asystolie.

L'albuminurie cardiaque présente un ensemble de caractères qui la font vite reconnaître. Les urines émises sont chargées, troubles, très riches en sels et en matériaux azotés et la perméabilité rénale est conservée; c'est dire que le filtre reste intact et fonctionne, que seule son irrigation est défectueuse.

Mais parfois l'albuminurie persiste, malgré le relèvement de la tension artérielle, c'est qu'alors une néphrite aiguë ou subaiguë est venue se greffer sur les lésions dues à la simple stase veineuse, ou bien il existait antérieurement une néphrite chronique; d'autres fois enfin, cette persistance de l'albuminurie cardiaque traduit la dégénérescence progressive du rein sous l'influence de la congestion passive et des crises d'asystolie répétées (ARNOZAN).

On comprend que, dans tous ces cas, on puisse voir se surajouter aux signes de l'asystolie ceux d'une insuffisance rénale complète et rapide.

e. *Albuminuries d'origine nerveuse.* — CL. BERNARD piquant le plancher du 4ᵉ ventricule d'un animal avait réussi à déterminer chez lui de la polyurie et de l'albuminurie. On a pu provoquer encore l'apparition de cette dernière au moyen de lésions expérimentales diverses des centres nerveux, du grand sympathique et même des nerfs cutanés; c'est dire combien sont fréquentes les lésions nerveuses susceptibles de s'accompagner d'albuminurie.

La clinique a confirmé sur ce point les données du laboratoire. L'albuminurie s'observe dans les cas de commotion cérébrale (FISCHER), de fractures du crâne (BARÉTY et DUPLAY), de tumeurs encéphaliques, de paralysie générale, d'hémorragies ou d'embolies cérébrales (J. CARLES et DENIS, VALENSI, TEISSIER), à la suite des émotions violentes, au cours de la neurasthénie et de l'hystérie (DOPTER), chez certains sujets atteints de goitre exophtalmique ou de chorée (CHARRIN).

Le plus souvent, elle est passagère et ne constitue qu'un symptôme qui se perd au milieu de la maladie causale. Mais son existence est importante à connaitre si l'on veut éviter des erreurs parfois grossières. Pour n'en prendre qu'un exemple, l'albuminurie qui accompagne les accès d'épilepsie (VOISIN, LANNOIS et MAYET, PIO GALANTE) peut faire penser à de l'urémie convulsive, celle qui apparait au cours d'un état comateux consécutif à une commotion cérébrale peut paraitre liée à une néphrite qui en réalité n'a jamais existé.

Cependant, il faut bien savoir que les albuminuries que nous venons de signaler n'ont pas toujours et seulement une origine nerveuse; le choréique est souvent un rhumatisant; l'hytérique un saturnin ou un goutteux (TALAMON), l'épileptique un alcoolique et à côté de l'albuminurie nerveuse, il faut laisser une place à celle qui relève d'une néphrite chronique concomitante.

L'étude de la pression artérielle, la recherche du bruit de galop, l'état de la perméabilité rénale, la présence de leucocytes et de cylindres urinaires deviennent alors des éléments de première importance pour établir un diagnostic précis et souvent fort délicat.

f) *Albuminuries des diabétiques.* — Très fréquentes, elles existent dans 30 à 63 p. 100 des cas de diabète. Leur gravité est des plus variables.

Le plus souvent cette albuminurie est insignifiante et ne dépasse pas quelques centigrammes par litre. C'est par hasard, grâce à des analyses répétées qn'on décèle sa présence, elle ne s'accompagne alors d'aucun trouble.

D'autres fois et à un stade plus avancé de l'affection, elle atteint 1 gramme, 2 grammes par litre, on voit alors la glycosurie en même temps rétrocéder. Par suite d'une sorte de balancement curieux, le sucre diminue de quelques grammes quand l'albumine augmente de quelques centigrammes et réciproquement (ARNOZAN).

Enfin, dans quelques cas, à la suite d'une courte période albuminurique ou même tout d'un coup le sucre disparait, une forte albuminurie de 9 et 15 grammes lui succède ; le diabète est guéri mais le diabétique est perdu (LECORCHÉ et TALAMON). On voit, en effet, survenir rapidement de la dyspnée, des vomissements, de la céphalée, du coma, tous les signes d'une urémie complète.

La gravité de l'albuminurie diabétique est donc essentiellement variable, tantôt compatible avec de longues années de survie, tantôt mortelle à bref délai.

L'albuminurie des diabétiques dépend de diverses causes : en premier lieu, elle peut reconnaître une origine nerveuse comme le diabète lui-même. La démonstration en est fournie par l'expérience classique de Cl. BERNARD. En piquant le plancher du 4e ventricule, chez un animal, le grand physiologiste n'arrivait pas seulement à déterminer de la polyurie et de la glycosurie, il produisait encore de l'albuminurie. Dans ces conditions, on comprend comment dans certains diabètes nerveux, l'albuminurie est la compagne nécessaire de l'élimination sucrée. D'autres fois, l'albuminurie est due, chez le diabétique, aux lésions du foie ou de l'estomac et à la suralimentation (MAUREL). Il existe donc chez lui des albuminuries hépatiques et dyspeptiques, tout comme chez les autres sujets.

Mais, dans la plupart des cas, l'albuminurie diabétique traduit l'existence d'un véritable mal de Bright.

Le passage prolongé du sucre au niveau du rein n'est pour rien dans la production de la néphrite chronique observée, celle-ci manque toujours dans les glycosuries profuses, pancréatiques par exemple (TALAMON); pour expliquer son apparition on doit invoquer la diathèse goutteuse, l'uricémie qui détermine à la fois la néphrite chronique et le diabète. Exceptionnellement, chez les diabétiques âgés, elle dépend de l'artério-sclérose (GRUBE), d'une infection ascendante consécutive à des suppurations des voies urinaires ou bien des lésions cardiaques ou de la tuberculose pulmonaire, complications fréquentes au cours du diabète.

Le mal de BRIGHT diabétique évolue comme tout mal de BRIGHT, il peut aboutir brusquement à l'urémie, c'est la forme grave; il peut présenter une longue période de tolérance, c'est le cas habituel. Malheureusement son traitement est difficile, car le régime antidiabétique ne convient en rien au traitement de l'albuminurie et ne peut contribuer qu'à l'exagérer.

13.

G. ALBUMINURIES DES FEMMES ENCEINTES. — Les albuminuries consécutives au travail, à une légère infection post-partum, à une attaque d'éclampsie, sont sans grande importance, elles sont passagères et disparaissent le plus souvent avec la cause qui leur a donné naissance.

Beaucoup plus importante est l'albuminurie gravidique proprement dite ; elle s'observe surtout chez les primipares, dans les derniers mois de la grossesse, dans les proportions de 1/20 des cas (RIBEMONT-DESSAIGNES).

Elle s'accompagne souvent d'œdèmes, de troubles de la vue, de mort du fœtus et d'accouchement prématuré ; mais elle prend surtout une gravité particulière en raison des rapports très étroits qui la relient à l'éclampsie. Albuminurie gravidique et éclampsie ne sont pas cependant deux termes synonymes et l'on observe fort bien des cas d'éclampsie sans albuminurie. Seulement, celle-ci quand elle existe constitue un signal d'alarme qui prévient du danger.

La pathogénie de l'albuminurie des femmes enceintes est mal établie. Pour LÉCORCHÉ et TALAMON, elle se rattache toujours à une néphrite. Celle-ci est souvent latente et antérieure à la conception ; la grossesse la met en évidence, grâce aux troubles d'excrétion urinaire d'origine mécanique et à la fragilité hépatique et rénale qu'elle détermine.

D'autres, au contraire, font valoir qu'elle disparaît souvent après l'accouchement et l'attribuent à une toxémie passagère, créée par une toxine spéciale propre à la grossesse (CLIFFORT-ALBUTT). C'est elle qui produit « la grève des organes éliminateurs en particulier du rein et du foie ».

Bien d'autres théories encore ont été émises : compression des veines rénales ou des uretères par l'utérus gravide, action vaso-motrice réflexe, infection sanguine. Leur nombre suffit à établir que la question est loin d'être tranchée.

H. ALBUMINURIE DES NOUVEAU-NÉS ET HÉRÉDITÉ RÉNALE. — Le nouveau-né présente souvent de l'albuminurie dans les premiers jours qui suivent sa venue au monde, elle est d'autant plus forte que l'accouchement a été plus difficile et que l'enfant a davantage souffert ; mais sa durée ne dépasse guère une semaine. Il n'en est plus de même et elle devient autrement importante et durable si la mère en présentait elle-même au cours de sa grossesse (ARNOZAN, PERRET). Le fait s'explique fort bien si l'on se rappelle que dans ces cas-là, on a pu constater l'existence de lésions similaires à la fois du côté des reins de la mère et du côté de ceux de l'enfant (CASSAËT et CHAMBRELENT).

Les lésions observées chez ce dernier présentent les degrés les plus variables ; diffuses et généralisées, elles sont capables d'entraîner la mort en quelques jours ; légères, elles sont compatibles avec l'existence, et créent seulement un certain état de « débilité rénale » (CASTAIGNE et RATHERY, PERRIGAUT). Cet état persiste toute la vie et pourra même se transmettre à plusieurs générations. Les sujets atteints de débilité rénale ont des reins d'une sensibilité extrême, qui laissent passer de l'albumine dans les urines sous l'influence de l'infection la plus bénigne, de l'intoxication la plus légère. C'est dire que, plus que les autres, de tels malades sont exposés à faire un jour ou l'autre de l'insuffisance rénale du fait d'une poussée aiguë. Ils peuvent y échapper cependant, mais seulement, s'ils consentent à se soumettre à une hygiène rigoureuse.

Débilité rénale n'est donc point synonyme de néphrite chronique, ce terme indique seulement l'existence d'une tare héréditaire, d'une méiopragie fonctionnelle et pas davantage. Cette notion est de première importance pour le pronostic et au point de vue de l'étiologie générale des néphrites. Comme le fait remarquer le professeur TEISSIER, l'hérédité rénale est bien souvent la cause qui provoque la localisation sur le rein des infections auxquelles un sujet est exposé, c'est elle encore qui fréquemment en perpétue la durée. Peut-être même pourrait-elle nous fournir la raison d'un grand nombre de ces albuminuries intermittentes et fonctionnelles (TALAMON) que nous avons étudiées plus haut.

4° Pronostic. — Du long exposé qui précède, il résulte que l'albuminurie est un symptôme de gravité des plus variables. Elle coexiste souvent avec le maintien d'une santé parfaite ;

elle est d'autres fois la compagne d'accidents urémiques mortels.

C'est dire que, par elle-même, elle n'a point toujours la valeur pronostique sévère qu'on lui attribuait autrefois; elle ne prend de l'importance que si on tient compte des conditions qui lui ont donné naissance et des divers symptômes qui lui sont associés. En d'autres termes, l'albuminurie n'est rien, la lésion rénale qu'elle indique est tout et le pronostic est lié seulement à l'existence, à l'étendue, à la nature, à la curabilité de l'altération rénale dont l'albuminurie ne constitue qu'un des symptômes.

Pour reconnaître l'existence et l'étendue de cette lésion causale tout albuminurie doit être étudiée à un triple point de vue.

Il faut établir : 1° *Sa cause productrice*; 2° *L'état individuel du sujet*; 3° *Le mode de fonctionnement de son rein.*

a. *Cause productrice.* — La cause productrice tout d'abord, est un facteur des plus importants. L'albuminurie fébrile par exemple, banale du fait de sa fréquence, ne possède pas dans toutes les diverses maladies infectieuses la même gravité : dans la scarlatine, dans la grippe, elle est en rapport avec des altérations rénales profondes et durables, capables d'évoluer dans le tiers des cas vers le mal de BRIGHT (TEISSIER) ou l'urémie. Quelques observations personnelles nous ont montré qu'il en est aussi de même dans la néphrite *a frigore*.

Au contraire dans la variole, le rhumatisme, elle n'a le plus souvent aucune gravité ; malgré son intensité, elle n'est habituellement en rapport qu'avec des lésions fugaces et superficielles, et l'état infectieux une fois atténué, sa disparition est rapide et définitive.

La diphtérie, l'infection puerpérale, la dothiénentérie s'accompagnent, selon les cas, d'une albuminurie rapidement curable ou qui tourne d'autres fois vers la chronicité.

Quant au pronostic des albuminuries liées à une intoxication ou une auto intoxication il varie essentiellement avec la nature du poison, la dose absorbée, la durée et l'origine de l'état diathésique, et même sa curabilité.

C'est ainsi, pour n'en prendre qu'un exemple, qu'une grande

différence est à établir au point de vue de la gravité entre l'albuminurie de la syphilis secondaire qui cède rapidement et définitivement à un traitement spécifique et l'albuminurie du tuberculeux qui traduit l'empoisonnement de tout l'organisme du
bacillaire en même temps que la faillite de ses reins.

De même encore chez les cardiaques, le pronostic de l'albuminurie observée dépend surtout de l'état du cœur. C'est dire
la valeur primordiale de la cause productrice au sujet de l'avenir des albuminuries.

b. *État individuel du sujet.* — *L'âge* avancé aggrave fortement le pronostic d'une albuminurie de quelque origine qu'elle
soit. Sans doute, chez quelques vieillards, elle peut être tolérée
pendant longtemps et l'état général peut rester satisfaisant
durant des années, mais il ne faut point s'attendre à la voir
rétrocéder, comme on peut l'espérer chez un adolescent. De plus
chez un homme âgé, la rupture de l'équilibre fonctionnel entre
l'organe lésé et l'organisme est plus facile que dans le jeune
âge et les causes de rupture de cet équilibre sont en même
temps plus nombreuses et plus actives (TALAMON). C'est dire la
gravité prochaine de l'albuminurie des gens âgés.

L'hérédité est aussi un facteur que l'on ne doit point négliger.

Nous avons vu qu'un enfant issu de parents albuminuriques
présente une « débilité rénale » toute particulière qui crée une
vulnérabilité toute spéciale du rein. Il en serait de même,
d'après TEISSIER, des arthritiques et des tuberculeux. Aussi
une enquête complète sur les antécédents d'un albuminurique
est-elle des plus utiles pour établir convenablement les chances
qu'il a de devenir brightique.

La *coexistence de troubles cardiaques, oculaires ou nerveux* a
de l'importance surtout au point de vue du pronostic immédiat
des albuminuries.

L'exagération de la tension artérielle, le bruit de galop,
l'hypertrophie cardiaque indiquent une albuminurie liée à des
lésions rénales définitives et incurables.

Bien que toujours liés à une inflammation très intense des
reins, les œdèmes généralisés et l'anasarque, au contraire, ne
signifient pas nécessairement que la néphrite est définitive. Ils

peuvent n'être que passagers ainsi que l'albuminurie qui les accompagne. C'est ce qu'on observe, par exemple, dans certains cas de néphrite rhumatismale ou de néphrite *a frigore*. Mais, bien plus souvent, leur apparition permet de dire que l'albuminurique est devenu un cardiaque et ils sont liés aussi bien à l'insuffisance du cœur qu'à celle des reins; c'est dire leur haute gravité. Il en est de même lorsqu'à l'albuminurie se surajoutent des convulsions, du délire, de la dyspnée, du coma.

Enfin, la céphalée, les troubles de la vue ou de l'ouïe, les troubles de la sensibilité, une anémie et un affaiblissement général s'associent fréquemment aussi à l'albuminurie. S'ils ne peuvent s'expliquer par l'état névropathique ou gastrique, l'artério-sclérose du sujet qui en est atteint, ils indiquent une insuffisance rénale partielle liée à des lésions rénales incurables.

c. *État des fonctions rénales*. — Toute albuminurie qui s'accompagne d'une large dépuration urinaire est d'un pronostic relativement bénin. Au contraire, l'oligurie associée à l'albuminurie est toujours d'une signification fâcheuse, car « le danger n'est pas dans ce qui passe, mais bien dans ce qui ne passe pas » (DIEULAFOY). Seulement, le volume des urines n'est pas le seul point à envisager, il faut tenir compte aussi dans une large mesure de leur teneur en sels, surtout en urée. Toute question de régime mise à part, une grosse albuminurie accompagnée d'azoturie est moins à redouter qu'une albuminurie légère qui s'associe à une diminution de l'excrétion totale des déchets urinaires habituels. Dans le premier cas, la densimétrie, l'épreuve du bleu, de l'iodure de potassium, de la glycosurie phloridzique, la cryoscopie, la recherche de la toxicité urinaire feraient vite voir que si le rein est irrité, il est encore largement perméable; elles montreraient que dans le second, il n'est déjà plus qu'un filtre insuffisant.

d. *Modalités de l'albuminurie*. — Les modalités de l'albuminurie ont aussi leur importance.

Une albuminurie passagère qui disparaît avec l'état infectieux ou l'intoxication qui lui a donné naissance est d'un pronostic bénin; si elle persiste, c'est que des lésions tout d'abord superficielles sont en train de devenir définitives.

Des albumines rétractiles et non-rétractiles nous ne dirons rien, sinon que ce sont des états liés à la teneur variable de l'urine en sels et à son acidité plus ou moins grande ; on ne saurait aujourd'hui en clinique leur attribuer aucune valeur.

Quant à l'importance pronostique de la sérinurie et de la globulinurie, elle est loin d'être rigoureusement déterminée ; cependant on admet que la sérine est prédominante dans les néphrites chroniques, tandis que la globuline se rencontre surtout dans les néphrites aiguës et les albuminuries transitoires des maladies infectieuses.

e. *Signification des cylindres et des éléments figurés du sang dans l'urine albumineuse.* — La signification des cylindres et des éléments figurés du sang dans l'urine albumineuse est mieux connue.

La présence de cylindres granuleux et colloïdes est en rapport avec une dégénérescence inflammatoire complète des tubes épithéliaux. Sont-ils abondants, opaques, volumineux, c'est que le processus inflammatoire est intense ; sont-ils clairs, transparents, étroits c'est que la lésion rénale commence à rétrocéder ou est passée à l'état chronique. Ils font défaut, le plus habituellement, quand l'albuminurie est lié à un processus purement cicatriciel (BARD).

Les globules rouges se montrent dans l'urine albumineuse chaque fois que le rein est fortement congestionné ; quant aux leucocytes ils témoignent par leur présence de l'existence ou de la persistance d'un travail phlegmasique au niveau du rein (ARNOZAN).

En définitive, pour établir le pronostic d'une albuminurie, le problème se ramène à savoir si elle est ou non liée à une lésion rénale et à connaître, la nature, l'étendue et la curabilité de cette lésion.

5° Traitement. — On devra en premier lieu s'occuper de l'affection causale ; on traitera l'estomac des albuminuriques dyspeptiques, on soumettra au régime spécifique les syphilitiques albuminuriques, on s'occupera de même de l'état général de l'albuminurique goutteux, de l'artério-scléreux ou du paludique, on arrivera souvent ainsi au succès.

Quant à modifier ou à faire disparaître l'albuminurie, liée à des lésions chroniques du rein, c'est une tâche ardue. On a sans doute proposé l'iodure de potassium, la trinitrine, le tanin, les bains tièdes, le calomel, les sels de strontiane et de calcium. Mais, si quelques-uns de ces médicaments abaissent passagèrement le taux de l'albumine, ils sont loin de guérir les lésions qui la déterminent.

Les eaux minérales de Vals, de Vichy, d'Évian, de Vittel, de Capvern, de Néris, de Saint-Nectaire, n'ont aussi qu'une action indirecte et si elles agissent parfois favorablement, ce n'est qu'en modifiant l'état gastrique, la diathèse goutteuse, la neurasthénie, la cachexie, cause ou compagne de l'albuminurie.

Quant aux médicaments si souvent utilisés au cours des albuminuries, la digitale, la caféine, le strophantus, la théobromine, les purgatifs, les émissions sanguines, ils ne doivent être mis en œuvre que pour prévenir une complication, relever un cœur défaillant, suppléer momentanément la dépuration urinaire insuffisante.

En définitive, réduire au minimum le travail du rein, être prêt à le secourir sitôt qu'il ne remplit plus sa tâche, diminuer autant que possible la production des poisons de l'organisme, tel sera le rôle du clinicien quand il ne peut combattre la cause même de l'albuminurie.

A cet effet le *régime lacté* lui sera d'un puissant secours.

Le lait est pour les albuminuriques à la fois un aliment et un médicament. Il réalise une asepsie intestinale relative et il fournit à l'organisme le minimum de substances toxiques ; par suite, il met le rein au repos. De plus, il est diurétique, et sous sa seule influence, on peut voir souvent rétrocéder les œdèmes, comme certains signes d'urémie. Malheureusement, son usage ne saurait être indéfini. A la longue, il détermine l'intolérance gastrique et des fermentations, capables de produire une augmentation au moins passagère de l'albuminurie. Celles-ci peuvent manquer, mais on voit survenir alors de l'anémie et de la faiblesse générale qui obligent tout aussi bien à en suspendre l'emploi.

C'est dire que si le régime lacté absolu fait merveille dans certains cas, il ne saurait être prescrit aveuglément à tous les albuminuriques.

Dans toutes les albuminuries liées à des néphrites aiguës ou à des poussées congestives, au cours d'un mal de Bright, dans les albuminuries gravidiques, dans certaines albuminuries fébriles et dans tous les cas où l'urémie est à redouter, on ne saurait s'en passer. Il est indispensable aussi bien que le repos au lit.

Par contre, dans les albuminuries anciennes, son emploi doit être rigoureusement gradué.

S'il peut y avoir avantage à faire prendre chaque jour 1 à 2 litres de lait, il faut redouter l'anémie qui résulte de son usage exclusif et craindre que l'organisme étant accoutumé à son emploi on ne se trouve définitivement désarmé au moment d'une poussée urémique. On instituera donc un *régime mixte*.

On donnera progressivement des pâtes alimentaires, du pain, du beurre, des fruits cuits, mais en surveillant le taux de l'albumine et en se tenant prêt à revenir au lacté absolu à la moindre menace d'urémie.

Puis, peu à peu, selon les cas, au bout de quelques jours ou de quelques semaines on permettra les potages maigres, les œufs, les viandes légères, l'agneau, la volaille, la tête et le ris de veau, les cervelles, les pieds de mouton, le porc frais (TEISSIER). Mais ce sont les légumes frais et les fruits pauvres en substances toxiques, puis les purées de pommes de terre, de pois, de lentilles, les compotes, les confitures que l'on autorisera de préférence.

L'alcool et les boissons fermentées, tous les mets riches en ptomaïnes, bœuf, charcuterie, viandes conservées et faisandées seront rigoureusement proscrits.

Il faut prévenir le malade que la moindre fantaisie sur ce point peut avoir des conséquences graves.

On interdira de même les épices, les sauces relevées, les fromages fermentés, les légumes acides, l'oseille, la tomate, les champignons, les asperges, les radis.

Le poisson qu'il est si difficile d'avoir très frais, sera aussi écarté et lorsque la guérison paraîtra prochaine, il ne sera essayé qu'avec précaution.

En résumé, dans le traitement des albuminuries, un double écueil est à éviter, d'une part les accidents urémiques, d'autre part l'anémie et la dépression des forces causée par le régime lacté. Une sage mesure est nécessaire ; ce n'est que par une surveillance constante de l'état général, du volume des urines et du taux de l'albumine que l'on arrivera à mettre ses malades à l'abri de ce double danger.

Tout albuminurique doit éviter le surmenage musculaire et cérébral, les refroidissements. Autant que possible, il vivra au grand air et facilitera les fonctions adjuvantes de la peau par des bains fréquents et de légères frictions.

Pourra-t-il se marier ? C'est là une question délicate que le médecin est souvent appelé à trancher. S'il s'agit d'albuminurie liée à une lésion rénale définitive, le doute n'est pas permis. Pour les femmes surtout, exposées à l'accouchement prématuré et à l'éclampsie, il faut s'abstenir ou surseoir. Mais, si l'on se trouve en présence d'une albuminurie résiduale ancienne compatible avec une perméabilité rénale parfaite et un excellent état général, on sera moins intransigeant, le mariage, la maternité, l'allaitement sont alors plus souvent incapables de déterminer des conséquences fâcheuses. Cependant , avant de se prononcer, il faut s'enquérir des conditions sociales du sujet, des soins qu'il pourra prendre, des précautions et du régime qu'il pourra observer. Tout cela est d'une importance extrême (Teissier) quand il s'agit de donner un conseil de cette gravité.

Une intervention chirurgicale peut-elle être pratiquée sans désavantage chez un albuminurique ? Ici encore l'albuminurie ne constitue pas à elle seule une contre-indication suffisante et il faut tenir compte avant tout de l'état du fonctionnement rénal. Toute opération pratiquée chez un sujet où il est insuffisant et qui présente, malgré le régime lacté, des signes d'intoxication urémique, sera à redouter ; elle pourra être avantageusement tentée dans le cas contraire (Mongour). Ces règles ne s'appliquent pas évidemment aux interventions qui ont pour

but de combattre l'albuminurie elle-même, ou d'arracher l'albuminurique à un danger immédiat.

ARTICLE II

ALBUMOSURIE

1° Définition. — On trouve parfois dans les urines une substance qui constitue une sorte d'intermédiaire entre les peptones
et les albumines proprement dites dont elle dérive par hydratation ; cette substance est l'albumose et sa présence dans l'urine
constitue l'*albumosurie*.

2° Étiologie et pathogénie. — L'albumosurie peut être
transitoire et légère ou au contraire abondante et continue.

Elle est transitoire et légère, quand elle survient au cours
d'une maladie infectieuse, d'une pneumonie (ROSTOSKI), d'une
fièvre typhoïde, d'une rougeole, d'une scarlatine, d'une diphtérie. Quand elle se montre au cours de ces diverses affections,
son intensité semble influencée par le degré même de la fièvre,
elle disparaît avec elle (SCHULTESS).

On l'observe aussi dans certains cas rares d'ulcère de l'estomac, de cancer, d'empoisonnement par le phosphore, d'ulcérations intestinales, de goutte, de néphrites, de tuberculose, de
syphilis, de maladies cutanées, de suppurations prolongées et
même à la suite de l'accouchement normal (HUGOUNENQ).

S'agit-il dans toutes ces affections d'albumosurie véritable ?
Aujourd'hui que les réactions chimiques sont plus précises, la
question mériterait certainement d'être revisée. On verrait peut-
être ainsi qu'albumosurie et peptonurie sont souvent prises l'une
pour l'autre.

Mais, à côté de cette première variété d'albumosurie fugace,
il en existe une seconde, celle-là abondante et continue. Les
observations en sont encore peu nombreuses, mais grâce aux
recherches complètes et très minutieuses qui en ont été faites
(BERTOYE), elle est aujourd'hui bien connue.

Elle n'est nullement liée à une altération du rein qui souvent reste sain, elle indique seulement la destruction lente et continue d'un tissu normal ou pathologique, surtout d'un organe hématopoïétique. C'est ainsi qu'elle a été signalée au cours de l'anémie pernicieuse progressive, de la lymphadénie surtout quand elle intéresse la moelle osseuse (ASKANAZY), des endothéliomes, des chondro-sarcomes des os, des ostéopathies syphilitiques (HUGOUNENQ). On l'a observée aussi dans le myxœdème et l'ostéomalacie (VON JACKSH, JOCHMANN et SCHUMM). Enfin, certaines affections osseuses tuberculeuses (VIDAL) sont aussi capables de lui donner naissance ; mais, les cas observés constituent alors de véritables raretés pathologiques.

C'est, en effet, presque toujours au cours d'une maladie toute spéciale, la *sarcomatose multiple des os* que l'albumosurie apparaît (HUPPERT et KAHLERS). Sa constatation est un signe précieux quand il s'agit de poser un diagnostic encore hésitant.

Affection de l'âge adulte, plus fréquente chez les syphilitiques dont la résistance organique est amoindrie, la sarcomatose multiple des os semble ne provoquer l'albumosurie que du fait de sa localisation sur la moelle osseuse. Elle manque effectivement dans tous les cas de sarcome n'intéressant pas les organes formateurs du sang (ROSIN). La lésion d'un organe hématopoïétique, de la moelle en particulier est un élément indispensable à l'apparition de la maladie de BENCE-JONES. Ce nom lui est donné parfois, en mémoire de l'auteur qui a rapporté le premier cas d'albumosurie vraie liée à la sarcomatose des os.

Les os les plus fréquemment intéressés sont les côtes, le sternum, les vertèbres, la clavicule, les omoplates, plus rarement les os pelviens, les os du crâne ou des membres. A la coupe, leur moelle semble infiltrée d'une multitude de petits nodules, de myélomes, dont les plus volumineux atteignent à peine la grosseur d'un pois ou d'une noix. D'autres fois, les granulations font défaut et c'est une infiltration diffuse qu'on observe. Dans les deux cas, la dégénérescence sarcomateuse ne tarde pas à gagner la substance osseuse elle-même et jusqu'au périoste.

Dans ces conditions, on comprend combien le segment osseux devient fragile et peu résistant.

Les lésions sarcomateuses restent cantonnées aux diverses portions du squelette et l'on n'a point encore observé de généralisations viscérales ; seuls, les autres organes hématopoïétiques, les ganglions lymphatiques et la rate sont parfois envahis.

3° Symptomatologie. — Nous étudierons successivement : 1° les *réactions des albumoses* ; 2° les *signes cliniques de l'albumosurie*.

a. *Réactions des albumoses*. — Selon la cause qui provoque son apparition, l'albumose se trouve dans les urines en proportions variables ; on peut n'en retirer que quelques centigrammes ou bien au contraire 2 grammes, 5 grammes, jusqu'à 70 grammes en vingt-quatre heures.

L'urine albumosurique ne contient souvent aucun autre élément anormal et, parmi les sels normaux, seuls les phosphates subissent une légère diminution. La perméabilité rénale est conservée et la dépuration urinaire reste ordinairement suffisante. C'est à la longue seulement, quand, à la sarcomatose se surajoute de la néphrite chronique qu'on peut voir apparaître de l'albuminurie et de la cylindrurie.

La réaction fondamentale qui permet d'établir la présence de l'albumose dans une urine est la précipitation de cette substance par une température de 65° environ, la solubilité plus ou moins complète à l'ébullition sans addition d'aucun réactif du précipité obtenu à une température inférieure (Patein), enfin la réapparition du précipité par le refroidissement (réaction de Bence-Jones).

Mais cette réaction soi-disant fondamentale peut manquer (Patein). Bien mieux, Chassevant la considère comme absolument fausse et A. Gautier admet que les albumoses ne sont pas coagulées par la chaleur, même en présence des sels neutres.

Il faut donc s'en rapporter à d'autres propriétés. En ajoutant à une urine albumosurique de l'acide azotique, on obtient un précipité soluble dans un excès de réactif ou d'alcool fort (Denigès). Par les réactifs d'Esbach, de Tanret on a aussi un précipité soluble à l'ébullition et reparaissant à froid (Patein). Cela le distingue de celui qu'on obtient en présence des albumines. Enfin, avec l'acide acétique, les albumoses ne précipitent ni à chaud, ni à froid (PATEIN).

Les peptones donnent aussi par les réactifs de TANRET et d'ESBACH un précipité soluble à chaud (DENIGÈS); il en est de même des alcaloïdes; mais le coagulum obtenu dans ce dernier cas est soluble dans l'alcool, tandis qu'il est insoluble s'il s'agit d'albumoses ou de peptones. Ces deux substances protéiques donnent la réaction du biuret, c'est-à-dire, que l'urine qui en contient, prend une belle coloration violacée ou rose si on la traite par un alcali et par le sulfate de cuivre ou mieux par la liqueur de FEHLING.

Pour différencier les albumoses des peptones on peut avoir recours à deux réactifs : Après avoir porté l'urine à l'ébullition et après l'avoir filtrée pour éliminer globuline et sérine ou bien on la traite à froid par une solution saturée de sulfate d'ammoniaque (KÜHNE, CHASSEVANT); on précipite ainsi les seules albumoses; ou bien on emploie le ferrocyanure de potassium (DENIGÈS), qui permet d'éliminer aussi les albumoses qu'on retient sur un filtre. Dans l'urine claire, l'addition de réactif de TANRET produit un nouveau coagulum s'il y avait en même temps des peptones; on peut encore y déceler leur présence, après élimination des albumoses, au moyen de la réaction du biuret (DEVOTO, HUGOUNENQ).

Il existe d'ailleurs diverses variétés d'albumoses : l'inconstance de leurs réactions l'indique nettement. Cette inconstance ne doit pas être attribuée seulement aux variations de composition des urines (MOITESSIER); elle s'explique par l'existence d'un grand nombre de substances qui, par leur composition, se rapprochent de plus en plus de la constitution même des albumines et constituent de véritables termes de passage (PATEIN). C'est ainsi que l'on a des albumoses nitro-solubles (TEISSIER) tout comme des albumines acéto-solubles. Certaines albumoses coagulent à 50°, d'autres à 60°, 65°, d'autres ne se coagulent pas du tout (GAUTIER, CHASSEVANT). De même, l'inégalité d'action du chlorure de sodium et de l'acide acétique a permis à KÜHNE et CHITTENDEN, de distinguer des proto, deutéro et hétéro-albumoses. Il existe donc toute une série d'intermédiaires entre les

albumoses vraies et les peptones, tout comme entre les albumoses et les albumines.

Mais Patein et Michel vont même plus loin et ils considèrent
que l'albumosurie n'est le plus souvent qu'une globulinurie spéciale. Elle revêtirait des propriétés particulières en raison de
la réaction trop acide ou alcaline ou de la pauvreté en chlorures
de l'urine éliminée.

Peut-être serait-il plus exact de dire avec Hugounenq qu'il
existe deux sortes d'albumosuries : « l'une où l'urine donne
la réaction caractéristique indiquée par Bence-Jones, elle est
rare, on n'en compte pas plus de 12 cas, elle s'accompagne des
lésions des os ; l'autre, plus fréquente, est due à la néphrite »,
cette dernière correspondrait aux nombreux cas d'albumosurie
transitoire que nous avons étudiés plus haut.

Disons en terminant cet exposé un peu ardu, qu'en agitant
certaines urines avec un tiers de leur volume d'éther, on obtient
dans certains cas un magma tellement épais à la surface du
tube où l'on fait l'essai, que l'on peut le retourner sans que
l'urine s'écoule. C'est la *réaction de Jacquemet*. On a voulu en
faire une des caractéristiques de l'albumosurie (Remlinger), il
n'en est rien. Cette réaction est le plus souvent négative dans
les cas d'albumosurie vraie liée à la sarcomatose multiple des
os. Par contre, elle est positive au cours d'une foule d'états
infectieux ou toxiques et sa recherche, si elle ne renseigne pas
sur la présence de l'albumose, peut être utile pour établir la
gravité d'une infection ou pour dépister un état infectieux
encore latent.

b. *Signes cliniques de l'albumosurie.* — L'albumosurie transitoire et légère peut être compatible avec un état général excellent et ne s'accompagner d'aucun autre symptôme que ceux de
l'infection ou de l'intoxication causale. L'albumosurie permanente s'accompagne de troubles graves qui ne tardent pas à la
faire reconnaître.

Sans doute, elle peut rester latente, ou être découverte par
hasard, elle constitue alors le premier signe de l'affection
osseuse qu'elle caractérise (Bradshaw). Plus souvent, elle
s'accompagne de douleurs violentes dont le siège varie avec la

localisation même du processus sarcomateux. Ces douleurs sont spontanées, constantes ; mais elles s'exagèrent aussi sous la pression des doigts ou à l'occasion des mouvements, ce qui arrive à condamner les malades à une immobilité complète.

Les côtes, le sternum, les os du bassin, les vertèbres, ou tout autre portion osseuse envahie peuvent être le siège de fractures spontanées. On observe souvent enfin des tuméfactions de volume variable, en rapport avec la progression de la dégénérescence myélomateuse.

La rate, les ganglions lymphatiques sont parfois aussi augmentés de volume et douloureux.

En proie à des souffrances constantes, les malheureux albumosuriques s'affaiblissent peu à peu, ils maigrissent, ils perdent l'appétit, ils pâlissent ; ils présentent enfin à la longue un état de dépression morale des plus pénibles qui accélère encore l'apparition de la cachexie finale.

En quelques mois, deux ans au plus, le dénouement fatal survient.

4° Traitement. — Nous avons vu le peu de gravité des albumosuries transitoires, elles disparaissent avec l'affection qui a provoqué leur apparition. Leur traitement sera purement étiologique.

Pour agir contre les albumosuries permanentes, contre la maladie de BENCE-JONES proprement dite on est plus embarrassé. La chirurgie ne saurait se rendre maîtresse de lésions médullaires diffuses et étendues à un grand nombre de segments osseux et les divers médicaments employés, l'iodure, l'arsenic sont à peu près inefficaces. On en est réduit à une thérapeutique purement symptomatique, rendue elle-même fort difficile par l'échec habituel des divers analgésiques tour à tour employés.

ARTICLE III

PEPTONURIE

1° Définition. — La *peptonurie* est caractérisée par la présence dans les urines de dérivés albuminoïdes spéciaux qu' prennent souvent naissance au sein même de l'organisme et auxquels on donne le nom de peptones.

2° Étiologie, pathogénie. — Sous l'action des sucs digestifs, les matières albuminoïdes fournies par l'alimentation se transforment en peptones, substances solubles et diffusibles, propres par conséquent à être absorbées. Mais au moment de leur passage au travers des muqueuses digestives, les peptones sont retransformées à nouveau en albumine assimilable (HOFMEISTER), si bien qu'on ne les retrouve plus dans le sang normal (WASSERMANN) ou seulement à l'état de traces.

La peptone injectée directement dans les veines d'un animal passe aussitôt dans ses urines; cela s'observe encore chez l'homme, sitôt que les peptones forcent la barrière gastro-intestinale et deviennent partie constituante du sang.

Cette double éventualité se produit dans quatre circonstances différentes et l'on doit successivement étudier les peptonuries entérogène, hépatogène, pyogène et hématogène.

a. *Les peptonuries entérogènes*. — Elles apparaissent chaque fois que l'épithélium gastro-intestinal est altéré au point de devenir incapable de transformer les peptones qui le traversent.

Celles-ci passent alors dans le sang, puis dans les urines. Ce passage est particulièrement facile quand il existe des lésions ulcéreuses comme dans la fièvre typhoïde, la dysenterie, la tuberculose intestinale, le cancer.

— D'autres fois, la peptonurie est en relation avec un excès de production dû, par exemple, à une alimentation carnée exclusive; ou bien, elle est liée à une mauvaise élaboration des sucs digestifs insuffisants, qui donnent naissance à des peptones incapables de se laisser modifier au moment de leur passage au travers de l'épithélium intestinal. Cela s'observe dans certaines ectasies gastriques.

b. *Les peptonuries hépatogènes* (SENATOR, BOUCHARD). — Quand le foie est altéré, l'assimilation des peptones devient plus difficile. Incomplètement transformées, elles ne sont plus arrêtées par la glande hépatique devenue insuffisante et elles apparaissent dans le sang et les urines. C'est ce qui existe parfois dans l'ictère grave, les cirrhoses, l'intoxication phosphorée, les hypertrophies hépatiques d'origines diverses.

c. *Les peptonuries pyogènes.* — Chaque fois qu'existe une surproduction et une destruction importante des leucocytes, la peptonurie apparaît (Von Jaksch, Hugounenq). Est-elle liée à leur désintégration ou à l'action peptogène des microbes (Bourreau) qui ont provoqué l'hyperleucocytose, c'est une question encore mal résolue. Retenons seulement qu'elle apparaît dans les diverses maladies suppuratives (Löbisch), au cours de la péritonite et de la pleurésie purulentes, dans le déclin des pneumonies fibrineuses, dans les méningites tuberculeuses et cérébro-spinales, au moment de la résorption des exsudats inflammatoires du rhumatisme articulaire aigu.

d. *Les peptonuries hématogènes.* — Dans ce chapitre on range la peptonurie des maladies infectieuses ou dyscrasiques, celle des fièvres éruptives graves, de la diphtérie, du scorbut, de la septicémie, de la phtisie (Le Noir). Elles s'observent encore dans les anémies graves, dans la grossesse s'il y a mort du fœtus (Köttnitz) et quelquefois même après l'accouchement normal. Enfin, on a noté leur apparition chez certains aliénés, chez quelques cancéreux (peptonurie histogène) et à la suite de simples injections de sérum antidiphtérique (Cattaneo). C'est dire la fréquence et la multiplicité des peptonuries. Mais, peut-être, à ce point de vue la question mériterait d'être revisée.

3° Symptômes. — La recherche des peptones est, en effet, délicate et les erreurs d'interprétation sont d'autant plus faciles que, sous l'action des bactéries, ces substances protéiques ne tardent pas à apparaître dans la plupart des urines albumineuses (Kühne, Hugounenq, Stadelman). Leur découverte n'a donc de valeur que si l'examen a porté sur des urines fraichement émises.

Rechercher les peptones dans une urine qui ne contient ni albumine, ni albumose est relativement aisé. Les peptones, en effet, ne sont coagulées ni par la chaleur, ni par l'acide azotique, ni par le ferrocyanure de potassium et l'acide acétique ; elles ne précipitent pas davantage par le sulfate de magnésie et le sulfate d'ammoniaque ou le chlorure de sodium et l'acide acétique : cela permet de les différencier des albumines et des albumoses. Mais elles sont coagulées à froid par l'alcool absolu et donnent avec les réactifs de Tanret et d'Esbach un louche ou un coagulum soluble à 80°. Ce précipité est à peu près insoluble dans l'alcool, mais il est soluble dans l'éther (YVON). Il se distingue, par conséquent, fort bien de celui que l'on obtient dans les mêmes conditions, si l'urine contient des alcaloïdes. De plus, ces derniers précipitent par le réactif de BOUCHARDAT (iodo-ioduré) qui est sans action sur les peptones.

Si l'urine à examiner renferme de l'albumine ou des albumoses, on doit tout d'abord éliminer la première par l'ébullition et l'acide trichloracétique ou métaphosphorique (DENIGÈS) et les secondes par le sulfate d'ammoniaque ou le ferrocyanure de potassium acétique (CHASSEVANT). C'est dans le liquide filtré seulement que l'on recherche les peptones. On utilise, dans ce but, le réactif de Tanret après s'être débarrassé du sulfate d'ammoniaque en faisant bouillir l'urine avec du carbonate de baryte. S'il y a des peptones on obtient un louche qui disparaît à chaud. On pourrait encore chercher à les déceler au moyen de la réaction de Piotrowski, dite *du biuret* (DENIGÈS). On met dans un tube à essai quelques cuillerées d'une solution de sulfate de cuivre à 1/100 additionnée de lessive de soude à 30 p. 00, puis on verse au-dessus une certaine quantité de l'urine à analyser. Au point de séparation des deux liquides on verrait se former s'il y avait des peptones un bel anneau rose pourpre. Mais cette réaction du biuret n'a de valeur que si l'urine a été complètement débarrassée auparavant de ses albumines ou de ses albumoses, car avec elles on obtiendrait aussi une coloration rouge violacée qui prêterait aisément à l'erreur.

Enfin, quelques gouttes du réactif de Millon (nitrate mercureux) ajoutées à une urine portée à 60° donnent en présence des peptones une belle coloration rouge.

La peptonurie, état essentiellement transitoire, ne comporte aucune description clinique ; elle n'est qu'un symptôme associé aux affections les plus diverses et les plus disparates.

Si son apparition est sans valeur pronostique spéciale, il faut pourtant reconnaître que sa recherche n'est pas sans utilité, en raison des services qu'elle peut fournir quand il s'agit de poser certains diagnostics délicats.

ARTICLE IV

HÉMATURIE

On dit qu'un malade est atteint d'*hématurie* lorsqu'il excrète une urine mêlée de sang.

1° Symptômes. — L'hématurie peut revêtir les allures les plus diverses. Tantôt l'urine émise est à peine teintée en rose pâle et la quantité de sang éliminé reste insignifiante ; tantôt, au contraire, le malade pisse du sang presque pur. Celui-ci peut être vermeil, ou seulement rouge sombre, d'autres fois il est noirâtre. En même temps, il peut y avoir excrétion de pus, de caillots, de calculs, de fragments de tumeurs. Le sang peut n'apparaître qu'au début ou à la fin de la miction, ou bien il teinte uniformément l'urine excrétée.

L'hématurie est parfois passagère, elle dure quelques heures, quelques jours, puis elle disparaît définitivement ; plus souvent, elle récidive à quelques semaines, quelques mois d'intervalle, ou bien elle est constante.

L'urine hématurique abandonnée à elle-même peut rester uniformément teintée en rouge, d'autres fois elle forme un dépôt ; elle s'éclaircit alors par le repos et dans le sédiment on retrouve les éléments sanguins qui coloraient l'urine à l'émission. Celle-ci est excrétée en quantité variable et l'on observe toutes les gammes depuis la polyurie de la tuberculose rénale, jusqu'à l'oligurie sanglante de la lithiase.

Si l'hématurie peut être spontanée et apparaître brusquement sans cause connue, il arrive souvent aussi qu'elle succède à une fatigue prolongée, qu'elle se montre au cours d'une maladie du système urinaire ou d'une affection générale. Elle peut alors s'installer progressivement et de façon insidieuse ou bien son début s'accompagne parfois de douleurs extrémement violentes dans les lombes, l'hypogastre, le périnée avec exacerbations sous l'influence de la miction.

On voit par cet exposé rapide, combien est riche la symptomatologie de l'hématurie. C'est en analysant minutieusement chacun de ces symptômes que le clinicien peut remonter jusqu'à la cause et établir quelle est l'origine du pissement de sang qu'il est appelé à observer.

2° Diagnostic des hématuries. — Il comporte la réponse à diverses questions. En présence d'une urine colorée il y a lieu tout d'abord de se demander *si la teinte observée est due à du sang*. Il faut ensuite établir *quel est l'organe qui saigne* et savoir *de quelle affection il est atteint*.

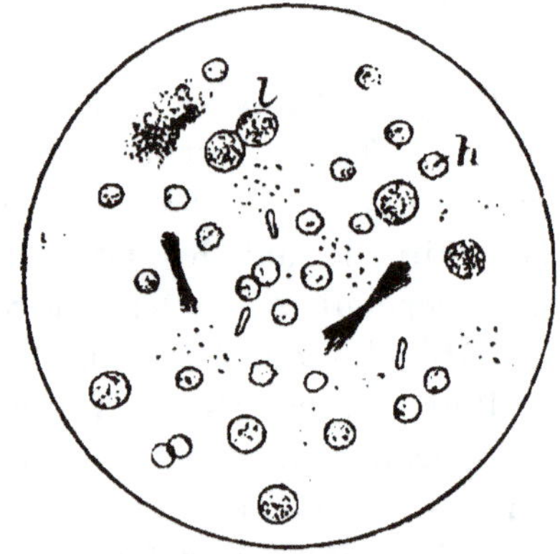

Fig. 29. — Urine hématurique.
l, leucocytes. — *h*, hématies.

A. Est-ce du sang ? — La première question qu'on doit se poser en présence d'une urine colorée en rouge ou en noir est celle de savoir si le sang provient bien du système urinaire. Chez la femme il peut être fourni par les règles, être consécutif à une lésion de la vulve, du vagin ou de l'utérus. Pour s'assurer de son origine, il peut être nécessaire de pratiquer le cathétérisme.

En second lieu, on doit se demander si l'on a bien affaire à du sang.

Certaines erreurs grossières peuvent se produire. On doit se souvenir, pour les éviter, que les urines sont riches en couleurs quand les malades prennent certains médicaments. On sait qu'il en est ainsi chez les sujets auxquels on a donné de la rhubarbe, du séné, du semen-contra, de l'acide phénique, du salol. On a signalé le même fait à la suite de l'administration du pyramidon : la coloration de l'urine peut varier dans ce dernier cas du rose saumon au rouge cerise, elle est due à l'élimination d'un produit de décomposition, l'acide rubazonique.

Un doute existe parfois en présence des urines contenant une

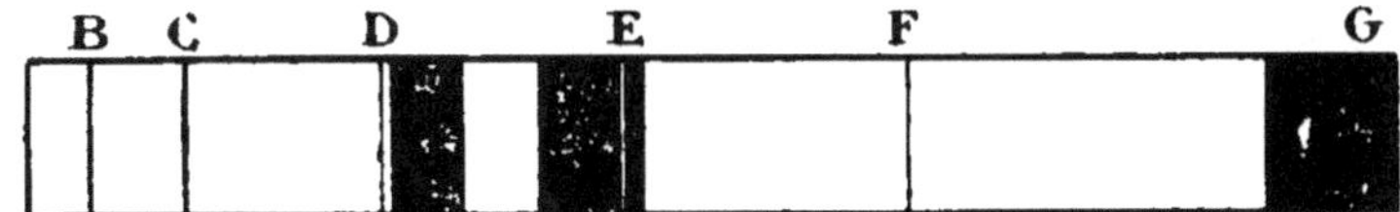

Fig. 30. — Spectre de l'oxyhémoglobine.

forte proportion d'acide urique et d'urates. Mais l'erreur est facile à établir, puisqu'il suffit de chauffer l'urine pour voir dis-

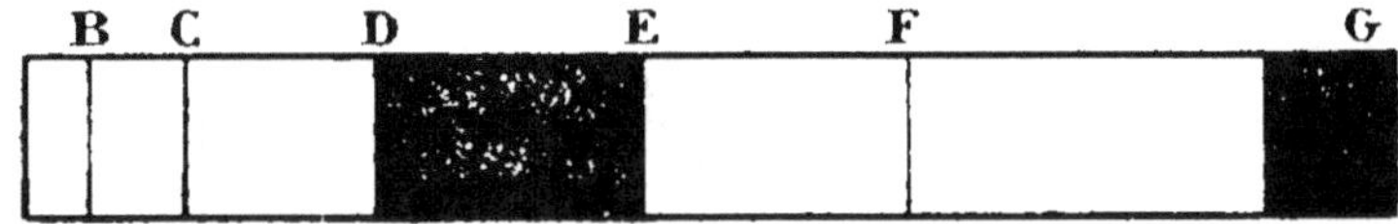

Fig. 31. — Spectre de l'hémoglobine réduite (bande de Stokes).

paraître sa couleur rougeâtre et réapparaître la limpidité normale.

Quand on a affaire à une hémoglobinurie, le problème est

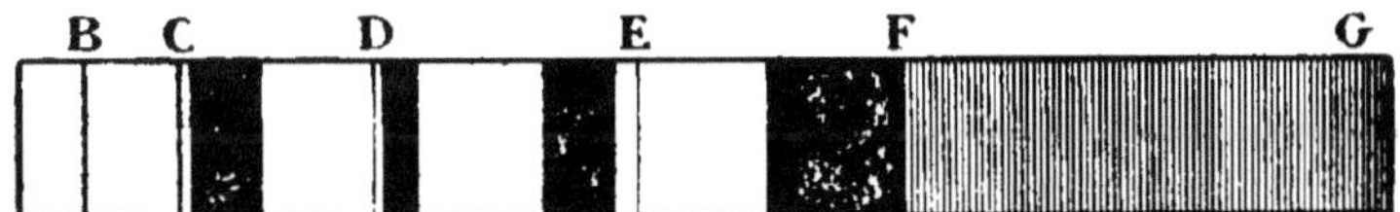

Fig. 32. — Spectre de la méthémoglobine en milieu acide.

plus délicat et l'on doit recourir à l'examen microscopique et spectroscopique pour reconnaître si l'urine contient des globules rouges ou seulement de l'hémoglobine.

Le problème est d'autant plus délicat, qu'après un séjour un peu prolongé au contact de l'urine, les hématies se déforment, prennent un aspect crénelé et laissent diffuser leur hémoglobine. Il devient alors souvent difficile de les reconnaître dans un dépôt où ils s'associent souvent aux éléments du pus.

C'est encore le microscope qui servira à établir l'absence de sang dans les urines noirâtres qu'émettent certains sujets atteints de sarcome mélanique.

Mais c'est le spectroscope qu'on utilisera pour différencier les urines sanglantes de celles qui sont colorées par les pigments biliaires et en particulier par l'urobiline.

En définitive, la constatation des bandes spectrales de l'hémoglobine et surtout, la présence de nombreux globules rouges observés dans le dépôt de l'urine examinée au microscope sont les deux moyens infaillibles pour affirmer l'existence de l'hématurie la plus minime.

Seulement, ces moyens ne sont pas à la portée de tous les praticiens et c'est pour éviter des manipulations délicates que M. SABRAZÈS a proposé un réactif qui est dans les mains de tous : l'eau oxygénée.

Si l'on ajoute à l'urine de l'eau oxygénée dans les proportions de dix gouttes pour dix centimètres cubes, on obtient une quantité de

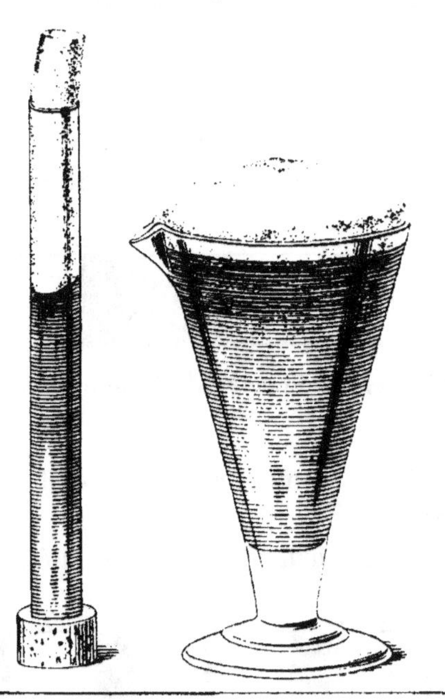

Fig. 33. — Réaction de Sabrazès.

mousse considérable, même si l'urine ne contient que des traces de sang. On doit cependant se souvenir que cette réaction essentiellement pratique n'est point spécifique. L'eau oxygénée est décomposée également quand elle est mise en présence d'une urine neutre et alcaline, d'une urine albumineuse ou purulente et d'une urine riche en oxydases indirectes (CARRIÈRE) comme cela se rencontre chez les brightiques, les tuberculeux aux deux premières périodes, les sujets atteints d'affections aiguës du poumon.

B. D'OÙ VIENT LE SANG ET QUELLE EST L'AFFECTION CAUSALE ? —

Le sang peut provenir de l'*urèthre*, de la *vessie* ou du *rein*. A ces hématuries liées aux affections les plus variées, il faut ajouter les *hématuries essentielles* et les *hématuries parasitaires*.

a. Le sang provient de l'urèthre. — Nous ne signalerons que pour mémoire, les hémorragies d'origine uréthrale. Elles n'ont d'intérêt qu'au point de vue du diagnostic différentiel, car elles n'entrent pas, à proprement parler, dans le chapitre des hématuries.

Elles sont, d'ailleurs, bien vite reconnues; il suffit de faire uriner le malade successivement dans trois verres, pour constater par cette épreuve classique que seul le premier jet d'urine est teinté de sang, le reste demeure incolore et témoigne ainsi de l'intégrité de la vessie et des reins.

Soit qu'elles succèdent à un traumatisme, à un cathétérisme maladroit, à une fracture du pubis, ou plus souvent à une blennorragie suraiguë, soit encore qu'elles soient consécutives à une injection caustique, les hémorragies uréthrales sont capables d'atteindre une certaine intensité.

Dans ces cas, il n'est pas rare de voir le sang s'écouler non seulement avec le premier jet d'urine, mais même encore dans l'intervalle des mictions. C'est un signe de plus, pour confirmer l'existence d'une hémorragie, provenant de lésions du canal.

b. Le sang provient de la vessie. — Lorsque l'hématurie a une origine vésicale, elle se présente en général avec une série de caractères qui lui donnent une physionomie toute spéciale : le sang est presque toujours rouge vif et l'urine uniformément teintée dès le début même de la miction; seulement au moment des dernières gouttes, la proportion du sang devient plus forte et il apparaît parfois du sang presque pur.

L'hématurie s'exagère chaque fois qu'interviennent des causes d'irritation vésicale, telles que palpation exploratrice, cathétérisme, lavages de vessie. Tous ces caractères joints à la formation rapide d'un dépôt sanglant et à l'éclaircissement consécutif de l'urine, suffisent le plus souvent à faire affirmer que le sang vient de la vessie.

Divers phénomènes douloureux concomitants, la pollakiurie, la pyurie, la polyurie, la rétention sont d'autres symptômes accessoires qui, dans bien des cas, peuvent avoir leur valeur.

Enfin, OTIS (de New-York) a signalé que la muqueuse vésicale altérée absorbe rapidement, à l'inverse de la muqueuse saine. On peut s'en assurer en injectant dans une vessie malade une solution d'iodure de potassium ; celui-ci passe aussitôt dans le sang et peut être décelé dans la salive au bout de dix à quinze minutes, quand il existe une lésion de la vessie. On a dans ce procédé, un moyen pratique d'établir l'existence d'une affection organique de la vessie et par suite de reconnaître le point de départ d'une hématurie.

Ces hématuries dont nous venons d'étudier les caractères particuliers peuvent être dues à des causes multiples.

Quand elles succèdent à un *traumatisme*, elles sont bien vite reconnues. L'émission d'urine sanglante après une chute, une plaie de l'hypogastre, une lithotritie permettent rapidement de les mettre sur le compte d'une lésion de la muqueuse vésicale ; c'est une simple question de commémoratifs.

Le diagnostic d'hématurie liée à la présence d'un *calcul* est également facile. Le sujet constate que toute fatigue, toute trépidation, tout séjour prolongé dans une voiture ou un wagon mal suspendu, tout exercice violent, provoque ou exagère le pissement de sang. Au contraire, le repos le calme et même le fait disparaître ainsi que les douleurs vésicales concomitantes. L'exploration de la vessie avec un cathététer métallique permet d'ailleurs de sentir le calcul et fournit le moyen d'établir de façon définitive quelle est la cause de l'hématurie observée.

Tout médecin doit se souvenir qu'une *décompression brusque de la vessie* est susceptible aussi d'entraîner une violente hématurie. Dans les cas de vieilles rétentions, où la vessie remonte parfois jusqu'à l'ombilic, il faut évacuer l'urine peu à peu, en plusieurs fois, si l'on veut éviter une hémorragie sérieuse et les phénomènes inflammatoires et infectieux qui si souvent l'accompagnent.

Dans l'*hypertrophie de la prostate*, en particulier, il est nécessaire d'agir graduellement « par soustractions successives, en s'inspirant pour la mise à sec de la vessie, du processus même de l'affection qui n'est arrivé que progressivement à la distension. »

Evacuation lente et aseptique, sont les deux conditions nécessaires pour prévenir l'hématurie ex vacuo et ses conséquences désastreuses.

Dans les *cystites*, l'hématurie s'accompagne de symptômes très spéciaux.

S'agit-il d'une *cystite du col*, les envies d'uriner sont incessantes et le rejet de la plus petite quantité d'urine s'accompagne de douleurs violentes, surtout au moment de l'apparition des premières et des dernières gouttes d'urine. C'est aussi à la fin de la miction; au moment où se produisent les dernières contractions vésicales que le sang apparaît. Existe-il au contraire une *cystite du corps*, le sang est mélangé à l'urine dès le début de la miction, il y a même pollakiurie que dans le cas précédent, mais la douleur est plus haute et siège à l'hypogastre. Dans les deux cas, l'hématurie apparaît sans cause et le repos n'a aucune influence sur sa production.

A-t-on affaire à une *cystite aiguë*, on observe au fond du bocal d'urine un dépôt glaireux très adhérent ; il est mêlé d'une multitude de petites stries sanglantes ou de caillots lamelleux qui lui donnent un aspect uniformément rouge.

Par contre, dans la *cystite subaiguë*, le dépôt est moins coloré, plus franchement purulent et plus jaunâtre, les stries sanglantes sont moins abondantes et moins fréquentes, les douleurs sont aussi moins vives et la pollakiurie moins impérieuse.

Enfin, dans la *cystite putride*, les urines ne sont plus rouges, mais noires, marc de café, en même temps qu'elles exhalent une forte odeur gangréneuse.

Dans les *tumeurs de la vessie*, qu'il s'agisse de papillomes ou de cancer, les symptômes fonctionnels font souvent défaut et une hématurie survenant sans cause est parfois le seul signe capable de faire soupçonner leur existence. Le repos tout comme les exercices violents sont sans influence sur ces hémorragies. Elles peuvent être inquiétantes du fait de leur abondance et de leur répétition : elles varient d'un jour à l'autre et sont essentiellement capricieuses ; souvent en effet, un malade rend de l'urine claire dans l'intervalle de deux mictions sanglantes. Le sang éliminé peut être noir, plus souvent il est rouge, il se dépose rapidement sitôt que l'urine est laissée au repos. Des caillots peuvent aussi être expulsés avec des fragments de tumeurs, ils sont capables de déterminer de la rétention d'urine par leur arrêt au niveau du col ou de l'urèthre.

La distention de la vessie, l'endoscopie, le cathétérisme explorateur combiné ou non au toucher rectal ou vaginal sont, dans le cas de tumeurs vésicales, de précieux moyens d'investigation ; mais ils déterminent une réapparition ou une exagération de l'hématurie. C'est là un accident d'une grande valeur diagnostique, mais qui peut revêtir une véritable gravité en raison de son intensité.

Les hématuries de la *tuberculose vésicale* surviennent comme les précédentes en pleine santé apparente, sans cause connue, elles disparaissent spontanément. Symptôme précoce, elles constituent « de véritables hémoptysies vésicales ». Pollakiurie, douleur, pyurie n'apparaissent que lorsque la cystite tuberculeuse est constituée. Mais, à ce moment, le doute n'est plus permis, surtout s'il s'agit d'un sujet jeune, présentant d'autres lésions bacillaires des organes génitaux ou du poumon.

A-t-on affaire à des *varices du col de la vessie*, le diagnostic est autrement épineux. C'est seulement la coexistence d'un varicocèle, de varices, d'hémorroïdes qui permet de soupçonner la cause de l'hématurie dont on constate l'existence.

Nous ne signalerons que pour mémoire, les hématuries en rapport avec des *lésions de la prostate*. Elles sont dues soit à un cathétérisme qui irrite une glande congestionnée et enflammée, soit à l'existence d'un abcès, d'une infiltration néoplasique ou tuberculeuse de la glande.

Les hémorragies prostatiques rappellent par leurs caractères les uréthrorragies ; mais lorsqu'elles sont particulièrement abondantes comme dans le cancer, le sang peut refluer jusque dans la vessie.

L'origine prostatique de l'hématurie sera établie, tant par les troubles fonctionnels, la dysurie, les douleurs irradiées, que par les symptômes généraux et surtout le toucher rectal.

c. *Le sang provient du rein*. — Il n'y a plus alors ni troubles de la miction, ni douleurs vésicales, et l'urine apparaît uniformément teintée durant les divers temps de son émission. Fait des plus importants, elle reste trouble, le sang ne se dépose pas sous l'influence du repos. Enfin, en raison de son séjour prolongé dans la vessie, il n'est plus franchement vermeil, mais presque toujours de teinte un peu sombre.

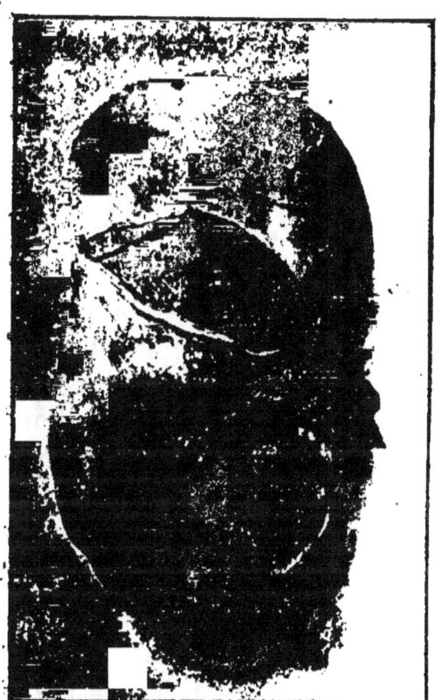

Fig. 34. — Rupture du rein ayant déterminé une importante hématurie.

Il existe d'ailleurs d'autres symptômes pour établir le diagnostic d'hématurie d'origine rénale. Ce sont d'abord les accalmies complètes de plusieurs semaines, rares, au cas de lésions vésicales, fréquentes au contraire quand le rein est intéressé.

Ce sont ensuite les brusques disparitions de l'hématurie suivies d'un prompt retour ; on doit les mettre sur le compte d'une oblitération momentanée de l'uretère du côté malade par un caillot. Celui-ci s'élimine au milieu de phénomènes douloureux qui peuvent rappeler la colique néphrétique ; sitôt qu'il arrive dans la vessie, le sang peut s'écouler à nouveau du rein qui saigne et l'hématurie reparaît.

Le malade peut aussi expulser avec ses urines ce caillot long de 15 à 20 centimètres. C'est pour le clinicien un signe de grosse importance. Il en est de même de l'élimination des cylindres hématiques ; ils sont constitués par des globules et de la fibrine. Leur présence dans les urines atteste, comme celle des caillots

uretéraux, qu'il faut rechercher dans le rein la cause de l'hématurie.

Les modifications de volume de l'organe, sa sensibilité à la
pression, les douleurs spontanées accusées dans la région lombaire sont d'autres symptômes qui servent à confirmer ou à
compléter le diagnostic.

Bien des affections peuvent s'accompagner d'hémorragies rénales.

Dans les *traumatismes* ayant intéressé le rein, elles sont habituelles. Tout de suite, ou seulement quelques jours après la
contusion causale, on voit apparaître du sang dans les urines.
L'oligurie, l'existence d'une vive douleur, d'une tumeur et
quelquefois d'une ecchymose lombaire tardive sont les signes
sur lesquels on s'appuie pour établir qu'il y a eu déchirure du
parenchyme rénal. La quantité de sang éliminé est essentiellement variable ; on a tous les intermédiaires depuis l'élimination
d'une urine légèrement rosée avec excrétion de quelques caillots
uretéraux, jusqu'aux grosses hémorragies qui s'accompagnent
de tous les signes d'une hémorragie interne et de la formation
de gros caillots dans la vessie.

L'hématurie est-elle liée à la présence de *calculs rénaux*, elle
est légère et fugace, elle apparaît sous l'influence d'une fatigue,
de la marche. elle disparaît au contraire assez bien par le repos,
comme les hématuries vésicales de même nature. Elle s'observe,
souvent d'ailleurs, au cours d'une crise de coliques néphrétiques
et c'est un élément de plus pour établir le diagnostic, surtout,
si la crise terminée, le malade expulse du gravier ou des
calculs.

Dans les *néphrites aiguës* consécutives au froid, à la pneumonie, à la fièvre typhoïde, à l'érysipèle, à la scarlatine, on voit
souvent du sang apparaître dans l'urine ; mais, il est rarement
en très grande abondance et sa présence est de peu de durée.
C'est parfois seulement par l'examen microscopique qu'on découvre l'existence d'une hématurie qu'on peut qualifier de
microscopique, puisque la quantité de sang épanché ne suffit
pas à teinter le liquide urinaire.

Si l'urine est quelquefois rosée ou franchement rouge, au

cours des néphrites aiguës, elle peut aussi se présenter avec la simple coloration de bouillon de bœuf : cette teinte peut n'apparaitre que pendant seulement quelques jours, d'autres fois elle a une durée de cinq à six semaines (Roi).

L'albuminurie concomitante, la diminution de l'urée et du volume des urines, les troubles visuels et les divers symptômes d'intoxication la font rapidement rapporter à sa véritable cause.

Il en est de même dans les *néphrites subaiguës et chroniques* où l'on peut voir encore, du sang apparaitre dans l'urine, à l'occasion d'une poussée congestive. Un coup de froid, un écart de régime, une maladie infectieuse intercurrente, l'application intempestive d'un vésicatoire ou l'administration de médicaments irritants pour le rein sont le point de départ d'hématuries souvent importantes. Quant à celles qui sont consécutives à la *stase veineuse*, comme dans les affections cardiaques ou aux *infarctus rénaux*, elles sont exceptionnelles et il suffit de les signaler.

Mais les hématuries n'apparaissent pas seulement au cours les lésions bien constituées du système urinaire, elles traduisent souvent aussi une *altération générale du sang*, une dyscrasie. C'est dans ce chapitre que nous rangeons les hématuries souvent violentes que l'on observe dans certaines formes graves de scarlatine, de rougeole, de variole, celles qui surviennent au cours de l'ictère grave, du typhus, de la peste, de la fièvre jaune et même de la fièvre typhoïde. Les leucémiques et les scorbutiques, surtout les enfants (LOWETT-MORSE) peuvent présenter le même symptôme ; il existe enfin chez certains hémophiliques, où il s'observe en l'absence de tout substratum anatomique (SENATOR, PEARSON).

On qualifie de formes hémorragiques, ces variétés morbides où l'on voit souvent apparaitre en même temps que des urines sanglantes, du purpura, des hématémèses, des hémorragies intestinales, des épistaxis rebelles, des stomatorragies.

Ce sont des états graves dont le pronostic est des plus sombres, car ils traduisent un état d'intoxication générale de tout l'organisme.

Selon la nature de l'affection, la cause même de l'hématurie varie ; mais, d'une façon générale, on peut admettre qu'elle relève, ainsi que les autres hémorragies qui l'accompagnent, d'une altération profonde dans la composition du sang.

Celle-ci est due quelquefois à la présence de microbes dans le torrent circulatoire, plus souvent elle résulte de la diffusion de nombreuses toxines et de la production au sein des organes et des tissus de puissantes leucomaïnes.

De l'action de tous ces poisons, résulte une inhibition des fonctions du système nerveux, des troubles vaso-moteurs, des modifications de la pression sanguine ; joints au pouvoir nécrosant de ces mêmes poisons, ils déterminent la rupture des parois vasculaires, les hémorragies rénales et autres.

d. *Hématuries essentielles.* — Mais, dans quelques cas, il n'existe au niveau du système urinaire aucune lésion apparente et l'on n'observe par ailleurs aucun trouble de la nutrition générale, ni aucune infection et cependant des hématuries se produisent ; on les qualifie alors d'*hématuries essentielles.*

Sabatier, Senator, Klemperer, Broca, mais surtout Lancereaux ont minutieusement étudié ces *hématuries sine materia.* D'après Lancereaux, on les observe de préférence à un âge avancé, chez des hémorroïdaires ou d'anciens rhumatisants ; pour Guthrie elles sont héréditaires le plus souvent et revêtent le type familial. Elles succèdent à une violente émotion ou à un refroidissement. Liées à des troubles vaso-moteurs, elles sont de durée variable, courtes et intermittentes, ou au contraire violentes et prolongées.

Quand c'est le rein qui saigne, les malades présentent de la douleur dans la région lombaire ; c'est l'hypogastre au contraire qu'on trouve sensible si le sang a son point de départ dans la vessie.

Mais ces symptômes douloureux peuvent faire défaut et il faut s'appuyer alors sur la présence de cylindres hématiques dans l'urine et sur les résultats de la cystoscopie pour déterminer quel est l'organe qui saigne, si c'est la vessie ou le rein.

Pour établir l'origine angionévrotique de ces hématuries, on se base sur le caractère névropathique des sujets, sur la courte durée des crises douloureuses, sur l'influence de la suggestion (KLEMPERER), sur la coexistence de phénomènes névralgiques, sur le dermographisme (POIJAKOFF), les migraines répétées, les divers troubles nerveux concomitants.

A vrai dire, le chapitre de ces hématuries dites essentielles tend à se limiter de plus en plus. Sans doute, on doit admettre qu'elles peuvent apparaître sous l'influence de troubles vaso-moteurs qui ont pour siège les vaisseaux du rein ou de la vessie ; ces troubles ont alors la même valeur que ceux qui déterminent les hémoptysies, les épistaxis, les hématémèses des hystériques (PICQUÉ et REBLAUD) ou qui succèdent à la suppression brusque d'un flux hémorroïdaire ou menstruel ; elles ont alors la *même valeur supplémentaire* (LANCEREAUX). GUYON a signalé encore certaines hématuries d'origine congestive, qui apparaissent durant la grossesse et disparaissent après l'allaitement.

Mais en dehors de ces quelques cas bien déterminés, la plupart des cliniciens (MALHERBE, LEGUEU, ALBARRAN, POUSSON, POIRIER, POTHERAT, G. MARCHAND, ISRAËL) tendent aujourd'hui à admettre que la majorité des hématuries qualifiées jusqu'ici d'essentielles, sont *en réalité liées à l'existence d'une lésion rénale.*

A vrai dire, cette lésion peut être minime et échapper à un simple examen fait au cours d'une intervention opératoire. Seul un examen microscopique systématique permettra parfois de découvrir un début de tuberculose rénale (ALBARRAN et ROUTIER) ou un léger degré de néphrite interstitielle dans un organe qu'un premier examen avait permis de qualifier de rein sain.

D'ailleurs la question des hématuries dans les néphrites est aujourd'hui mieux connue ; on sait qu'elles s'observent non seulement chez des sujets atteints de vulgaire mal de Bright, de néphrites chroniques diffuses, mais même dans certains cas de néphrites chroniques parcellaires (ALBARRAN). C'est alors surtout, qu'il est nécessaire de recourir à un examen microscopique minutieux, l'exploration macroscopique ne fournissant le plus souvent aucune explication de l'hématurie observéc. D'autre part, l'analyse d'urine n'indique rien d'anormal, ou bien c'est seulement à de très longs intervalles que l'on voit apparaître des traces d'albumine et quelques cylindres.

On comprend la tendance naturelle que l'on peut avoir à

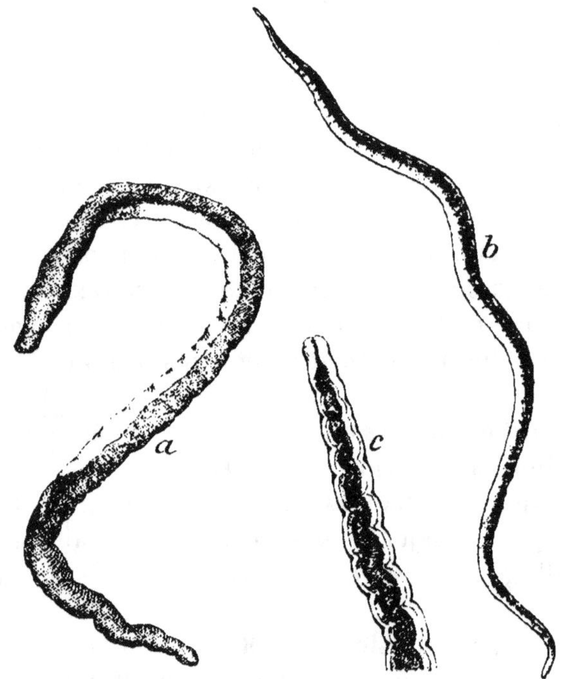

Fig. 35. — Bilharzia hématobia (d'après des préparations de M. le professeur de NABIAS).

a, Mâle. — b, Femelle. — c, Tête du parasite.

qualifier d'hématuries essentielles des hémorragies accompagnées de symptômes aussi minimes.

En définitive, on doit reconnaître qu'en dehors de quelques cas rares d'hématuries réflexes ou supplémentaires, les hématuries essentielles sont toujours sous la dépendance d'une lésion souvent minime, qui doit être minutieusement recherchée; c'est quelquefois un léger foyer de tuberculose rénale, c'est encore un petit noyau de néphrite parcellaire. Cette altération partielle de la substance des reins est incapable de déterminer directement l'hématurie, mais elle provoque par sa présence une série de troubles neuro-vasculaires qui déterminent les hémorragies (ALBARRAN).

e. *Hématuries parasitaires.* — Il existe enfin une dernière catégorie d'hématuries : ce sont les *hématuries parasitaires.* Elles

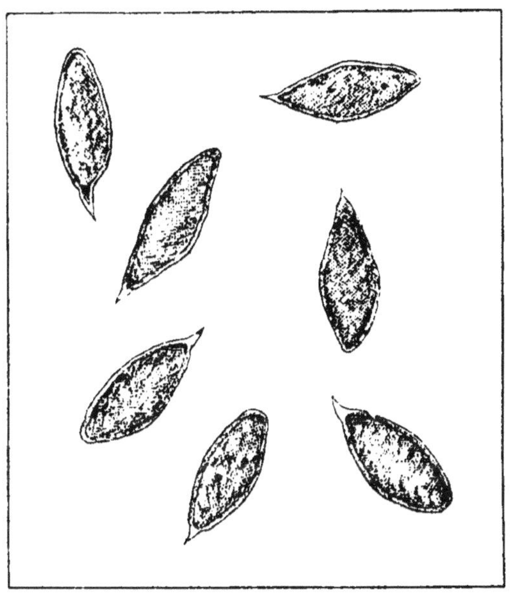

Fig. 36. — Œufs de Bilharzia.

ont pour lieu d'origine aussi bien le rein que la vessie et sont dues à la présence de la bilharzia hématobia, des filaires, du strongle géant. Selon la nature du parasite, elles revêtent une allure clinique différente.

α) La *bilharzia hématobia* (fig. 35) est un ver plat de l'ordre des distomes. Le mâle a 11 millimètres environ de longueur, il est arrondi et aplati sur son axe et il porte sa femelle dans une sorte de gouttière. Celle-ci, ténue comme un fil, mesure deux centimètres de long. Les parasites ont pour siège de prédilection les origines de la veine porte ; mais ils émigrent de là dans les divers viscères, où ils sont transportés mécaniquement par le cours du sang. C'est surtout dans les organes du petit bassin qu'on les trouve accumulés en raison des anastomoses du système porte avec les veines honteuses internes et les veines vésicales par l'intermédiaire du plexus de Santorini.

L'hématurie n'est pas le premier symptôme de l'envahissement du système urinaire par la bilharzia. Le malade commence par présenter de la pollakiurie, de la douleur au moment de la miction, des pollutions nocturnes. Finalement le sang apparaît.

Quand le rein est envahi, les hématuries sont fréquentes et de courte durée, leur origine rénale se traduit par une teinte uniformément rouge ou brune des urines; en même temps, les douleurs sont peu intenses, et le malade se plaint seulement d'une légère courbature lombaire. Exceptionnellement, apparaissent des crises douloureuses rappelant les coliques néphrétiques, elles sont dues à la progression de caillots uretéraux.

Au contraire, si les distomes se localisent sur la muqueuse vésicale, les douleurs sont constantes et intolérables. Le moindre effort, le moindre exercice, la plus légère exploration les exagèrent ainsi d'ailleurs que l'hématurie. Aussi, la miction est des plus pénibles surtout au moment des dernières contractions vésicales. C'est alors surtout que l'urine apparaît fortement teintée de sang. Il s'y mêle du pus, le jour où commence l'infection du système urinaire.

Le diagnostic est rendu facile par la présence des œufs éperonnés du parasite (voir fig. 36) dans le dépôt des urines sanglantes, et par la notion d'un séjour prolongé du malade en Egypte ou sur la côte orientale d'Afrique.

β) Les *microfilaires* (fig. 37), causes productrices de l'hématochylurie, paraissent avoir une double origine. Elles peuvent provenir d'une helminthiase intestinale spéciale qui s'accompagne de la migration dans le système circulatoire des embryons éclos (TEISSIER); plus fréquemment, elles dérivent d'une filaire adulte localisée en un point quelconque de l'appareil circulatoire. Mais, tandis que le parasite adulte, long de 8 à 15 centimètres, a un siège fixe, la filaire embryonnaire, au contraire, envahit peu à peu tout le système circulatoire; ses proportions sont bientôt assez considérables pour que dans la moindre gouttelette prélevée au niveau des téguments, on puisse observer des microfilaires nageant au milieu des globules. Cet examen doit être fait entre huit heures et dix heures du soir, seul moment où on les rencontre dans la circulation périphérique (MANSON).

La présence de la filaire dans les voies lymphatiques déter-

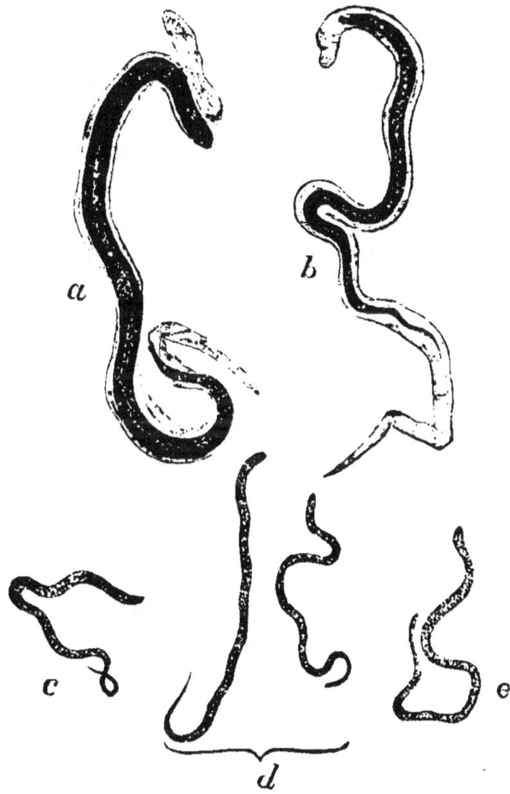

Fig. 37. — Microfilaires (d'après MANSON).

mine une dilatation extrême des chylifères abdominaux. Qu'un de ces vaisseaux dilatés se rompe au niveau des reins ou dans les parois de la vessie et l'on verra' apparaître l'hémato-chylurie.

L'observation d'une urine à la fois sanglante et graisseuse ne laisse aucun doute au sujet de la cause productrice de l'accès. Il suffit, du reste, d'examiner le dépôt obtenu par filtration de 200 à 500 grammes de l'urine émise (Le Dantec) pour y découvrir comme dans le sang des embryons de filaire encore vivants et très vivaces. Leur découverte impose le diagnostic. Mais il est établi le plus souvent en tenant compte seulement de la notion climatérique et de l'aspect tout spécial de l'urine.

Celui-ci est des plus variables, tantôt l'urine commence par être franchement rouge avant d'être lactescente, tantôt elle apparaît successivement sanglante, limpide ou hématochylurique au cours de la même journée ; enfin, elle peut être d'emblée blanche comme du lait et plus ou moins coagulable.

L'affection dure des semaines et des mois. Les accès se succèdent sans cause appréciable et leur multiplicité affaiblit peu à peu le malade. Ils ne cèdent le plus souvent qu'à un changement de résidence.

γ) Les hématuries dues au *strongle géant* ou au *pentastome denticulé* sont des raretés exceptionnelles qu'il suffit de signaler.

3° Pronostic. — L'hématurie n'est qu'un symptôme, c'est dire que sa gravité varie selon l'affection qui lui a donné naissance. Cependant, considérée en elle-même elle constitue parfois un danger immédiat pour la vie des malades, en raison de son abondance, de sa répétition ou de l'obturation des voies urinaires par des caillots fibrineux.

4° Traitement. — Il varie lui aussi essentiellement selon la cause de l'hématurie.

Contre les *hémorragies d'origine vésicale*, on instituera le repos, les grands lavements chauds, la diète hydrique, afin de diminuer le travail de la vessie. Si l'hématurie est rebelle, il faut recourir à l'ergotine, au chlorure de calcium, parfois même à un traitement local, à l'injection intra-vésicale d'une solution d'antipyrine de 1 à 2 p. 100 (Guyon). Mais ce n'est là qu'une médication d'urgence en quelque sorte et dès que l'affection causale est reconnue, c'est à elle-même que l'on doit s'adresser.

Dans le cas de calcul, on fait la lithotritie ou la taille hypogastrique; s'il existe une tumeur, on a recours selon sa nature et son étendue à l'extirpation, ou au simple traitement palliatif des hémorragies et des phénomènes douloureux. Celui-ci est constitué par les injections chaudes, la sonde à demeure et au besoin le drainage hypogastrique.

Enfin, pour combattre les hématuries de la tuberculose vésicale, il faut s'adresser aussi bien à l'état général qu'à la lésion locale. On tente de relever la résistance de l'organisme par le grand air, les bains salés, l'arsenic, les phosphates, la suralimentation, mais tout en évitant les mets et les formes médicamenteuses irritantes pour les voies urinaires; puis, on fait usage des injections modificatrices de sublimé, d'huile gaïacolée ou goménolée pour modifier l'état local.

Si l'hématurie est liée à une cystite aiguë ou chronique, on proscrit tous les aliments épicés et fermentés, toutes les boissons alcooliques et l'on fait usage des grands bains prolongés, des lavements laudanisés, quelquefois de la morphine. Puis, une fois la période aiguë passée, on utilise avec avantage les instillations modificatrices au nitrate d'argent ou les lavages répétés de la vessie.

Si le sang vient du rein et s'il apparaît sous l'influence d'une affection générale, on ne peut que maintenir le sujet au repos, le soumettre à la diète lactée et traiter la maladie causale. Les astringents, l'ergotine, les ventouses sèches, quelquefois les bains chauds ne sont que des adjuvants.

Quand l'hématurie est liée à la tuberculose, au cancer, à la lithiase et même à une néphrite chronique, la question d'une intervention chirurgicale se pose. Nous y reviendrons plus longuement à propos de chacune de ces affections (voir p. 424, 496).

Contre l'hématurie bilharzienne, on a utilisé avec avantage l'essence de térébenthine (WORTABEL) et l'extrait éthéré de fougère mâle, donné à faibles doses et pendant longtemps. Mais ce traitement doit s'accompagner d'un régime reconstituant et souvent d'un changement de climat. Les injections modificatrices et parfois la cystostomie sus-pubienne peuvent devenir nécessaires dans les cas de cystite parasitaire.

L'émigration vers les pays tempérés, une médication reconstituante, le fer, le quinquina, l'iode, les bains de mer, une bonne alimentation sont aussi la base du traitement de l'hématochylurie.

Les parasiticides sont ici à peu près sans effet et les injections astringentes intra-vésicales ne sont utiles que de façon passagère pour se rendre maitre d'une hématurie persistante.

ARTICLE V

LES HÉMOGLOBINURIES

1° Définition et pathogénie. — L'hémoglobine, substance albuminoïde riche en fer, fait partie intégrante des globules rouges ; elle leur permet de fixer l'oxygène qu'ils rencontrent au niveau des poumons et de le transporter jusque dans l'intimité des tissus. Elle existe encore dans les muscles striés et leur donne le moyen d'accumuler sous forme d'oxyhémoglobine l'oxygène qui leur est nécessaire pendant le temps de leur contraction. A ce moment, en effet, la circulation locale est interrompue et l'action musculaire ne peut être continue que grâce à la provision d'oxygène que le muscle se fournit alors à lui-même (M. DUVAL).

A l'état normal, l'hémoglobine reste intimement unie au stroma globulaire ou à la fibre musculaire et elle se borne à subir des variations de forme dues au chargement intermittent ou à la réduction de l'oxygène qu'elle transporte. Mais, dans certaines conditions pathologiques spéciales, hématies et fibrilles musculaires acquièrent une fragilité morbide toute particulière. Sous l'influence de la moindre cause, elles se désagrègent ou laissent diffuser dans le sérum ambiant leur hémoglobine. Les phénomènes consécutifs observés sont variables, selon que celle-ci provient des globules rouges ou des muscles.

Dans le premier cas, le sérum chargé d'hémoglobine dissoute prend une teinte rose ou rouge cerise et les hématies privées de leur pigment vont se fixer dans la rate où elles se détruisent. Tant que la proportion des globules rouges décomposés ne dépasse pas 1,57° (J. CAMUS), l'hémoglobine mise en liberté est arrêtée par le foie ; elle y est décomposée et s'élimine ensuite par les voies hépatiques, sous forme de pigments biliaires. Mais sitôt que la proportion précédente est dépassée et surtout si la destruction globulaire est rapide, le foie est débordé et le rein doit intervenir à son tour pour aider à l'élimination. On voit alors apparaître de l'hémoglobine dans les urines, ce que l'on traduit en disant qu'il y a *hémoglobinurie.*

Dans le second cas, quand l'hémoglobine mise en liberté a une origine musculaire, l'hémoglobinémie observée est toujours, au contraire, extrêmement légère, si bien qu'il n'existe le plus souvent aucune coloration du sérum ou bien à peine une teinte légèrement rosée de celui-ci : et pourtant, malgré cette diffusion si faible qu'elle n'est souvent perceptible que par le spectroscope, on note l'existence de l'hémoglobinurie. C'est que, à l'inverse de l'hémoglobine globulaire, l'hémoglobine d'origine musculaire traverse le rein avec la plus grande facilité et celui-ci semble même jouer à son égard le rôle d'un véritable condensateur [1].

Enfin, l'hémoglobinurie peut être indépendante de tout état de fragilité globulaire ou musculaire et s'observer sans hémoglobinémie, c'est-à-dire sans qu'on relève l'existence d'hémoglobine dans le plasma sanguin. Dans ce cas, l'hémoglobinurie reconnaît une cause purement urinaire. Son mécanisme est alors facile à saisir. L'urine se comporte, en effet, à l'égard des globules rouges comme une véritable solution saline de pouvoir isotonique variable. Or, on sait que des hématies mêlées à une solution dont le pouvoir isotonique est semblable à celui du sang, n'y subissent aucune modification appréciable et peuvent s'y conserver fort longtemps. Il n'en est plus de même si la concentration saline est différente en plus ou en moins (HAMBURGER) : dans une solution hypertonique, les globules perdent de leur eau et se ratatinent ; dans une solution hypotonique, ils se gonflent et se détruisent rapidement en laissant diffuser leur hémoglobine. On comprend, d'après ces données, que l'urine,

---

[1] JEAN CAMUS, *Les hémoglobinuries* (étude pathogénique), Thèse de Paris, 1903.

selon sa teneur en substances salines, ait une action différente
à l'égard des globules rouges qui y sont déversés : suivant que
son pouvoir isotonique est égal, supérieur ou inférieur à celui du
sang, elle ne produit aucune déformation, ou bien elle amène le
racornissement ou même la destruction complète avec diffusion
de l'hémoglobine des hématies qui y sont déversées (J. CAMUS).

Ces quelques faits expliquent fort bien le mode de production
des « hémoglobinuries urinaires ». Ce qui est facilement réalisé
in vitro s'observe aussi *in vivo* : qu'une hématurie survienne
chez un malade dont les urines sont suffisamment concentrées,
les globules rouges qu'elle fournit se conserveront fort bien et
se reconnaîtront facilement au microscope. Mais que cette même
hématurie se produise chez un malade dont les urines sont hypo-
toniques, les hématies à peine sorties des vaisseaux se désa-
grégeront et laisseront diffuser leur hémoglobine. On chercherait
vainement à en découvrir encore quelques-unes dans cette urine
qui a pourtant toutes les apparences d'une urine sanglante. Il
est facile, chez le même hématurique, de réaliser successivement
cette conservation ou cette destruction des éléments du sang
excrétés avec les urines. Il suffit pour cela, comme l'a fait
J. CAMUS, de modifier les conditions du régime. En faisant
absorber au malade une certaine quantité de chlorure de sodium
si son urine est hypotonique; en la diluant par des boissons
abondantes, si elle est hypertonique, on transforme à volonté
une hémoglobinurie urinaire en hématurie et une hématurie en
hémoglobinurie.

On comprend ainsi maintenant pourquoi dans cette variété
d'hémoglobinurie, on rechercherait vainement l'existence d'une
hémoglobinémie concomitante. Il ne s'agit plus ici de susceptibilité, d'altérabilité spéciale des éléments du sang, il n'est
plus question que du degré de concentration, de l'isotonie des
urines, où tombent des hématies normales.

En définitive, il existe trois grandes classes d'hémoglobinuries : 1° les *hémoglobinuries globulaires ou sanguines;* 2° les
hémoglobinuries musculaires; 3° les *hémoglobinuries urinaires.*

Il nous reste maintenant à étudier les causes qui interviennent dans la production de chacune de ces trois variétés.

2° Étiologie générale des hémoglobinuries. — Nous étudierons successivement chacune d'entre elles :

A. HÉMOGLOBINURIE GLOBULAIRE OU SANGUINE. — Tous les agents capables de détruire les hématies ou seulement de diminuer leur force de résistance, doivent être comptés au nombre des causes susceptibles de déterminer l'hémoglobinurie globulaire.

Certaines infections et quelques maladies parasitaires constituent à ce point de vue un facteur fort important.

Depuis les travaux de KELSCH et KIENER, BOISSON, RENDU et POULAIN, on connaît bien les rapports de l'hémoglobinurie et du *paludisme;* mais on n'en demeure pas moins incertain au sujet de son mode d'action. Sans doute, la fièvre bilieuse hémoglobinurique est spéciale aux pays à malaria, elle se montre le plus souvent chez des sujets minés par les fièvres intermittentes et l'on doit admettre que, dans quelques cas, elle puisse résulter de l'action directe des hématozoaires de LAVERAN sur les globules rouges. Cette destruction des hématies aboutirait alors d'autant plus facilement à l'hémoglobinurie que la rate, le foie, la moelle osseuse, déjà en état d'insuffisance fonctionnelle, se trouvent rapidement débordés (BOISSON). Dans cette variété d'hémoglobinurie véritablement palustre, on peut s'expliquer les bons résultats obtenus parfois par la quinine (KARAMITSAS, MOFFAT, BACELLI, WOLDERT).

Mais souvent aussi, la fièvre bilieuse hémoglobinurique survient chez des sujets qui n'ont jamais eu d'accès palustres (VÉDY); ou bien, même chez les vieux paludéens en proie à des poussées hémoglobinuriques, la recherche des hématozoaires de LAVERAN reste négative (HYMANS, VINCENT, VAN DEN BERGH). Dans ces conditions, on ne saurait attribuer à l'hématozoaire un pouvoir auquel il est étranger.

Sans doute, les accès palustres ont souvent un rôle favorisant important (PAILLOZ); ils déterminent une susceptibilité spéciale des hématies; mais ils ne suffisent pas à créer à eux seuls la fièvre bilieuse hémoglobinurique.

On a accusé la *quinine* de jouer ce rôle complémentaire et d'occasionner brusquement cette décomposition des globules rouges rendus fragiles par l'action antérieure d'hématozoaires qui ont définitivement disparu (TOMASELLI, STEGALL, KOCH, PLEHN, PERRY, OTTO, MURRI). Loin d'être utile, comme précédemment, pour combattre la fièvre bilieuse hémoglobinurique, on comprend que son emploi soit alors à redouter (VÉDY, CARDAMATIS), surtout au moment des poussées paroxystiques. Il y a là une question d'opportunité thérapeutique parfois fort délicate à résoudre.

Mais le paludisme et la quinine ne sont pas les seuls facteurs à invoquer et les crises de fièvre bilieuse hémoglobinurique peuvent aussi survenir sans cause apparente. Cela s'explique si on considère, avec certains cliniciens, la fièvre hémoglobinurique comme la conséquence d'une *infection spéciale*, indépendante de la malaria et dont l'agent pathogène serait encore à déterminer. Cette infection serait-elle spécifique ou banale, c'est ce qu'il est encore difficile d'indiquer. Pourtant, il semble bien que des microbes et des toxines de natures très diverses soient à la fois susceptibles de produire l'hémoglobinémie et l'hémoglobinurie. Au cours de la fièvre bilieuse hémoglobinurique, YERSIN a en effet, trouvé dans le sang du coli-bacille et dans plusieurs cas d'hémoglobinuries observées dans nos climats, on a retrouvé dans le sang du proteus vulgaris (LION) et du bactérium mégathérium (TODD). Enfin chez le bétail, ALI KROGIUS et VAN HELLENS ont observé une hémoglobinurie contagieuse qui semble due à des parasites spéciaux des globules rouges voisins des plasmodies de la malaria.

Pour ajouter encore à cette diversité des causes d'hémoglobinuries, nous rappelons qu'on en a signalé divers cas au cours de la scarlatine, de la pneumonie (ROBIN), du tétanos (WAGNER), de la fièvre typhoïde (NAUNYN et VOGEL, MUSSER et KELLY), de la granulie (BACALOGLU), du rhumatisme.

Quant à la *syphilis*, acquise ou héréditaire (MURRI, COURTOIS-SUFFIT, COMBY, LEGENDRE, CALCAGNO), elle possède un pouvoir prédisposant non moins important que le paludisme et dans la plupart des cas d'hémoglobinurie observés dans nos climats, on la retrouve dans les antécédents des malades.

A côté des infections, il y a lieu de signaler encore certaines *auto-intoxications* comme causes éventuelles de l'hémoglobinurie. On a signalé à ce point de vue le rôle de la grossesse (BRAUER), des troubles hépatiques (GILBERT et LEREBOULLET), de l'ictère grave.

Mais les infections et intoxications que nous venons de signaler créent seulement la prédisposition, la faiblesse globulaire nécessaire pour la production de l'hémoglobinurie et il est presque toujours besoin d'une cause surajoutée, si légère soit-elle, pour faire apparaître la crise. Il suffira souvent d'une émotion, d'une marche forcée, d'un surmenage, d'un simple *refroidissement*. Cette dernière cause est tellement importante et tellement fréquente, qu'elle a même permis de constituer un groupe spécial, une classe à part d'hémoglobinuries : les *hémoglobinuries a frigore.*

Ajoutons que pour certains auteurs, ROBIN, TROUSSAINT, LE DANTEC, la nature des infections causales est indifférente, le seul point important est constitué par les *troubles nutritifs* auxquels elles donnent toutes naissance. Paludisme, syphilis, infections de toute sorte et auto-intoxications de toute nature aboutiraient à la même conséquence : l'hypotonie du plasma sanguin. Tenues en suspension dans un liquide de densité affaiblie en raison de ses pertes salines importantes, les hématies seraient à l'état d'équilibre instable et laisseraient diffuser leur hémoglobine sous l'influence de la cause occasionnelle la plus légère. Il se produirait en quelque sorte un phénomène analogue à celui que nous avons signalé plus haut et qu'on observe quand on met du sang dans une solution hypotonique. Nous verrons que les résultats thérapeutiques obtenus en se basant sur cette théorie pathogénique semblent démontrer qu'elle contient une part importante de vérité.

Enfin, on observe l'hémoglobinurie dans toutes les *intoxications* déterminées par des poisons cythémolitiques, à action directe sur les hématies. Ces intoxications sont rarement rencontrées en pratique, mais elles sont faciles à réaliser au point de vue expérimental ; elles permettent de saisir en quelque sorte sur le vif les divers phénomènes de l'hémoglobinurie globulaire. La désintégration des hématies, l'accumulation de leurs débris dans la rate qui s'hypertrophie pour les détruire (PONFICK), la diffusion de l'hémoglobine dans le plasma qui devient rose ou rouge, laqué, sont les premiers phénomènes observés. Dans un second temps, il y a accumulation dans le foie de l'hémoglobine mise en liberté, puis transformation de celle-ci en pigments biliaires ; l'abondance de leur production peut être telle, qu'il en résulte un ictère pléiochromique par rétention canaliculaire. Enfin, sitôt que la proportion des globules rouges détruits dépasse 1/57, le rein intervient à son tour pour suppléer le foie débordé, les cellules et la lumière des tubuli s'encombrent de pigments présentant toutes les réactions du fer et l'hémoglobinurie apparaît.

Nous ne ferons que signaler ces divers poisons dont le mode d'action est fort rapproché et qui, selon les cas, sont ingérés ou administrés par les voies gastriques, rectales, respiratoires, sous-cutanées ou intra-veineuses. Ce sont les acides pyrogallique et phénique, les acides chlorhydrique et sulfurique, l'hydrogène arsénié, le sulfonal, le chlorate de potasse, le gaz d'éclairage (STEMPEL), le phosphore, le naphtol, l'hydrogène sulfuré, l'huile d'aniline, le toluène-diamine, les nitrites et les vapeurs nitreuses, certains venins de serpents et certains poisons fournis par les champignons. Chez l'animal on a pu encore reproduire l'hémoglobinurie par des injections sous-cutanées d'éther, de glycérine (SYLVESTRINI), d'acides biliaires, d'eau distillée. De plus, des recherches faites dans ces dernières années ont démontré qu'il existait de véritables sérums hémolysants ; le sérum d'anguille, le sérum provenant d'une espèce différente exercent une action destructrice importante à l'égard des hématies de l'animal en expérience. Leur injection en proportion suffisante est capable de déterminer aussi de l'hémoglobinurie. Dans ce même ordre de faits, on doit ranger les cas d'hémoglobinurie observés jadis à la suite de la transfusion (PONFICK, RIBBERT) et ceux qu'ont signalés KOBER et MICHAELIS au cours de la résorption rapide de larges foyers hémorragiques.

B. HÉMOGLOBINURIES MUSCULAIRES. — Elles sont encore mal connues au point de vue étiologique. Nous avons dit plus haut qu'indépendantes de toute lésion des globules rouges, elles sont dues au passage de l'hémoglobine propre du muscle au travers du rein, celui-ci constituant à son égard le rôle d'un véritable filtre électif.

Expérimentalement, elles sont faciles à reproduire; il suffit pour cela d'injecter à un animal une petite quantité de suc musculaire ou mieux, de provoquer chez lui des lésions des fibres musculaires par l'injection interstitielle de substances irritantes pour elles, telles que l'eau distillée ou la glycérine (J. CAMUS). Mais, chez l'homme. les conditions dans lesquelles elles s'observent sont assez mal déterminées. Pourtant, il semble bien qu'un certain nombre d'hémoglobinuries a frigore soient des hémoglobinuries musculaires. D'après J. CAMUS, le tremblement qui accompagne l'accès d'hémoglobinurie est un acte de défense de l'organisme pour lutter contre le froid et produire de la chaleur au moyen du travail musculaire. Celui-ci, dans les cas de frissons intenses et prolongés, s'accompagnerait de diffusion d'hémoglobine et d'hémoglobinurie. Cette origine musculaire de certaines hémoglobinuries a frigore expliquerait comment le sérum peut n'être point toujours nettement rouge et comment l'hémoglobinémie n'est souvent perceptible qu'au spectroscope. Nous en avons dit plus haut les raisons.

Ces constatations sont beaucoup plus nettes et plus précises encore chez le cheval. Chez lui, l'hémoglobinurie liée aussi à l'action du froid ou de la fatigue musculaire, s'accompagne de contractures, de paralysies et même d'atrophie musculaire et le sérum apparaît encore à peine teinté par l'hémoglobine musculaire diffusée.

C. HÉMOGLOBINURIES URINAIRES. — Nous n'insisterons pas sur les conditions de leur production, nous ne pourrions que faire ressortir ici la nécessité, pour provoquer leur apparition, d'une faible concentration des urines au cours d'une hématurie et l'importance de l'action globulicide de certaines substances urinaires. Au nombre de celles-ci, VAN ROSSEM plaçait jadis les oxalates et il admettait que c'était à leur action dissolvante qu'on devait attribuer la transformation dans la vessie d'une

hématurie en hémoglobinurie. Mais, les oxalates font souvent
défaut et le rôle prépondérant dans la production des phénomènes hémolytiques revient alors certainement au faible pouvoir isotonique des urines. Pourtant, une certaine action destructrice ne saurait être refusée aux oxalates, aussi bien qu'au
carbonate d'ammoniaque, à la créatine (CUFFER et REGNARD),
au phosphate acide de soude et à l'acide hippurique (J. CAMUS).

3° Symptômes cliniques. — Nous indiquerons tout d'abord
les *signes généraux* de l'hémoglobinurie. Nous décrirons ensuite
l'*accès de fièvre bilieuse hémoglobinurique* et l'*accès d'hémoglobinurie dite essentielle*.

a. *Signes généraux*. — Les hémoglobinuries sont essentiellement caractérisées par les propriétés spéciales que présentent
les urines. Celles-ci prennent, selon les cas et l'intensité des
accès une *teinte* qui va du rose ou du rouge cerise au noir de
suie ou à la couleur vin de Porto. Cette coloration pourrait faire
penser à l'existence d'une vulgaire hématurie et il est nécessaire,
pour faire une différenciation certaine, de procéder à un examen
microscopique. Les urines hémoglobinuriques présentent, en
effet, comme les urines hématuriques tous les *caractères spec-
troscopiques* de l'oxyhémoglobine, parfois aussi de la méthémoglobine ou de l'hématine. Mais, ces diverses réactions ne permettent par elles-mêmes aucun diagnostic précis. Seule, la
recherche des globules rouges dans l'urine incriminée permet
de trancher la difficulté. Abondants, quoique plus ou moins
déformés dans l'urine hématurique, ils font totalement défaut
dans les cas d'hémoglobinurie et dans le dépôt de l'urine centrifugée ou laissée au repos, on ne trouve alors que quelques
granulations colorées et parfois des cylindres brunâtres de pigment.

Les urines hémoglobinuriques sont en *quantité* variable ; le
plus souvent elles sont peu abondantes et même, durant quelques
heures, il peut exister une véritable anurie. Celle-ci s'explique
facilement si l'on examine des coupes de rein d'un sujet mort
au cours d'un accès d'hémoglobinurie à forme urémique. A
l'inverse des glomérules, des tubes droits et collecteurs qui ne

contiennent point de pigments, les épithéliums des tubes contournés et de la branche ascendante de HENLE en sont comme gorgés, au point que tous les détails de leur structure et même leurs noyaux se trouvent masqués. La lumière des tubuli peut même disparaître par suite de l'accumulation à son niveau des exsudats cellulaires et des éléments pigmentaires donnant les diverses réactions du fer. Cet encombrement vraiment extrême donne la raison de l'arrêt subit et complet des fonctions éliminatrices du rein, de l'anurie parfois observée. Mais, le plus souvent, tout se borne à de l'oligurie passagère et à une *albuminurie* d'intensité variable qui traduit l'irritation de l'épithélium traumatisé.

Enfin, dans les urines hémoglobinuriques, on rencontre parfois une certaine quantité de *pigments biliaires* et la réaction de GMELIN est positive. Elle traduit la surcharge du foie encombré d'hémoglobine et l'ictère pléiochromique qui en est la conséquence.

Selon la cause de l'hémoglobinurie, les symptômes et l'évolution de l'affection sont variables. Laissant de côté l'hémoglobinurie des maladies infectieuses qui constitue un accident exceptionnel et l'hémoglobinurie toxique qui a surtout un intérêt pathogénique, nous décrirons seulement ici les deux formes ordinairement observées en clinique : la fièvre bilieuse hémoglobinurique et l'hémoglobinurie a frigore.

b. *Accès de fièvre bilieuse hémoglobinurique.* — L'accès de fièvre bilieuse hémoglobinurique survient surtout chez d'anciens paludéens, à un moment où les accès ont disparu ou sont devenus rares et légers. Il est provoqué par une cause banale, un refroidissement, une marche un peu prolongée au soleil, un excès de quelque nature qu'il soit. Le malade est pris brusquement de frissons intenses, sa température s'élève à 39°, 40°, 41°. Il accuse de la céphalalgie, de violentes douleurs lombaires et il présente en même temps des vomissements bilieux, une coloration subictérique de la peau et des muqueuses et de l'hémoglobinurie avec grosse albuminurie. De plus, son foie et sa rate sont volumineux et sensibles à la pression. Cette concomitance des divers symptômes est absolument caractéristique de l'accès de fièvre bilieuse hémoglobinurique et permet de la distinguer de la fièvre jaune où les mêmes signes s'observent, mais se succèdent les uns les autres à quelques jours de distance, au lieu d'être simultanés.

La bilieuse hémoglobinurique se présente sous plusieurs formes : l'accès peut être bénin et unique, l'ictère, la fièvre sont peu marqués et peu prolongés et les urines d'abord franchement rouges se foncent de plus en plus, jusqu'à prendre la teinte vin de Porto ou infusion de café au fur et à mesure que la fin de l'accès approche ; puis, elles s'éclaircissent peu à peu en même temps que la fièvre disparaît. Mais, d'autres fois, les accès se répètent, ils peuvent alors entraîner la mort du malade par l'affaiblissement progressif qu'ils déterminent ou par la multiplicité et la gravité des hémorragies qui les accompagnent, purpura, hématémèses, épistaxis, hémorragies intestinales. Enfin, l'hémoglobinurie peut être suivie d'anurie, les tubes urinaires encombrés de débris pigmentaires ne laissent plus passer l'urine et le malade succombe en quelques jours à l'intoxication urémique.

c. *Accès d'hémoglobinurie dite essentielle.* — L'accès d'hémoglobinurie dite essentielle, qu'on observe dans nos climats, a une allure clinique quelque peu différente. Ici, ce n'est plus le paludisme qui prépare le terrain, mais bien une infection ou une auto-intoxication de nature variable. Dans la majorité des cas, c'est la syphilis acquise ou héréditaire.

Le plus souvent c'est à la suite d'une exposition au froid, plus rarement c'est après un surmenage, une fatigue musculaire, une émotion (MENDELSOHN, LEWIN) que l'accès éclate.

Le malade est pris de frissons légers ou violents, il accuse un malaise général, de la courbature, des vertiges, de la céphalalgie, il a des vomissements alimentaires ou bilieux et se plaint de douleurs épigastriques ; il présente parfois en même temps divers troubles sensitifs ou vaso-moteurs, des plaques d'anesthésie, de l'urticaire, des œdèmes localisés, du purpura, de l'asphyxie locale des extrémités, des gangrènes partielles, des ecchymoses phlycténoïdes, puis sa température s'élève à 38°, 39°,40° et l'albuminurie apparaît suivie bientôt d'hémoglobinurie progressive. Celle-ci peut aussi se montrer d'emblée avec une intensité qui varie selon le cas et la gravité de l'accès. Les *urines* quelquefois abondantes, le plus souvent diminuées de volume sont acides, de densité élevée, rouges ou couleur chocolat, elles présentent toutes les réactions spectrales et chimiques de l'oxyhémoglobine et parfois de la méthémoglobine. Dans leur dépôt, on cherche vainement des globules rouges, ou bien on n'en trouve qu'un tout petit nombre tout à fait hors de proportion avec la coloration foncée des urines.

Au bout de quelques heures, ou seulement après deux ou trois jours, la teinte rougeâtre ou brunâtre de l'urine finit par disparaître, puis c'est le tour de l'albuminurie ; le foie et la rate congestionnés (EICHORST) reprennent peu à peu leur volume normal et tout semble rentrer dans l'ordre. L'accès terminé par une abondante crise sudorale (KÖBLER et KÜSSNER) laisse seulement après lui un peu de subictère qui lui-même disparait bientôt. Pendant quelques jours encore le malade restera brisé, pâle et anémié, puis il se rétablira peu à peu. Mais, un premier accès aggrave souvent par lui-même la prédisposition morbide antérieure du sujet et dans la suite, on peut voir se reproduire de nouvelles crises sous l'influence du refroidissement le plus léger, d'une exposition de quelques minutes à peine à un froid même peu rigoureux.

En intervenant à temps, en réchauffant son malade, en le soustrayant assez tôt à l'influence du froid, on peut faire avorter l'accès. Tout se borne alors à quelques frissons avec ascension thermique, à un peu de subictère, à une légère albuminurie. La destruction globulaire n'est dans ce cas ni assez intense, ni assez rapide pour que le foie ne puisse plus suffire à emmagasiner et à éliminer par les voies biliaires l'hémoglobine qu'ont laissé diffuser les hématies altérées.

Du côté du *sang*, les constatations faites au cours de l'accès ne sont pas moins intéressantes que celles qui sont fournies par l'examen des urines. Tout d'abord, pendant la crise, les globules rouges peuvent se montrer plus ou moins altérés ; dans tous les cas, leur nombre diminue et celui des globules blancs augmente. Cela est bien en rapport avec ce que nous savons du mode de production de l'hémoglobinurie sanguine. Pourtant, comme l'ont noté Vaquez et Marcano, les phénomènes de diffusion de l'hémoglobine l'emportent sur ceux de la destruction globulaire puisque, sous l'influence de la crise, ils ont observé que le sang perdait le 1 3 de son hémoglobine et le 1 12 seulement de ses globules. Mais, d'autre part, leur réfection est rapide et l'accès passé, il se fait une poussée hématoblastique importante ; en deux à six jours leur chiffre normal est rétabli (Clément, Lépine).

Quant au sérum, il est le plus souvent laqué, rouge cerise, ce qui est dû à la présence de l'hémoglobine qui s'y trouve dissoute. Même en dehors des crises, on peut mettre en évidence l'altération du sang. Il suffit d'abandonner à lui-même dans une éprouvette une certaine quantité du sang de l'hémoglobinurique. Tout d'abord, le caillot se formera normalement et le sérum ne présentera aucune apparence particulière ; mais, si au bout de trois ou quatre heures, on agite le tube, on peut voir le caillot central se dissoudre en totalité dans le liquide, qui alors devient rouge, laqué. Cette épreuve de la redissolution du caillot (Hayem), qui n'est positive que chez les hémoglobinuriques, démontre bien la propriété spéciale que possède leur plasma de désagréger les hématies qu'il transporte. Cette même susceptibilité du sang des hémoglobinuriques peut encore être mise en évidence par l'expérience si curieuse d'Ehrlich et Baas. On lie le doigt d'un sujet qui vient d'avoir un accès et on le plonge dans de l'eau glacée. Le sérum qu'on obtient ensuite par piqûre de ce doigt immergé est laqué, tandis que celui qui est fourni par les autres doigts non refroidis est normal. En même temps qu'elle démontre l'instabilité étrange de l'hémoglobine de ces malades, cette expérience si élégante met fort bien en évidence l'action nocive du refroidissement sur leurs globules rouges. Mais en se bornant à appliquer une bande élastique à la racine du membre d'un ancien hémoglobinurique, ou en agitant pendant quelques minutes une certaine quantité de son sang avec de l'acide carbonique, on peut encore observer ce même phénomène du laquage du sérum (Mannaberg et Donath). Cette double épreuve démontre encore la fragilité des hématies et la facilité avec laquelle elles laissent diffuser leur hémoglobine aussi bien sous l'influence de la stase et des troubles circulatoires que sous celle du refroidissement.

Mais, il est des cas d'hémoglobinuries dites essentielles, dans lesquels il y a hémoglobinurie sans hémoglobinémie. Il faut alors admettre qu'elles sont d'origine musculaire ou rénale. Nous avons suffisamment insisté sur ces dernières à propos de la pathogénie, pour que nous croyons inutile d'y revenir ici.

4° Pronostic. — L'hémoglobinurie ne survient jamais que chez des sujets profondément débilités, dont la nutrition générale est mauvaise. A ce titre, elle est toujours d'un pronostic sérieux.

Dans la bilieuse hémoglobinurique, en raison des récidives fréquentes, de la possibilité d'accidents anuriques et de l'épuisement progressif des sujets atteints, elle est d'un pronostic toujours grave et sa mortalité est de 11 à 28 p. 100 (LE DANTEC).

Les hémoglobinuries de diverses causes observées dans nos climats sont moins redoutables et entraînent moins fréquemment une terminaison fatale ; elles n'en doivent pas moins être considérées comme une affection fort à redouter en raison des précautions minutieuses, du repos auquel elles condamnent les malades, de l'affaiblissement qu'elles déterminent et de la néphrite par irritation traumatique dont elles sont parfois le point de départ.

5° Traitement. — La facilité avec laquelle les sujets prédisposés font des accès d'hémoglobinurie sous l'influence du moindre refroidissement, du surmenage, des excès de toute nature est une indication à faire chez eux une thérapeutique prophylactique active. On les préviendra du danger de toute imprudence ; parfois même, il sera nécessaire de prescrire le repos complet au lit ou à la chambre durant toute la période des froids rigoureux.

Pour combattre un accès de bilieuse hémoglobinurique, on donnait jadis de la quinine à doses massives. Nous avons dit plus haut les dangers de cette pratique. Sauf des cas tout spé-

ciaux, dans lesquels l'accès dépend directement et immédiatement de l'action des hématozoaires sur les globules rouges, la
quinine sera proscrite. Le traitement consistera en injections
de solutions concentrées de chlorure de sodium. Elles auront
pour but de relever le pouvoir isotonique du plasma (Le
Dantec, Troussaint). Mais, en même temps, il faudra chercher
à calmer les vomissements par la potion de Rivière, l'eau
chloroformée, le menthol, et essayer de décongestionner le foie
au moyen de purgatifs ou de lavements laxatifs. Puis l'accès
terminé, il reste à relever l'état général du malade, à combattre son anémie par le fer, le quinquina, l'arsenic, et sa
déminéralisation par les chlorures et les phosphates (Robin).

Le même traitement est à instituer contre l'hémoglobinurie à
frigore ; seulement, s'il existe des antécédents syphilitiques, il
faut en outre recourir aux frictions et aux injections mercu-
rielles, à l'iodure, qui donnent souvent le succès (Pignalti,
Calcagno, Courtois-Suffit, Murri, Ehrlich).

Enfin, tout récemment Widal et Rostaine ont obtenu une
amélioration notable chez une malade en cours de crise, en lui
injectant quelques centimètres cubes de sérum d'animaux
traités par des doses massives de sérum humain. C'est là un
traitement marquant une tendance qui mérite d'être signalée
mais qui est loin d'avoir encore fait ses preuves.

ARTICLE VI

FIBRINURIE

1° Définition. — Le sang extravasé des vaisseaux se coagule
rapidement et donne naissance à une partie solide le caillot et
à une partie liquide le sérum. Cette formation du caillot est
due à l'englobement des divers éléments figurés dans les mailles
extrêmement fines d'une substance appelée fibrine. La fibrine
n'existe point dans le torrent circulatoire, elle prend naissance
sitôt que le sang s'écoule au dehors. Elle résulte du dédoublement d'une matière albuminoïde particulière le fibrinogène

sous l'action d'un ferment spécial le fibrin-ferment élaboré par les globules blancs et les hématoblastes (M. DUVAL). Qu'on place du sang épanché dans des conditions qui retardent sa coagulation, qu'on le maintienne à 0° par exemple, ou bien qu'on l'additionne de substances telles que les oxalates ou le fluorure de sodium qui précipitent les sels de chaux nécessaires à la mise en action du fibrin-ferment, il ne se formera pas de caillot et l'on pourra voir les globules se déposer, se séparer de leur plasma riche en fibrinogène.

La fibrine ne prendra naissance que si on replace le sang dans des conditions favorables, si on l'additionne de chlorure de calcium par exemple ; mais alors, le caillot formé est blanc jaunâtre, uniquement composé de fibrine, les éléments figurés du sang ayant eu le temps de se séparer, de se déposer au fond du vase où a été versé le sang en expérience.

Si les globules rouges et la fibrine sont unis le plus souvent dans la formation du caillot, on voit par ce qui précède qu'ils n'en constituent pas moins deux éléments simplement juxtaposés et qui n'ont l'un sur l'autre aucune influence réciproque. Il n'en est pas de même des globules blancs et des hématoblastes qui, au moment de leur mort laissent diffuser le fibrin-ferment, élément essentiel pour le dédoublement du fibrinogène et la formation du caillot.

Ces explications étaient nécessaires pour comprendre ce qu'on doit entendre sous les termes de fausses fibrinuries et de fibrinurie vraie.

Il y a *fausse fibrinurie* dans tous les cas d'hématurie ou de chylurie. Il s'élimine alors du fibrinogène avec les éléments du sang, et le caillot auquel il donne naissance par sa transformation en fibrine, est riche en hématies et en leucocytes. On dit au contraire qu'il y a *fibrinurie vraie*, quand la quantité de sang contenue dans les urines est trop faible pour fournir tout le fibrinogène et secondairement toute la fibrine rencontrée dans l'urine (VOGEL, BLANFUS). C'est dire que toute fibrinurie vraie est indépendante de l'élimination avec les urines de sang ou de lymphe.

2º Étiologie. — Bien que fort raré, la fibrinurie a été observée dans des conditions fort dissemblables ; on l'a signalée dans
certains cas de tumeurs du rein et de la vessie, dans le mal de
Bright (VOGEL), la dégénérescence amyloïde du rein (KLEIN) la
pyélite calculeuse et après l'absorption de cantharide à l'intérieur ou à la suite de l'application de vésicatoires. Il semble
donc d'une façon générale qu'elle soit l'indice d'une forte inflammation des voies urinaires (VOGEL, SÉNATOR). Quant au mécanisme exact de sa production, il est encore inconnu.

3º Symptómes et diagnostic. — La fibrinurie est caractérisée par l'expulsion avec les urines de caillots blanchâtres, de
sortes de masses gélatineuses. Celles-ci jouent dans la vessie
où elles se forment le rôle de véritables corps étrangers et elles
déterminent de la pesanteur vésicale, de la douleur des mictions,
de la pollakiurie par l'irritation constante qu'elles provoquent.
Exceptionnellement, elles entrainent de la rétention d'urine
(BARTELS) ou même des crises de pseudo-coliques néphrétiques,
quand elles commencent à se produire dans le bassinet ou
l'uretère. Mais, dans la plupart des cas, la coagulation est tardive et c'est après l'émission seulement que l'on voit les urines
se prendre en masse, par suite de la transformation de leur fibrinogène en fibrine.

La fibrinurie est rarement de longue durée, elle s'observe à
peine durant quelques heures quand elle succède à une irritation passagère des reins, telle que celle provoquée par la cantharide ; elle s'observe pendant une plus longue période, s'il
s'agit d'une affection chronique, mais même dans ce cas, elle
n'est pas continue.

On peut avoir à reconnaître la fibrinurie dans deux conditions différentes ou bien en présence d'une urine à aspect normal, ou bien en présence d'une urine prise en masse gélatineuse.
Dans le premier cas, le fibrinogène émis avec les urines n'a pas
encore été transformé en fibrine et il y a lieu de rechercher
sa présence en chauffant l'urine : une coagulation se produisant
à 56º avec ou sans addition de 15 p. 100 de chlorure de sodium
serait alors caractéristique (BLANFUS). Dans le deuxième cas,

le diagnostic est plus facile encore. Seules, les *urines purulentes* en train de subir la fermentation ammoniacale, prennent un aspect visqueux capable de faire penser à de la fibrinurie. Mais, elles ne présentent point le phénomène de la rétraction du caillot et elles n'offrent pas la moindre trace d'un réticulum fibrineux. Il en est de même pour les coagulations de *mucine*.

Enfin, dans le doute, on n'a qu'à rechercher les propriétés caractéristiques de la fibrine. Les caillots formés se dissolvent dans une solution d'eau salée à 10 p. 100, de fluorure de sodium à 1 p. 100, dans les carbonates alcalins étendus et dans l'urine elle-même au bout de quelques heures (BLANFUS) ; puis la fibrine une fois dissoute, peut être reprécipitée à nouveau soit par une température de 56°, soit par l'acide acétique. De plus, on peut recourir à l'examen microscopique et chercher à distinguer les fibrilles de fibrine.

Cette recherche est facile par la méthode de Weigert. Sur des préparations colorées par le violet de gentiane dissous dans l'eau d'aniline, lavées dans une solution de chlorure de sodium à 0,6 p. 100 et laissées ensuite en contact durant deux ou trois minutes avec une solution iodo-iodurée à 1 à 2 p. 100 elles se détachent en bleu violet.

4° Pronostic, traitement. — En elle-même, la fibrinurie est un phénomène sans grande importance et sans gravité ; son pronostic et son traitement dépendent essentiellement des affections qui lui donnent naissance.

ARTICLE VII

GLYCOSURIE

1° Définition. — A l'état normal, il existe dans le sang une proportion de sucre qui varie entre 0,50 et 1^{gr},50 par litre. Mais le rein constitue à son égard une barrière à peu près infranchissable et c'est à peine s'il s'en élimine par les urines une quantité qui va de 0,20 à 0,50 centigrammes par litre[1] (QUIN-

---

[1] Pour certains et en particulier pour BROCARD, la présence des

(QUAUD). Celle-ci est trop faible pour être décelée par les réactifs habituellement utilisés en clinique. Mais sitôt que sous l'influence de causes diverses la glycémie devient plus importante, sitôt que la teneur du sang en glucose s'élève à 3 grammes par litre (VIAULT et JOLYET), le filtre rénal se laisse forcer et il devient facile de mettre en évidence le passage du sucre dans les urines, la *glycosurie* qui en résulte. Celle-ci est tantôt passagère et tantôt permanente; dans ce dernier cas, elle s'accompagne souvent de polyurie, de polydipsie, de polyphagie et de troubles plus ou moins graves des diverses fonctions de l'organisme. Elle prend alors le nom de *diabète*.

2° Symptômes. — Voyons tout d'abord quels sont les caractères généraux des urines sucrées.

a. *Caractères généraux des urines sucrées.* — Les urines d'un glycosurique simple ont le plus souvent les caractères des urines normales ; celles des glycosuriques diabétiques ont au contraire un aspect des plus particuliers : très abondantes, pâles, presque opalescentes, elles ont souvent une odeur spéciale due à la présence de l'acétone et qui rappelle celle du chloroforme ou de la pomme reinette ; leur densité est élevée, elles sont très acides et très riches en éléments azotés, en phosphates et en chlorures, parfois enfin elles sont albumineuses. Il va sans dire que tous ces caractères varient selon la forme et la période même du diabète.

b. *Recherche et dosage du sucre.* — Pour déceler la présence du sucre dans une urine on a recours le plus habituellement en clinique au réactif de Fehling [1]. Quand l'urine contient une

moindres traces de sucre dans les urines serait toujours un phénomène pathologique. Le glucose, tout comme l'albumine et les peptones, constitue en effet une source d'énergie et s'il se rencontre dans les excreta, ce n'est qu'en raison d'une combustion organique incomplète et d'un trouble quelconque de la nutrition.

[1] Les liqueurs cupro-potassiques s'altèrent légèrement sous l'influence des rayons solaires ou même de la lumière diffuse ; pour avoir un réactif absolument inaltérable, DENIGÈS conseille de mélanger au moment de l'emploi seulement les deux solutions cuivrique et tartrique dont le mélange à parties égales constitue la liqueur de Feh-

16.

forte proportion de glucose, on peut faire agir directement sur
elle le réactif ; mais si elle n'en renferme que de faibles quantités, il est nécessaire et quelquefois indispensable de commencer par la *déféquer*. Pour cela, on l'additionne de 1/10° de
son volume d'acétate neutre de plomb à 30 p. 100 ou bien de
bioxyde de plomb et on filtre. L'urine ainsi préparée est très
claire, presque décolorée, elle est versée goutte à goutte dans
un tube à essai où l'on a mis au préalable 3 ou 4 centimètres
cubes de liqueur de Fehling. Celle-ci est tout d'abord portée à
l'ébullition avant addition de l'urine, afin de s'assurer qu'elle
est en bon état et qu'elle ne se réduit pas spontanément ; puis
elle est chauffée après chaque addition d'urine et maintenue
bouillante durant toute la durée de l'expérience. Si l'urine
contient du sucre, la liqueur de Fehling perd très rapidement
sa belle couleur bleue, elle se décolore et l'on voit se former
un précipité jaunâtre qui, sous l'influence de l'ébullition, devient
bientôt franchement rouge. Ce précipité fait défaut et la coloration bleue persiste plus ou moins si l'urine n'est pas sucrée.

Pour doser le glucose dans les urines, il suffit d'utiliser une
liqueur de Fehling titrée. Au moyen d'une burette de Gay-
Lussac ou d'un tube de Möhr, on verse goutte à goutte dans 10
ou 25 centimètres cubes du réactif placés dans un ballon à
réduction la quantité d'urine nécessaire pour précipiter tout
l'oxyde de cuivre de la liqueur. Celle-ci étant dosée de façon à
ce que 1 centimètre cube réduise une quantité *n* connue de glucose, il est facile d'établir la teneur en glucose de l'urine essayée,
d'après la quantité qu'il a fallu utiliser pour réduire les 10 ou
les 25 centimètres cubes du réactif. Bien entendu, une correction reste ensuite à faire en raison de l'addition à l'urine

ling. La *solution cuivrique* se prépare en faisant dissoudre à chaud
35 grammes de sulfate de cuivre cristallisé dans un demi-litre d'eau
distillée, avec 5 centimètres cubes d'acide sulfurique pur ; puis on
complète le volume à un litre.

La *solution tartrique alcaline* est composée de 150 grammes de
sel de Seignette dissous à chaud dans un demi-litre d'eau, puis de
300 cm³ de lessive de soude à 36°, non carbonatée, ajoutés après
refroidissement et de la quantité d'eau distillée nécessaire pour
atteindre le volume d'un litre.

du 1/10° de son volume de sous-acétate de plomb, employé
pour la déféquer.

On peut aussi utiliser de la même
manière la liqueur de Bonnans[1]. Elle
a l'avantage pour les dosages de sucre
de marquer mieux que la liqueur de
Fehling le moment où la réduction
cuprique est complète. Il se forme
alors en effet, une coloration brune
ou rouge brun très brusque et fort
intense. Elle est beaucoup plus facile
à saisir que la disparition du bleu
du réactif de Fehling et son passage
au jaune, indice que la réaction finale
est dépassée.

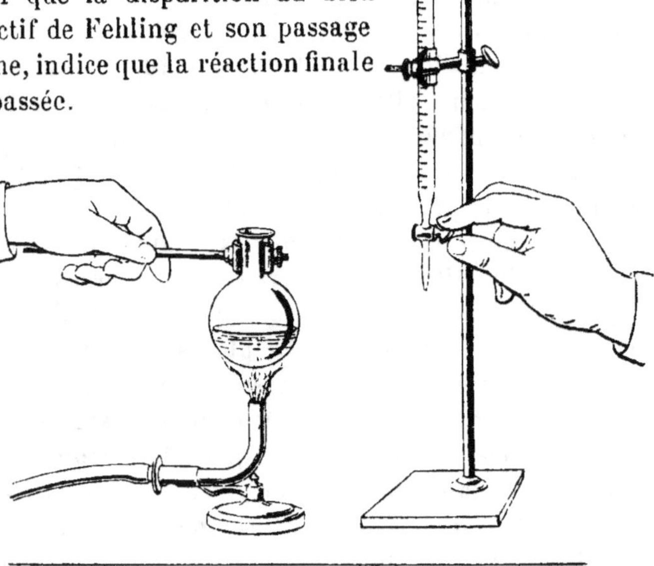

Fig. 38. — Dispositif pour le dosage du sucre.

Mais l'emploi de réactifs cupriques ne va pas sans quelques
causes d'erreur qu'il convient de connaître. L'albumine masque
la réduction de l'oxyde de cuivre. Les sels ammoniacaux, l'acide

[1] La liqueur de Bonnans est obtenue par l'addition à la liqueur de
Fehling de 25 cm³ p. 100 d'une solution de ferrocyanure de potassium à 5 p. 100.

urique et les urates en excès, la créatinine réduisent partiellement la liqueur de Fehling et peuvent faire penser à l'existence d'une petite quantité de sucre qui n'existe pas. Pour éviter la confusion, il faut selon le cas, débarrasser l'urine de son albumine par la chaleur en présence d'un peu d'acide acétique, la déféquer par le sous-acétate de plomb et au besoin précipiter sa créatinine par l'acide phosphomolybdique. Il faut se souvenir encore qu'après la chloroformisation, après administration d'hydrate de chloral, après injection uréthrale de chlorure de zinc (HEUSINGER), l'urine peut réduire la liqueur cupro-potassique (YVON et BERLIOZ). Il en est de même chez les sujets qui ont absorbé de l'acide phénique, du salol, de la rhubarbe (BRANDEIS).

Toutes ces causes d'erreur sont supprimées par la *méthode optique* qui constitue un moyen de contrôle des plus précieux. La déviation que fait subir à la lumière polarisée l'urine sucrée déféquée par le sous-acétate de plomb, ou mieux l'acétate neutre de plomb (PELLET) ou l'azotate mercurique (PATEIN et DUFAU) est proportionnelle à sa teneur en glucose. Il suffit donc de mesurer cette déviation pour connaître la quantité de sucre contenue dans l'urine [1].

3° Valeur séméiologique de la glycosurie. — La glycosurie a une signification clinique des plus variables et elle s'observe dans des circonstances fort diverses.

a. *Alimentation sucrée excessive.* — A l'état normal, le glucose fourni directement par l'alimentation ou bien celui qui résulte de la transformation digestive des féculents est arrêté au niveau du foie qui le met en réserve, pour le déverser ensuite dans la circulation au fur et à mesure des besoins de l'organisme. Mais, si l'apport des matières sucrées est trop considérable, le foie est débordé, il ne fixe plus le glucose qui lui arrive par la veine porte et celui-ci s'élimine par les urines : la glycosurie observée

---

[1] Pour plus de détails sur la question du dosage du glucose, voir : DENIGÈS, *Chimie analytique* ; ETIENNE et MASSELIN, *Précis d'urologie clinique* ; YVON et BERLIOZ, *Manuel clinique de l'analyse des urines.*

traduit alors l'hyperglycémie passagère qui résulte de l'insuffisance hépatique momentanée.

Quand le foie est malade, la *glycosurie alimentaire* se produit à la suite de l'ingestion de doses de sucre ou de féculents bien inférieures à celles qui sont nécessaires pour arriver au même résultat chez un sujet normal. C'est là la base d'une épreuve clinique indiquée par COLRAT et fort employée durant ces dernières années. On fait ingérer à jeun à un sujet 150 grammes de glucose dissous dans 250 grammes d'eau. Si son foie est sain, il emmagasine tout ce sucre et ses urines restent normales; s'il est altéré, au contraire, du sucre apparaît passagèrement dans les urines. La glycosurie alimentaire devient ainsi un signe d'insuffisance hépatique au même titre que l'indicanurie, l'urobilinurie ou l'hypoazoturie. Pourtant, cette épreuve comporte plusieurs causes d'erreur; même si le foie est malade, elle reste négative quand la perméabilité rénale est diminuée (MONGOUR et GENTÈS, MOTHEAU) ou bien quand l'absorption digestive est défectueuse (ACHARD et CASTAIGNE). De plus, certains sujets, les arthritiques en particulier (ROQUE) et certains cachectiques ont un coefficient d'utilisation du sucre plus faible qu'à l'état habituel, si bien qu'à la moindre surcharge de leur sang en glucose, ils laissent passer celui-ci dans les urines sans l'utiliser. ACHARD et WEIL ont même proposé de mesurer les divers degrés de cette *insuffisance glycolytique* en injectant dans la région fessière 10 grammes d'une solution stérilisée de glucose à 1/2, le sucre n'apparaît dans les urines que s'il y a *diabète fruste*, insuffisance glycolytique et c'est toujours en quantité proportionnelle à son degré.

On voit, en conséquence, que la glycosurie alimentaire n'est pas toujours sous la dépendance, de la seule insuffisance hépatique.

b. *Glycosuries consécutives aux troubles digestifs.* — Les glycosuries consécutives aux troubles digestifs sont de plus longue durée et elles ont un mécanisme plus complexe. Dans le tube digestif existe à l'état normal une diversité extrême de poisons : ils sont fournis directement par certains aliments toxiques riches en principes alcaloïdiques, ils résultent encore de certaines fer-

mentations microbiennes. Celles-ci s'exagèrent dans les dyspep-
sies gastro-intestinales et le foie qui « est aux poisons ce que le
globule blanc est aux microorganismes » (ROQUE) finit par souffrir de cet apport excessif de substances nocives, il s'hyperémie
et se congestionne (BOUCHARD), il peut même se scléroser si les
troubles digestifs et la production des poisons est de trop
longue durée (BOIX). On comprend facilement dans ces conditions la genèse des glycosuries digestives. L'hyperémie du foie
dyspeptique joue un véritable rôle de défense, en déterminant
une suractivité des fonctions de la glande hépatique ; mais, si
elle crée une exagération de son pouvoir d'arrêt, elle détermine
en même temps une augmentation de son pouvoir glycogénique. Le foie en état de suractivité fournit à l'organisme plus
de sucre qu'il ne lui est nécessaire, il en résulte de l'hyperglycémie et de la glycosurie. Mais, d'autres fois au contraire, le
foie, altéré à la longue, finit par perdre son pouvoir d'arrêt et
devenu insuffisant à tous points de vue, il laisse passer dans
le sang et les urines le sucre alimentaire qui lui arrive par la
voie intestinale et qu'il n'est plus en état de fixer au moins
complètement. Enfin, on peut admettre avec BOUCHARD que chez
les dyspeptiques, il existe un ralentissement de la nutrition,
une diminution des oxydations qui explique le défaut de combustion du sucre et son élimination par les urines sans qu'il ait
été utilisé.

Quelle que soit l'explication adoptée, on se souviendra que
les glycosuries digestives sont presque toujours transitoires et
cèdent le plus ordinairement, comme la congestion hépatique
qui si souvent les accompagne, à un traitement et un régime
antidyspeptique bien compris.

c. *Glycosuries consécutives aux affections nerveuses et aux traumatismes.* — Au cours de diverses affections nerveuses et à la
suite des traumatismes, portant surtout sur la tête ou la colonne
vertébrale, des glycosuries passagères ont aussi été observées :
CL. BERNARD les avait signalées à la suite d'impressions mo-
rales, de vives émotions; elles apparaissent parfois encore au
cours des hémorragies (LEUDET, FRERICHS, SCHUTZ), et des com-
motions cérébrales (GOOLDEN, PAGGLE). La paralysie générale

avec ses poussées apoplectiformes (BECQUEREL, DICKINSON, BAND, STRAUSS), la méningite cérébro-spinale (MANNKOPF), mais surtout les tumeurs de l'encéphale principalement celles qui intéressent le pont de Varole, le cervelet et le bulbe (LEUDET, LUYS, TROUSSEAU), sont encore susceptibles de s'accompagner de glycosuries intermittentes de durée variable. On les a signalées aussi dans certains cas de sclérose ou de tabès dont les lésions portent sur la région bulbo-protubérantielle et dans certaines névralgies-névrites intéressant le trijumeau ou le sciatique. Enfin, elles se rencontrent parfois dans le goitre exophtalmique, les névroses, l'hystérie, la neurasthénie, l'épilepsie et quelques psychoses, surtout la mélancolie. Leur mode de production commence aujourd'hui à être bien déterminé [1].

On connaît la vieille expérience de CL. BERNARD qui en piquant le plancher du quatrième ventricule entre les origines de l'acoustique et du pneumogastrique, put déterminer une glycosurie passagère ; les recherches modernes ont confirmé et précisé ces premiers résultats, elles ont permis d'établir l'existence d'un centre phrénateur bulbaire pour le foie : toute lésion destructrice ou inhibitrice de ce centre, se traduira par une suractivité de la cellule hépatique, une augmentation de la fonction glycogénique du foie et souvent de la glycosurie.

Mais, à côté de ce centre phrénateur existe aussi un centre excitateur des fonctions hépatiques, celui-ci correspond aux origines de la quatrième paire cervicale et l'on comprend fort bien que toute action irritative, portant sur ce centre aboutisse aux mêmes conséquences, à la même hyperglycémie et à la même glycosurie que provoque la destruction ou l'inhibition du centre modérateur.

Enfin, centre bulbaire et centre médullaire sont reliés au foie par des filets nerveux ; ceux qui émanent du premier sont modérateurs, ils appartiennent au pneumogastrique ; ceux qui émanent du second sont excitateurs, ils font partie du système sympathique. Leur excitation ou leur section, produira encore

---

[1] ROQUE, *Les glycosuries non diabétiques*, Paris, Baillière, édit., 1899, p. 49.

les mêmes effets que les excitations ou les destructions intéressant les centres dont ils émanent (PAVY, CL. BERNARD).

Ce rôle primordial des centres bulbo-médullaires sur les fonctions glycogéniques du foie, nous explique la genèse des glycosuries permanentes ou passagères qui traduisent leur irritation momentanée ou leur destruction définitive, au cours des diverses affections que nous avons signalées plus haut.

d. *Glycosuries de l'état puerpéral.* — L'état puerpéral est aussi une cause fréquente de glycosurie. BLOT dès 1856 avait fait ressortir sa fréquence chez les femmes enceintes et son existence habituelle chez les femmes en couches et les nourrices. Grâce aux nombreux travaux parus sur la question (LOUVET, GUBLER, LECORCHÉ, BOUCHARDAT, etc.), ces glycosuries puerpérales sont aujourd'hui bien connues : elles se montrent surtout à la fin de la grossesse et après l'accouchement au moment de la montée du lait ; mais elles peuvent apparaître aussi dès les premiers mois de la grossesse, elles disparaissent ensuite dès que la femme cesse d'allaiter. Ces glycosuries transitoires ne sont jamais très abondantes, elles oscillent entre 0,50 centigrammes et 7 grammes par litre (LOUVET) et ne s'accompagnent d'aucun des signes habituels du diabète, polyurie, polyphagie, polydypsie. BLOT, DE SINÉTY, TARNIER les rattachent à la dégénérescence graisseuse physiologique du foie des femmes enceintes ; LECOQ explique leur apparition par une résorption de la lactose au niveau de la glande mammaire, fait qui expliquerait la lactosurie souvent constatée (NAUNYN, HOFFMEISTTR, KALTENBACH). Enfin BROCARD les met sur le compte du ralentissement de la nutrition que détermine la grossesse. Quoi qu'il en soit, les glycosuries puerpérales constituent un phénomène des plus intéressants que tout médecin doit bien connaître sous peine de s'exposer à de grossières erreurs.

e. *Glycosuries rénales.* — Nous avons vu que la glycosurie alimentaire nécessitait pour se montrer l'existence d'une perméabilité rénale normale. Inversement, l'exagération de cette perméabilité devient capable dans certaines circonstances, de provoquer une glycosurie légère et passagère indépendante de toute hyperglycémie. Le type de ces glycosuries passagères dues à une modification directe du fonctionnement rénal est la *gly-cosurie phlorizinique*. L'injection à un sujet sain de 0,005 milli-grammes de phlorizine ou son administration par ingestion détermine une glycosurie légère de 0,50 à 2 gr. 50 qui dure environ trois heures et qui s'accompagne de variations insigni-fiantes du côté du sucre sanguin (ACHARD et DELAMARE); elle fait défaut si les reins sont malades (KLEMPERER) ce qui montre bien la part directe que prennent ces organes dans la produc-tion de certaines glycosuries.

Le sublimé, la cantharidine, certains diurétiques tels que la caféine, la théobromine, sont également capables de provoquer parfois des glycosuries passagères (MÜNCH). Celles-ci semblent reconnaitre la même origine rénale que la glycosurie phlori-zinique.

f. *Glycosuries diabétiques.* — Enfin la glycosurie s'observe encore au cours des diverses formes de diabète. C'est alors surtout qu'on la voit atteindre des chiffres fort élevés, ce n'est plus comme précédemment 2 grammes, 6 grammes, 15 grammes de sucre que l'on rencontre dans les urines, mais 50, 80, 200 grammes et même jusqu'à 1 000 grammes par vingt-quatre heures. Ici la glycosurie devient permanente et si à son origine elle est symptomatique parfois d'une lésion du foie, du pancréas, du système nerveux ou d'un désordre quelconque de la nutrition générale, ceux-ci ne tardent pas à passer au second rang et le dia-bète devient bientôt par lui-même la cause directe d'une foule de troubles variés du côté des divers organes. Ces troubles finis-sent par entrainer un état cachectique profond qui amène le plus souvent la mort du sujet. Cette évolution vers la déchéance finale est d'une rapidité variable selon les formes même du diabète. Elle sera extrêmement lente ou fera même défaut dans le *diabète dit arthritique* : celui-ci s'accompagne toujours d'une faible glycosurie, susceptible de s'améliorer encore par un régime sans sucre ni féculents et il est compatible le plus habi-tuellement avec une longue survie. La marche vers la cachexie sera au contraire précoce dans le *diabète pancréatique* : ici, la glycosurie, la polyurie et les pertes en substances azotées et en sels sont extrêmement importantes, l'amaigrissement est fort rapide et la thérapeutique reste à peu près impuissante en face de la dénutrition et de l'épuisement progressif du sujet. Enfin, dans le *diabète nerveux* la marche est essentiellement variable comme les formes mêmes de ce diabète ; selon les cas, elles sont de gravité différente et nécessitent pour évoluer quelques mois seulement, ou bien au contraire de très longues années. On retire ici parfois de sérieux avantages de l'emploi des médicaments anti-nervins.

ARTICLE VIII

CHYLURIE, LIPURIE, GALACTURIE

1° Définition. — Chez les sujets normaux il existe des traces de matières grasses dans les urines (DUMÉNIL et CHEVREUL). Quand cette proportion s'exagère, l'urine devient lactescente et cet état constitue la *lipurie*. Si des éléments de la lymphe se surajoutent aux corpuscules graisseux, on dit qu'il y a *chylurie*. Si ce sont des parties constituantes du lait, beurre, caséine, lactose, c'est la *galacturie*.

2° Étiologie, pathogénie. — Les causes de ces divers états sont multiples. Ils sont dus en premier lieu à une *communication anormale* entre le système lymphatique et le rein, l'uretère ou la vessie. Ces sortes de fistules lymphatiques sont ordinairement d'*origine parasitaire*. Encombrés de microfilaires (voir p. 259), plus rarement de bilharzia hématobia (voir p. 258), les lymphatiques du rein se dilatent, deviennent fragiles et finissent par se rompre dans les tubes urinifères. La chylurie traduit cette rupture.

Cette affection est l'apanage des pays chauds, elle s'observe à la Réunion, à l'île Maurice, au Brésil, aux Antilles, aux Indes, en Australie, en Chine, au Japon. Les adultes surtout sont frappés. Parfois l'hématurie se surajoute à la chylurie, on dit alors qu'il y a hématochylurie.

En dehors de cette origine parasitaire, il semble bien que la chylurie, ou diabète lymphatique (GUBLER), reconnaisse d'autres causes encore. Par elles seules peut s'expliquer son existence dans nos climats. Mais ces causes non parasitaires d'obstruction ou de fistules lymphatiques sont encore inconnues.

A l'état normal, les matières grasses introduites par l'alimentation sont transformées par l'action de la bile et du suc pancréatique, puis emmagasinées en grande partie dans le foie. Une *altération du pancréas, de la glande hépatique* peut donc déterminer une mauvaise élaboration des graisses et entraîner leur accumulation dans le sang. La lipurie lui succède, différant de la chylurie par l'absence de globules blancs dans les urines et de toute lésion vasculo-lymphatique. Elle peut se produire encore si l'*alimentation est riche en matières grasses.* CL. BERNARD l'a démontré expérimentalement en nourrissant des chiens avec du suif de mouton ; il ne tardait pas à observer le passage dans leurs urines de nombreux globules graisseux. Cela se produit aussi chez les sujets qui absorbent de grandes quantités d'huile de foie de morue (ROBIN). Dans tous ces cas, la lipurie observée rappelle par son mécanisme celui de la glycosurie alimentaire : sitôt que le sang contient une proportion anormale de graisse, celle-ci passe dans les urines au même titre que le sucre en excès. On peut en faire la démonstration en injectant directement dans les veines d'un animal une certaine quantité d'huile ou de graisse émulsionnée, on ne tarde pas à observer à la suite de la lipurie (SRIBA). Cette même expérience se réalise encore chez certains sujets atteints de fractures (RIEDEL) : la blessure de la moelle osseuse entraîne le passage dans le sang d'une proportion importante de substance graisseuse et de la lipurie consécutive.

De même encore, l'arrêt brusque de l'allaitement amène parfois l'élimination par les urines de l'excès des éléments résorbés et l'on observe de la lipurie avec caséinurie et lactosurie passagère. Cet état constitue la *galacturie.*

Mais la surcharge graisseuse du sang ne provient pas seulement d'excès alimentaires, ou du mauvais fonctionnement des organes qui président à la transformation des substances grasses. Elle peut être due encore à des *troubles généraux de la nutrition.*

Chez les sujets sains, les graisses, contenues dans le sang sont peu à peu détruites au fur et à mesure des besoins de l'organisme. Si elles sont en excès, elles s'emmagasinent dans le foie et les divers tissus : si elles sont en défaut, les cellules hépatiques en fabriquent la proportion nécessaire aux dépens des albuminoïdes (KAUFFMANN) ou du glycogène (TCHIRINOFF).

Mais que l'assimilation des matières grasses fasse défaut, que leur mise en réserve ou leur production artificielle soit troublée, qu'en raison de l'insuffisance de l'hématose les graisses ne soient qu'incomplètement brûlées, aussitôt la lipémie est constituée et la lipurie peut apparaître.

C'est la raison pour laquelle on l'observe parfois au cours du diabète, de l'obésité, de la grossesse, de la tuberculose. On l'a signalée encore dans les diverses cachexies, les affections cardiaques à une période avancée, les cirrhoses hépatiques. Elle se rencontre enfin dans certains états s'accompagnant de suppurations prolongées, dans quelques intoxications par le phosphore, le mercure, le plomb, la térébenthine, l'oxyde de carbone, ou à la suite de rétentions intestinales prolongées telle que dans la hernie étranglée. (CHABRIÉ).

Quel que soit le cas envisagé, la lipurie indique une mauvaise nutrition et un fonctionnement insuffisant des organes chargés de transformer ou d'accumuler les graisses introduites par l'alimentation ou formées au sein même de l'économie.

Mais la lipurie peut exister aussi sans lipémie, elle a alors une *origine rénale* et se lie directement à la dégénérescence graisseuse du rein. Cela est facile à démontrer par l'expérimentation et en intoxicant des animaux par l'acide chromique, on observe à la fois de la dégénérescence graisseuse des glandes urinaires et de la lipurie. L'origine rénale de cette dernière ne saurait faire de doute en présence des cylindres couverts de fines granulations graisseuses que l'on peut observer. Il en serait de même avec d'autres poisons tels que le phosphore et ceci démontre du même coup, que bien des cas de lipurie reconnaissent une origine complexe et sont liés non seulement à la dégénérescence des reins, mais à celle du foie et des divers organes.

Quand la lipurie s'observe au cours d'une néphrite infectieuse, il n'est pas toujours facile de la distinguer de la chylurie, le grand nombre de leucocytes qui se mêlent alors aux éléments graisseux prête à confusion. Seule la présence de cylindres granulo-graisseux, d'hématies et les divers symptômes des néphrites permettent de dire si l'existence des globules blancs est liée à une communication entre les chylifères et le rein, ou bien si elle dépend seulement de l'inflammation aiguë ou subaiguë de la glande urinaire.

Parfois enfin, la graisse prend naissance aux dépens des divers éléments purulents qui s'accumulent dans le bassinet ou la vessie. C'est ce qui explique la lipurie de certaines pyonéphroses (EBSTEIN) et de quelques cystites purulentes.

3° Symptômes. — Les urines chyleuses ont un aspect des plus caractéristiques. Louches, opaques, jaune blanchâtre, tachant le papier, en raison des matières grasses qu'elles contiennent à l'état de fine émulsion, elles ont l'apparence de lait gras (NATHANSON) et l'existence d'une fine pellicule crémeuse à leur surface ajoute encore à la netteté de la comparaison.

D'autres fois, quand il y a hématurie concomitante, la coloration tourne au rose, au café au lait, à la teinte chocolat, au vin de Porto, selon la proportion du sang éliminé.

Dans l'un et l'autre cas, il est fréquent de voir se former des caillots dans l'urine abandonnée au repos. Ceux-ci blanchâtres ou rougeâtres sont formés de fibrine, de sérine, de globuline, de peptone. Ils ont la consistance d'une gelée tremblotante. Quand ils se forment dans la vessie, ils peuvent provoquer de la rétention (NATIVEL) ou tout au moins de la dysurie ; quand ils prennent naissance dans le rein ou l'uretère, ils produisent des douleurs qui rappellent les coliques néphrétiques. Cette coagulation des urines chyleuses est d'ailleurs inconstante et paraît liée à la proportion de fibrine éliminée.

Les matières grasses contenues dans les urines chyleuses sont des graisses neutres, de la lécithine, de la cholestérine. Elles sont facilement dissoutes par l'éther, le chloroforme, et tous les dissolvants des graisses. On peut ainsi les isoler de l'urine qui alors s'éclaircit. Celle-ci contient presque toujours en même temps une certaine quantité d'albumine ; mais cette dernière provient de la lymphe et du sang éliminé, il s'agit donc d'une fausse albuminurie.

La chylurie est le plus souvent intermittente, elle se montre tantôt le jour, tantôt la nuit pour des raisons inconnues. Seule, l'ingestion d'une proportion importante de graisses, paraît avoir une répercussion directe sur son apparition.

Non parasitaire, elle est habituellement compatible avec un bon état général, mais quand elle est due à la bilharzia ou aux microfilaires, elle ne tarde pas à déterminer un certain degré de fatigue, quelques troubles digestifs (MANSON), des douleurs lombaires ou vésicales ; on peut observer aussi de façon concomitante du lymphocèle, de l'ascite chyleuse, de l'éléphantiasis. Elle dure souvent de longues années et coupée seulement par des rémissions plus ou moins importantes, elle peut constituer un véritable danger pour les sujets qui en sont atteints, en raison des pertes graisseuses constantes qu'ils subissent et de l'affaiblissement qui en résulte pour leur organisme.

4° Diagnostic. — On comprend dès lors, toute l'importance qu'il y a pour le pronostic à porter un diagnostic précis. Celui-ci sera facile si l'on a recours à l'examen microscopique. Dans le dépôt de l'urine filtrée, on découvre dans le cas de chylurie parasitaire des œufs de bilharzia ou des microfilaires et l'existence de nombreux globules blancs mêlés aux corpuscules graisseux permet de dire qu'il s'agit bien de *chylurie*.

Dans la *lipurie* au contraire, les leucocytes font défaut et dans l'urine examinée, on observe seulement des cristaux d'acide stéarique et une multitude de globules réfringents, se colorant en noir par l'acide osmique, se dissolvant par les divers agents qui solubilisent les graisses. Parfois une part importante de matières grasses n'est pas émulsionnée et l'on observe un grand nombre de grosses gouttes graisseuses qui nagent dans l'urine ou se réunissent à sa surface lui communiquant les apparences du bouillon gras (LABADIE-LAGRAVE).

Quand cette proportion de substances grasses non émulsionnée devient considérable, les urines prennent une apparence
huileuse : on dit alors qu'il y a *élaiurie*. Dans la lipurie comme

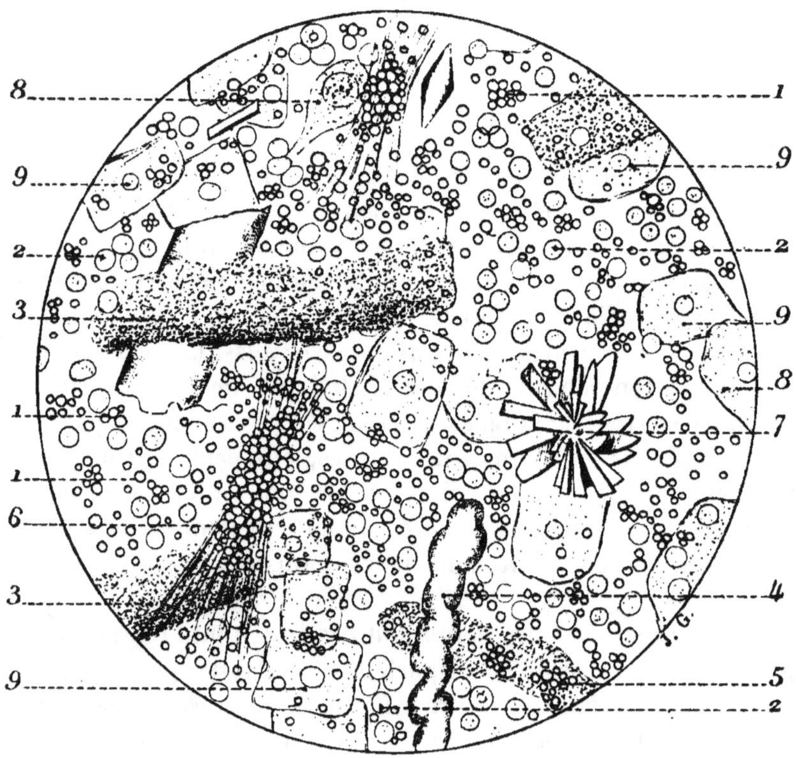

Fig. 39. — Dépôt urinaire dans un cas de chylurie.

1, globules graisseux. — 2, leucocytes. — 3, cylindres granuleux. — 4, cylindre
cireux. — 5, cylindre granulo-graisseux. — 6, cylindre graisseux. — 7, cristaux
d'acide urique. — 8, cellules épithéliales.

dans la chylurie les urines sont souvent albumino-graisseuses
(RAYER).

Grâce à leurs propriétés si spéciales, il est facile de distinguer
les urines graisseuses des *urines purulentes* ; l'aspect microscopique et macroscopique en est tout différent. Il en est de même
encore pour les *urines phosphatiques* et *uriques* la confusion
est difficile. Dans le doute, il suffit de se souvenir que les pre-

mières s'éclaircissent par l'addition d'un acide, et les secondes sous l'influence de la chaleur, il n'en est plus de même pour les urines graisseuses. Nous ne parlerons que pour mémoire de la *spermatorrhée* ; elle apparaît surtout à l'occasion d'efforts, de la défécation, chez des sujets dont l'état nerveux est tout particulier. Son existence est encore facilement établie à l'aide d'un examen microscopique.

5° Pronostic et traitement. — Il va sans dire qu'ils varient avec les causes mêmes de la chylurie ou de la lipurie.

L'élimination des matières grasses est-elle liée à des troubles de la nutrition, à une affection hépatique, à une néphrite, le pronostic dépend de la gravité de la maladie causale elle-même et le traitement doit s'adresser surtout à celle-ci. On doit veiller seulement à supprimer l'ingestion exagérée de corps gras.

Au contraire, la chylurie est-elle d'origine parasitaire ? le pronostic est toujours sérieux en raison de la longue durée de l'affection et de sa résistance à tous les moyens thérapeutiques qu'on peut lui opposer.

On a préconisé tour à tour l'iode, le fer, le tannin et les astringents, le quinquina, la térébenthine, le goudron, l'hydrothérapie froide, les bains salés, un régime reconstituant. Par ces divers moyens, on relève, sans doute, l'état général, on pare dans une certaine mesure aux déperditions que subit le chylurique, mais on reste sans action sur les parasites qui ne sont pas atteints. Le seul traitement efficace est le changement de climat ; seul, il permet d'arriver dans la plupart des cas à des résultats satisfaisants.

ARTICLE IX

LES CYLINDRES URINAIRES

1° Définition. — On désigne sous le nom de *cylindres*, les produits de coagulation des diverses substances qui s'amassent dans les tubes sécréteurs du rein, se moulent sur leurs contours et s'éliminent ensuite avec les urines.

2° Mode de recherche. — Pour rechercher les cylindres, il suffit de laisser reposer pendant douze heures une certaine quantité d'urine dans un verre à expérience ou mieux dans une longue éprouvette. On peut mesurer ainsi la hauteur du dépôt et recueillir, du même coup, tous les cylindres accumulés dans le sédiment sous la seule influence de la pesanteur.

Cette méthode fort simple est préférable à la centrifugation. Cette dernière fournit des résultats plus rapides, mais a l'inconvénient de déformer et de désagréger souvent un certain nombre de cylindres. Elle peut introduire ainsi dans les analyses une importante cause d'erreur (Péhu).

Les cylindres une fois conglomérés, on procède à leur recherche soit par un examen microscopique direct d'une gouttelette du dépôt, soit après fixation et coloration. Mais ces dernières ont comme la centrifugation, l'inconvénient de modifier la forme des cylindres ; aussi, on ne doit y avoir recours que pour établir leur constitution chimique ou histologique, quand un premier examen direct a fourni déjà toutes les données morphologiques nécessaires.

Les fixateurs à employer sont l'alcool absolu, l'alcool-éther ou la chaleur. Quant aux réactifs et aux colorants, ils varient avec les recherches à faire. L'acide osmique servira à colorer en brun noirâtre les corpuscules graisseux; l'éther, le chloroforme à les dissoudre; par la safranine, le bleu de méthylène, le picro-carmin on pourra mettre en évidence les noyaux ; les granulations amyloïdes se coloreront en brun acajou au contact d'une solution iodo-iodurée et les substances colloïdes se détacheront en jaune ocre sous l'action du picro-carmin et de l'acide picrique, en rouge intense par l'effet de la safranine, ou en violet noir si on les traite par la fuchsine acide. Par tous ces moyens on pourra arriver à établir facilement la nature et la complexité de structure des divers cylindres observés.

3° Variétés et mode de formation des cylindres, leur valeur séméiologique. — Avec Bard et Péhu, on peut ranger les cylindres en deux grandes classes : les cylindres homogènes et les cylindres à éléments figurés. Dans la première catégorie

17.

doivent entrer les divers cylindres fibrineux, hyalins, colloïdes graisseux et amyloïdes ; dans la deuxième, les cylindres épithéliaux, granuleux et hématiques.

a. *Cylindres fibrineux*. — Les cylindres fibrineux sont liés

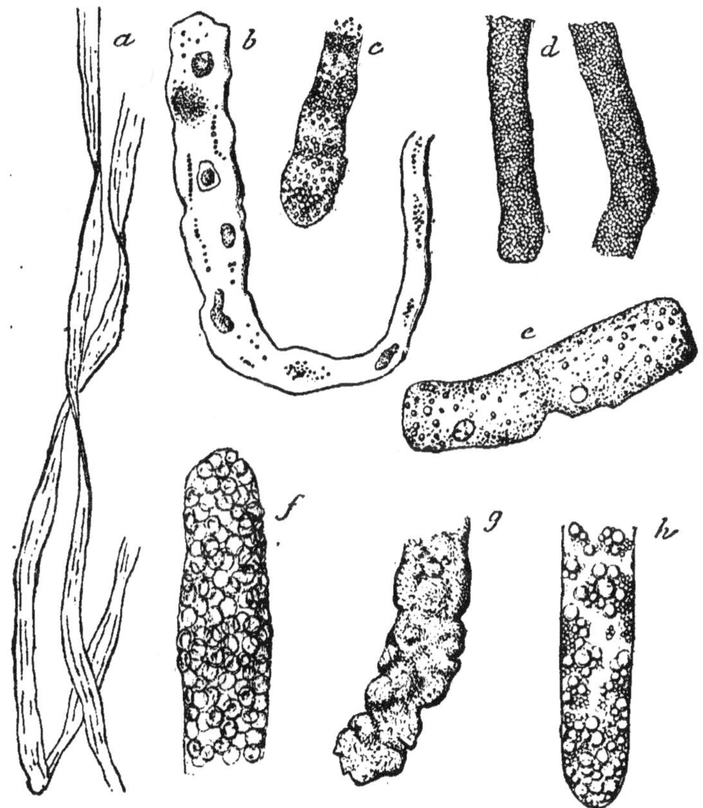

Fig. 40. — Cylindres urinaires (d'après Yvon).

le plus souvent à un certain degré de congestion rénale. Ils existent rarement à l'état de cylindres homogènes ; presque toujours à la fibrine exsudée des vaisseaux se surajoutent des hématies et des leucocytes. On a alors les cylindres fibrino-hématiques dont nous étudierons plus loin la valeur.

b. *Cylindres hyalins*. — Les cylindres hyalins ou *muqueux* (fig. 40 *a*) sont des plus communs ; ils sont sans valeur spécifique

et se rencontrent aussi bien chez les sujets atteints de néphrite
grave, que dans les cas de simple congestion rénale. On en a
même observé en petit nombre dans les urines de personnes en
bonne santé (Porter), c'est dire leur peu d'importance diagnostique et pronostique. Cependant, le plus souvent, leur présence
traduit un certain degré de stase veineuse; celle-ci atteint son
apogée dans le rein cardiaque, elle peut être encore réalisée
expérimentalement par la ligature incomplète de la veine
rénale (Posner, Ribbert). Dans les deux cas, les cylindres hyalins apparaissent nombreux dans les urines.

Ils sont facilement reconnaissables à leur caractère homogène,
à leur réfringence toute spéciale, à leurs bords nets ; mais ils
peuvent être aussi difficiles à voir en raison de leur grande
transparence, il peut être même nécessaire, à cause de cela,
de recourir à une méthode quelconque de coloration. Celle-ci
est également utile pour bien mettre en évidence les *cylindroïdes*.

Ceux-ci sont des variétés de cylindres hyalins, très minces,
très longs et striés longitudinalement. Comme les cylindres
hyalins, ils peuvent s'observer en dehors de toute albuminurie
et de toute néphrite ils rentrent dans la classe des cylindres par
transsudation. Ils sont dus au passage de certains éléments du
plasma sanguin au niveau du glomérule et à leur transformation consécutive. Celle-ci serait due à l'acidité du tissu rénal
(Ribbert) ou au contact suffisamment prolongé avec certains
éléments de la sécrétion urinaire (Lecorché et Talamon)

c. *Cylindres colloïdes* ou *cireux*. — Les cylindres colloïdes ou
cireux (fig. 40 *g* et 39 *4*) sont aussi très réfringents, ils ont comme
les précédents des bords très nets, taillés à l'emporte-pièce ; mais
ils se différencient par leur volume, leur coloration qui tire sur
le jaune et les sinuosités marquées qui indiquent le lieu de leur
formation, enfin ils fixent énergiquement les divers réactifs
colorants.

Les cylindres colloïdes se rencontrent dans les néphrites
subaiguës et chroniques et sont un indice de profonde altération
des cellules rénales. Ils résultent, en effet de la coalescence dans
la lumière des tubuli des matières colloïdes anormalement
sécrétées par les cellules altérées des tubes contournés.

d. *Cylindres graisseux*. — Les cylindres graisseux homogènes sont fort rares ; presque toujours on observe des cylindres mixtes, granulo-graisseux ou hyalino-graisseux (fig. 40 *h* et 39, 5 et 6). Ils sont tous facilement reconnaissables à l'aspect très particulier des gouttelettes graisseuses qui les constituent, à la coloration brun foncé que leur communique l'acide osmique, à l'action dissolvante qu'exercent sur eux l'alcool, l'éther, le chloroforme et tous les solubilisants des matières grasses. Ils sont d'ailleurs peu considérables et sont fragmentés le plus souvent en une série de tronçons irréguliers.

Les cylindres graisseux s'observent principalement au cours des empoisonnements par le phosphore et l'arsenic, dans l'ictère grave, la fièvre jaune et les divers états chroniques qui s'accompagnent d'une dégénérescence graisseuse des cellules des tubuli. Leur présence traduit cette variété de désintégration des épithéliums sécréteurs altérés, c'est dire toute leur valeur séméiologique.

e. *Cylindres amyloïdes*. — Les cylindres amyloïdes sont reconnus par l'emploi de la solution iodo-iodurée ; elle leur communique une belle teinte acajou. On peut utiliser encore le violet de Paris qui les colore en rouge groseille ou la safranine qui leur donne un aspect rouge orangé. Il est rare que les cylindres amyloïdes traduisent une dégénérescence amyloïde du rein, celle-ci en effet reste longtemps cantonnée aux vaisseaux et épargne le plus souvent les épithéliums sécréteurs. Aussi envisage-t-on les cylindres amyloïdes, comme résultant ordinairement d'une sorte d'involution sénile de cylindres de variétés diverses, en rapport avec leur séjour prolongé dans les canalicules (EICHORST). On ne saurait donc leur attribuer qu'une valeur des plus relatives.

f. *Cylindres épithéliaux*. — Les cylindres épithéliaux constituent un des types les plus parfaits de cylindres par desquamation. Ils sont formés en effet par l'agglomération de cellules tubulaires unies entre elles par de la substance hyaline ou granuleuse. Les cellules desquamées ayant conservé leur forme, ces cylindres sont facilement reconnaissables au premier coup d'œil, mais leur composition peut être rendue plus apparente encore par l'usage des divers colorants : carmin, bleu de méthylène, etc. On distingue alors nettement le protoplasma et le noyau des cellules qui entrent dans leur formation. Parfois les noyaux seuls persistent, on dit alors que les cylindres sont *nucléés*.

L'apparition de cylindres épithéliaux dans le sédiment d'une urine est toujours d'un pronostic sérieux : elle témoigne d'une mortification très rapide et très profonde de l'épithélium rénal qui desquame en masse sans avoir eu seulement le temps de dégénérer. C'est dire qu'ils seront rarement rencontrés en dehors des cas de néphrites suraiguës.

g. *Cylindres granuleux*. — Les cylindres granuleux (fig 40 *c* et 39, 3) sont formés d'un grand nombre de petites particules, fines, réfringentes et d'abondance variable. Le plus souvent elles s'unissent à de la substance hyaline, à des corpuscules graisseux ou des cellules épithéliales. On a alors diverses variétés de cylindres mixtes, *hyalino-granuleux, granulo-épithéliaux, granulo-graisseux;* ils sont fréquemment observés.

Les particules granuleuses sont constituées par les nombreux détritus cellulaires qui proviennent de la fonte et de la désintégration des divers éléments épanchés dans les canalicules (TAHIER). Ceux-ci sont aussi bien des leucocytes et des hématies que des débris de cellules sécrétrices enflammées ou en train de proliférer. Les cylindres granuleux traduisent donc la réaction de défense des épithéliums sécréteurs subissant les effets nocifs des microbes, des toxines ou des divers poisons. On peut facilement d'ailleurs sur les coupes d'un rein atteint de néphrite suivre le processus général de leur formation. A côté de cellules gorgées de granulations de diverse nature, on en voit d'autres qui les ont déjà déversées dans la cavité tubulaire; fortement altérées, elles sont déchiquetées et comme abrasées et leur noyau est repoussé à la périphérie, ou bien a disparu. Mais au centre de la lumière du canal, on retrouve tous les débris cellulaires, ils s'accolent les uns aux autres et arrivent même en certains points à oblitérer complètement les tubuli : le cylindre est alors constitué; cependant, le plus ordinairement, ce n'est qu'au niveau de la branche montante de HENLE que le tassement des granulations devient complet et que le cylindre prend sa forme définitive.

Il est facile de reconnaître les cylindres granuleux au moyen d'un simple examen direct et c'est, dans quelques cas exceptionnels seulement, qu'on doit recourir aux divers réactifs colorants et aux dissolvants des graisses pour établir leur composition exacte et mettre mieux en évidence leurs fines granulations.

Il est rare de trouver dans les urines uniquement des cylindres granuleux ; le plus souvent, on y rencontre en même temps et selon les cas des cylindres hyalins, colloïdes ou hématiques, avec des globules rouges, des leucocytes et une forte proportion d'albuminurie. L'abondance de tous ces éléments est proportionnelle au degré d'inflammation du rein.

Les cylindres granuleux que BARD désigne encore sous le terme de *cylindres par fermentation*, s'observent aussi bien dans les néphrites infectieuses passagères que dans les néphrites graves de toute origine. Dans les deux cas, ils traduisent la localisation épithéliale des lésions. Seulement, quand il s'agit d'altérations légères et superficielles, leur élimination est de peu de durée ; au contraire, elle est continue et s'observe durant de longues périodes, quand la néphrite tend à devenir subaiguë. Cependant, à la longue ils peuvent alors disparaître, mais c'est seulement quand les cellules dégénérées sont totalement détruites et remplacées par un épithélium clair véritablement cicatriciel et incapable de remplir ses fonctions sécrétrices (PÉHU).

Enfin, le volume même des cylindres observés a son importance pour établir la période et le mode d'évolution des néphrites. S'agit-il de lésions récentes ou de poussées aiguës, les cylindres sont étroits en raison du gonflement des cellules enflammées et du rétrécissement de la lumière tubulaire. Au contraire, a-t-on affaire à une néphrite subaiguë avec lésions déjà avancées, les cylindres granuleux sont plus volumineux et comme élargis : leur aspect traduit l'affaissement des cellules dégénérées et l'élargissement de la lumière des tubuli (BARD, PÉHU). En définitive, tant par le mode de leur élimination, que par la forme qu'ils revêtent, les cylindres granuleux sont susceptibles de fournir des indications des plus utiles sur l'état d'inflammation ou de régénération des cellules rénales.

h. *Cylindres hématiques*. — Les cylindres hématiques (fig. 40 *f*) sont constitués par une masse fibrineuse à laquelle se surajoutent des globules rouges et souvent des globules blancs. Très facilement reconnaissables à un examen direct, ils peuvent être encore traités par le bleu de méthylène qui met bien en évidence la nature de leurs divers composants. Ces cylindres résultent de la rupture de capillaires congestionnés et de la transsudation dans les cavités tubulaires d'une partie du sang épanché. C'est dire qu'on les rencontre dans certains cas de congestion aiguë ou subaiguë du rein, dans les néphrites aiguës ou chroniques avec poussées inflammatoires ou stase veineuse. Quand il existe des hématuries, la présence des cylindres hématiques a une grande valeur pour établir l'origine rénale de l'hémorragie.

Dans les diverses hémoglobinuries, seul le pigment sanguin transsude dans la lumière des tubuli, les hématies font défaut. Pigments et exsudats cellulaires en s'agglomérant donnent alors naissance aux *cylindres hémoglobinuriques*; ils sont exceptionnels.

i. *Valeur de l'absence des cylindres dans les diverses affections rénales*. — Enfin, l'absence même des cylindres a sa valeur au cours des diverses affections rénales. Ils font habituellement défaut, dans la pyélo-néphrite, la tuberculose, les tumeurs du rein (LANCEREAUX), l'albuminurie cyclique et les néphrites dites interstitielles (PÉHU), ou bien si on en rencontre quelques-uns, ce ne sont jamais que quelques cylindres hyalins dont nous avons dit plus haut le peu de valeur diagnostique et pronostique. Les cylindres granuleux n'apparaissent qu'à l'occasion d'une poussée aiguë; ils s'accompagnent alors d'une forte albuminurie.

j. *Pseudo-cylindres*. — Enfin, à côté des cylindres proprement dits, on doit placer les *pseudo-cylindres*. Ils sont importants à connaître en raison des causes d'erreur auxquelles ils peuvent donner naissance. Cristaux d'urate de soude, d'acide urique, de phosphate et d'oxalate de chaux, de cholestérine, pigments d'origine diverse (TAHIER), bactéries, peuvent se grouper, s'agglomérer en forme de cylindres. Ceux-ci sont, bien entendu, sans aucun rapport avec les diverses affections du rein. C'est ici que l'emploi des colorants et des réactifs chimiques devient utile pour établir une reconnaissance exacte. Celle-ci est particulièrement difficile quand un véritable cylindre, hyalin ou autre, sert de base à la cristallisation saline ou à l'accumulation régulière des pigments ou des microbes. En mettant en évidence les seules parties organiques, en laissant à l'état incolore les éléments cristallins, en permettant aux bactéries de se détacher plus nettement, les colorants donnent à l'observateur une idée exacte de la composition de ces pseudo-cylindres ou de ces cylindres mixtes. Il en est de même de l'acide acétique et chlorhydrique, de la potasse, qui permettent de dissoudre les cristaux d'urate de soude ou d'ammoniaque dont l'agglomération sous une forme régulière peut prêter à confusion.

Étant donnée la valeur pronostique et diagnostique fort importante des cylindres véritables, cette différenciation a bien sa valeur.

ARTICLE X

PYURIE

Sous le terme de *pyurie*, on désigne l'élimination concomitante de pus et d'urine.

1° Signes cliniques. — Les urines purulentes ont des caractères spéciaux qui les font rapidement reconnaître. Le plus généralement elles sont troubles et selon l'origine du pus qu'elles contiennent, elles restent uniformément louches ou bien elles s'éclaircissent par le repos. Elles forment alors un dépôt dont l'épaisseur est proportionnelle à l'intensité du processus pyogène. Elles ont une odeur spéciale, tantôt simplement ammoniacale, tantôt fétide et même putride ou gangréneuse. Enfin elles renferment toujours une petite quantité d'albumine qu'il est facile de mettre en évidence à l'aide des réactifs usuels, chaleur, acide azotique, etc. On a voulu faire de cette albumine une variété spéciale et on lui a donné le nom de pyïne. En réalité, .

elle dérive directement du sang aussi bien que les leucocytes exsudés et elle ne diffère de la sérine et de la globuline vulgaires que secondairement, quand la fermentation entraîne une modification dans sa constitution chimique. Les proportions d'albumine sont parfois excessives dans les urines purulentes, mais, le plus souvent, il faut en rendre seule responsable la néphrite surajoutée à la pyurie.

Malgré leur netteté, ces divers caractères macroscopiques et chimiques ne suffisent pas toujours à faire reconnaître la présence du pus dans les urines. En effet, les précipitations phosphatiques déterminent tout aussi bien, elles aussi, un trouble et un dépôt blanchâtre semblable à celui des urines purulentes. Pour faire la différenciation, il faut se souvenir que les urines phosphatiques sont souvent claires à l'émission et ne deviennent louches que sous l'influence de la fermentation ammoniacale. De plus, elles redeviennent limpides quand elles sont suffisamment acidifiées. Au contraire, l'addition d'acide acétique, loin d'éclaircir les urines purulentes, exagère leur trouble en précipitant leur mucine. Quant à la fermentation ammoniacale, elle détermine chez elles un état de viscosité qui rend leur filtration des plus difficiles.

La *réaction de Donné* n'est que l'application de cette constatation faite fréquemment en clinique. On laisse déposer durant trois ou quatre heures l'urine dont on soupçonne la purulence, puis on la décante et aux quelques centimètres cubes de dépôt formé, on ajoute une cetaine quantité d'ammoniaque. L'urine est-elle purulente, elle devient aussitôt visqueuse comme du blanc d'œuf ou même épaisse et semi-solide comme de la gelée.

Cette réaction fort commode à appliquer en clinique, n'a pas toute la précision et toute la valeur de l'examen microscopique. Elle n'a sur ce dernier qu'un avantage, celui de pouvoir être appliquée même à des urines en train de fermenter, tandis que la recherche des éléments figurés du pus ne saurait être faite que sur une urine fraîchement émise ; dans l'urine ammoniacale, en effet, les globules blancs se désagrègent et disparaissent rapidement.

Même à l'état normal, on peut trouver dans le dépôt ou le

produit de la centrifugation des urines quelques rares leucocytes. Tant qu'ils sont en petit nombre, ils n'ont aucune valeur
précise. Au contraire, sitôt qu'ils se rencontrent en forte proportion et sous forme d'agglomérations, de « zooglées leucocytaires », ils établissent de façon indubitable la purulence des
urines.

Mais cet examen microscopique ne fournit pas seulement
d'utiles indications sur l'existence ou l'absence de la pyurie, il
donne souvent en même temps, des renseignements précieux
sur la nature des lésions qui la déterminent. Nous verrons plus
loin par exemple (voir p. 497) que MILIAN base sur la présence
dans les urines de nombreux lymphocytes et mononucléés de
fortes présomptions en faveur de la tuberculose. Les polynucléés prédominent au contraire s'il s'agit de phénomènes purement inflammatoires.

Il ne faut donc pas se contenter de pratiquer un examen
microscopique direct d'une gouttelette du dépôt urinaire ; il est
nécessaire après fixation, d'en colorer un certain nombre de
préparations au moyen des divers réactifs en usage : triacide
d'Ehrlich [1], bleu boraté [2], hématéine-éosine [3], etc. Mais il arrive
souvent, que les éléments altérés par un long séjour dans l'urine
se colorent mal et très irrégulièrement après fixation de la pré-

---

[1] *Triacide d'Ehrlich.* — Pour le préparer on fait des solutions
aqueuses saturées d'orange, de fuchsine acide, de vert de méthylène, on les laisse reposer quelques jours, puis on les mélange selon
la formule suivante et dans l'ordre indiqué en agitant fortement.

Solution d'orange	13,5 centimètres cubes.
Solution de fuchsine acide	6,5 —
Eau distillée	15 —
Solution de vert de méthyle	12,5 —
Alcool absolu	10 —
Glycérine	10 —

[2]
Bleu de méthylène	2 grammes.
Borate de soude	0,50 centigrammes.
Alcool absolu	VIII gouttes.
Eau distillée	100 grammes.

[3]
a) Hématéine	0,25 centigrammes.
Alun	0,25 —
Alcool absolu	5 grammes.
Eau distillée	80 —
b) Eosine	0,25 centigrammes.
Alcool à 70°	50 grammes.

paration. Dans ce cas, il suffit d'ajouter à la préparation fraîche une gouttelette de bleu de méthylène, en la déposant sur le bord de la lamelle et de suivre la coloration de plus en plus intense des noyaux au fur et à mesure que le colorant arrive jusqu'à eux.

On met ainsi en évidence les noyaux des globules de pus et on peut quelquefois arriver à établir dans quelles proportions se rencontre chacune de leurs variétés. Ce même examen permet de reconnaître l'existence d'une certaine quantité de cellules épithéliales provenant selon le cas, de la vessie, de l'urèthre ou du bassinet et de déterminer la nature des nombreux microbes qui pullulent dans l'urine examinée. On y trouve par exemple du coli-bacille, des streptocoques et des staphylocoques, des protei, du pyocyanique, exceptionnellement des gonocoques, des bacilles de Koch ou des microbes anaérobies le m. fœtidus de Veillon, le b. fragilis de Veillon et Zuber, les b. funduliformis et nebulosus de J. Hallé et divers autres bacilles et strepto-bacilles (Cottet, Hartmann et Roger). Il va sans dire, que ces recherches bactériologiques n'ont de valeur que pratiquées sur l'urine fraîchement émise. Les urines purulentes, par leur richesse en albumine, en albumose et en peptones, constituent en effet un milieu de culture des plus favorables où pullulent rapidement quantité de germes en suspension permanente dans l'atmosphère. Inutile d'insister sur cette importante cause d'erreur.

Pour établir l'existence du pus dans les urines, on peut encore avoir recours à la *recherche de leur réaction oxydante*. Celle-ci récemment étudiée par Boloquy est basée sur la diffusion dans l'urine des oxydases normalement fixées sur les globules blancs. Cette réaction est plus ou moins nette, plus ou moins intense selon la quantité du pus, la nature des leucocytes qui le constituent, leur vieillissement, leur teneur en oxydases variable selon les affections; mais, elle est presque toujours assez précise pour permettre de déceler des doses de pus même fort minimes (Linossier).

Les réactifs à utiliser sont le gaïacol cristallisé, en solution aqueuse fraîche à 1 p. 100, ou la teinture de gaïac. L'urine à examiner est tout d'abord légèrement acidifiée par l'acide acétique, puis, additionnée de 1 5e d'eau oxygénée à 8 ou 10 volumes. Si elle contient du pus, elle prend en présence du gaïacol une teinte rougeâtre; elle devient bleue au contraire par l'emploi de la teinture de gaïac. Ces deux réactions, très faciles à mettre en œuvre et fort sensibles, peuvent en pratique rendre de grands services. Elles n'ont pas cependant la précision de l'examen microscopique et sont également positives avec quelques urines non purulentes qui contiennent certaines diastases et certains corps réducteurs de nature encore mal déterminée.

2° Diagnostic. — Il ne suffit pas d'établir l'existence de la pyurie, il importe encore d'en reconnaître l'origine.

Quand le pus provient de l'*urèthre antérieur*, il s'agit, alors presque toujours de blennorragie; il ne se retrouve jamais qu'en petites quantités dans les urines, il s'écoule même en dehors des mictions et si on fait l'épreuve des trois verres de Guyon, on peut voir que le pus est balayé dès le premier jet et qu'il ne se retrouve par conséquent que dans le premier verre.

Il en est de même quand il y a inflammation de l'*urèthre postérieur ou du col de la vessie* ou bien quand un abcès de la prostate ou un phlegmon du petit bassin sont venus s'ouvrir dans la partie profonde du canal : l'urine contenue dans le premier verre est alors seule mélangée de pus.

L'urine, au contraire, est purulente dans les trois verres quand il s'agit de *lésions vésicales ou rénales*, et même alors elle l'est souvent davantage dans le dernier, en raison du dépôt purulent qui s'accumule à la longue dans le bas-fond de la vessie et qui tend à s'éliminer avec les dernières gouttes.

Nous ne pouvons énumérer ici les signes des cystites aiguës et chroniques liées à un cathétérisme infectant et préparées par un rétrécissement de l'urèthre, une hypertrophie de la prostate, un calcul, une tumeur, une tuberculose vésicale. Qu'il nous suffise de dire que chacune de ces affections est capable de déterminer une pyurie plus ou moins intense avec ou sans hématurie.

Quand le pus a une *origine vésicale*, il détermine assez rapidement un dépôt dans l'urine laissée au repos. De plus, celle-ci ne contient le plus souvent qu'une faible proportion d'albumine bien en rapport avec la quantité même du pus, enfin elle ne renferme pas de cylindres. Ajoutons qu'elle est presque toujours alcaline à l'émission, du moins quand l'affection vésicale est déjà un peu ancienne.

Au contraire, si le pus provient du *rein ou du bassinet*, l'urine est presque toujours acide et abondante. Laissée au repos, elle s'éclaircit difficilement (polyurie trouble de Guyon) et ne fournit qu'à la longue un léger dépôt; de plus, elle contient souvent des cylindres et de fortes proportions d'albumine provenant des lésions de néphrite concomitante.

Ces caractères généraux permettent le plus ordinairement d'établir l'origine uréthrale, vésicale ou rénale de la pyurie. Mais quand il s'agit d'établir sa cause véritable, de savoir si elle est liée à la tuberculose, à une pyélonéphrite lithiasique ou autre, il devient nécessaire de pratiquer un examen plus minutieux du malade, il faut tenir compte de la fièvre, du caractère des douleurs, de la présence d'une tumeur rénale, de la constance ou de l'inconstance de la pyurie, des hématuries concomitantes, etc. Nous n'y insisterons pas ici devant y revenir plus loin (voir p. 483 et 495).

3° Pronostic, traitement. — Ils sont essentiellement subordonnés à la cause même de la pyurie. C'est dire qu'ils seront fort variables. La pyurie de la cystite aiguë blennorragique pour n'en prendre qu'un exemple, sera le plus souvent sans gravité et cédera rapidement à l'action du régime et aux lavages vésicaux avec des solutions modificatrices. Au contraire, la pyurie de la pyélonéphrite tuberculeuse, infiniment plus sérieuse, ne cédera qu'à l'ablation du rein transformé en coque purulente ou creusé de cavernes. On voit toute l'importance du diagnostic précoce et précis de la lésion causale dont la pyurie n'est qu'une simple manifestation.

ARTICLE XI

APPARITION DANS L'URINE D'ÉLÉMENTS ANORMAUX MICROBIENS. BACTÉRIURIE

1° Définition. — L'urine normale ne contient pas de germes au moment de son émission et recueillie aseptiquement, elle reste indéfiniment stérile (PASTEUR). Mais, au cours de diverses affections, il se fait parfois des décharges microbiennes au niveau du rein, de la vessie ou des voies urinaires et l'urine charrie alors des espèces variées de microorganismes, c'est là la caractéristique de la *bactériurie.* Cette élimination microbienne peut être fort intense et de longue durée, c'est le cas le plus habituel, mais elle peut être aussi fugace et fort légère, elle doit être alors minutieusement recherchée. La bactériurie ne s'accompagne d'aucun symptôme inflammatoire du côté des voies urinaires; si ceux-ci font leur apparition et si l'urine contient à la fois des microbes et du pus, il ne s'agit plus à proprement parler de bactériurie, mais de pyurie (voir p. 304.)

2° Valeur séméiologique de la bactériurie. — Nous envisagerons successivement la bactériurie : 1° dans les maladies infectieuses; 2° dans certaines affections intestinales; 3° dans les affections vésicales.

a. *Dans les maladies infectieuses.* — Dans les maladies infectieuses, deux grandes variétés de microbes interviennent pour produire les désordres organiques observés : ce sont d'une part, les microbes spécifiques, ce sont d'autre part les microbes des associations secondaires. Les uns et les autres sont susceptibles d'être éliminés en partie par les reins et les urines.

Au cours de la *fièvre typhoïde,* on trouve du bacille d'Eberth dans les urines dans 32 p. 100 des cas, ainsi qu'il résulte du relevé fait par MUNCH des 724 observations publiées jusqu'à ce jour. Cette excrétion bacillaire est souvent précoce; elle apparaît du onzième au dix-septième jour (VINCENT), elle peut persister tardivement durant toute la convalescence et même beaucoup plus tard(FORNACA et MEILLE).

Dans la *pneumonie,* on a signalé de même des éliminations de pneumocoques avec les urines (CAUSSADE, ENRIQUEZ). Et si cette excrétion pneumococcique passe pour être exceptionnelle, c'est seulement, semble-t-il, en raison du petit nombre des microbes éliminés, de leur faible virulence à la période terminale de la maladie, et de la difficulté avec laquelle ils cultivent dans une urine acide (CAUSSADE).

La recherche des streptocoques est plus aisée et l'on peut constater plus facilement leur passage dans les urines au cours de certains cas d'*érysipèle* ou de *fièvre puerpérale* (CORNIL, DENUCÉ, ENRIQUEZ).

Enfin, il existerait fréquemment d'après FOULERTON, HILLIERS et JOUSSET des bacilles de Koch dans les urines des *phtisiques*, même en l'absence de tuberculose du rein ou des voies urinaires. Ajoutons que BABÈS a pu retrouver chez les *lépreux* des bacilles de HANSEN dans les urines, et que KANNENBERG a constaté la présence du Spirochaete Obermeieri dans les urines de sujets en proie à des accès de *fièvre récurrente*.

De nombreuses *recherches expérimentales* n'ont fait que confirmer la possibilité et l'existence d'une bactériurie spécifique au cours des diverses infections. C'est ainsi qu'on a observé le passage dans les urines du b. pyocyanique (CHARRIN), de la b. charbonneuse (STRAUSS et CHAMBERLAND, MÉTIN), du b. subtilis (MÉTIN), du prodigiosus, du b. ruber (SOREL), du b. d'Eberth (WISSOKOWITCH, PERNICE et SCAGLIOSI), du staphylocoque (RIBBERT), du b. de Koch (BAUMGARTEN), de l'oïdium albicans (CHARRIN et OSTROWSKI), de l'aspergillus fumigatus (RÉNON), de spores de levure de bière (CAPITAN), chez des animaux infectés artificiellement par l'un ou l'autre de ces éléments microbiens.

Ces études fort variées ont permis d'établir en même temps qu'un rein sain est imperméable pour le plus grand nombre des microorganismes. Ceux-ci ne passent dans les urines que s'il existe en un point quelconque du parenchyme rénal une lésion si minime soit-elle qui permette leur diffusion. La coïncidence relevée en clinique dans la plupart des observations de bactériurie et d'hématurie ou d'albuminurie au moins passagères, le laissait pressentir, les diverses constatations anatomo-pathologiques et expérimentales que nous venons de signaler n'ont fait que le confirmer (SOREL).

Mais, à côté de la bactériurie spécifique, il y a lieu de signaler l'élimination concomitante par les urines des nombreux microbes qui déterminent les *infections secondaires* au cours des diverses maladies infectieuses. Souvent même, ces microbes se rencontrent seuls dans les urines en l'absence de tout agent bactérien spécifique.

C'est ainsi qu'on a signalé la présence de *staphylocoques* dans les urines des typhiques (ENRIQUEZ) ou des pneumoniques, l'existence de divers *microcoques* (GRANCHER, CORNIL et BABÈS) et de *streptocoques* dans les urines des scarlatineux (ENRIQUEZ) ou des diphtériques (GAUCHER et GALLOIS). On a encore trouvé des staphylocoques, des streptocoques, des *coli-bacilles* dans les urines des rhumatisants, divers *bâtonnets* (LEBEL) et divers microbes (BOUCHARD) dans celles des rougeoleux ou des sujets atteints d'oreillons. Mêmes observations que précédemment sont à faire au sujet de l'existence nécessaire de lésions rénales, au moins légères, pour expliquer le passage de tous ces microorganismes dans les urines.

La bactériurie est le plus souvent de peu de durée au cours des diverses maladies infectieuses et il est habituel de la voir disparaître en même temps que la néphrite aiguë passagère qui a déterminé sa production. Pourtant, dans quelques cas, les symptômes de néphrite persistent et la bactériurie cependant disparaît, c'est d'après M. le professeur ARNOZAN un symptôme fâcheux, au point de vue du pronostic; il indique que l'albuminurie observée n'est plus liée à l'action irritative passagère déterminée par l'élimination microbienne; les microbes en effet n'arrivent plus jusqu'au rein, et l'albuminurie dépend seulement alors d'altérations humorales et surtout de lésions épithéliales définitives et irrémédiables.

Inversement, la bactériurie persiste quelquefois fort longtemps après la convalescence de la maladie infectieuse causale et cela en l'absence de tout symptôme de lésions rénales. Cela s'observe surtout à la suite de la fièvre typhoïde. Dans ce cas, il faut admettre que la vessie infectée une première fois constitue ensuite, en raison d'une composition spéciale des urines, un véritable milieu de culture où les microbes en jeu prolifèrent en abondance (VINCENT) et pullulent à nouveau après chaque miction.

b. *Dans certaines affections intestinales.* — L'entérite muco-membraneuse, l'appendicite (JANET), les diarrhées fétides de l'enfance (MARKOWNIKOFF), certaines inflammations utéro-annexielles, et même quelques lésions fort légères telles que la fissure anale (GASSMANN), seraient susceptibles encore, aussi bien que les maladies infectieuses générales, de déterminer de la bactériurie. Dans ce cas, l'infection des voies urinaires se ferait grâce à des adhérences inflammatoires (REYMOND) et par voie lymphatique, ou bien plutôt par l'intermédiaire de la circulation générale. Dans ces bactériuries à origine intestinale, ce sont presque toujours des coli-bacilles que l'on rencontre et l'on s'explique fort bien la longue durée de leur excrétion et de leur multiplication dans la vessie. En effet, tant que l'affection causale n'est pas modifiée, la réinfection des voies urinaires est incessante (Janet).

c. *Dans les affections vésicales.* — Enfin la bactériurie peut être la conséquence d'une *infection vésicale* et c'est d'ailleurs une des éventualités les plus communes. Dans ce cas, l'urine qui filtre du rein est exempte de microbes et elle s'en charge seulement en se mêlant avec celle contenue déjà dans la vessie infectée.

Le plus souvent, c'est un cathétérisme malpropre que l'on doit rendre responsable de cette infection vésicale et de la bactériurie consécutive (JEANBRAU) ; ou bien, c'est une uréthrite postérieure, une prostatite chronique, une vésiculite. D'ordinaire, l'intervention de ces diverses causes d'infection vésicale aboutit à la production d'une cystite et si les symptômes d'inflammation font défaut dans les divers cas de bactériurie, c'est en raison de conditions de milieu toutes spéciales. En premier lieu, il n'y a point de troubles congestifs du côté de la vessie, ni de rétention vésicale et l'on sait que ce sont là deux des facteurs habituels de la cystite : en se contractant régulièrement, la vessie chasse les divers microorganismes qu'elle contient, au fur et à mesure qu'ils sont déversés par l'urèthre postérieur, ou bien, au fur et à mesure qu'ils se reproduisent dans sa cavité. Leur multiplication se trouve ainsi limitée. Mais, cette évacuation régulière et défensive en quelque sorte serait insuffisante à empêcher l'éclosion de la cystite, si d'autres causes encore n'intervenaient ici ; c'est d'une part, la faible virulence

des germes déversés dans le réservoir urinaire (ROVSING), c'est
ensuite la composition même de l'urine. Sur ce dernier point,
on est encore peu fixé et si la présence d'une petite quantité
d'albumine paraît constituer une des conditions favorisantes de
la bactériurie, les rapports de cette dernière avec les autres
matériaux salins ou organiques de l'urine restent encore à peu
près inconnus.

Grâce à tous ces facteurs, les microbes peuvent donc pul-
luler dans la cavité vésicale sans déterminer l'inflammation
de ses parois. C'est dire qu'il se passe au niveau de la vessie
des phénomènes analogues à ceux que GILBERT a signalés à
propos de la vésicule biliaire. Dans l'un et l'autre réservoir
l'infection microbienne peut rester longtemps latente sans
arriver à déterminer des réactions inflammatoires. Et de même
qu'il y a une infection de la vésicule biliaire sans cholécystite,
de même, il existe une infection de la vessie sans cystite. La
bactériurie d'origine vésicale représente donc une infection
sans inflammation, une cystite immobilisée à un stade de tolérance ou à sa période initiale d'ensemencement et de pullulation
microbienne.

Les germes les plus variés ont été rencontrés dans la bactériurie vésicale aussi bien que dans les cystites, parmi les plus
communs nous signalerons : le coli-bacille (KROGIUS, HOGGE,
CLOPATT, ROVSING), le streptocoque (HOGGE), le staphylocoque
(HOGGE, PEDENKO, KROGIUS), le proteus vulgaris (KROGIUS), le subtilis (MASIUS et NOLF), le bactérium termo (ROBERTS).

3° Diagnostic. — a. *Bactériurie vésicale.* — La bactériurie
vésicale est relativement facile à diagnostiquer ; le seul aspect
des urines émises est déjà fort caractéristique : elles apparaissent
en effet uniformément troubles et ne forment point de dépôt
sous l'influence du repos ou de la centrifugation. De plus, elles
présentent une espèce d'opalescence et quand on agite le bocal
qui les contient on voit apparaître « un tourbillonnement de
nuages blanchâtres, comme si elles tenaient en suspension
une poudre fine et légère ». Elles sont ordinairement acides
(ROBERTS), souvent même très acides (KORNFELD) et malgré cela,

elles présentent souvent une odeur écœurante, infecte, qui rappelle celle du poisson pourri ; c'est parfois même le seul symptôme qui attire l'attention du malade ou du médecin. Enfin, pendant longtemps les éléments purulents font défaut et l'examen microscopique ne décèle à côté d'innombrables microbes, qu'une quantité des plus infimes de leucocytes et de cellules endothéliales. Pourtant, on peut observer tous les intermédiaires entre la bactériurie pure et la cystite. Une cystite aiguë peut être même le point de départ de la bactériurie et celle-ci représente alors simplement une sorte de séquelle infectieuse, qui se réduit à une pullulation et une élimination microbienne continue sans trace d'éléments inflammatoires ou purulents.

D'ailleurs, au cours de la bactériurie la plus simple, on peut voir tout d'un coup survenir des symptômes aigus, quand il survient une crise de rétention vésicale par exemple, ou tout autre condition favorable à l'éclosion de la cystite. Les malades présentent alors de la fièvre, des troubles digestifs et nerveux, de la dysurie, de la pollakiurie et même de la pyurie ; parfois encore, on peut voir éclater tous les accidents graves d'une uretéro-pyélo-néphrite ascendante. Cette éventualité redoutable indique la nécessité qu'il y a à considérer la bactériurie comme un symptôme des plus sérieux : cela démontre encore tout l'intérêt qu'il y a à diagnostiquer hâtivement son existence et à la combattre sévèrement.

b. *Bactériurie rénale*. — Les caractères physiques et bactériologiques des urines, les symptômes locaux et généraux qui ont précédé ou qui se surajoutent parfois à la bactériurie vésicale, permettent donc de reconnaître facilement son existence. Mais quand il s'agit de *bactériurie rénale* le diagnostic peut être beaucoup plus délicat. Signes physiques et fonctionnels font alors bien souvent défaut et les microbes eux-mêmes peuvent se rencontrer dans les urines en si petit nombre qu'il peut être nécessaire pour les découvrir d'avoir recours au procédé des cultures [1]. C'est dire à combien de causes d'erreur on

---

[1] Pour tout ce qui concerne la technique bactériologique que nous n'avons pas à décrire ici, se reporter au *Précis de bactériologie* de J. Courmont (collection Testut).

se trouve exposé et quel peut être parfois la difficulté du diagnostic.

Certains cliniciens, KANNENBERG et ENRIQUEZ en particulier,
admettent en effet que même chez les sujets sains, il existe une
bactériurie physiologique. Bien des germes pénétreraient
accidentellement dans l'organisme normal, soit par la voie
pulmonaire avec l'air inspiré, soit au niveau des amygdales à
la suite des angines les plus légères, ou bien grâce aux petites
plaies cutanées même les plus insignifiantes. Dans ces divers cas,
ENRIQUEZ admet que le phagocytisme normal peut rester insuffisant et le rein se trouve alors appelé à éliminer un grand
nombre des microbes envahisseurs. Et de fait, il a pu retrouver
quelques microorganismes, mais surtout des staphylocoques,
dans les urines des sujets bien portants ou d'animaux en parfait
état. Nous-même avons repris ces recherches et avons été fort
surpris de constater que dans les urines des vieux chroniques,
immobilisés depuis de longs mois dans les salles des hôpitaux,
on retrouve des staphylocoques au moyen des divers procédés
de culture et cela en l'absence de toute lésion ou de toute affection ancienne des reins ou des voies urinaires.

Faut-il mettre cette bactériurie légère sur le compte d'une
élimination physiologique rénale ? Doit-elle être attribuée plutôt
à l'impossibilité d'obtenir cliniquement une urine rigoureusement aseptique, malgré l'observation des précautions les plus
rigoureuses, c'est une question qui ne saurait encore être définitivement tranchée. Cependant, nous aurions tendance avec
SOREL à admettre plutôt cette deuxième hypothèse.

Il existe en effet normalement dans le canal de l'urèthre une
très grande quantité de microbes saprophytes et pathogènes
venus de l'extérieur. Ils pullulent et se renouvellent sans cesse
et s'ils n'envahissent pas la vessie, c'est grâce au balayage constant que réalise le passage de l'urine et aussi en raison de
l'intervention incessante des phagocytes et de l'action bactéricide du mucus uréthral. Mais leur multiplicité même rend fort
difficile une désinfection complète du canal et malgré le lavage
minutieux du méat urinaire et de l'urèthre avec divers antiseptiques, malgré l'emploi d'une sonde stérilisée, ou bien en pré-

nant la précaution de recueillir seulement les dernières portions du jet de l'urine (DUCLAUX, ENRIQUEZ), on ne peut être jamais absolument sûr que l'urine prélevée pour les cultures, ne s'est point infectée au passage et que les microbes qui cultivent sur les divers milieux ne proviennent point de l'urèthre et non du rein ou de la vessie. Peut-être même intervient-il une autre cause d'erreur : l'ensemencement des milieux de culture par le moyen de l'air infecté des salles où l'on pratique les recherches. Nous avons pu constater, en effet, que des flacons témoins, débouchés dans les salles des malades avec toutes les précautions voulues, et dans les mêmes conditions que ceux qui servaient à nos ensemencements d'urine, nous donnaient des cultures de staphylocoques une fois sur cinq. On ne saurait par conséquent, mettre toujours sur le compte d'une élimination physiologique rénale, ce qui revient soit à l'infection normale du canal uré-thral, soit aux conditions bactériennes toutes spéciales du milieu dans lequel on opère.

Une autre difficulté intervient encore quand on a recours au procédé des cultures pour établir l'existence d'une bactériurie légère, c'est la réaction acide de l'urine. En effet, celle-ci empêche souvent le développement de certains microbes. De plus, il faut se souvenir que les premières gouttes de l'urine émise peuvent être très pauvres en bacilles, tandis que les dernières en contiennent ordinairement des quantités beaucoup plus considérables.

Selon l'importance de la bactériurie, l'examen devra encore porter sur une quantité différente d'urine ; un ensemencement pratiqué avec quelques gouttes de liquide seulement expose à un resultat négatif et erroné ; il faut le plus souvent ensemencer 5 centimètres cubes d'urine dans 100 centimètres cubes de bouillon ou au moins 1 centimètre cube d'urine dans 20 centimètres cubes de bouillon pour se mettre, à ce point de vue, à l'abri de toute erreur d'interprétation.

c. *Microbes de l'urine abandonnée à l'air libre.* — Enfin, dans l'urine abandonnée à l'air libre, de nombreux microbes pullulent très rapidement. Il faut se garder d'attribuer à la bactériurie, ce qui est seulement le fait de l'ensemencement de l'urine par

18.

les germes dont elle s'est chargée au moment de son passage au niveau de l'urèthre, ou du fait de sa contamination à l'air extérieur.

Les microorganismes rencontrés dans ces conditions sont fort nombreux et d'une très grande diversité. Le plus commun est le *micrococcus ureæ*; il se présente sous forme d'éléments arrondis, isolés, couplés, en amas, ou bien sous l'aspect de chapelets de cocci ou même de diplobacilles; il décompose l'urée en ammoniaque et acide carbonique, grâce à une diastase, l'uréase et quand il pénètre dans la vessie au moyen d'une infection ascendante, il contribue dans une large mesure à produire l'inflammation de la muqueuse en préparant le terrain pour les divers microbes pathogènes qui lui sont associés. A côté du micrococcus ureæ, on trouve encore dans les urines fermentées ou putréfiées divers cocci également ammoniogènes : l'*urococcus* de Miquel, le *micrococcus liquefaciens* de Plügge; puis ce sont des *sarcines* facilement reconnaissables à leur ressemblance avec un ballot ficelé en croix, les *torulæ cerevisiæ*, surtout communes dans les urines sucrées et qui se présentent sous l'aspect d'éléments ovoïdes bourgeonnants; enfin, ce sont divers protéi, le bacillus subtilis, de grandes bactéries chromogènes (J. Carles) et des microbes anaérobies encore assez mal déterminés.

Une prise rigoureusement aseptique de l'urine à examiner permettra d'éliminer cette importante cause d'erreur.

4º Traitement. — La bactériurie est un symptôme, non une maladie, aussi son traitement doit être surtout étiologique. Nous ne parlerons pas ici de la façon de combattre les bactériuries liées aux maladies infectieuses, elle se ramène à traiter la néphrite passagère qui le plus souvent détermine leur production. C'est seulement dans les cas où une infection vésicale rebelle a succédé à la bactériurie rénale qu'il y a lieu d'intervenir plus activement. Il faut alors avoir recours pour s'en rendre maître à l'usage des antiseptiques internes et aux lavages répétés de la vessie. C'est ce qu'on est obligé de faire par exemple dans certaines bactériuries typhiques, liées comme

nous l'avons vu plus haut à une infection vésicale prolongée ;
c'est dans tous les cas la conduite à tenir, chaque fois que l'élimination microbienne est liée à une infection vésicale d'origine
externe, ou bien à une affection pelvienne ou intestinale. On
utilisera alors le salol à l'intérieur, à hautes doses, l'urotropine,
le benzoate de soude, les boissons abondantes. On désinfectera
la vessie au moyen de lavages avec des solutions de sublimé,
de protargol, de nitrate d'argent ou de permanganate de potasse.
Mais pour arriver au succès, il sera nécessaire de s'adresser en
même temps à l'affection qui a été le point de départ de la
bactériurie. Il faudra donc traiter aussi la prostatite ou l'uréthrite chronique, les rétrécissements de l'urèthre, les lésions
pelviennes, l'entérite chronique, etc., sous peine de voir la bactériurie persister indéfiniment malgré le traitement symptomatique le plus énergique.

ARTICLE XII

LES SÉDIMENTS URINAIRES

Dans toute urine normale ou pathologique, on observe sous
l'influence du repos prolongé ou de la centrifugation la formation d'un dépôt. Il est parfois imperceptible et appréciable seulement par l'examen microscopique des dernières gouttes du
bocal où était conservée l'urine ; mais, il peut être aussi considérable et comprendre le $1/40^c$, le $1/20^o$, le $1/10^c$ du volume
total de l'urine. Dans ce cas, il acquiert une valeur diagnostique et pronostique de premier ordre.

Le sédiment urinaire est blanc, jaunâtre, verdâtre ou rougeâtre, homogène ou divisé, floconneux, pulvérulent, filamen-
teux, visqueux ou glaireux (VIEILLARD). Il est formé d'éléments
figurés organisés et de cristaux. Les premiers existent dans
l'urine au moment même de son émission ; les seconds n'y
apparaissent souvent au contraire que de façon tardive, sous
l'influence du refroidissement ou des modifications de composition et de réaction que détermine la putréfaction.

1° Éléments figurés organisés. — Ils comprennent des globules rouges et des globules blancs, diverses cellules épithéliales desquamées, des cylindres, des spermatozoïdes, des microbes et des parasites.

a. *Hématies.* — Les hématies peuvent n'exister dans les urines qu'en très petit nombre et n'être découvertes que dans le culot d'une urine claire centrifugée ; mais, le plus souvent, elles se rencontrent en très grande abondance dans les divers cas d'hématurie et leur présence communique à l'urine tout entière ou seulement à son dépôt, une teinte rouge des plus caractéristiques (Voir aussi *Hématuries*, p. 244). Quand l'urine vient d'être récemment émise, les globules rouges qu'elle contient sont facilement reconnaissables ; mais, à la longue, ou bien, si l'urine a un pouvoir isotonique trop élevé ou trop faible et incompatible avec leur bonne conservation, ils s'altèrent rapidement ; ils perdent leur coloration normale en laissant diffuser leur hémoglobine et ils deviennent épineux et crénelés. Pour bien établir leur nature, il peut être alors nécessaire de traiter les préparations examinées par le bleu de méthylène, le picro-carmin ou tout autre colorant. Par ce moyen, il est facile de les différencier des leucocytes qui, si souvent, les accompagnent et qu'on reconnaît facilement grâce à leur noyau.

b. *Leucocytes.* — Les leucocytes peuvent se rencontrer en petit nombre même dans l'urine normale ; mais ils deviennent particulièrement abondants, sitôt qu'il y a inflammation du rein ou des voies urinaires ; ils constituent l'élément essentiel des urines purulentes.

Dans une urine acide ou neutre, ils sont facilement reconnaissables. Plus volumineux que les globules rouges, ils sont granuleux et se distinguent par leur noyau qui fixe énergiquement les réactifs, en particulier le bleu de méthylène. Ce noyau affecte diverses formes selon la variété des globules blancs. Il permet parfois, quand ils ne sont pas trop altérés par leur séjour dans l'urine, de les différencier et de les classer en leucocytes mono et polynucléées. La prédominance de l'une ou de l'autre variété dans le sédiment prend alors une certaine

importance au point de vue diagnostique (MILIAN). (Voir *Pyurie*,
p. 304.)

Mais les leucocytes ne conservent pas longtemps leurs pro-

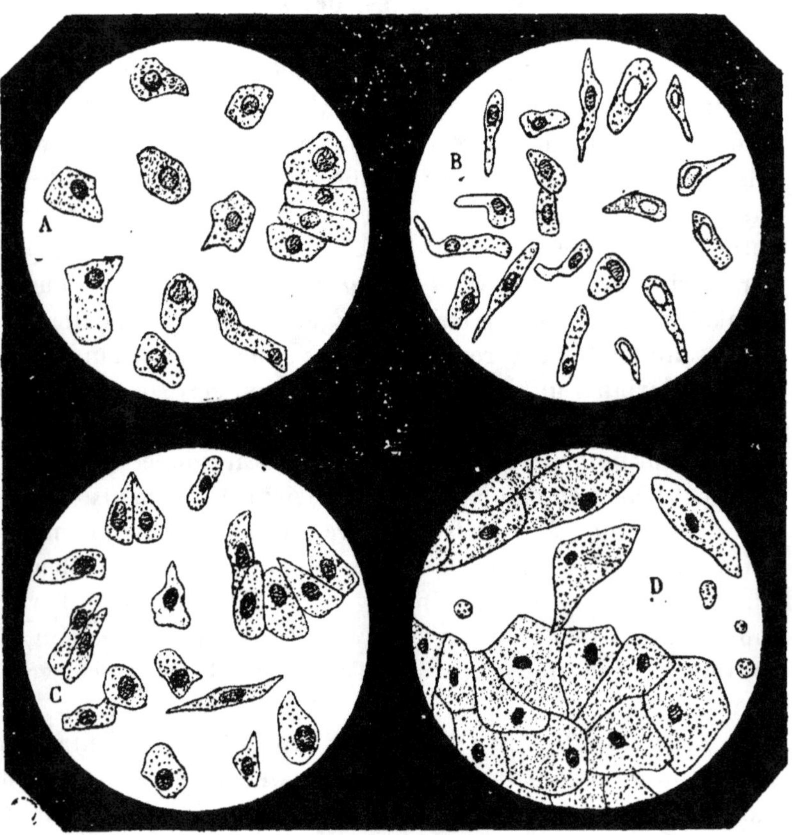

Fig. 41. — Cellules épithéliales des sédiments urinaires normaux
(d'après HUGOUNENQ).

A, cellules épithéliales du rein. — **B,** cellules épithéliales de la vessie. — **C,** cellules épithéliales du col de la vessie. — **D,** cellules épithéliales du vagin.

priétés colorantes et leur forme normale. Beaucoup de ceux
qu'on observe dans une urine fraîchement émise, ont déjà subi
la dégénérescence graisseuse et dans une urine fortement alcaline ou ammoniacale, ils ne tardent pas à se désagréger et à se
fusionner en amas dont on peut seulement soupçonner la nature,

grâce aux débris nucléaires qu'on rencontre dans leur intérieur.

c. *Cellules épithéliales.* — Des cellules épithéliales s'éliminent
en tout temps avec les urines. Les éléments de cette desquamation des voies urinaires saines s'unissent après l'émission de
l'urine aux divers cristaux uriques qui prennent naissance sous
l'influence du refroidissement et ils créent ces petits nuages floconneux qui se rencontrent au bout de quelques heures, même
dans les urines normales. Mais, sitôt qu'il existe une irritation
ou une inflammation des voies urinaires, la desquamation normale s'exagère, ce ne sont plus alors 3 ou 4 cellules soudées
entre elles que l'on rencontre de-ci de-là, mais de larges
plaques tenant parfois tout le champ du microscope. Il pourrait
être utile parfois de savoir quelle est leur origine exacte, mais
cette différenciation n'est pas toujours facile, car, comme le
fait remarquer Guyon, l'épithélium des voies urinaires d'excrétion est de même type depuis le bassinet jusqu'à l'urèthre avec
de simples variations locales. Les cellules de la couche superficielle sont les plus communes. Elles ont l'apparence de grandes
cellules polygonales à protoplasma légèrement granuleux avec un
noyau bien délimité à leur partie centrale. Les cellules provenant
du vagin sont presque semblables ; elles sont seulement plus
grandes et ont un bord plus mince. Les cellules de la couche
moyenne du revêtement épithélial des voies urinaires sont
ovales et effilées à une de leurs extrémités, d'où le nom de
cellules en raquette ou en massue qu'on leur donne ordinairement. Quant à celles qui proviennent de la couche profonde,
elles ont l'aspect de petites cellules rondes avec un gros noyau.

Les cellules provenant du rein sont d'une taille inférieure à
celle des précédentes, elles se rencontrent souvent dans l'intérieur des cylindres urinaires ou bien elles restent unies les unes
aux autres, gardant la forme des tubuli dont elles proviennent,
il est alors facile de reconnaître leur origine, cela devient plus
délicat quand elles existent à l'état isolé.

d. *Cylindres.* — (Voir. *Cylindrurie*, p. 296).

e. *Spermatozoïdes.* — Les spermatozoïdes se rencontrent dans
le dépôt urinaire soit après le coït, soit dans les cas de sperma-

torrhée. Ils sont alors particulièrement abondants. Mais on peut en retrouver aussi un petit nombre dans les urines de sujets parfaitement sains. MILIAN et MAMLOCK ont établi, en effet, que le testicule produit des éléments spermatiques d'une façon constante. Dans les périodes de continence, leur excès s'échappe par les voies na-turelles et un grand nombre remonte à l'état vivant jusque dans la vessie. Cela explique comment on en retrouve aussi bien dans l'urine du premier jet que dans les dernières gouttes expulsées.

Bien qu'ils y perdent tout mouvement, il est facile de reconnaître la présence de spermatozoïdes dans les urines. Leur forme est en effet toute spéciale. Avec leur grosse tête arrondie et piriforme, leur queue effi-lée, dix ou douze fois plus longue que la tête, ils rap-pellent tout à fait l'aspect d'un têtard. Un certain

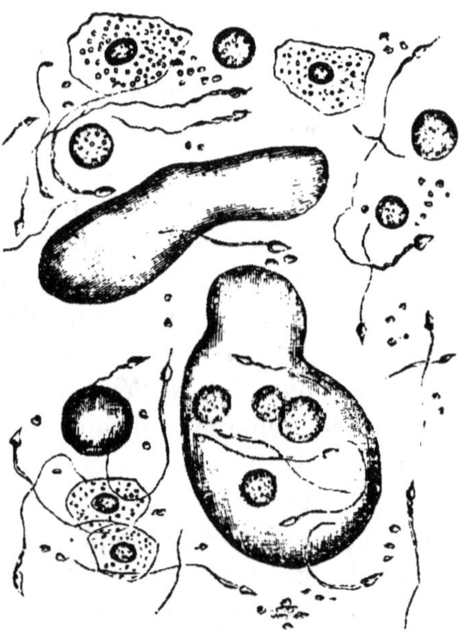

Fig. 42. — Sperme humain (d'après PAULIER et HÉTET).

nombre de cristaux de phosphate bicalcique et quelques cylindres muqueux provenant des canaux séminifères se ren-contrent souvent aussi de façon simultanée dans le dépôt.

f. *Microbes et parasites.* — (Voir p. 309.)

2° Cristaux. — Les cristaux rencontrés dans le sédiment urinaire sont de nature variable selon la réaction de l'urine. Ils ne s'y retrouvent pas toujours au moment même de l'émission et se forment le plus souvent peu à peu sous l'influence du refroidissement et de la fermentation. Le degré de concentra-tion des urines, la nature du régime, l'état de la nutrition générale du sujet sont autant de facteurs qui interviennent dans leur production.

a. *Cristaux d'acide urique et d'urates.* — Ils s'observent couramment dans toutes les urines acides et de forte concentration. Celle-ci peut résulter d'un état pathologique comme la fièvre, ou d'une simple réduction dans l'ingestion habituelle des boissons.

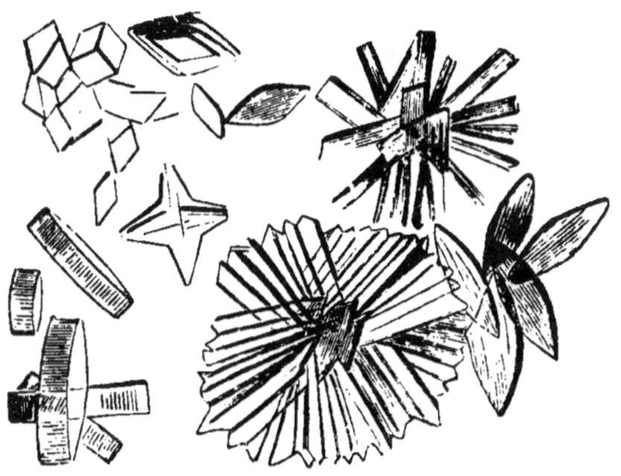

Fig. 43. — Cristaux d'acide urique (d'après Yvon).

L'urine peut charrier alors à l'émission des cristaux microscopiques d'acide urique ou même du sable ou du gravier. Mais, le plus souvent, c'est au moment du refroidissement de l'urine que les cristaux uriques se précipitent. Sous son influence, on voit un trouble apparaître et il se forme un sédiment qui varie entre le jaune et le rouge brique. Ce dépôt traité à chaud par l'acide azotique, puis l'ammoniaque, donne une belle coloration rouge pourpre (réaction de la murexide) ; il se redissout à chaud ou par l'addition d'alcalis concentrés, ce qui est aussi fort caractéristique.

Une goutte du dépôt examiné au microscope, montre une foule de petits losanges curvilignes, de petites tables elliptiques, de cristaux en forme de tonneaux, de fers de lance, de rosaces, de clous, d'épines. Ces cristaux *d'acide urique* se chargent de matières colorantes de l'urine, d'où l'aspect jaune ou jaune brun qu'ils présentent.

Les cristaux d'*urate acide de soude* se chargent également de pigments urinaires et sont aussi plus ou moins colorés en jaune ;

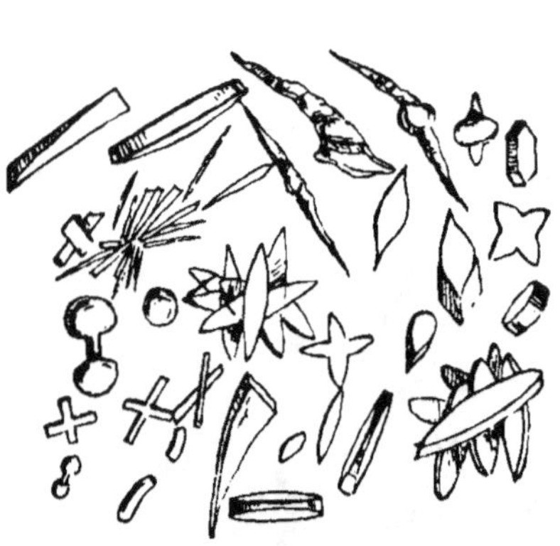

Fig. 44.—Cristaux d'acide urique (d'après YVON).

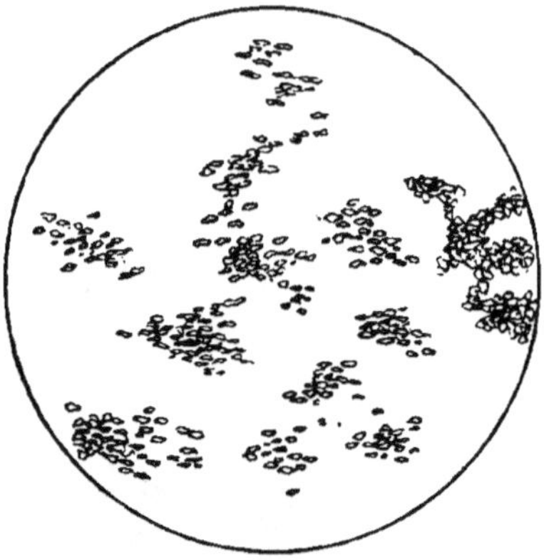

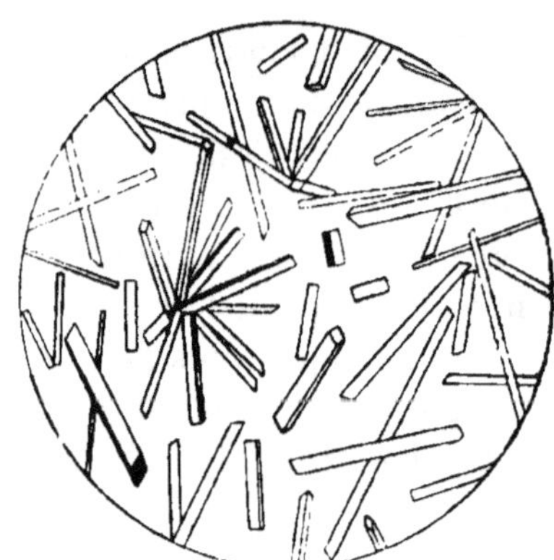

Fig. 45. — Cristaux d'urate acide de soude.

ils se présentent sous la forme de petits grains amorphes qui se dissolvent facilement sous l'influence de la chaleur ou des alcalis.

Quand une urine riche en urates subit la fermentation ammo-

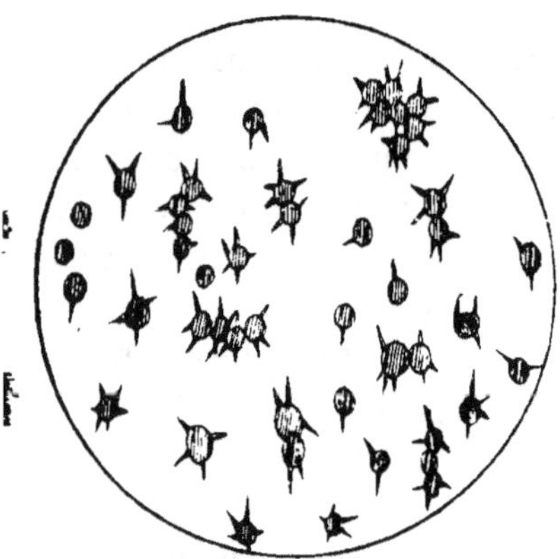

Fig. 46. — Cristaux d'urate d'ammoniaque (d'après HUGOUNENQ).

Fig. 47. — Acide hippurique (d'après HUGOUNENQ).

niacale, il apparaît peu à peu dans le sédiment des cristaux d'*urate d'ammoniaque* ; ceux-ci ont l'aspect de petites sphères épineuses que l'on a comparées à des châtaignes recouvertes de

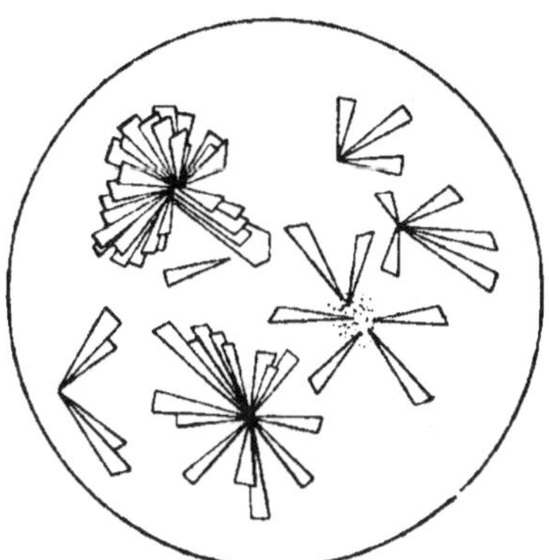

Fig. 48. — Cristaux de phosphate
bicalcique.

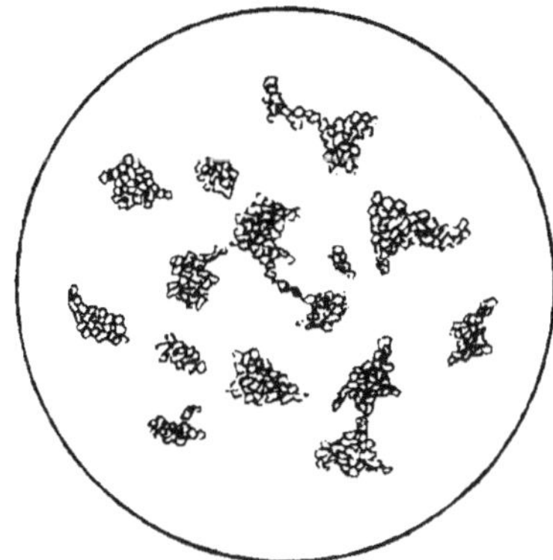

Fig. 49. — Cristaux de phosphate
tricalcique.

leur enveloppe. L'acide acétique les dissout lentement et amène
la précipitation de cristaux d'acide urique.

b. *Acide hippurique.* — L'acide hippurique se rencontre dans

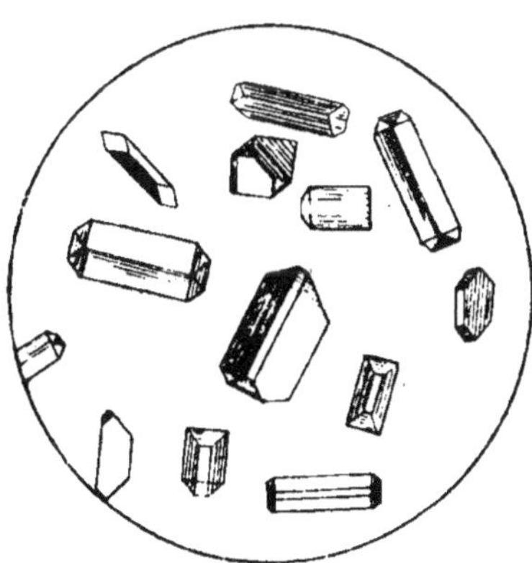

Fig. 50. — Cristaux de phosphate
ammoniaco-magnésien (d'après
HUGOUNENQ).

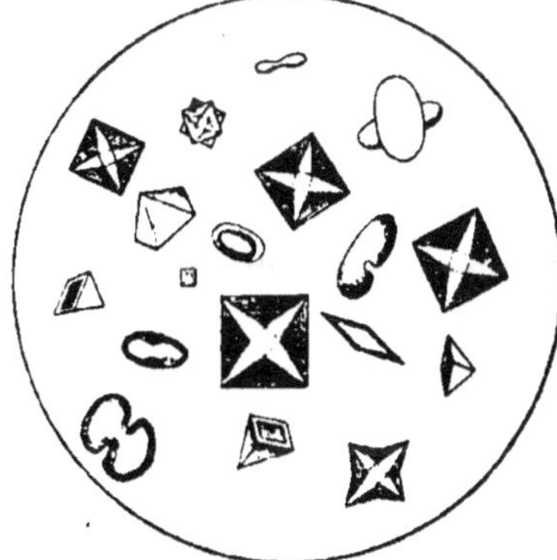

Fig. 51. — Cristaux d'oxalate de
chaux.

toutes les urines, mais à l'état soluble. Il ne se précipite qu'exceptionnellement, quand l'urine est hyperacide ou quand il existe
en grande quantité. Il se présente alors sous la forme de longs

prismes rhomboédriques. Quand ils sont de petite taille, ils rappellent les cristaux de phosphate ammoniaco-magnésien, ils en diffèrent par leur insolubilité dans l'acide chlorhydrique.

c. *Phosphates.* — Les phosphates sont après les urates, les éléments cristallins rencontrés le plus communément dans les sédiments urinaires. Sauf le phosphate bicalcique de chaux que

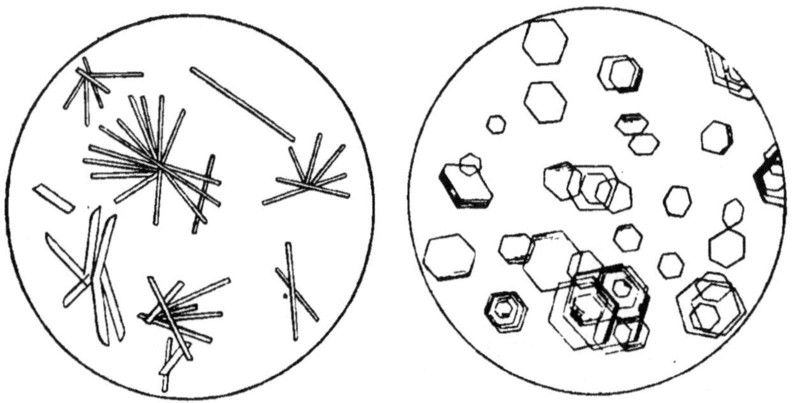

Fig. 52. — Cristaux de sulfate de chaux.

Fig. 53. — Cystine (d'après Hu-GOUNENQ).

l'on peut trouver dans des urines légèrement acides, ils se précipitent tous dans des urines alcalines. Ils peuvent y constituer un dépôt très abondant qui, par sa densité et sa coloration blanchâtre, fait penser à première vue à un dépôt purulent. Mais, leur aspect microscopique est trop caractéristique pour que la moindre erreur puisse subsister.

Le *phosphate bicalcique* se présente sous la forme de coins réunis les uns aux autres par leur pointe. Il se rencontre assez rarement dans les sédiments.

Le *phosphate tricalcique* apparait sous l'aspect de petites granulations amorphes qu'on pourrait confondre avec celles de l'urate de soude si, à l'inverse de celles-ci, elles n'étaient solubles dans les acides et ne se rencontraient uniquement dans les urines alcalines.

Les cristaux de *phosphate ammoniaco-magnésien* n'existent aussi qu'en milieu alcalin et sont également solubilisés par les acides. Ils sont très caractéristiques et se présentent sous les apparences de grands cristaux en formes de couvercles de cercueil, d'où le nom de cristaux en tombeaux, qu'on leur donne d'ordinaire.

d. *Oxalate de chaux*. — Les cristaux d'oxalate de chaux ont une forme non moins originale. Ils rappellent par leur aspect une enveloppe de lettre ou exceptionnellement des haltères ou

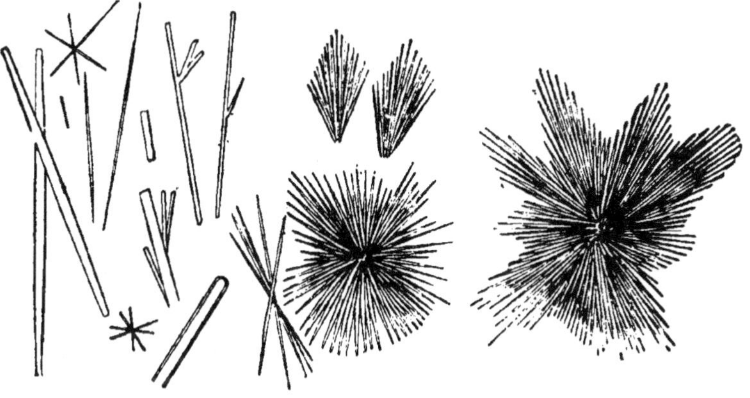

Fig. 54. — Tyrosine (d'après HUGOUNENQ).

des biscuits. Quand elle n'est pas en rapport avec l'alimentation du sujet, avec l'absorption d'oseille, de tomate, de rhubarbe, etc., qui détermine une oxalurie passagère, leur présence traduit des troubles particuliers de la nutrition générale (voir *oxalurie*, p. 179). Très réfringents, les cristaux d'oxalate de chaux sont solubles dans l'acide chlorhydrique, insolubles dans l'acide acétique. Ils sont souvent mêlés à des cristaux uriques ou uratiques.

e. *Sulfate de chaux*. — Le sulfate de chaux se rencontre assez rarement à l'état cristallin dans les urines. Il forme de longs prismes minces, isolés ou groupés en rosaces qui prennent naissance en milieu acide.

f. *Carbonates terreux de chaux et de magnésie*. — Ils constituent des amas de granulations amorphes ou bien de petites boules plus ou moins volumineuses qui se dissolvent avec effervescence dans les acides.

g. *Cystine*. — La cystine existe assez souvent dans les urines à
l'état dissous, mais elle ne s'y rencontre que tout à fait exceptionnellement sous forme de calculs ou de sédiments. Dans ce
dernier cas, elle se présente sous les apparences de prismes à
six pans solubles dans l'acide chlorhydrique et l'ammoniaque,

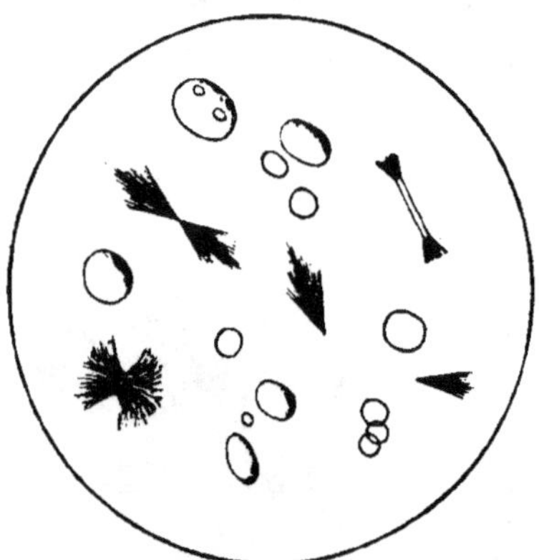

Fig. 55. — Cristaux de leucine
et de tyrosine.

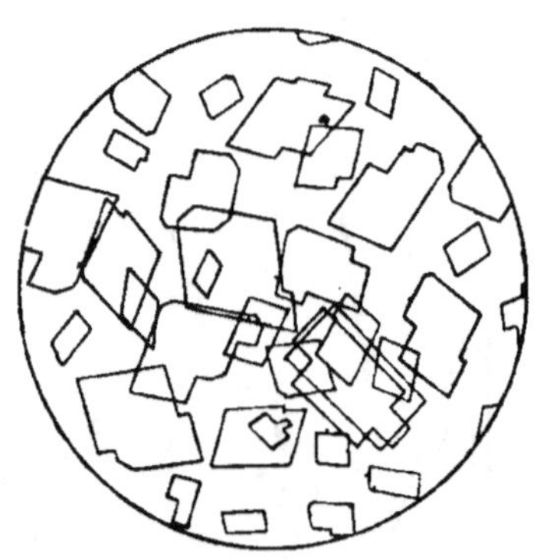

Fig. 56. — Cristaux de cholestine
(d'après Hugounenq).

insolubles dans l'acide acétique. La cystinurie s'observe chez
certains sujets dont la nutrition est ralentie, qui présentent une
exagération de la vie anaérobie des cellules et un arrêt partiel
des oxydations (Moreigne) ; elle dépend aussi d'une insuffisance
partielle du foie devenu incapable de compléter la dislocation
et l'oxydation des produits transitoires de la destruction des
albuminoïdes (Chassevant). La présence concomitante dans les
urines du cystinurique de leucine et de tyrosine, de cadavérine
et du putrescine est une preuve de cette insuffisance et de ce
ralentissement de la nutrition dont la cystinurie n'est qu'un des
symptômes.

h. *Tyrosine*. — La tyrosine se présente sous forme de longues
aiguilles fines ou grossières, réunies en faisceaux ou en éventail, solubles dans l'ammoniaque. Elles ne se rencontrent qu'au
cours d'un petit nombre d'affections rares, l'ictère grave, l'empoisonnement par le phosphore et diverses maladies infectieuses.

i. *Leucine*. — La leucine représente comme la tyrosine un des produits terminaux de la décomposition des matières albuminoïdes, elle cristallise dans les urines sous les mêmes influences. Elle y apparaît sous l'aspect de petites sphères légèrement jaunâtres à bords dentelés.

j. *Cholestérine*. — La cholestérine, que l'on rencontre très rarement dans les sédiments urinaires, revêt l'apparence de petites tablettes minces et incolores dont un des bords serait cassé.

3° Impuretés diverses. — Dans le dépôt urinaire enfin, on peut trouver une *multitude d'impuretés* qui sont sans aucune importance clinique, mais qu'il faut pourtant savoir reconnaître ; ce sont des débris d'étoffes, de laine, de soie, de coton, des poussières minérales, des poils, des grains d'amidon, des cellules de levures, etc. Il importe de ne pas les confondre avec l'un quelconque des éléments organiques ou cristallins que nous avons étudiés.

QUATRIÈME PARTIE

AFFECTIONS DES REINS

Les affections du rein sont de divers ordres. Le rein peut quitter sa position habituelle et se déplacer plus ou moins dans la cavité abdominale, on a alors le *rein mobile ;* l'atmosphère celluleuse périrénale d'autres fois s'enflamme et l'on a le *phlegmon périnéphrétique ;* ou bien, des concrétions calcaires se forment dans les calices et le bassinet et deviennent le point de départ de toute une série d'accidents de nature septique ou d'origine purement mécanique; nous aurons à les étudier en traitant de la *lithiase rénale* et de ses diverses complications. Enfin, le tissu noble de l'organe peut être lui-même intéressé : il l'est à des degrés variables dans les *congestions* et les *infarctus* du rein, dans les diverses catégories de *néphrites*, dans les cas de *tuberculose, syphilis, cancer, dégénérescences.* Nous les passerons successivement en revue dans les chapitres qui composent cette quatrième partie. Un dernier article sur l'*urémie* nous permettra d'étudier les troubles variés qui caractérisent l'insuffisance rénale à ses divers degrés ; elle constitue l'aboutissant final d'un grand nombre des affections rénales.

CHAPITRE PREMIER

REIN MOBILE

Il y a quelques années à peine, le rein mobile passait pour une affection relativement rare et quand un médecin découvrait son existence, il ne manquait pas de lui attribuer les nombreux troubles observés chez la malade qui en était atteinte.

Sous l'influence des idées de GLÉNARD, ces notions anciennes tendent de plus en plus à se modifier. On a reconnu que le rein mobile, la néphroptose, est extrêmement commune ; bien des sujets en sont porteurs qui ne le soupçonnent nullement et bien des phénomènes morbides qui lui sont associés, relèvent souvent, non du rein mobile lui-même, mais de la panoptose et du relâchement concomitant des parois abdominales.

Telle est l'évolution qu'a subie l'histoire du rein flottant, elle a suffi à modifier entièrement le pronostic et le traitement de cette affection.

1° Étiologie, pathogénie. — A l'état normal, le rein est déjà partiellement mobile. Sous l'influence des mouvements respiratoires ou de la station debout, il subit une incursion de 3 à 5 centimètres selon les sujets. Mais, la glande étant profondément enfouie dans sa loge, ce déplacement minime ne peut être perçu par les mains de l'observateur. Il n'en est plus de même, lorsque les moyens de fixation de l'organe deviennent insuffisants. On le voit alors descendre plus ou moins bas dans la cavité abdominale; selon son degré d'ectopie, il sera qualifié de *rein mobile* ou de *rein flottant*.

La connaissance des moyens de contention du rein a une importance extrême, si l'on veut approfondir le mode d'action des causes qui provoquent sa mobilité.

Appendue à son pédicule vasculaire, la glande urinaire trouve dans ses vaisseaux nourriciers un premier élément de soutien. S'ils s'allongent, au cas de descente du rein, ils limitent du moins son mouvement, qui ne peut se faire que selon un arc de cercle dont le centre correspond à l'insertion des artères rénales.

Le ligament réno-surrénal adventice (GLÉNARD) joue aussi un rôle important dans sa fixation et s'oppose puissamment à son abaissement. Il se laisse distendre plus ou moins ou même est rompu dans les cas de ptoses rénales complètes.

De plus, le rein est contenu dans un dédoublement du fascia propria et cette loge, riche en pelotons graisseux, recouverte en avant par le péritoine qui la tapisse et la renforce, constitue encore un moyen important de fixation pour le rein qui s'y trouve logé.

Quand, par suite de l'amaigrissement du sujet, la graisse plus ou moins diffluente de cette capsule se résorbe, on comprend que le ballottement du rein y devienne facile et que l'organe puisse s'échapper par la partie inférieure de cette gaine fibro-graisseuse ouverte par en bas (Poussox et Oraison).

Enfin, une part des plus importantes revient, comme moyen de fixation du rein, à l'intervention de la pression intra-abdominale. La compression constante exercée par la paroi musculaire et la poussée intestinale contribuent, dans une large mesure, à maintenir le rein dans sa loge lombaire et à l'empêcher d'en sortir. La démonstration en est facile sur le cadavre. En le plaçant debout, on peut voir les reins s'abaisser sitôt que le ventre est ouvert et la poussée intestinale supprimée (Deletzine et Volkoff).

En définitive, si les moyens de contention du rein sont nombreux, ils ont tous de peu de valeur et sont capables de devenir insuffisants sous l'influence des causes les plus variées.

Armé de ces quelques notions anatomiques, nous allons pouvoir saisir plus aisément l'importance et le mode d'action des divers facteurs du rein mobile.

Tout d'abord, un premier fait saute aux yeux, c'est la *rareté du rein mobile chez les enfants*. Tous les auteurs s'accordent à dire que le rein mobile est une maladie observée surtout entre vingt et quarante ans. Dans les cas rares où il a été signalé chez les tout petits, il s'agissait d'enfants mal nourris, à ventre volumineux, à sangle abdominale relâchée ; au même titre qu'ils présentaient des ptoses de leurs principaux viscères, de leur estomac, de leur rate, de leur intestin hernié en divers points, ils présentaient un rein mobile (Comby).

L'existence exceptionnelle de ce dernier chez les jeunes enfants est-elle due seulement à ce que leur loge cellulo-adipeuse est moins lâche et constitue un meilleur élément de soutien que chez l'adulte, ou bien ne faut-il pas en rendre responsable l'absence d'un examen systématique, analogue à celui que l'on pratique depuis quelques années chez l'homme fait ? Une

19.

recherche plus approfondie suffirait, peut-être, à établir que bien des reins mobiles latents de l'adulte remontent au plus jeune âge et sont la conséquence des troubles gastro-intestinaux de l'enfance et du relâchement général des moyens de contention abdominale qui les accompagnent.

Il est rare également d'observer une ptose des deux reins. Et quand un seul est mobile, c'est du *côté droit* qu'on est certain de le découvrir.

Le rein droit est, en effet, plus facilement mobilisable que le gauche, son pédicule vasculaire est plus long ; il ne s'appuie pas sur le pancréas comme le gauche qui y trouve en avant un solide appui.

De plus, sur la partie tout inférieure de sa face antérieure, il est faiblement soutenu par le fascia de Toldt, feuillet qui résulte de la fusion du mésentère primitif des côlons avec le péritoine pariétal (TESTUT et JACOB). A gauche, au contraire, ce fascia double et renforce toute l'étendue du feuillet prérénal ; enfin et surtout, grâce à ses rapports intimes avec la face inférieure du foie, le rein droit se trouve mobilisé sous l'influence de la moindre variation de volume et du moindre déplacement de cet organe.

Congestions hépatiques liées ou non aux fermentations gastriques (BOUCHARD), tumeurs, abaissement intermittent du foie par le *corset*, sont, à ce point de vue, autant de facteurs dont la répercussion fâcheuse se fait sentir sur le rein droit.

C'est dans cette action du corset qu'on a voulu voir pendant longtemps la raison de la *prépondérance du rein mobile chez la femme*. On en est aujourd'hui revenu et si la ptose rénale s'observe dans le sexe féminin dans la proportion de 87 p. 100 (LEGRY), il est nécessaire d'invoquer d'autres causes plus importantes.

Sans doute, bien des jeunes femmes enserrées dans un étroit corset présentent un rein mobile, mais, des campagnardes et des jeunes filles qui n'en ont jamais usé et qui ne se serrent point la taille avec des liens divers, en présentent aussi. Dans ce cas, on peut invoquer seulement la constitution même de la région lombaire. Elle est plus évasée, moins profonde chez la femme que chez l'homme (ALBARRAN) et constitue ainsi une prédisposition naturelle à la production du rein mobile. Cette prédisposition anatomique ressort déjà chez l'enfant et explique comment le rein mobile constitue une rareté chez le jeune garçon (COMBY).

D'ailleurs, la *grossesse* et les *accouchements répétés* se chargent de constituer, dans la plupart des cas, des causes non moins importantes dans la production de la ptose rénale chez la femme adulte. Ils amènent une déplétion abdominale brusque, un relâchement général de la sangle musculaire et une diminution de cette pression intra-abdominale dont nous avons vu l'importance au sujet de la contention du rein normal. Surtout, si la jeune accouchée se lève trop tôt et se livre dès les premiers jours qui suivent ses couches à des travaux pénibles, le rein mal soutenu ne tarde pas à quitter définitivement sa loge.

Mais, même en dehors des accouchements répétés, la fréquence du rein mobile chez la femme reste extrême. Deux autres causes importantes sont alors à invoquer : la congestion menstruelle d'une part, de l'autre la constipation.

Au moment de l'*époque menstruelle*, le rein participe à l'état congestif des organes du petit bassin ; de ce fait, il devient plus pesant et tend par suite à abandonner sa position première (BECQUET, ROSKAM). Les violentes douleurs rénales qu'éprouvent certaines femmes pendant leurs périodes cataméniales témoignent de cette poussée congestive qui se fait du côté de leurs reins.

Les recherches de LANCEREAUX et Mlle ROSENTHAL ont établi que les *inflammations utérines et péri-utérines* agissent de même et déterminent encore par voie réflexe un certain état congestif des glandes urinaires. Mais, il semble bien démontré que ces poussées congestives ne suffisent pas par elles-mêmes à déterminer l'ectopie. C'est ainsi, par exemple, qu'agissant aussi bien à droite qu'à gauche, elles n'arrivent point à produire l'abaissement du rein gauche. Seulement, sur un rein déjà déplacé pour tout autre cause, elles tendent à exagérer la ptose existante et interviennent dans tous les cas, pour déterminer ou augmenter ces douleurs parfois si violentes qui accompagnent souvent la chute du rein. C'est encore l'augmentation de volume et de poids de la glande rénale qui est invoquée pour expliquer la ptose observée dans les cas de *tumeur du rein*, d'hydronéphrose, de cancer. De tels faits sont peu intéressants à noter ; ici, la question de la mobilité rénale passe au deuxième rang en présence des autres symptômes et le déplacement de l'organe est vite limité par la production des adhérences inflammatoires.

La *constipation* est également invoquée comme cause du rein mobile ; elle expliquerait, tout comme la pression du foie, la prédominance de la néphroptose du côté droit. En effet, sous l'influence de l'accumulation des matières, le cæcum se trouve alourdi, il tire par suite sur le rein au moyen du ligament cæcal supérieur (TUFFFIER). Peut-être n'a-t-on pas besoin d'aller si loin et suffit-il d'envisager la constipation comme un des signes nécessaires de cette *entéroptose* avec colite chronique qui accompagne si habituellement la mobilité rénale (GLÉNARD).

C'est elle, surtout, qui crée avec le *relâchement général des parois* et des moyens de soutien des viscères abdominaux la cause prédisposante nécessaire à l'apparition du rein mobile.

Mal soutenu dans une cavité qui s'effondre de toutes parts, le rein se déplace sous l'influence de la cause déterminante la plus banale.

Il suffit de quelques efforts immodérés, de courses prolongées, d'*exercices violents*, de quelques séances d'équitation, ou de saut à la corde, de *vomissements*, de quintes de *toux*, pour luxer définitivement le rein hors de sa capsule insuffisante à elle seule à le soutenir.

D'autres fois, cette cause est brusque et violente, c'est un *traumatisme direct* au niveau des lombes, c'est une *chute sur les pieds, les genoux* qui chasse la glande urinaire loin de la fosse lombaire.

On a comparé dans ce cas le rein mobile à une *hernie de force*. Mais de même que les soi-disant hernies de force s'observent surtout chez des gens prédisposés congénitalement, de même pour la néphroptose, on doit reconnaître qu'un traumatisme violent est, le plus souvent, impuissant à déterminer à lui seul un déplacement définitif du rein. Il faut qu'il existe déjà une amorce à la mobilité, une prédisposition créée par l'une des causes que nous avons déjà énumérées. C'est dire que le rein mobile se range presque toujours dans le cadre des *hernies de faiblesse*.

2° Anatomie pathologique. — Le rein mobile est *rarement un rein malade* ; les cas, dans lesquels il apparaît atrophié, lithiasique ou atteint de néphrite, sont exceptionnnels. C'est à peine si, de temps en temps, il présente des poussées congestives passagères. Par contre, à la suite d'une coudure brusque ou progressive de son pédicule vasculaire et surtout de son uretère, on voit parfois se développer tous les caractères classiques de l'hydronéphrose ou de la pyonéphrose, si le rein est en même temps infecté.

Mais, la plupart du temps, tout se borne à un *déplacement* plus ou moins considérable ; on observe tous les degrés depuis la légère pointe de rein mobile, jusqu'au rein flottant dans la fosse iliaque. Dans la capsule cellulo-graisseuse devenue trop large pour son contenu, le rein va et vient : ce n'est qu'exceptionnellement qu'il est fixé en position anormale par des tractus inflammatoires.

Le *pédicule vasculaire* est allongé proportionnellement au déplacement du rein ; mais, même lorsque celui-ci s'égare jusque dans la fossè iliaque, il constitue encore un mode de contention relatif qui tend à limiter le déplacement de la glande urinaire à une zone qui a pour frontière extrême l'arc de cercle dont il constitue le rayon.

Indépendamment de ce premier déplacement, le rein peut se mobiliser dans un autre sens ; il peut tourner sur son axe et à la limite extrême de ce mouvement, se renverser complètement sur lui-même. Inutile de dire que c'est là une situation tout à fait exceptionnelle ; dans la plupart des cas, on note seulement une tendance de son pôle supérieur à s'infléchir en avant vers la fosse iliaque.

L'*uretère* conserve sa longueur normale ; elle n'est plus courte qu'à l'état habituel que dans les ectopies congénitales ; sa coudure fréquente n'entraîne pas toujours la production de l'hydronéphrose. Pour que celle-ci se constitue, la flexion urétérale doit

être brusque ou maintenue définitive par la production d'adhérences, de brides péritonéales et encore n'entraîne-t-elle le plus
souvent qu'un léger degré de rétention rénale, ainsi qu'ALBARRAN
a pu l'établir dans plusieurs cas grâce au cathétérisme urétéral.

Quant aux *organes voisins*, ce que nous avons dit à propos de
l'étiologie permet de comprendre comment on observe si fréquemment leur mobilisation concomitante. Intestin, foie, rate,
estomac sont souvent ptosés au même titre que le rein et souvent plus que lui. Seules les capsules surrénales conservent sans
cesse leur situation normale.

3° **Symptomatologie**. — a. *Les premiers signes du rein mobile.*
— Dans la plupart des cas, l'existence du rein mobile passe
inaperçue, aucun symptôme particulier n'attire l'attention du
malade, ni du médecin. Il est facile de s'en assurer en pratiquant
systématiquement l'examen de toutes les femmes auxquelles on
est appelé à donner des soins. On est tout surpris de constater
qu'elles sont atteintes de ptose rénale dans une proportion qui
varie selon les observateurs et leur champ d'observation entre
15 et 60 p. 100 (MATHIEU, GLÉNARD, TUFFIER, SÉRÉGÉ (de Vichy),
MONGOUR).

Parfois c'est en pratiquant la « fouille » de l'hypochondre en
recherchant le foie ou la corde colique chez une malade se plaignant de troubles digestifs que l'on découvre avec surprise la
mobilité de son rein.

Nous avons pu bien souvent nous rendre compte de cette
latence du rein mobile. Durant quelques semaines, nous avons
même examiné systématiquement, à cet égard, toutes les
femmes venues à notre consultation pour les troubles les plus
variés. Nous avons été fort étonné des résultats de cette
enquête : 60 des 76 personnes ainsi observées étaient atteintes
de rein mobile. Chez beaucoup, la ptose était très prononcée, le
rein ou les deux reins complètement flottants et cependant chez
la plupart, l'affection était restée jusque-là tout à fait latente,
n'attirant l'attention des malades par aucun phénomène douloureux. On voit que nos observations viennent tout à fait à
l'appui de celles des cliniciens que nous avons cités plus haut.

Nous reviendrons plus loin sur les déductions thérapeutiques fort importantes qui découlent de cette fréquence et de cette indolence habituelle du rein mobile.

b. *Les douleurs, les crises.* — D'autres fois au contraire, c'est la malade elle-même qui attire l'attention du médecin sur sa région lombaire. Elle y éprouve des *douleurs vagues*, une pesanteur des plus pénibles, un endolorissement qui s'exagère par la marche et la station debout.

Mal protégé du fait de son déplacement, plus accessible aux traumatismes, le rein est exposé à de perpétuels froissements. De là, cette sensation fort pénible de tiraillement qu'exagère la moindre fatigue, toute marche un peu prolongée, tout séjour dans une voiture mal suspendue, tout exercice violent.

Dans quelques cas exceptionnels, c'est à la suite d'un traumatisme, d'un violent effort que sont apparus tous ces symptômes douloureux avec, au début, une sensation des plus pénibles de déchirure, de « décrochement » et de mobilisation d'une tumeur dans le ventre.

Latent le plus souvent durant de longues années, le rein mobile peut devenir tout d'un coup douloureux. La gêne insignifiante habituelle est remplacée soudain par une douleur aiguë; celle-ci ne siège pas seulement dans la région lombaire, mais elle présente des irradiations vers les cuisses, le thorax, le petit bassin. Chez certaines femmes, elle est tellement violente qu'elle peut entraîner des lipothymies; le plus souvent, elle se calme fort bien sous l'influence du simple séjour au lit, mais d'autres fois elle persiste encore quelques heures s'accompagnant de vomissements, de faciès grippé, de pouls petit et de tendance au collapsus; les mictions sont fréquentes et impérieuses malgré une diminution notable dans la quantité des urines émises.

Ces états de *crises*, fort rares par rapport à l'extrême fréquence des reins mobiles, doivent être attribués selon leur intensité, soit à un certain degré de congestion du rein, soit à une poussée de péritonite localisée ou à un tiraillement, une irritation des plexus nerveux, soit, plus souvent, à un véritable étranglement rénal par coudure des vaisseaux (ALBARRAN, LANDAU) ou, enfin, à

une poussée d'*hydronéphrose intermittente* par coudure de l'uretère.

Dans quelques cas rares, la crise persiste avec ses phénomènes péritonéaux alarmants, ses douleurs angoissantes, son
oligurie. C'est alors que se pose la question d'une intervention
chirurgicale hâtive, elle aurait pour but de lever l'étranglement
et de prévenir une terminaison qui peut être fatale (TROUSSEAU,
CORDIER).

Mais, le plus souvent, tout s'arrange, tout cesse graduellement
sous l'influence du repos; la coudure du pédicule disparaît d'elle-
même sitôt que la quantité du liquide contenu dans le bassinet
atteint une certaine tension. A ce moment, on constate une
diminution brusque de volume du rein et une crise urinaire qui
rappelle celle du déclin de l'anurie calculeuse.

c. *Les troubles digestifs.* — Si les grandes crises douloureuses
sont rares, les troubles digestifs sont au contraire habituels.
Bien des médecins soignent leurs malades pour une dilatation
d'estomac, de la constipation rebelle, de l'entérite muco-membraneuse, de la congestion hépatique, ils sont tout surpris au
cours d'un de leurs examens de leur découvrir un rein mobile.

Est-ce le rein flottant qui par compression duodénale a déterminé la dilatation d'estomac (HILLER, BARTELS)? Est-ce la dilatation d'estomac qui a déterminé le rein mobile? Ni l'un ni
l'autre. Rein mobile, ectasie gastrique, entéroptose sont symptômes équivalents d'un même processus, l'affaiblissement général des moyens de contention des viscères abdominaux, de la
diathèse ptosique (DUCHESNE, GLÉNARD).

C'est dire que, dans la plupart des cas, le traitement de l'une
et de l'autre affection ne sauraient être séparés. En traitant la
dyspepsie atonique et flatulente de son sujet ou son entérite
chronique rebelle, le médecin agira favorablement sur les phénomènes douloureux attribués souvent à tort à son rein mobile.
En suppléant à l'insuffisance de la paroi abdominale par une
ceinture, il n'immobilisera pas seulement le rein, il agira aussi
du même coup sur tous les organes abdominaux ptosés et fonctionnant mal.

d. *Les troubles nerveux.* — En même temps qu'ils sont atteints de dyspepsie gastro-intestinale, les malades porteurs d'un rein mobile sont aussi bien souvent des *nerveux*.

La ptose rénale n'est point toujours la cause du nervosisme ou de la neurasthénie observée. Tout comme les troubles dyspeptiques eux-mêmes, ils sont souvent antérieurs au déplacement du rein. Celui-ci met seulement en évidence une disposition nerveuse jusque-là latente ou méconnue.

Sans aller jusqu'à admettre l'intervention d'un véritable hystéro-traumatisme interne, créé par le déplacement du rein (POTAIN, ALBARRAN), il est facile de concevoir que les crises douloureuses diverses, le mauvais fonctionnement de l'appareil digestif, les appréhensions que font naître dans l'esprit de ses malades les hésitations d'un médecin peu éclairé ou mal fixé sur son diagnostic (TROUSSEAU), suffisent à transformer de simples prédisposés en des neurasthéniques complets ou des hystériques véritables. On peut noter alors l'abolition du réflexe pharyngien, la diminution de l'amplitude du champ visuel, des plaques d'anesthésie, des troubles variés du caractère. Certaines malades finissent même par devenir de véritables impotentes. Sensibles à l'excès, bouleversées sous l'influence de la moindre souffrance, sans cesse en proie à des algies diverses, elles perdent bientôt tout ressort physique et moral, se condamnent à une réclusion sévère et finissent par tomber dans une cachexie complète. Inutile de dire qu'une néphropexie, fut-elle parfaite, ne suffirait pas à guérir ces neurasthénies profondes dont l'apparition de l'ectopie rénale n'a souvent été que l'occasion.

4° Formes cliniques. — On a voulu distinguer des *formes douloureuses, dyspeptiques* et *neurasthéniques* de rein mobile selon la prédominance des phénomènes observés. Cette division est quelque peu arbitraire.

La question des crises d'étranglement et d'hydronéphrose mise à part, les douleurs accusées par les malades dépendent souvent autant des troubles gastro-intestinaux et de la neurasthénie qu'ils présentent, que de la mobilité de leur rein. Et cette dyspepsie et ce nervosisme qui accompagnent si fréquemment la ptose rénale, se bornent souvent à lui être associés sans en dépendre directement. Il est plus clinique et plus utile au point de vue du pronostic et de la thérapeutique de distinguer un rein mobile simple et un rein mobile compliqué.

a. *Rein mobile simple* — Le rein mobile simple c'est celui qui rentre dans le cadre des hernies de force, c'est le rein déplacé brusquement sous l'influence d'un violent traumatisme, le reste de l'organisme et la paroi abdominale demeurant intacts ; il est fort rare.

b. *Rein mobile compliqué* (DUCHESNE, TUFFIER). — C'est celui de toutes les « déséquilibrées abdominales » dont les tissus, les ligaments viscéraux sont atrophiés, relâchés, dégénérés. La paroi abdominale de ces malades est tombante, amincie, souvent parsemée d'innombrables vergetures, conséquence de leurs grossesses répétées et leurs anneaux musculaires relâchés laissent passer leurs organes abdominaux mal soutenus et ptosés.

Qu'on soulève progressivement avec les deux mains le bas-ventre retombant de ces malades, elles accusent aussitôt un bien-être qui les étonne ; qu'on retire brusquement les mains, elles ressentent une sensation de tiraillement douloureux (GLÉNARD). C'est la démonstration facile de l'insuffisance de suspension de leurs viscères abdominaux, de la panoptose qui accompagne si souvent la variété du rein mobile dit compliqué.

5° Marche, pronostic. — L'évolution de la ptose rénale et sa gravité sont essentiellement variables. La plupart du temps, le rein mobile est latent et passe inaperçu des malades et du médecin ; il ne s'accompagne alors d'aucuns troubles ou seulement de troubles insignifiants. Mais, il suffit parfois d'une longue série de fatigues, d'une grossesse, d'une constipation rebelle, de tout autre cause, pour exagérer l'insuffisance latente des moyens de contention abdominale du sujet et pour appeler l'attention à la fois sur les désordres gastro-intestinaux qui apparaissent et sur la mobilité du rein. Peu à peu la ptose s'accuse et la glande rénale finit par flotter dans un abdomen dont les moyens de soutien sont déséquilibrés. Il est rare de la voir reprendre plus tard sa place normale, son déplacement une fois produit est le plus souvent d'une durée indéfinie.

C'est seulement dans quelques cas exceptionnels qu'on la verra revenir dans sa loge, sous l'influence d'une grossesse ou d'une reprise de l'embonpoint, ou bien elle finira par se fixer en un point quelconque à l'aide d'adhérences inflammatoires.

Dans la majorité des cas, le rein flottant constitue une infirmité définitive. Si elle est souvent des plus supportables et compatible avec un état de santé presque parfait, elle peut aussi créer quelquefois une atteinte grave au fonctionnement général de l'organisme, en raison de l'affaiblissement progressif où conduisent les troubles gastro-intestinaux et nerveux concomitants.

De plus, la possibilité d'un étranglement du rein ectopié, d'une hydronéphrose par coudure de l'uretère, sont autant de facteurs qui assombrissent un pronostic assez bénin pourtant dans la majorité des cas.

6° Diagnostic. — Il comporte : 1° le *diagnostic positif*; 2° le *diagnostic du degré* ; 3° le *diagnostic différentiel*.

a. *Diagnostic positif*. — Pour reconnaître l'existence d'un rein mobile, il suffit de songer à sa possibilité ; c'est dire qu'on devrait toujours pratiquer systématiquement sa recherche.

On a parlé comme moyen de diagnostic, de la dépression lombaire et de la tuméfaction abdominale que présentent les malades porteurs d'un rein mobile. A ces premiers résultats fournis par l'*inspection*, on pourrait joindre ceux qu'on obtient par la *percussion*.

Si le rein est flottant, on continue bien à percevoir la sonorité intestinale normale en avant de la tumeur rénale, mais on peut constater qu'en arrière la zone habituelle de matité a diminué ou même disparu.

A vrai dire, le procédé le plus sûr pour s'assurer de la mobilité du rein est le *palper bimanuel*. On peut recourir à la recherche du ballottement rénal de Guyon (déjà décrit, voir p. 38). On se servira avec plus d'avantage de la *palpation néphroleptique de Glénard*.

Nous avons dit qu'à l'état normal, le rein s'abaisse dans l'inspiration et s'élève pendant l'expiration. Chez un sujet sain ce déplacement ne peut être perçu par les doigts explorateurs, car le rein est protégé par les 11° et 12° côtes et par un gros ligament fibreux étendu du sommet des apophyses transverses des 1re et 2° lombaires à ces mêmes côtes (HENLE, RÉCAMIER). S'il y a ectopie au contraire, les doigts pourront facilement le saisir, car il se trouve repoussé dans les mouvements inspiratoires bien au delà de sa zone de protection.

La prise du rein déplacé est rendue parfois difficile par l'obésité des sujets, par un excès de tension, une contraction réflexe de leurs muscles abdominaux, enfin par le type thoracique de leur respiration.

Mais, avec un peu d'éducation du malade et surtout de l'observateur, on arrive presque toujours à ses fins. Dans les cas difficiles, on peut enduire de vaseline la paroi abdominale du sujet à examiner, c'est un petit tour de main qui peut faciliter parfois la découverte du rein ptosé (MAYOR).

L'application du procédé néphroleptique de GLÉNARD [1] est facile. Pour chercher le rein droit par exemple, on soulève vivement avec la main gauche la région lombaire du sujet couché sur le dos, puis, de la main droite, on refoule la paroi antérieure de son abdomen en dedans du siège présumé du rein mobile, enfin, avec le pouce gauche on déprime cette même paroi antérieure au-dessous du point où l'on compte rencontrer la glande. Si, pendant l'inspiration, on ne note aucun changement de consistance dans le flanc, c'est que le rein n'est pas mobile. Dans le cas contraire, « les doigts de la main gauche perçoivent dès le début de l'inspiration une tuméfaction qui descend entre eux. »

b. *Diagnostic du degré de mobilité*. — Le procédé néphroleptique de GLÉNARD ne sert pas seulement à reconnaître l'existence de la mobilité rénale, il permet encore d'établir quel en est le degré.

Le rein n'est-il perçu que dans les grands mouvements inspiratoires et les doigts explorateurs n'arrivent-ils à en saisir alors

---

[1] Pour plus de détails, voir GLÉNARD, *Les ptoses viscérales*, Paris, 1899, p. 377 et suiv.

que le pôle inférieur, on dit que le rein est seulement *abaissé*, qu'il y a pointe de *néphroptose*.

Si, au contraire, on peut en saisir la moitié ou les 2/3 et s'il peut être immobilisé par les doigts qui le pressent, le *rein est mobile*. Mais, dans ce second degré, il regagne encore très facilement sa place normale. Sitôt que l'on desserre l'étreinte, il file

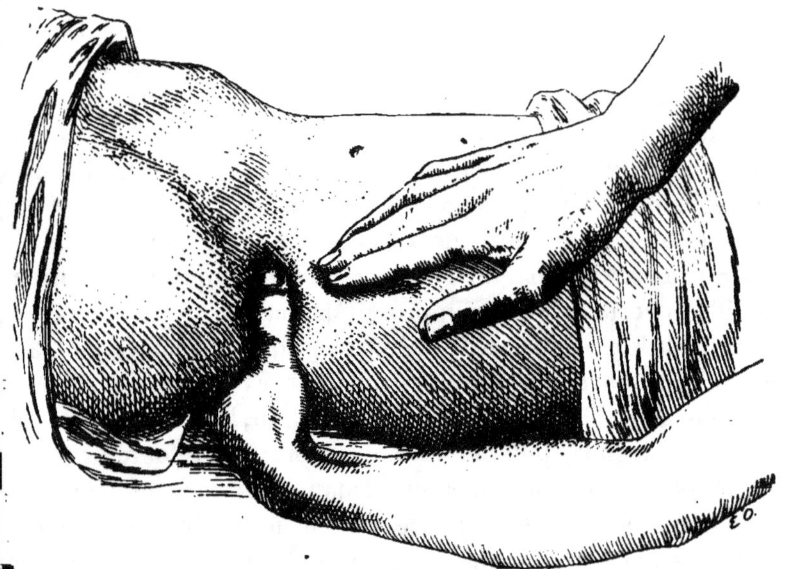

Fig. 57. — Le procédé néphroleptique de Glénard.

entre les doigts à la façon d'un noyau de cerise, il y a « échappement » du rein « capturé ».

Enfin, si les doigts explorateurs peuvent percevoir le rein tout entier, on dit qu'il est *flottant*. Il peut, dans ce cas, avoir émigré fort loin jusque dans la fosse iliaque où il se perçoit avec tous ses caractères particuliers.

c. *Diagnostic différentiel.* — En présence d'une tumeur mobile et mobilisable, réductible, indolente ou donnant seulement à la pression une douleur toute spéciale, le diagnostic est facile et l'on ne saurait confondre le rein mobile avec les *tumeurs du mésentère* ou *des ganglions mésentériques*, les *tumeurs du pan-*

créas qui sont médianes et irréductibles, les *tumeurs du foie ou de la vésicule biliaire* qui se déplacent avec les mouvements du foie et ont une forme toute différente. Nous ne parlerons pas davantage des *tumeurs de la paroi, de l'épiploon, de l'intestin, de l'angle du côlon, de l'estomac, de la rate, des petits kystes pédiculés de l'ovaire.* Leurs signes tout spéciaux permettent rapidement d'en écarter l'idée.

Le diagnostic est parfois plus délicat en présence de ce que LANGENHAGEN appelle le *faux rein flottant.* Chez des femmes dont l'exploration abdominale est rendue difficile par l'adiposité, la défense musculaire, le météorisme, on perçoit souvent au niveau du coude droit du gros intestin une véritable tumeur. Elle est due à une contraction partielle du côlon chroniquement enflammé et à sa distension partielle par des gaz : elle peut en imposer pour un rein mobile. Mais cette *tumeur fantôme,* de consistance moins ferme que le rein, ne présente pas le phénomène de l'échappement et disparaît d'un jour à l'autre spontanément ou sous l'influence d'un peu de massage ou d'entéroclyse. Les mêmes caractères permettent de ne pas se laisser induire en erreur en présence d'une forte *accumulation de matières fécales* dans le cæcum ou le côlon ascendant.

Les *crises douloureuses* du rein mobile peuvent aussi prêter à confusion, tant qu'on n'a pas mis en évidence par le procédé néphroleptique l'existence et le degré de déplacement du rein. Elles peuvent faire songer à des *coliques hépatiques* ou *néphrétiques,* à des *coliques saturnines,* à de la *gastralgie,* à des poussées de *péritonite.* Et puis, il y a souvent de façon concomitante des douleurs abdominales diverses relevant de l'*entéroptose* et de la *colite chronique,* des douleurs lombaires liées à de la *métrite* coexistante, des *névralgies* diverses relevant de l'état névropathique du sujet.

Il importe d'établir par une étude attentive des commémoratifs, dans quelle mesure le rein mobile intervient dans leur apparition ou leur aggravation.

7° Traitement. — Il existe tout d'abord un traitement prophylactique :

a. *Traitement prophylactique*. — La fréquence extrême du rein mobile indique que le médecin devrait tenter de faire dès les premières années de la vie un *traitement prophylactique*.

Nous avons dit l'importance des *troubles gastro-intestinaux* de la première et de la deuxième enfance et leur répercussion rapide sur la paroi abdominale et le rein lui-même dont ils entrainent finalement le déplacement. C'est dire tout l'intérêt qu'il y a à les prévenir par une hygiène appropriée ou à les combattre rapidement lorsqu'ils se produisent.

De plus, le médecin devra veiller à ce que les jeunes fillettes ne soient pas enserrées dans d'étroits *corsets*. Si leur usage n'entraine point toujours une ptose rénale, il suffit, du moins, à tenir la paroi abdominale au repos et à déterminer l'atrophie de ses masses musculaires. Survienne une grossesse et l'on verra se produire très vite l'effondrement de tous les viscères et du rein, les muscles insuffisants et dégénérés ne suffisant plus à maintenir à l'état normal la tension intra-abdominale.

A ce même point de vue, on devra combattre la *constipation* cause si fréquente de l'entérite muco-membraneuse (MATHIEU) et de l'entéroptose; nous avons trop longuement insisté sur son rôle pathogénique, pour qu'il nous soit nécessaire d'y revenir ici. Petits laxatifs quotidiens, usage des alcalins, régime approprié, massage, grande entéroclyse, eau de Chatel-Guyon ou de Plombières seront à ce point de vue d'un grand secours.

On devra encore chez les prédisposées, ou les déséquilibrées abdominales exiger à la suite de chaque grossesse un repos au lit prolongé et quand la nouvelle accouchée commencera à se lever, on lui interdira durant plusieurs semaines tout travail pénible.

b. *Traitement d'une ptose définitive*. — Est-on appelé à traiter une *ptose rénale définitive?* La rigueur du traitement variera selon les degrés, les classes sociales, les circonstances. Une femme de condition aisée, en état de se reposer au moment de la moindre crise douloureuse, supportera aisément les quelques inconvénients de son rein mobile. S'il est latent et si la malade est nerveuse, impressionnable, il sera même bon de lui cacher l'existence de sa ptose rénale. Une ceinture pourra souvent être évitée et avec un corset droit bien fait ou un corset-ceinture, la contention pourra être suffisante. Mais, s'il s'agit d'une femme obligée de travailler pour gagner sa vie, la conduite doit être tout autre, surtout si les crises douloureuses sont fréquentes, on doit chercher à immobiliser le mieux possible le rein déplacé. On peut se servir pour cela d'une *ceinture à pelote* ou bien d'une *ceinture de Glénard* maintenue en place par des sous-cuisses et bien fixée par trois tirants. Un peu encombrante, difficile à appliquer convenablement, elle n'est pas toujours

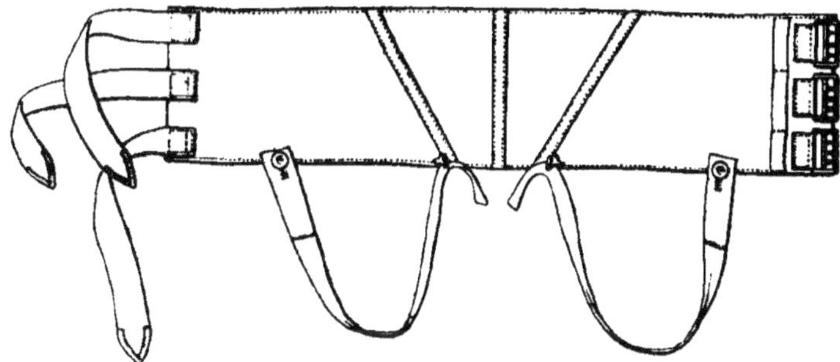

Fig. 58. — Ceinture de Glénard.

bien supportée et elle est le plus souvent sans action directe sur un rein situé trop profondément pour être rigoureusement immobilisé. D'ailleurs, une vulgaire *sangle hypogastrique*, un *corset ceinture* dégageant l'épigastre et comprimant le bas-ventre, un simple *bandage en crépe* Velpeau (Mongour et J. Carles) léger, élastique et propre peuvent remplir le même office. En soutenant la paroi relâchée, en relevant la pression intra-abdominale, ils arrivent indirectement à fixer le rein et à permettre les travaux les plus pénibles. Dans les cas si fréquents de reins mobiles compliqués, c'est à ces divers moyens de contention que l'on donnera la préférence.

Mais, il ne faut pas oublier que si les ceintures immobilisent, elles entrainent à la longue la déchéance des muscles abdominaux et le massage doit être fréquemment pratiqué pour chercher à en éviter l'atrophie.

De plus, il faudrait se garder de croire que le rein une fois immobilisé, la tâche du médecin est terminée. Il est non moins important de traiter par un régime approprié la dyspepsie et la gastroptose fréquente de ces malades, de prévenir et de combattre leur constipation, de s'occuper de leurs troubles nerveux. Il faut souvent leur prescrire le repos au lit au moment des époques menstruelles et veiller sur les lésions de l'utérus et des annexes dont nous avons vu la répercussion fâcheuse sur le rein déplacé.

Par ces précautions et ce traitement fort simple, on relève la nutrition générale des malades et en les faisant engraisser, on arrive parfois à immobiliser dans sa loge graisseuse reconstituée le rein prolabé.

S'il y a crise, étranglement rénal. on prescrit les bains, les cataplasmes, la morphine, le repos complet ; on essaie de redresser le rein au moyen de massages légers. Ce n'est qu'au cas d'insuccès ou de répétition des accès que se pose la question de la *néphropexie*.

c. *Néphropexie.* — Celle-ci au premier abord semble le traitement idéal et on serait tenté de l'utiliser dans tous les cas, puisqu'elle a pour objet de fixer au niveau de la paroi lombaire et aux dernières côtes l'organe déplacé.

Mais, il ne faut pas oublier que cette opération n'est pas sans danger. On a cité 1 p. 100 (ALBARRAN) et 3, 4 p. 100 (TUFFIER) de cas de morts. C'est beaucoup trop pour traiter une affection qui, par elle-même, ne met point la vie des malades en péril. De plus, les récidives post-opératoires sont fréquentes (20 p. 100), ce qui montre combien il est irrationnel de traiter seulement le rein mobile, sans s'occuper de la diathèse ptosique générale qui lui est associée et qui détermine même, si souvent, sa production. Enfin, la néphropexie est impuissante à modifier l'état mental des ptosiques, elle contribue même parfois à l'aggraver. Quant aux troubles digestifs, à l'entéroptose et aux phénomènes douloureux qui l'accompagnent, elle est sur eux sans effet. Si on note parfois des améliorations passagères. elles doivent être attribuées non pas tant à l'opération, qu'au long séjour au lit, au régime et au port longtemps continué par les opérées d'une large ceinture que le chirurgien ne manque pas et à juste titre de leur recommander.

Pour toutes ces raisons, la néphropexie sera réservée à quelques cas tout spéciaux. C'est seulement en présence de crises douloureuses rebelles, empêchant tout travail et résistant à tout traitement médical sérieusement suivi, ou bien quand les poussées d'hydronéphrose intermittente se répètent et s'il survient des hématuries que l'on est autorisé à y recourir.

Mais l'on ne devra pas compter sur une réussite complète, elle n'est obtenue que dans 35 p. 100 des cas (POUSSON).

Nous ne parlerons pas de la *néphrectomie,* opération universellement condamnée aujourd'hui qui, dans le cas particulier, prive l'organisme d'un rein encore en parfait état d"intégrité.

En définitive, traitement médical presque toujours et variable selon les malades, traitement chirurgical à titre d'exception, telle est la formule thérapeutique générale à retenir à propos du rein mobile.

CHAPITRE II

CONGESTIONS RÉNALES

Il existe deux grandes variétés de congestions rénales. Les premières, qualifiées de *congestions actives*, traduisent l'apport momentané et excessif d'une quantité anormale de sang dans le rein. Les secondes, appelées *congestions passives*, sont en rapport avec des troubles circulatoires plus ou moins prolongés, liés à une entrave dans la circulation veineuse de retour. Fort différentes par leur étiologie, leurs symptômes et les lésions qui les caractérisent, ces deux classes de congestions rénales méritent d'être étudiées chacune isolément.

ARTICLE PREMIER

CONGESTION ACTIVE OU AIGUE DU REIN

1° **Étiologie**. — Les causes en sont aussi dissemblables que variées. Les *médicaments* s'éliminant par le rein, tels que le santal, le copahu, le cubèbe, les salicylates, la térébenthine et ses dérivés, la cantharidine ; les *toxines* produites au cours des diverses maladies infectieuses ; les *leucomaïnes* qui résultent des modifications nutritives déterminées par les irritations cutanées, les vastes brûlures ou le froid ; celles qui prennent naissance au cours des maladies dyscrasiques, comme la goutte et le diabète, sont susceptibles de provoquer de la congestion rénale. Mais, celle-ci va rarement dans tous ces cas, sans un certain degré d'inflammation des éléments glandulaires et toutes les causes que nous venons d'énumérer, nous les retrouverons dans le cadre étiologique des néphrites aiguës ou subaiguës. C'est dire que les congestions aiguës consécutives à une action toxique ou

infectieuse constituent un chapitre de pathologie assez mal
défini et assez artificiel : elles ne sont le plus souvent que le
premier temps des néphrites aiguës passagères.

Pourtant, il est toute une catégorie de cas dans lesquels la
congestion rénale reste entièrement indépendante des phénomènes d'inflammation des épithéliums. Ce sont ceux où elle
est consécutive à une *action nerveuse.* Celle-ci peut être réflexe.
Il en est ainsi chez les vieux urinaires, les calculeux, les prostatiques ou les rétrécis (GUYON) dont le rein se congestionne sous
l'influence de la rétention et de l'irritation vésicale la plus
légère : il en est de même encore chez les arthritiques lithiasiques dont les crises de coliques néphrétiques sont souvent
suivies de poussées rénales congestives ; enfin, cette même action
nerveuse réflexe intervient pour une part importante dans la
production des congestions rénales consécutives au froid et aux
brulûres étendues.

Mais, d'autres fois, c'est un ébranlement direct des centres
vaso-moteurs qui entre en jeu. C'est ce qui se passe, au cours
des crises convulsives de l'épilepsie ou de l'éclampsie, à la
suite des traumatismes cérébraux, des hémorragies ou autres
lésions cérébrales. La réalisation expérimentale de cette congestion rénale vaso-motrice a pu être obtenue, d'ailleurs, par
VULPIAN au moyen de la section du grand sympathique. Le
rein, examiné du côté où celle-ci avait été pratiquée, apparaissait
fortement hyperémié et sécrétait une grande quantité d'urine
albumineuse.

2° Anatomie pathologique. — Le rein atteint de congestion active est rouge vineux, augmenté de volume ; il saigne à
la coupe et sur celle-ci, la démarcation normale des deux substances corticales et médullaires peut se trouver masquée. Au
microscope, les glomérules apparaissent augmentés de volume
par suite de la dilatation des capillaires surdistendus ; parfois
même, des épanchements hémorragiques se produisent dans la
capsule de Bowmann et de là, les globules extravasés peuvent
passer dans les tubuli contorti. Les capillaires, qui entourent
les tubes contournés, prennent part aussi à la vaso-dilatation

générale et l'œdème diapédétique qui accompagne leur engorgement est capable d'entrainer, quand il est très accusé, de l'anurie ou de l'oligurie (J. RENAUT) par compression des artérioles afférentes des glomérules. D'autres fois, quelques vaisseaux surdistendus se laissent rompre et c'est là le point de départ des taches hémorragiques dont on peut constater la présence. Il est nécessaire d'ajouter que l'ensemble de ces troubles congestifs,très fréquents au cours des néphrites ou des diverses lésions spécifiques du rein, est assez rarement observé à l'état isolé.

3º Symptômes. — Le tableau clinique d'une poussée de congestion aiguë rénale rappelle de très près celui d'une néphrite aiguë passagère ; ce sont les mêmes douleurs lombaires, le même aspect rougeâtre ou trouble des urines ; la même albuminurie avec présence d'hématies, de leucocytes et de cylindres dans le dépôt. Ce sont les mêmes troubles de l'état général, c'est la même régression rapide avec longue prolongation de la convalescence. Dans ces conditions, et en l'absence de données anatomo-pathologiques précises, comment les séparer l'une de l'autre au point de vue clinique, ainsi que l'a proposé ROBIN ? Sauf quand il s'agit de congestion d'origine nerveuse, on a, dans les deux cas, causes étiologiques similaires et tableau clinique semblable.

Quand elles surviennent au cours d'une lésion ancienne des reins, les poussées congestives, accompagnées ou non d' « hémoptysies rénales », ne constituent pas au point de vue anatomo-pathologique une entité morbide mieux définie, car elles vont encore rarement sans une poussée concomitante de néphrite. Mais, au point de vue clinique, elles représentent une véritable complication de l'affection rénale en cours ; elles sont capables de créer une anurie persistante et un empoisonnement urémique mortel.

En définitive, sauf certains cas bien caractérisés de congestions rénales aiguës liées à une action nerveuse, la plupart des états morbides qu'on a coutume d'englober sous ce titre, doivent rentrer dans le groupe général des néphrites dont ils constituent soit le premier temps, soit une simple complication.

ARTICLE II

CONGESTIONS PASSIVES DU REIN

1° Étiologie. — Au premier rang des causes susceptibles de déterminer de la stase veineuse rénale, on doit placer les *affections cardiaques*. Et parmi celles-ci, les lésions mitrales, rétrécissement et insuffisance, qui s'accompagnent de « parésie cardiaque » précoce et prolongée, comptent parmi les plus importantes. Les myocardites chroniques, les diverses dégénérescences de la fibre musculaire cardiaque viennent ensuite, puis c'est la péricardite chronique avec symphyse, ce sont les lésions aortiques de toute nature, qui, au moment où elles ont franchi leur période de compensation déterminent de l'insuffisance mitrale fonctionnelle avec toutes ses conséquences, stase pulmonaire et repercussion sur le cœur droit. Enfin, toutes les *affections pulmonaires chroniques*, les diverses scléroses, l'emphysème et la bronchite chronique, les vieilles adhérences pleurales, les déformations thoraciques et toutes les lésions bronchopulmonaires ou pleurales qui aboutissent à la longue à une dilatation du cœur droit et à une insuffisance tricuspidienne, sont aussi susceptibles de déterminer de la congestion rénale passive. La lithiase biliaire ou rénale elle-même, les *diverses affections digestives* ou utéro-ovariennes qui provoquent par voie réflexe une exagération de la tension pulmonaire (POTAIN), sont également capables de la provoquer.

En définitive, parmi les causes de la congestion rénale passive, il est nécessaire d'énumérer toutes les affections qui aboutissent à l'asystolie. La congestion rénale passive a la même valeur symptomatique que les œdèmes périphériques ou les diverses congestions viscérales qui caractérisent l'insuffisance du cœur.

Aussi bien que le foie cardiaque, elle ne constituerait qu'un petit chapitre dans l'histoire générale de l'asystolie, si elle n'arrivait souvent à déterminer à la longue, sous l'influence de la répétition des poussées de stase veineuse, une sorte d'affection à part dont les lésions et les signes cliniques deviennent tout spéciaux et tout à fait distincts, comme nous le verrons plus loin, de l'insuffisance cardiaque qui lui a donné naissance.

Enfin, il faut ajouter que la congestion rénale passive s'observe encore dans quelques cas rares où il existe une *compression de la veine cave inférieure* ou *de la veine rénale* par une tumeur de voisinage, un utérus gravide, un anévrysme, des brides péritonéales. La *thrombose* des veines rénales signalée chez certains enfants athrepsiques (PARROT et HUTINEL) aboutit elle-même au même résultat.

2° Anatomie pathologique. — Deux cas peuvent se présenter : ou bien, c'est sur un rein déjà malade que portent les modifications déterminées par les poussées successives de stase veineuse; cela s'observe, par exemple, chez les sujets atteints de néphrite chronique, leur cœur d'abord hypertrophié se laisse ensuite distendre; simples rénaux au début, ils deviennent finalement des asystoliques. Ou bien, le rein est sain au moment où il commence à subir le contre-coup de l'insuffisance cardiaque. Les lésions observées alors sont particulièrement typiques. Ce sont elles, surtout, que nous allons nous attacher à décrire.

Le rein atteint de congestion passive est gros, il peut doubler de volume et de poids, sa capsule fortement tendue s'enlève facilement et découvre un organe rouge violacé, à la surface duquel apparaissent nettement de nombreuses étoiles de Verheyen. Ce rein saigne abondamment à la coupe et sur celle-ci se détachent les pyramides de Malpighi, striées de raies rouge sombre qui vont se perdre dans les pyramides de Ferrein. Dans le labyrinthe, les glomérules apparaissent sous la forme d'un fin pointillé.

Quand la congestion passive est de date récente, on peut voir au microscope les veines droites et les glomérules gorgés de sang; des hémorragies par rupture des vaisseaux congestionnés s'observent de-ci de-là, soit dans la cavité glomérulaire, soit dans le tissu conjonctif interstitiel. Celui-ci, devenu plus appa-

rent qu'à l'état normal, rend plus net le contour des tubuli contorti qu'il entoure. Ces tubes contournés sains le plus souvent,
présentent à peine parfois un commencement de dégénérescence
de leurs épithéliums, mais leur lumière apparaît encombrée
de cylindres hyalins ou de globules rouges extravasés.

A la longue, au fur et à mesure que les crises d'asystolie se
répètent, le rein cardiaque finit par subir des altérations de
plus en plus profondes; simplement congestionné au début, il
subit peu à peu une dégénérescence progressive. Il se fait tout
d'abord une simple hyperplasie du tissu conjonctif, puis celle-ci
aboutit à la rétraction et à l'atrophie des divers éléments glandulaires. Au rein volumineux du début succède alors un rein
petit et atrophié. La surface de celui-ci est mamelonnée avec des
dépressions qui marquent souvent la place d'anciens infarctus.

L'*examen histologique* y décèle à la fois des lésions de péri-
phlébite et de périartérite, des dilatations vasculaires et la
trace de quelques foyers hémorragiques en voie de résorption.
Tout cela témoigne d'un état de congestion chronique. Mais, en
même temps, le microscope permet de découvrir de larges
bandes de tissu scléreux surtout au niveau des pyramides ; en
se développant, elles arrivent à étouffer les tubes urinifères.
Cette association de lésions congestives et de productions scléreuses intéressant plus particulièrement la substance médullaire
est caractéristique de la congestion rénale chronique. Mais, il
est clair qu'il s'y ajoute parfois bien d'autres lésions encore,
quand la stase veineuse prolongée porte sur un rein déjà atteint
de néphrite ou de diverses lésions spécifiques.

3° Symptômes cliniques et diagnostic. — La congestion
passive rénale s'observe d'une façon générale au cours de toutes
les asystolies; mais, quand le rein est déjà antérieurement
malade, la gêne à la circulation de retour y fait ressentir ses
effets de façon précoce et l'on peut observer alors l' « asystolie
rénale » (BEAU), avant que les autres symptômes de l'insuffisance
circulatoire soient apparents. Ce sont là, il faut le reconnaître,
des cas assez exceptionnels.

Un des signes les plus importants de la congestion rénale

passive est *l'oligurie*. Au fur et à mesure que les contractions cardiaques perdent de leur intensité, le volume des urines s'abaisse proportionnellement, si bien que le bocal d'urine constitue vraiment le « thermomètre des cardiaques ». Leurs urines, sécrétées en petite quantité, ont une densité élevée qui oscille

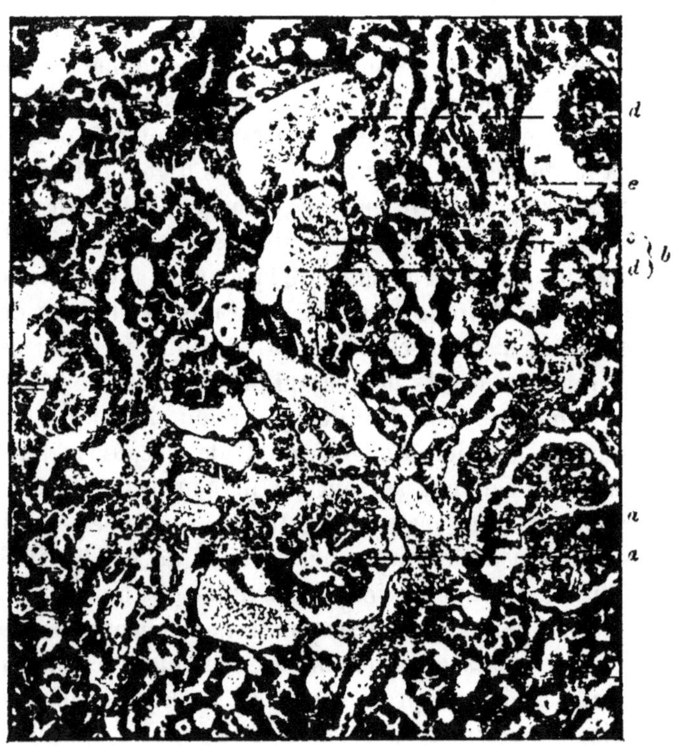

Fig. 59. — Congestion du rein de date récente.

Les glomérules (*a*) et les capillaires (*b*) de la région apparaissent gorgés de sang ; hématies (*c*) et leucocytes (*d*) y sont parfaitement visibles. Les tubuli contorti (*e*) sont comprimés par les vaisseaux surdistendus.

entre 1020 et 1030, elles sont fortement colorées, rouge brique, troubles et elles laissent déposer une couche abondante d'urates ; il s'y mêle souvent, d'ailleurs, des hématies et de nombreux cylindres hyalins. Ces urines, indicatrices de la stase rénale, contiennent une quantité d'albumine qui n'est jamais très élevée

et qui varie entre 0gr,20 et 2 grammes ; elles renferment ordinairement de l'urobiline et du pigment rouge brun. Enfin, fait
très particulier, bien en rapport avec le caractère superficiel et
purement congestif des lésions rénales, les chlorures, les phosphates et l'urée s'y rencontrent toujours à un taux élevé, malgré
la diminution de l'eau urinaire ; les seules modifications
observées sont en rapport avec l'état des fonctions digestives et
la nature de l'alimentation du malade. Une autre preuve de la
conservation de perméabilité du rein cardiaque est fournie par
l'épreuve du bleu de méthylène. Elle permet de s'assurer que les
épithéliums d'un rein atteint de congestion passive fonctionnent
aussi vite que ceux d'un rein sain (ACHARD et CASTAIGNE,
L. BERNARD).

On comprend dès lors, comment la sécrétion urinaire peut
redevenir normale, sitôt que l'énergie du cœur se relève et que
la tension artérielle se remonte.

Pourtant, dans quelques cas, ce retour à l'état normal des
fonctions urinaires fait constamment défaut. En même temps
que les urines se suppriment ou deviennent fort rares, on voit
apparaître des douleurs lombaires, puis peu à peu de la céphalée,
de la dyspnée, des vomissements, des œdèmes et tous les
troubles habituels de l'urémie. Les désordres rénaux prennent
le pas sur l'insuffisance cardiaque et si l'on n'arrive rapidement
à faire disparaître la congestion rénale et l'œdème interstitiel
qui étrangle les tubes urinifères, le malade ne tarde pas à succomber aux progrès rapides de l'insuffisance rénale.

A la vérité, cette éventualité est assez rare, et c'est bien plus souvent par leur cœur que par leur rein que meurent les asystoliques.
Mais, quand les poussées de stase veineuse se répètent, nous
avons vu que le rein finit par devenir scléreux, on voit alors
apparaître peu à peu tous les symptômes d'une néphrite chronique, chez des sujets dont le rein était autrefois parfaitement
sain.

Dans ces conditions, si l'on n'a pu suivre pas à pas l'évolution de l'affection cardiaque et de ses complications rénales, on
comprend à quel point un *diagnostic* précis devient difficile
surtout au moment d'une nouvelle poussée aiguë. En présence

de cet albuminurique oligurique, avec asthénie cardiaque, en face de ce *cardio-rénal*, bien des hypothèses peuvent être formulées.

S'agit-il simplement d'un cardiaque asystolique avec congestion rénale chronique ? A-t-on affaire à un brightique dont le cœur atteint d'abord d'hypertrophie compensatrice en est arrivé à la phase de dilatation terminale ? Est-on en présence d'un artério-scléreux dont tout le système vasculaire est altéré et qui fait, à la fois, de la cardio et de la néphro-sclérose, de l'insuffisance cardiaque et de l'insuffisance rénale ?

Pour élucider le problème, il est nécessaire d'interroger minutieusement son malade ; il y a lieu de savoir s'il a présenté autrefois de la pollakiurie, de la polyurie et tous les signes habituels du brightisme, ou bien s'il était atteint d'une affection cardiaque. Il faut aussi rechercher l'existence d'un bruit de galop, les symptômes d'une hypertrophie du cœur avec hypertension artérielle, ou bien tous les signes d'une lésion orificielle. Pour cela, un examen prolongé de plusieurs jours peut être nécessaire. Pour se faire une opinion précise, il faut parfois attendre que sous l'influence du repos et du traitement, le cœur ait retrouvé un peu de son énergie première. C'est par la recherche de tous ces symptômes qu'il sera possible de dire si le point de départ des troubles observés est le cœur ou le rein. On se souviendra, d'ailleurs, qu'il est beaucoup plus fréquent de voir une néphrite congestive chronique aboutir à la dilatation du cœur et à l'asystolie que d'observer une néphrite congestive chronique d'origine cardiaque.

Mais, une des meilleures indications est fournie par l'examen du fonctionnement rénal lui-même. S'agit-il d'une congestion rénale liée à une affection cardiaque, les urines sont rares, denses, foncées, riches en matières extractives ; l'activité éliminatrice de l'épithélium rénal est aussi sensiblement conservée, ainsi que le démontrent les résultats fournis par l'épreuve du bleu et la cryoscopie (L. BERNARD). Il y aura au contraire imperméabilité épithéliale avec diminution de l'élimination moléculaire si une affection rénale est à la base des accidents observés.

4° Pronostic, traitement. — En dehors des cas rares où elle détermine une anurie presque complète, et où elle crée, par conséquent, un danger immédiat, la congestion rénale passive doit être considérée comme un symptôme banal de l'insuffisance cardiaque. Sa gravité est donc subordonnée essentiellement à l'importance et à l'irréductibilité de celle-ci. C'est dire que pour, combattre la stase rénale, c'est surtout aux médicaments cardiaques qu'il faut s'adresser. On aura recours à la digitale, à la spartéine, à la caféine, au strophantus ; on utilisera aussi les purgatifs drastiques et en particulier l'eau-de-vie allemande. Qu'on arrive à triompher de l'asthénie du myocarde, que les contractions du cœur redeviennent régulières et suffisamment énergiques, et aussitôt sous l'influence du relèvement de la tension artérielle, on verra la sécrétion urinaire réapparaître normale.

Mais, si le cardiaque était déjà, ou bien est devenu un rénal, sous l'influence de poussées congestives répétées, le traitement précédent ne suffit plus ; il peut même devenir nuisible, si par cas, l'imperméabilité rénale est très marquée. Ce sont les troubles urémiques que l'on doit alors surtout tenter de prévenir ou de combattre. Pour cela, on aura recours au régime lacté ou à la diète hydrique, aux inhalations d'oxygène, aux ventouses scarifiées ou aux sangsues, appliquées au triangle de J. L. PETIT. Si la tension générale le permet, on fera même une petite saignée. Cette dernière aura un double avantage, elle amènera à la fois une décharge du cœur surmené et une élimination d'une part des éléments toxiques qui encombrent l'organisme, par suite de l'insuffisance sécrétoire du rein sclérosé et congestionné.

CHAPITRE III

INFARCTUS DU REIN

Quand une artère rénale est brusquement oblitérée, il se produit aussitôt dans tout le territoire de sa distribution une ischémie subite, suivie bientôt de nécrose, de résorption des éléments dégénérés, puis de rétraction cicatricielle. Ces diverses lésions consécutives à l'arrêt de la circulation rénale constituent l'*infarctus du rein*.

1° Étiologie. — Deux grandes causes interviennent pour produire l'arrêt de la circulation rénale soit dans sa totalité, soit seulement au niveau d'un petit territoire limité : c'est la thrombose, ce sont les embolies.

La *thrombose* des artères rénales est assez rare, elle peut reconnaître une origine traumatique ; mais, le plus souvent, elle relève de l'artério-sclérose. Des coagulations sanguines se font alors sur place au contact des parois artérielles altérées et en voie de dégénérescence calcaire.

Mais, dans la plupart des cas, l'oblitération des artères rénales est due à des *embolies*. Des caillots, formés à distance, sont transportés par le torrent circulatoire au niveau des artères rénales, aussi bien que dans d'autres vaisseaux de l'économie.

Toutes les maladies infectieuses s'accompagnant d'endocardite sont capables de déterminer ces embolies rénales suivies d'infarctus. RAYER avait déjà noté leur fréquence chez les rhumatisants, mais sans les rapporter encore à leur véritable cause, ni en établir la nature exacte. Aujourd'hui on a reconnu que l'apparition d'infarctus rénaux chez les rhumatisants est en relation directe avec l'endocardite aiguë que, si souvent, ils pré-

sentent et qui s'accompagne si facilement de productions fibrineuses dans le cœur gauche. Au même titre, il faudrait citer la
variole, la pneumonie, l'infection puerpérale, l'érysipèle, la septicémie, la fièvre typhoïde et toutes les affections susceptibles
de se compliquer de localisations endocarditiques. Il en est de
même des lésions mitrales chroniques relevant des causes précédentes et du rétrécissement mitral congénital, affections
essentiellement embolisantes, comme on le sait. Enfin les lésions
aortiques, l'athérome et les anévrysmes de la crosse de l'aorte
sont aussi des causes possibles d'infarctus rénaux. Ils déterminent fréquemment en effet des coagulations sanguines ou
bien, ils provoquent la formation de petites plaquettes calcaires,
capables de se détacher de la paroi du vaisseau et de se laisser
entraîner dans la circulation générale. Qu'elles arrivent dans
une artère rénale, elles en déterminent l'oblitération avec toutes
ses conséquences.

L'embolus peut être de volume ou de forme telle qu'il est
insuffisant à provoquer l'obstruction complète des vaisseaux ;
mais alors par sa seule présence et l'irritation qu'il détermine,
il est le point de départ d'une coagulation locale qui achève
l'oblitération : à l'embolie se surajoute la thrombose.

Le plus souvent, l'embolus est aseptique, c'est un fragment de
valvule ou de bourgeon inflammatoire, c'est un petit bloc de
fibrine, un débris de caillot passif récemment formé; mais,
d'autres fois aussi, il est septique et dans ce cas, son arrêt
au niveau des artères rénales ne détermine pas seulement des
altérations nécrotiques du côté du rein, il s'y ajoute des phénomènes d'infection ; à l'infarctus se surajoute la suppuration et
la production d'abcès.

Enfin, s'il s'agit d'embolies de très petites dimensions, d'embolies microbiennes, par exemple, les troubles circulatoires consécutifs seront accessoires et insignifiants du côté du rein ; il ne
s'agira plus d'infarctus à proprement parler, mais bien de
néphrites infectieuses, d'abcès métastatiques ou même de tuberculose rénale, si le microbe embolisant est du bacille de Koch.

Dans la même classe des embolies microscopiques, on doit
faire rentrer les embolies néoplasiques. Au cours du développe-

ment d'un néoplasme, un bourgeon ou quelques cellules cancéreuses peuvent arriver à forcer la barrière pulmonaire ; elles peuvent encore provenir du poumon secondairement envahi. On voit alors se produire une généralisation des lésions, du côté du rein, comme du côté des autres viscères et l'apparition à son niveau de tumeurs nodulaires de même nature que la néoplasie initiale, traduit l'arrivée par les artères rénales de ces embolies toutes spéciales.

2° Anatomie pathologique. — Il est rare que le tronc principal de l'artère rénale soit oblitéré par thrombose ou embolie ; presque toujours, ce sont seulement des branches secondaires qui sont intéressées.

De même, les deux reins ne sont pris tous les deux à la fois que de façon exceptionnelle. Seulement, dans le rein embolisé ou thrombosé, on rencontre souvent plusieurs noyaux. Ils sont de volume variable et leur aspect est différent selon qu'on les examine à tel ou tel moment de leur production.

Au début, sitôt après l'arrêt de l'embolus dans une artère ou une artériole, on observe une anémie complète dans tout le territoire desservi. L'infarctus apparaît alors sous la forme d'une masse blanche de volume variable dont la base est sous-corticale et le sommet dirigé vers le hile. C'est l'infarctus anémique du début. Il est encadré par une zone congestive périphérique qui lui sert de limite et le met davantage en évidence. Mais -sous l'influence de la fluxion veineuse rétrograde, l'infarctus devient bientôt hémorragique et la masse anémique première se gorge peu à peu de sang extravasé. Enfin, à cette première phase, succède une période de résorption et de cicatrisation. Les éléments sanguins accumulés et les cellules rénales privées de leurs vaisseaux nourriciers subissent peu à peu la dégénérescence pigmentaire et graisseuse. Finalement, grâce à la diapédèse, les débris cellulaires et hématiques sont résorbés et toute trace d'organisation disparaît : du tissu fibreux prend la place des cellules dégénérées; à la saillie corticale du début succède alors une dépression cicatricielle adhérente à la capsule, son importance et sa profondeur sont en rapport avec l'étendue

même de l'infarctus et la perte consécutive de substance
rénale.

3° Symptômes et diagnostic. — Un des symptômes les
plus précis de la production d'un infarctus est la *douleur*. Celle-

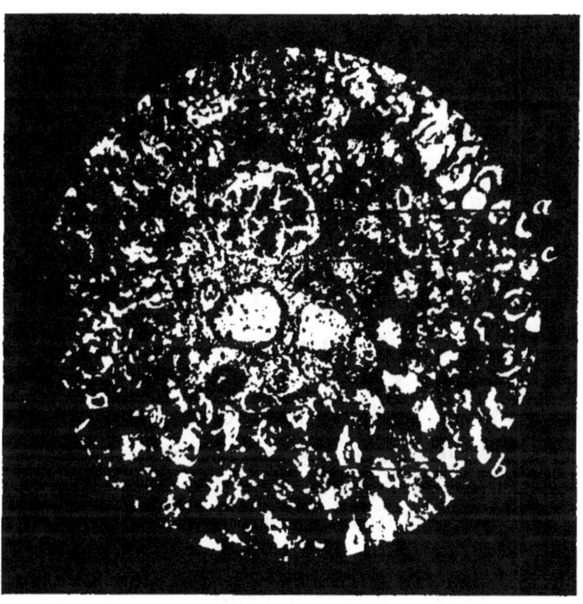

Fig. 60. — Infarctus cortical. Tout le tissu rénal est en train de se
nécrobioser.

a, vestiges d'un glomérule. — *b*, tubes contournés dégénérés. — *c*, infiltration
diapédétique.

ci, due à la destruction des fibres du plexus sympathique rénal
(R. SCHMIDT) et peut être ensuite à l'inflammation du péritoine
périrénal, est souvent fort intense. Elle débute brusquement,
mais elle est généralement de courte durée et va en diminuant
peu à peu. Siégeant au niveau des dernières vertèbres dorsales,
elle est exagérée par la toux, les respirations profondes et la
pression. Elle reste très localisée, sans aucune irradiation vers
l'épaule ou les organes génitaux.

Les *troubles urinaires* qui l'accompagnent sont des plus variables selon le nombre et l'étendue des foyers apoplectiques. Il y a oligurie et même anurie si les deux reins sont atteints; il peut y avoir au contraire polyurie réflexe si les lésions sont légères et peu étendues. L'hématurie et l'albuminurie ont été aussi signalées; mais, quand elles existent, elles sont toujours peu marquées et transitoires. Enfin, R. SCHMIDT a signalé une série de troubles variés qui sont dus à des *actions réflexes* exercées sur les organes voisins. Ce sont des vomissements, de la constipation, du hoquet, de la tendance au collapsus ; mais ces accidents sont rares et le plus souvent ils font défaut.

Somme toute, douleur rénale subite et violente, hématurie et albuminurie, troubles réflexes variés, tels sont les divers symptômes sur lesquels se basera le diagnostic. Mais, étant donnée la diversité de ces signes et surtout leur inconstance, on comprend comment l'existence des infarctus du rein est si rarement diagnostiquée et comment on ne les découvre le plus souvent qu'à l'autopsie.

C'est seulement en face d'autres accidents emboliques concomitants, en présence d'une gangrène par oblitération artérielle ou d'une embolie cérébrale que toute hésitation disparaît. On ne saurait alors confondre un infarctus avec une néphrite vulgaire ou une congestion rénale d'origine cardiaque. La douleur qui accompagne les coliques néphrétiques, ou la torsion du hile au cours du rein mobile peut faire penser aussi à l'existence d'un infarctus, mais l'absence de complications du côté du cœur ou de l'aorte, les caractères différents de la douleur, ses irradiations, l'évolution même de l'affection auront vite fait de faire reconnaître l'erreur.

4° Pronostic et traitement. — L'infarctus du rein est une affection rarement grave par elle-même, elle le devient quand l'artère ou les artères intéressées sont d'un calibre suffisant pour compromettre le fonctionnement d'une grande partie du rein ou des deux reins. Ces cas exceptionnels mis à part, le pronostic apparaît surtout lié à la gravité de l'affection causale. Il va sans dire que si les embolies productrices sont septiques, le pronostic est plus sérieux en raison de l'apparition consécutive d'abcès du rein ou d'une néphrite suppurée.

Le traitement se borne à peu de chose, au repos, à l'emploi des divers calmants et des révulsifs légers, c'est dire que l'on reste désarmé en présence de ces lésions inopinées que l'on ne saurait atteindre.

CHAPITRE IV

LES NÉPHRITES

Chargés d'éliminer une part importante des déchets de l'organisme et des diverses substances toxiques qui le pénètrent, les reins ont souvent à souffrir de l'action irritante des poisons qu'ils éliminent au dehors. Plus que tout autre organe, ils en subissent le pouvoir destructeur et c'est la raison pour laquelle les inflammations du rein, les néphrites sont si communes.

Quand les poisons à éliminer ont une toxicité peu élevée ou ne sont produits qu'en faible quantité au sein de l'économie, les altérations du rein sont légères, passagères et rapidement curables; mais, si l'organe sécréteur est imprégné sans cesse de poisons ou de toxines virulentes, il se laisse déborder et il devient rapidement incapable de remplir ses fonctions éliminatrices; l'urémie suit alors de près l'inflammation aiguë du rein. Enfin, si une terminaison fatale peut être conjurée, il est rare que les fonctions d'élimination ne demeurent indéfiniment troublées : une néphrite subaiguë devient la rançon définitive de l'imprégnation toxique première.

Celle-ci s'observe encore s'il s'agit d'une infection prolongée de faible virulence ou d'une intoxication de longue durée.

Au contraire, quand les substances toxiques sont éliminées peu à peu, en petites proportions chaque jour, quand elles ne possèdent qu'un faible pouvoir destructeur à l'égard des éléments du rein, on voit des phénomènes de défense se produire et du tissu scléreux apparaître; il s'agit alors de lésions rénales moins immédiatement graves que les précédentes, elles n'en sont pas moins irrémédiables.

En définitive, quelle que soit leur intensité et leur forme, les néphrites apparaissent toujours comme la résultante du passage au travers du rein d'une substance irritante pour ses vaisseaux ou ses épithéliums. Cette substance est des plus variables, elle comprend à la fois, les microorganismes qui arrivent jusqu'au rein, leurs toxines, les poisons produits au sein de l'organisme lui-même et ceux qui le pénètrent accidentellement.

Selon leur abondance, leur nocivité, la durée plus ou moins longue de leur passage, ils déterminent des *dégénérescences suraiguës* immédiatement mortelles, des *lésions aiguës* passagères et curables, des *lésions subaiguës* définitives et irrémédiables, enfin des *lésions chroniques* compatibles parfois avec une longue survie.

Nous allons successivement étudier ces diverses variétés de néphrites, nous servant pour cela de la classification naturelle fournie par la clinique.

ARTICLE PREMIER

NÉPHRITES AIGUES

1° Étiologie, pathogénie. — L'artère rénale n'amène pas seulement au rein les divers éléments de l'urine, elle est aussi la voie habituelle par laquelle sont déversées les substances irritantes multiples qui produisent son inflammation.

Ces substances sont des plus variables et comprennent à la fois les microbes et leurs toxines, les poisons chimiques autogènes ou hétérogènes.

A la suite des recherches de Bouchard, on a accordé durant plusieurs années une importance extrême à l'*action des microbes*. Au cours d'un certain nombre de maladies bien définies, l'érysipèle, la fièvre puerpérale, la fièvre typhoïde, la pneumonie, on retrouve parfois au niveau des reins enflammés ou dans l'urine émise les agents de l'infection causale (Enriquez). Cela suffisait à faire attribuer la néphrite observée au passage au travers du rein du streptocoque, du bacille d'Eberth, du pneumocoque. Mais il semble bien que ce rôle des *microbes spécifiques* ait été exagéré.

Bien des néphrites s'observent au cours des maladies infectieuses sans qu'il soit possible de retrouver dans les urines ou dans le rein les microbes spécifiques de l'infection en cours. On y découvre seulement des *microbes saprophytes* vulgaires, par exemple le streptocoque dans la scarlatine, le staphylocoque dans la fièvre typhoïde.

Doit-on en faire les agents nécessaires de la néphrite ? Nullement encore, car ils manquent encore bien souvent ; pas mal de néphrites survenant au cours des maladies infectieuses sont *amicrobiennes*.

Dans ce cas, l'action irritative des *toxines* peut être seule incriminée. Par l'expérimentation, on démontre d'ailleurs facilement leur pouvoir néphrotoxique : en injectant à des animaux de la toxine pyocyanique (CHARRIN) ou coli-bacillaire, des toxines diphtériques, tétaniques, streptococciques, staphylococciques, associées ou non (CLAUDE), en leur inoculant des cultures filtrées de bacilles d'Eberth (CHANTEMESSE et WIDAL), ou même des antitoxines, telles que la tuberculine ou le sérum antistreptococcique, on réalise aisément des néphrites expérimentales.

En variant les proportions ou la virulence du liquide injecté, on modifie également à volonté l'intensité et l'acuité des altérations rénales produites.

L'action néfaste des toxines microbiennes sur le rein est donc non moins importante que celle des microbes et l'on en arrive même à se demander, si les divers éléments bactériens rencontrés dans les glandes urinaires n'agissent pas surtout au moyen des toxines qu'ils sécrètent et qui diffusent autour d'eux. La production de lésions identiques à l'aide de toxines pures démontre bien l'action prépondérante de ces dernières.

Les néphrites aiguës sont fréquentes au cours de la *diphtérie*, de la *fièvre typhoïde*, de la *pneumonie*, de la *grippe*, de la *tuberculose*, du *tétanos*, des *septicémies*, de l'*érysipèle*, du *choléra*, de l'*ostéomyélite*, de la *fièvre jaune* et *autres maladies infectieuses* dont l'agent microbien est parfaitement déterminé ; mais elles s'observent aussi dans la *scarlatine*, la *variole*, la *varicelle*, (BAHANS), le *rhumatisme articulaire aigu*, les *oreillons*.

Si dans les premiers cas, il est facile d'incriminer l'action directe sur le rein de l'agent spécifique ou de ses toxines, on en est réduit à des hypothèses dans les seconds et c'est par analogie seulement qu'on peut accorder à l'intervention d'un microbe spécifique encore inconnu la production des inflammations rénales observées.

Mais, les infections les plus banales et les plus légères peuvent être encore le point de départ d'une néphrite aiguë ; on a signalé à ce sujet les angines diverses, les plaies infectées (Donnadieu, Sacaze), les brulûres, l'impétigo pédiculaire (Cazal). Dans ces cas, rares il est vrai, il ne saurait être question de microbes spécifiques. Seuls, des saprophytes vulgaires entrent en jeu, ils agissent directement sur le rein qui les élimine ou plus souvent, indirectement au moyen de leurs toxines.

En définitive, toute infection généralisée ou locale, bénigne ou grave est capable d'avoir sa répercussion sur le rein.

La néphrite produite est qualifiée de *microbienne*, quand elle est provoquée par l'action directe sur le rein des microbes, causes de l'infection ou des saprophytes qui leur sont associés ; elle sera purement *toxique*, s'il n'y a pas infection générale et si des toxines seules diffusent jusqu'au rein ; elle sera *toxi-microbienne*, quand à l'effet irritant des poisons spécifiques se surajoute celui des microbes des infections secondaires et de leurs toxines.

Mais les toxines et les poisons arrivent encore au rein par d'autres détours que la voie rénale et l'infection peut se faire aussi directement par les voies urinaires.

La néphrite qui en résulte est qualifiée *d'ascendante* ; elle est appelée *descendante*, quand l'infection a lieu par la voie sanguine.

Les *néphrites ascendantes* n'apparaissent que si une cause quelconque constitue un obstacle au cours des urines. Y a-t-il hypertrophie ou tumeur de la prostate, rétrécissement de l'urèthre, paralysie vésicale, aussitôt l'intervention la plus insignifiante, un simple cathétérisme permet à l'ascension microbienne de se faire. Les bactéries pullulent dans une vessie surdistendue. Selon les cas, ce sont les microbes ferments de l'urée (Miquel), les gonocoques (Murchinson, Pinger), le bacille de Koch, les divers streptocoques et staphylocoques, enfin le bactérium coli. Ils arrivent peu à peu à gagner les voies urinaires supérieures et la néphrite éclate.

D'autres fois, absorbés au niveau du foyer primitif d'infection, ils pénètrent dans le sang et s'éliminent ensuite par le rein, ils y déterminent une néphrite par le mécanisme précédemment étudié. Il ne s'agit plus alors de néphrite ascendante, mais de néphrite infectieuse par voie sanguine. Si l'infection se fait à la fois par les deux voies ascendantes et descendantes, on a les *néphrites mixtes* d'Albarran.

Dans tous ces cas, l'action sur le rein des microbes et des toxines est facile ; ils agissent en effet sur un organe déjà surmené qui élimine avec peine les nombreux déchets provenant des effets du processus infectieux sur l'organisme. C'est dire que le plus souvent, poisons autogènes et microbiens s'associent et ajoutent leurs efforts pour déterminer la production des lésions rénales.

Dans la *néphrite aiguë à frigore*, cette double action néfaste est particulièrement évidente. Elle peut apparaître dans diverses circonstances : nous l'avons vue survenir chez des gens surpris en sueur par une pluie d'orage, à la suite d'un sommeil de quelques heures sur l'herbe fraîche, chez quelques malheureux transis de froid, grelottant, en courant les grand'routes, dans des vêtements mouillés qu'ils ne pouvaient sécher ou changer. Elle survient aussi chez des sujets surmenés, restant exposés tout en sueurs à un courant d'air. Dans ce dernier cas, l'hypertoxicité produite par le surmenage aide singulièrement l'action néfaste déterminée par le seul refroidissement.

Sous l'influence de ce dernier, la perméabilité rénale diminue (DELEZENNE), un grand nombre de globules rouges se détruisent et le foie perd son rôle d'arrêt. C'est au rein de le suppléer et d'éliminer les nombreux poisons dont l'organisme est alors encombré. Sa tâche est des plus ardues, car le froid, tout comme l'hypertoxicité du surmenage, paralyse la phagocytose et des microbes venus de l'intestin, pullulent dans le sang comme dans le rein (CASTETS, SABRAZÉS). Si le froid détermine fréquemment des néphrites aiguës, c'est on le voit, à l'aide d'une profonde intoxication et en même temps d'une véritable septicémie.

La néphrite aiguë qui accompagne souvent *l'ictère grave* résulte encore d'une action toxi-microbienne, favorisée par le passage dans les urines des poisons organiques qu'un foie dégénéré n'arrête plus, ni ne transforme.

Ces divers *poisons autogènes* ont un pouvoir nocif facilement comparable à celui des toxines microbiennes. Alcaloïdes d'origine intestinale (BOUCHARD), leucomaïnes (GAUTIER), auto-toxines provenant du surmenage et du mauvais fonctionnement des viscères ou des tissus, ont vis-à-vis des éléments du rein un pouvoir destructeur aussi important que les nombreux poisons bactériens et les divers microbes. Si leur action est moins brusque, elle est aussi plus durable et quand elle ne prépare pas le terrain à la fixation microbienne, elle détermine à la longue une dégénérescence progressive capable d'aboutir à la production d'une néphrite chronique.

Mêmes remarques au sujet des *substances chimiques médicamenteuses*. A petites doses longtemps prolongées, elles sont un facteur important dans la production des néphrites chroniques ; absorbées à doses massives, elles déterminent facilement des néphrites aiguës. Telle est l'action de la cantharide, du mercure, du phosphore, de l'arsenic, des divers acides, azotique, oxalique, salicylique, phénique, de la térébenthine, de la fuchsine, de l'iodoforme, du copahu, du goudron.

Certaines de ces substances déterminent la dégénérescence rapide des épithéliums qui sont chargés de les éliminer ; d'autres ont une action moins brutale et laissent à l'inflammation rénale le temps de se produire ; quelques-uns enfin n'agissent que sur un rein déjà malade et c'est ainsi qu'on voit souvent des brightiques faire des poussées de néphrite aiguë à l'occasion de l'absorption de divers médicaments, pris ou donnés un peu à la légère.

En résumé, trois grands facteurs interviennent dans la production des néphrites aiguës, les microbes, leurs toxines, les divers poisons. Nous allons étudier maintenant les lésions variables provoquées par ces diverses substances au moment de leur passage au travers du rein.

2⁰ Anatomie pathologique. — Il convient d'étudier séparément : 1° les *lésions macroscopiques* ; 2° les *lésions microscopiques*.

A. Lésions macroscopiques. — Les lésions observées sont des plus variables ; elles peuvent être légères et visibles seulement au microscope, ou bien, au contraire, elles sont très apparentes. Les reins sont alors volumineux, tendus ; leur surface externe est congestionnée et les étoiles de Verheyen s'y détachent fort nettement parfois. Leur capsule non adhérente est vivement tendue et si on l'incise partiellement, la substance rénale fait hernie au dehors. Ce phénomène manque au contraire, si la poussée aiguë est greffée sur une néphrite ancienne ; dans ce cas, le rein est comme bridé par le tissu scléreux et l'hypertrophie inflammatoire est peu apparente.

Dans les néphrites aiguës, la capsule recouvre souvent encore de petits foyers hémorragiques superficiels ou des collections sanguines plus importantes qui la décollent sur une étendue plus ou moins considérable. On peut en trouver aussi sur la surface de section du rein ; mais, le plus souvent, tout se borne à une congestion intense des glomérules qui apparaissent nettement sur la coupe sous forme de petits points noirs.

Dans son ensemble, la substance corticale apparaît généralement hypertrophiée et elle tranche par sa teinte plus pâle sur la substance médullaire congestionnée.

Les reins saignent à la coupe, ils apparaissent tour à tour rouge violacés, bigarrés ou blanchâtres, selon la prédominance des lésions congestives, dégénératives ou des foyers de diapédèse. Ces divers aspects sont en rapport avec les causes mêmes des néphrites. Les néphrites aiguës de l'érysipèle et de la scarlatine revêtent le plus souvent, par exemple, le type diapédétique ; celles de la pneumonie et du paludisme la forme congestive ou hémorragique ; celles du choléra, de la diphtérie, de la fièvre typhoïde, le type dégénératif. Mais, il n'y a là rien d'absolu et la forme observée dépend moins peut-être de la nature du poison causal, que de l'intensité et de la durée de son action irritante.

B. Lésions microscopiques. — L'examen microscopique fait voir que la néphrite aiguë est avant tout une *néphrite diffuse* ; toutes les parties de l'organe se trouvent intéressées, seulement elles le sont à des degrés divers.

a. *Glomérules*. — Les glomérules sont souvent respectés, ou

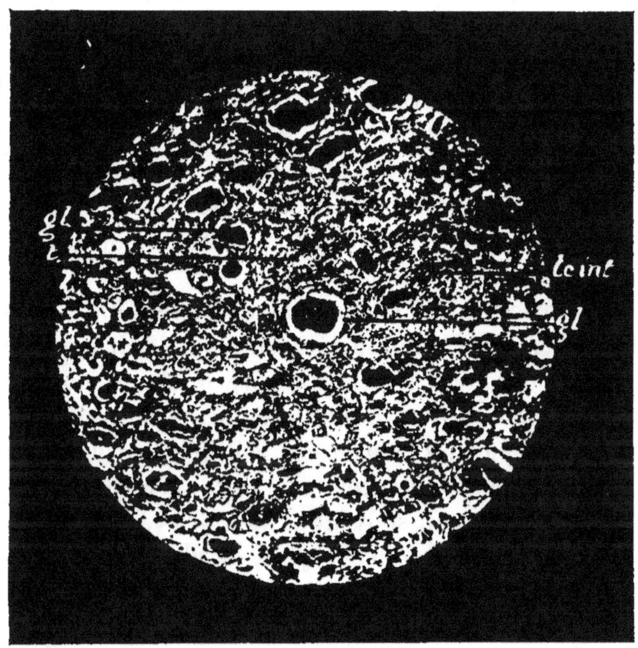

Fig. 61. — Néphrite aiguë avec glomérulite intense.

Le tissu interstitiel *tc.int.* œdématié et gorgé de leucocytes est devenu très apparent. — *gl*, glomérules infiltrés de globules blancs. — *t*, tubuli envahis par des éléments inflammatoires.

du moins, peu touchés dans certaines catégories de néphrites toxiques ; mais, souvent aussi, leurs anses vasculaires apparaissent gorgées de sang et des hémorragies capsulaires se produisent. D'autres fois, tout se borne à une légère diapédèse ou à un léger exsudat albumineux dans la cavité glomérulaire ; le revêtement de celle-ci est desquamé en raison d'une sorte d'encapsulite aiguë. Si les lésions inflammatoires rétrocèdent, elles sont souvent le point de départ des transformations scléreuses de la néphrite chronique.

b. *Epithéliums des tubuli*. — Les épithéliums des tubuli, chargés d'éliminer la plupart des éléments toxiques et excrémentitiels, sont, on le comprend facilement, les éléments les plus touchés au cours des néphrites aiguës. Le plus souvent, ils sont tuméfiés et ils restreignent ainsi par leur augmentation de volume le calibre du canalicule; leurs noyaux fortement altérés, se colorent mal par les réactifs ou se multiplient et l'on en trouve alors deux par cellule.

Quand l'action toxique a été plus intense, les phénomènes de dégénérescence apparaissent et les épithéliums subissent la métamorphose graisseuse, ils deviennent granuleux ou se creusent de vacuoles hyalines et colloïdes.

Enfin, l'altération épithéliale peut être poussée plus loin encore et la cellule sécrétrice, comme décapitée, se réduit à sa portion basale où l'on découvre à peine encore quelques noyaux. La cavité canaliculaire se trouve agrandie et ses nouvelles limites sont constituées par les restes des épithéliums dégénérés et comme déchiquetés. Mais, même à cette période, le travail inflammatoire se poursuit souvent et bien des canaux tubulaires apparaissent encombrés de leucocytes, de globules rouges et de produits fibrineux. Unis aux débris des cellules en voie de dégénérescence et à leurs exsudats, ils constituent les *cylindres* de divers types que l'on retrouve dans l'urine.

- c. *Trame conjonctive et vaisseaux*. — Du côté de la trame conjonctive du rein, les lésions sont encore variables. C'est parfois de l'infiltration œdémateuse, c'est plus fréquemment une importante diapédèse de globules blancs; ils s'accumulent surtout autour des glomérules et peuvent ainsi produire de véritables petits abcès miliaires. Les *vaisseaux* capillaires participent également au processus inflammatoire général; ils apparaissent distendus par un sang très riche en éléments leucocytaires et beaucoup sont oblitérés par des thromboses ou des embolies.

d. *Eléments de la substance médullaire*. — La substance médullaire est toujours le siège d'une congestion intense, mais elle présente par ailleurs des lésions peu importantes et ses épithéliums sont sauvegardés. Cela n'empêche pas la lumière des tubes droits et collecteurs de s'encombrer de cylindres venus des tubuli contorti.

Mais tout change, quand il s'agit d'une *néphrite ascendante ;* dans ce cas, les microorganismes destructeurs remontent de proche en proche, du bassinet jusqu'aux plus fins canalicules excréteurs ; en dernier lieu seulement, ils atteignent tubuli et glomérules. Pendant longtemps, l'inflammation reste donc localisée ou à tout le moins prépondérante dans la substance médullaire au niveau des tubes de Bellini, les tubes sécréteurs sont intéressés accessoirement par le processus inflammatoire. Mais, peu à peu, les lésions progressent et à la phase hyperémique du début, succède bientôt l'infiltration purulente de la substance rénale. A ce stade, elle reste encore prédominante au niveau des cônes médullaires et l'on ne voit se former des abcès dans la substance corticale, que si l'infection ascendante se complique de pyohémie ou bien, s'il y a propagation de l'inflammation par les voies lymphatiques ; sans cela elle demeure indemne. Mais, à ce moment, il ne s'agit plus, à vrai dire, de néphrite aiguë, une néphrite suppurée lui a succédé.

3° Symptômes. — Nous venons de voir combien la diversité anatomo-pathologique des néphrites aiguës est extrême ; il en est de même au point de vue clinique.

A. Début. — Certaines néphrites débutent avec la période fébrile de la maladie infectieuse qui les a provoquées et elles disparaissent avec elle. Elles passent alors souvent inaperçues ou sont méconnues en raison des troubles graves que le malade présente par ailleurs. Elles échappent ainsi parfois au cours de la fièvre typhoïde, de la diphtérie, de l'érysipèle, si l'on ne prend soin d'examiner fréquemment les urines. On ne devrait jamais négliger cette précaution. Ces « néphrites passagères », en rapport avec une irritation rénale courte et peu intense, guérissent le plus souvent quand elles sont reconnues à temps, mais, mal soignées, elles évoluent vers la chronicité.

D'autres fois, la néphrite apparaît en pleine convalescence, quand tous les symptômes généraux, toutes les réactions fébriles ont déjà disparu. Cela s'observe dans le décours des scarlatines. Enfin, quelques œdèmes fugaces, de la pâleur, de la bouffissure partielle du visage sont parfois les seuls signes prémonitoires

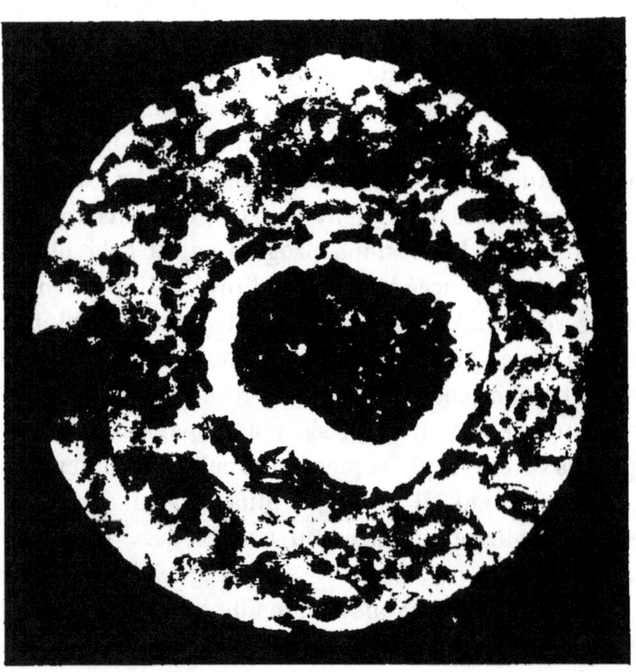

Fig. 62. — Glomérule central de la figure précédente vu à un fort grossissement.

L'infiltration leucocytaire est tellement abondante qu'elle masque presque complètement les anses glomérulaires. Il y a un léger exsudat dans la cavité du glomérule et les parois de la capsule de Bowmann sont en voie de prolifération.

c'est ce qui existe par exemple pour certaines néphrites a frigore.

Mais, la néphrite aiguë a souvent aussi un début bruyant : au cours d'une intoxication médicamenteuse, d'une infection, après un refroidissement, les symptômes de l'insuffisance rénale éclatent tout d'un coup. C'est une hématurie suivie rapidement d'anurie ; ce sont d'emblée tous les symptômes de l'insuffisance urinaire complète, la céphalée, les convulsions, les vomissements, les œdèmes. Des douleurs lombaires violentes, une fièvre intense avec grands frissons peuvent s'ajouter encore à ce tableau déjà si alarmant. Il réalise de prime abord les symptômes de la période d'état.

B. PÉRIODE D'ÉTAT. — Ici encore, les signes cliniques peuvent être fort variables ; ils sont au grand complet ou seulement à peine ébauchés selon l'intensité du processus et la cause de la néphrite.

Les *urines* sont parfois totalement supprimées, plus souvent il y a seulement oligurie et la petite quantité des urines émises est rose ou rouge foncé, teintée de sang durant un temps variable ; elle peut présenter encore une simple couleur bouillon de bœuf. Ces urines sont très denses, riches en phosphates et en urates, mais très pauvres en urée (BARTELS) et en chlorures, surtout au moment de la production des œdèmes.

L'*albuminurie* atteint des proportions variables ; elle peut être très faible et ne pas dépasser quelques centigrammes, mais, d'ordinaire, elle s'élève à des quantités énormes 3 grammes, 4 grammes et jusqu'à 25 et 50 grammes en vingt-quatre heures (CHAUFFARD). Ses proportions ne sont pas toujours en rapport avec la gravité de la maladie et le degré de l'insuffisance urinaire. Des néphrites très graves peuvent s'accompagner d'albuminurie légère, d'autres guérissent très vite après avoir provoqué l'apparition d'une quantité énorme d'albumine, c'est dire que l'abondance de cette dernière ne saurait avoir une valeur pronostique absolue, seule sa diminution progressive est, le plus souvent, une indication de la tendance de la maladie vers la guérison.

Le taux de l'*urée* est toujours abaissé, il ne dépasse pas 8 à 10 grammes par vingt-quatre heures et cette recherche des proportions de l'urée a une grosse importance, car le chiffre obtenu est en rapport avec le degré de l'insuffisance urinaire. Il s'élève si le processus inflammatoire diminue, il s'abaisse s'il augmente, si bien qu'une néphrite dont le taux de l'urée reste normal, malgré une forte albuminurie, peut être considérée comme bénigne (JACCOUD).

L'*hypochlorurie* est souvent aussi très prononcée, elle s'observe dans les néphrites aiguës, au même titre que dans les diverses maladies aiguës non compliquées de lésions rénales, c'est dire qu'elle ne résulte pas seulement de l'altération du filtre urinaire (ACHARD et LŒPER) (voir chlorurie).

L'*examen microscopique* de l'urine décèle en proportions variables selon les cas, des cylindres, des leucocytes, des hématies, enfin parfois des microbes. Dans les formes bénignes, dans les néphrites « passagères » de la pneumonie, de la diphtérie, de l'érysipèle, on trouve ces éléments figurés en petite quantité seulement : ce sont des globules rouges et des cylindres granuleux. Dans les formes graves, au contraire, on rencontre une très grande abondance de cylindres hématiques et granuleux, de globules rouges et de leucocytes.

Quant aux *microbes*, spécifiques ou autres, leur présence dans les urines n'indique pas seulement la nature infectieuse de la maladie, elle fournit une indication pronostique importante : La coexistence de l'albuminurie et de la bactériurie sont en rapport avec la persistance du processus inflammatoire : on peut espérer voir la guérison suivre de près leur disparition simultanée ; mais le pronostic devient plus sévère, si l'albumine persiste quand la bactériurie a déjà rétrocédé. L'albuminurie n'est plus alors en rapport avec une poussée inflammatoire susceptible de s'atténuer peu à peu, elle indique déjà des altérations humorales ou des lésions épithéliales le plus souvent définitives (ARNOZAN).

Les *œdèmes* constituent un symptôme inconstant au cours des néphrites aiguës. Ils peuvent manquer totalement, ou bien ils sont si légers qu'ils passent inaperçus ; enfin, ils peuvent être généralisés et le malade avec ses paupières et sa face bouffies, ses membres et son ventre distendus devient méconnaissable.

Quand il y a ainsi anasarque, il y a souvent aussi en même temps des œdèmes internes. Selon leur localisation, ils déterminent de l'œdème de la glotte ou de l'œdème pulmonaire, de l'hydrothorax ou un épanchement péricardique. Inutile d'insister sur la gravité de ces différentes complications, elles sont capables de mettre très vite la vie des malades en danger, si elles sont suffisamment accusées et si l'on n'arrive pas à les faire rétrocéder.

Enfin, les œdèmes peuvent rester localisés, ils apparaissent alors aux points déclives ou riches en tissu cellulaire lâche, aux malléoles, au scrotum, aux grandes lèvres, aux paupières, à la face dorsale des mains et aux poignets. Ils se modifient selon les positions du malade et cèdent souvent très vite, au moins de façon momentanée, à l'action des diurétiques et des purgatifs.

Les *troubles urémiques* se montrent aussi à des degrés variables selon l'état de la perméabilité et du fonctionnement du rein enflammé.

Tout se borne parfois à de la céphalée tenace, à un certain degré d'engourdissement et de torpeur. On observe aussi des nausées, des vomissements, de la diarrhée, enfin de la dyspnée sine materia ; tous ces symptômes traduisent l'état d'empoisonnement général de l'organisme.

Du côté du cœur, on note des palpitations, de l'asthénie, parfois un affaiblissement du premier bruit ou un bruit de galop, mais la durée de la néphrite est rarement assez longue pour permettre à une dilatation ou à une hypertrophie de se produire.

On peut voir apparaître aussi des accidents graves, des attaques convulsives, du délire, des modifications de l'ouïe allant jusqu'à la surdité définitive ou encore des troubles de la vue. L'amblyopie et l'amaurose observées sont le plus souvent passagères, mais elles peuvent devenir incurables. Elles sont liées selon les cas à une inhibition toxique des centres visuels (CHAUFFARD), à de l'œdème de la rétine et de l'hyperémie veineuse ou bien à de la rétinite et à la production de foyers hémorragiques multiples.

Enfin, dans toute néphrite aiguë, survient rapidement une faiblesse générale, une perte des forces, une anémie profonde dont l'importance est extrême pour le diagnostic, quand les grands symptômes habituels font défaut.

Nous ne parlerons pas ici des signes propres aux néphrites ascendantes des urinaires, nous les étudierons dans le chapitre général des pyélo-néphrites.

C. Évolution. — L'évolution des néphrites aiguës revêt les formes les plus variables : elle est essentiellement liée à l'intensité du processus destructeur et à la durée de son action.

S'agit-il d'une intoxication légère ou d'une infection bénigne ? les symptômes ne seront qu'ébauchés, l'albuminurie sera modérée, les cylindres rares, les œdèmes, les douleurs lombaires, les hématuries feront défaut ; en quelques jours on verra guérir cette néphrite passagère. C'est celle que l'on observe le plus habituellement au cours de la pneumonie, des oreillons, de la diphtérie. Au contraire, l'action pathogène a-t-elle été brusque et énergique, les lésions dégénératives produites peuvent être irrémédiables et c'est alors qu'on voit survenir les hématuries ou l'anurie, les grosses albuminuries avec cylindres, les grands œdèmes, les divers troubles urémiques. Le malade ne tarde pas à mourir dans le coma après un accès de délire ou d'éclampsie. S'il échappe à ces accidents aigus, ce n'est le plus souvent que pour bénéficier d'une survie de quelques mois et succomber à la néphrite subaiguë qui remplace peu à peu les lésions dégénératives du début. On voit persister alors, durant des mois, une céphalée rebelle, des œdèmes, des troubles de la vue et de l'ouïe, une albuminurie abondante, autant de témoignages d'une insuffisance générale de la dépuration urinaire.

D'autres fois enfin, on voit guérir une néphrite aiguë même quand elle s'est accompagnée de phénomènes urémiques graves. Mais, il est rare alors de ne pas voir persister indéfiniment un certain état de méiopragie rénale. Il nécessite une surveillance constante et met le malade à la merci du moindre refroidissement, du plus léger écart de régime, de l'infection nouvelle la plus bénigne.

4° Pronostic. — Le pronostic des néphrites aiguës est des plus délicats ; il est en effet fréquent de voir guérir des néphrites accompagnées des symptômes les plus alarmants et l'on peut voir au contraire tourner vers la chronicité les néphrites les plus légères auxquelles on n'avait même accordé qu'une médiocre attention.

Cependant, dans la majorité des cas, on peut baser son jugement sur la valeur pronostique relative des divers symptômes observés.

Les néphrites aiguës, qui apparaissent au début des maladies infectieuses, sont habituellement bénignes, elles méritent bien leur qualificatif de passagères, car elle disparaissent ordinairement avec l'état infectieux qui leur a donné naissance. Le pronostic à porter dans le cas de néphrites d'intensité moyenne est plus délicat : selon les tares antérieures du sujet, selon la cause de la néphrite, on les voit évoluer vers le guérison ou vers le mal de Bright ; il est souvent difficile de dire à l'avance quelle éventualité se produira.

Cela devient plus facile quand il s'agit d'infections prenant la forme rénale. La néphrite aiguë observée alors a toujours un caractère particulier de gravité ; dans ce cas, les malades ne succombent pas seulement en raison de l'insuffisance de leur rein, ils subissent encore les effets fâcheux de l'infection, sur l'organisme tout entier. C'est dire que la nature et l'intensité de l'infection causale sont deux facteurs dont on doit tenir constamment compte pour formuler un pronostic définitif.

S'il est fréquent de voir rétrocéder bien des néphrites aiguës d'origine infectieuse, il est exceptionnel d'observer la guérison des néphrites aiguës par intoxication. En effet, celles-ci s'accompagnent presque toujours de lésions rénales indélébiles et généralisées, qui deviennent le point de départ d'une insuffisance rénale rapide ou d'une néphrite subaiguë.

Enfin, quelles que soient les causes de la néphrite observée, il est une série de symptômes dont la valeur pronostique est de la première importance.

L'anurie ou l'oligurie persistante, la diminution du taux de l'urée sont toujours d'une signification des plus fâcheuses, il en est de même de l'anasarque, des hématuries abondantes et rebelles et des accidents urémiques précoces. Nous ne parlons pas de l'œdème de la glotte et des divers épanchements péricardiques, ils constituent des complications fort à redouter.

Quant à l'albumine, c'est un symptôme auquel on ne doit prêter qu'une attention relative. Bien des néphrites guérissent malgré une élimination de quantités énormes d'albumine ; au contraire, à une albuminurie légère peuvent s'ajouter bientôt tous les symptômes du mal de Bright.

En définitive, étudier minutieusement son malade, scruter ses antécédents afin de reconnaître l'état antérieur de ses reins et de sa nutrition générale, examiner minutieusement et fréquemment ses urines, tenir compte de la valeur des divers symptômes qu'il présente et de la gravité de l'infection causale, tels sont les divers facteurs sur lesquels on s'appuiera pour étayer son pronostic.

5° Diagnostic. — Le diagnostic est simple et ne comporte pas une longue discussion. Il est facilement établi, même dans les cas de néphrites aiguës passagères, si le médecin prend soin de toujours analyser soigneusement l'urine de ses malades.

Quant aux confusions qui peuvent s'établir, elles sont facilement écartées à l'aide d'un examen minutieux. La céphalée intense, les convulsions, les troubles oculaires peuvent faire songer à la *méningite aiguë*, la recherche des œdèmes, de l'albumine, des cylindres, parfois les hématuries montrent vite quelle serait l'erreur.

L'*anémie cérébrale* de la convalescence détermine aussi des troubles oculaires. On en établira facilement l'origine en tenant compte des résultats fournis par l'analyse de l'urine et au besoin par l'examen du fond de l'œil.

Les *bronchites aiguës*, les *œdèmes glottiques ou pulmonaires*, l'*hydrothorax* et l'*hydropéricarde*, ne sont pas toujours rapportés à leur véritable cause, si l'on ne prend soin d'approfondir l'histoire des malades, d'examiner leurs urines, de tenir compte des divers symptômes d'insuffisance rénale qu'ils présentent.

L'origine des *œdèmes périphériques* sera enfin vite établie par un examen attentif du foie et du cœur, et si l'on tient compte de la coexistence des hématuries, de l'albumine et des nombreux cylindres dans les urines.

6° Traitement. — Il sera *préventif, étiologique ou symptomatique* selon les cas :

a. *Traitement préventif*. — Pour prévenir les néphrites aiguës,

il faut maintenir au lit les fébricitants, surveiller leur convalescence et les prémunir contre le refroidissement, surtout s'il
s'agit de scarlatine. Il faut, de plus, mettre le rein au repos dès
le début de la période fébrile; pour cela, on donnera des boissons abondantes, du lait, on diluera ainsi les nombreux poisons que le rein élimine et leur action nocive sera diminuée
d'autant.

Il faut se garder aussi d'administrer aux fébricitants albuminuriques des médicaments capables d'irriter leur rein. On proscrira les vésicatoires, l'antipyrine, l'acide salicylique, le sulfonal, la chloralose, que l'on serait tenté parfois de leur donner;
on évitera encore l'usage de la scille, des sels de potasse dont il
faut craindre le pouvoir irritant sur le rein; on n'emploiera
enfin qu'avec la plus grande prudence les médicaments comme
la digitale, dont on doit redouter les effets d'accumulation.

S'il y a infection des voies urinaires inférieures, il faut
instituer un traitement immédiat et sévère, établir un régime,
désinfecter la vessie, afin de prévenir l'éclosion d'une néphrite
ascendante.

b. *Traitement étiologique.* — Quand on se trouve en présence
d'une néphrite aiguë déjà déclarée, on doit traiter tout d'abord
l'*infection* ou l'*intoxication causale*. On donnera du mercure s'il
faut incriminer la syphilis, on fera des injections de sérum de
Roux, s'il s'agit d'une véritable néphrite diphtérique et si, du
moins, le rein était autrefois en bon état. On donnera des anti-
dotes convenables, si la néphrite est due à l'absorption de divers
poisons. On interviendra chirurgicalement et au plus tôt, si
elle est liée à une ostéomyélite, un anthrax (DEMONS), à une
angiocholite ou une cholécystite (GILBERT et LEREBOULLET), à un
foyer purulent quelconque; l'intervention sera particulièrement
justifiée, si l'on retrouve les mêmes microbes dans le pus de la
plaie et dans l'urine (ARNOZAN).

Mais, quand il s'agit d'une néphrite infectieuse liée à une
pneumonie, une dothiénentérie, un érysipèle, il faut surtout
gagner du temps et chercher à tenir le rein dans un repos relatif.

Pour cela, il faut donner du lait qui introduit dans l'orga-

nisme le minimum de substances toxiques, des tisanes diurétiques de queues de cerises, de chiendent, de sommités de
genêts, diverses eaux gazeuses bicarbonatées qui plaisent aux
malades, leur font mieux accepter le régime lacté et agissent
par leur action diurétique. Il peut être utile aussi de faire prendre au malade des boissons chaudes ou de lui appliquer sur
tout le tronc une pommade au nitrate de pilocarpine (0,05,
0,10 p. 100) avec enveloppement ouaté et imperméable (H. Mol-
lière); on le fait ainsi suer et on crée de la sorte une heureuse
dérivation, qui permet à la voie cutanée de suppléer dans une
certaine mesure, le rein devenu insuffisant. A ce même point de
vue, la balnéation chaude ou froide employée pour combattre
l'agent infectieux causal, peut avoir parfois une heureuse influence sur les fonctions du rein enflammé.

Il faut enfin s'adresser à l'intestin, voie de suppléance des
plus importantes pour la sécrétion rénale. Les grandes irriga-
tions et les purgatifs drastiques, la scammonée, l'eau-de-vie
allemande sont des plus utiles à ce point de vue.

c. *Traitement symptomatique*. — Mais, pendant que l'on
cherche ainsi à gagner du temps, des accidents graves immédiats peuvent survenir, c'est à eux que s'adressera la *médication
symptomatique*.

Les vomissements et la diarrhée sont des phénomènes que
l'on doit respecter ; ils remplissent en effet des fonctions utiles
de suppléance, mais ils arrivent parfois à fatiguer par trop les
malades en raison de leur intensité ; il faut alors chercher à
les modérer. Pour cela, on s'adressera à la potion de Rivière,
aux boissons froides et même à la diète absolue; celle-ci sera
mitigée par l'administration de lavements alimentaires que l'on
s'efforcera de rendre en même temps diurétiques par l'addition
de lactose par exemple.

Contre la dyspnée toxique, on a le repos, l'oxygène, les
dérivatifs intestinaux, la caféine, les inhalations et les piqûres
d'éther, parfois et tout à fait exceptionnellement, la morphine
dont il faut craindre l'action sur la sécrétion urinaire qu'elle
diminue.

Y a-t-il anurie, il faut chercher à faire disparaître au plus vite les phénomènes congestifs qui souvent la déterminent ; l'application au niveau du triangle de J.-L. Petit d'une série de ventouses scarifiées rend à ce point de vue les plus grands services. On comprendra leur action rapide, si l'on se souvient qu'il existe en ce point des anastomoses entre les vaisseaux veineux de la paroi lombaire et ceux de l'atmosphère graisseuse du rein. La macération rénale dont nous étudierons plus loin le mode d'action et le mode d'administration peut être employée aussi avec avantage.

Enfin, quand surviennent des troubles urémiques graves, du délire, des crises convulsives, du coma, il faut savoir faire une large saignée. Selon l'état de la tension artérielle on la fait suivre ou non d'injection sous-cutanée ou de lavements de sérum artificiel. Cela permet de gagner du temps et quelquefois de sauver le malade.

Mais, lorsque la guérison est survenue, la mission du médecin est loin d'être terminée. Il lui faut relever la nutrition défaillante de son convalescent et surtout pendant longtemps le surveiller de près et le soumettre à de minutieuses précautions. Il lui imposera le lait, durant une période de temps en rapport avec la gravité de la néphrite, puis, peu à peu, le régime lacté sera mitigé et graduellement l'alimentation sera permise. Mais pendant des semaines et des mois, il faudra interdire le poisson, la charcuterie, le gibier, tous les aliments capables en un mot de déterminer une poussée congestive ou inflammatoire nouvelle au niveau d'un rein prédisposé. Il faudra aussi recommander d'éviter le surmenage et les refroidissements.

C'est par cet ensemble de précautions bien observées que le malade arrivera à se rétablir définitivement et échappera aux dangers de la néphrite chronique.

ARTICLE II

NÉPHRITES DIFFUSES SUBAIGUES

1° **Étiologie.** — Ces néphrites appelées encore parenchymateuses ou épithéliales chroniques reconnaissent les causes les plus diverses.

Souvent elles succèdent à une *néphrite aiguë* et l'on retrouve alors à leur origine, une des nombreuses causes que nous avons étudiées dans le chapitre précédent : la scarlatine, la variole, la pneumonie, la fièvre typhoïde, la diphtérie, la grippe, le rhumatisme ou toute autre maladie infectieuse.

L'inflammation aiguë du rein a rétrocédé, les œdèmes, les troubles urémiques ont disparu, mais l'albuminurie persiste indéfiniment témoignant de l'existence d'une tare rénale indélébile.

D'autres fois, la néphrite infectieuse du début est passée inaperçue et l'inflammation subaiguë du rein semble être primitive, le jour où l'apparition des nombreux signes qui l'accompagnent permet de la découvrir. Les anamnestiques donnent alors le moyen de la ramener à sa véritable cause.

Mais, aux maladies infectieuses que nous avons signalées, il y a lieu d'ajouter diverses autres causes de néphrites diffuses : les *suppurations* de divers ordres, les *ostéomyélites aiguës* ou *prolongées*, les *arthrites* de toute nature, les *anthrax*, les *infections puerpérales*, le *paludisme* ou la *syphilis*. La *tuberculose pulmonaire* elle-même peut être incriminée (LANDOUZY et L. BERNARD). Les lésions parenchymateuses qu'elle détermine ne sont pas dues seulement à l'action directe du bacille, elles résultent encore du pouvoir irritant qu'exercent sur le rein les toxines tuberculeuses et celles qui proviennent des divers microbes qui leur sont associés (ENRIQUEZ et PISSAVY).

Aux infections et aux toxi-infections, il faut joindre encore les *auto-intoxications* pour expliquer l'apparition de certaines néphrites subaiguës.

GAUCHER, injectant à des animaux diverses substances extractives telles que la leucine, la tyrosine, la créatine, la xanthine, est arrivé à produire des lésions épithéliales rappelant celles de la néphrite subaiguë. N'est-ce point démontrer l'action nocive exercée sur le rein par toutes les maladies par auto-intoxication telles que la goutte, le diabète et par certaines affections gastro-intestinales.

Dans tous ces cas, les poisons organiques sont produits en excès dans l'organisme, ils sont mal transformés, mal retenus par un foie insuffisant et le rein débordé souffre de leur constant passage.

Seulement, si le pouvoir irritant de toutes ces substances liées à une mauvaise nutrition, suffit à l'apparition de certaines néphrites et en particulier des néphrites chroniques lentes, il est insuffisant à provoquer à lui seul les lésions épithéliales de la néphrite subaiguë.

Pour que celles-ci se produisent, il est nécessaire le plus souvent que *diverses causes* soient *superposées*. Une infection nouvelle légère, un coup de froid, un séjour prolongé dans une habitation humide, quelques excès alcooliques ou des écarts de régime répétés, une grossesse, l'évolution d'une tuberculose pulmonaire, par exemple, sont bien souvent le point de départ d'une néphrite subaiguë chez tel ou tel sujet chez lequel une infection aiguë ancienne, une lente auto-intoxication chronique avait déterminé déjà l'existence d'une tare rénale. En l'absence de celle-ci, la néphrite diffuse ne serait point apparue.

En définitive, les néphrites subaiguës reconnaissent selon les cas une triple origine. Elles succèdent : 1° à une néphrite aiguë, 2° à une toxi-infection légère qui prolonge ses effets, 3° à une auto-intoxication ; celle-ci en vérité n'a de valeur que comme cause prédisposante, elle crée au niveau du rein un point de moindre résistance qui met la glande à la merci de l'offense la plus légère.

2° Anatomie pathologique.

— Selon l'intensité, la durée et la nature du processus toxi-infectieux, selon l'état général de la nutrition, les lésions antérieures de la glande urinaire et la force de résistance de l'organisme, les formes des néphrites subaiguës varient.

S'agit-il d'une infection grave ou d'une intoxication subaiguë à longue portée, il se produit une inflammation intense de tous les éléments du rein et surtout des cellules épithéliales. En quelques semaines, en quelques mois, celles-ci sont mises hors d'usage et l'insuffisance urinaire apparaît. Au contraire, l'irritation causale est-elle plus légère, un certain nombre d'éléments sécréteurs échappent à son atteinte, des phénomènes de défense apparaissent, des bandes de tissu scléreux s'organisent et les lobules restés sains présentent même parfois de l'hypertrophie compensatrice (CHAUFFARD).

Mais, sur des lésions si opposées, peuvent se greffer encore des poussées congestives, diapédétiques, ou divers processus dégénératifs. C'est dire combien les formes observées au cours des néphrites subaiguës peuvent être multiples et variées. Selon l'intensité de l'irritation causale et le degré de leurs altérations, les reins « meurent jeunes, plus âgés ou déjà vieux » (CHAUFFARD).

Le rein est-il détruit en quelques semaines par l'action du poison irritant, on a le *gros rein congestif*. Sa destruction totale exige-t-elle quelques mois, on trouve à l'autopsie un *gros rein blanc*. La survie est-elle de un à deux ans, ce sera un *rein blanc granuleux*.

Inutile de dire tout ce qu'une semblable classification a de schématique. En pratique, ces diverses variétés sont souvent reliées l'une à l'autre et les différences ne sont pas toujours aussi tranchées que nous allons l'indiquer pour les besoins de la description.

a. *Gros rein congestif*. — Le gros rein congestif constitue une sorte de terme de passage entre les néphrites aiguës et les néphrites subaiguës. Il est pesant, très augmenté de volume, sa capsule se détache facilement; à la coupe, il est rouge vineux, il saigne facilement, de plus, ses démarcations normales tendent à disparaître et sa substance corticale très augmentée de volume se confond par endroits avec la zone médullaire.

Si nous ajoutons qu'on observe au microscope une violente glomérulite avec infiltration diapédétique marquée et des lésions intenses et généralisées des épithéliums sécréteurs rappelant celles des néphrites aiguës, nous aurons indiqué les principaux caractères du gros rein congestif. Il constitue en quelque sorte, une variété de néphrite aiguë grave à durée prolongée (HOCHE).

b. *Gros rein blanc*. — Le gros rein blanc décrit dès 1827 par Bright est le type classique du rein atteint de lésions parenchymateuses ou épithéliales.

On le reconnaît vite à l'autopsie. Son gros volume, son poids

22.

qui peut atteindre 300 grammes le double de l'état normal, sa consistance pâteuse, sa décortication facile, l'aspect si caractéristique de sa coupe, l'atteinte symétrique des deux glandes sont autant de **signes de grande valeur**. La coloration des reins est toute spéciale dans la néphrite parenchymateuse. Ils sont blanc grisâtres ou jaune mat, avec de loin en loin parfois, quelques taches congestives ou quelques foyers hémorragiques. La substance corticale est très augmentée de volume, tant à la périphérie qu'au niveau des colonnes de BERTIN ; mais ce qui frappe surtout l'observateur, c'est la disparition de toute limite nette entre les deux zones corticales et médullaires. Ces deux zones se confondent l'une l'autre et les pyramides se distinguent seulement par les quelques stries rougeâtres qui les sillonnent par endroit.

L'*examen microscopique* fournit des résultats non moins caractéristiques : Au début, les *glomérules* apparaissent considérablement hypertrophiés, ils sont deux, trois et même cinq fois plus volumineux qu'à l'état normal. Mais bientôt, les parois et les interstices de leurs capillaires s'infiltrent d'une multitude de leucocytes et la cavité capsulaire est envahie par divers exsudats.

La capsule de BOWMANN participe elle aussi au processus inflammatoire et de nombreuses cellules fusiformes apparaissent sur sa face interne, elles se superposent en couches stratifiées et par leur multiplication tendent à oblitérer les espaces glomérulaires. Il n'est pas rare de voir des adhérences se faire entre les cellules proliférées de la capsule et les cellules du revêtement des anses capillaires. Envahi ainsi progressivement par divers éléments embryonnaires, le glomérule constitue bientôt un véritable bloc fibreux.

En examinant successivement diverses portions de la coupe, il est facile de suivre les étapes de la transformation scléreuse des glomérules. Certains apparaissent simplement hypertrophiés ; d'autres, en très grand nombre, ont leur cavité remplie d'exsudats, leurs anses vasculaires sont oblitérées et envahies par une multitude de globules blancs, ils sont déjà hors d'usage ; enfin quelques-uns en sont réduits à l'état de simples moignons vasculaires, ratatinés par la sclérose ou envahis par un commencement de dégénérescence graisseuse ou hyaline.

Mais, étant donnée la rapidité de l'insuffisance urinaire, les

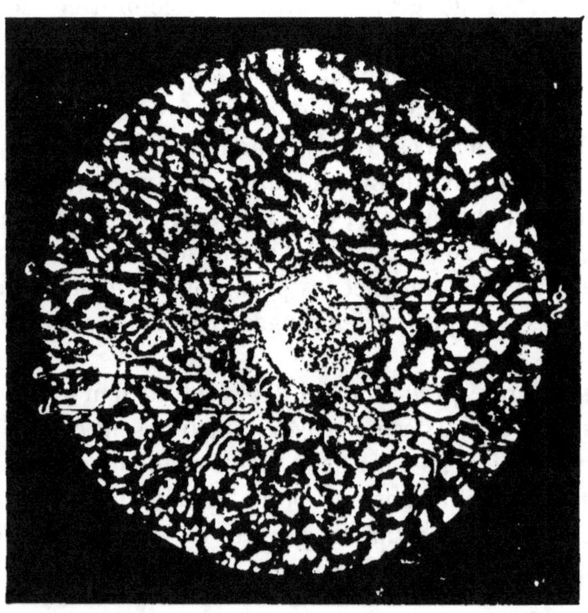

Fig. 63. — Néphrite subaiguë.

L'épithélium *e* des tubuli est trouble, en train de subir la dégénérescence granuleuse. La lumière centrale des tubes contournés *c* est remplie par les produits de la désintégration cellulaire. Les glomérules *g* sont congestionnés et augmentés de volume. Il y a un commencement d'infiltration diapédétique *d* dans le tissu interstitiel.

processus scléreux et dégénératifs ont rarement le temps de se généraliser comme dans le rein blanc granuleux et c'est à peine s'ils sont ébauchés.

Les *tubuli contorti* sont aussi augmentés de volume, leurs cellules sont hypertrophiées, elles proéminent vers la lumière du canal et y déversent une grande quantité de substances protéiques et divers éléments provenant de la désintégration de leur protoplasma dégénéré. Celui-ci est trouble, rempli de granulations tandis que les noyaux, groupés sans ordre, sont hypertrophiés ou en voie de multiplication.

Mais d'autres fois aussi, les cellules sécrétrices totalement dégénérées en sont réduites à leur portion basale, leurs noyaux refoulés se colorent mal ou ont disparu et dans le canal sécréteur élargi, s'accumulent pour former des cylindres les divers produits de la « fermentation cellulaire ». On les trouve accumulés jusque dans les tubes droits et ils constituent souvent par leur grand nombre un obstacle des plus sérieux à la dépuration urinaire déjà fort insuffisante.

Les *tubes droits* sont eux-mêmes peu altérés, un certain nombre de leurs cellules se desquament ou subissent un commencement de dégénérescence granulo-graisseuse ; mais même alors, elles restent parfaitement reconnaissables et leur forme générale est peu modifiée.

Quant au *tissu cellulaire interstitiel*, il est le siège d'infiltration œdémateuse, de foyers congestifs et hémorragiques, d'amas leucocytaires dont l'importance est des plus variables.

c. *Rein blanc granuleux.* — Le rein blanc granuleux correspond à une évolution plus lente, la survie n'est plus de deux ou trois mois comme dans la forme précédente, elle atteint un à deux ans et le tissu scléreux a le temps de s'organiser. Mais la marche du processus cirrhotique est discontinue, elle est souvent troublée par l'apparition de poussées aiguës ou subaiguës, par un commencement de dégénérescence graisseuse ou amyloïde. Cela explique l'aspect variable du rein blanc granuleux, tantôt blanchâtre tirant sur le gris, tantôt au contraire rougeâtre ou bigarré.

Son volume est normal ou un peu diminué ; sa surface est déformée, bosselée, mamelonnaire, quelquefois kystique et sa capsule adhère souvent par places à de petites granulations jaunes ou blanchâtres qui constituent les *granulations de Bright*. Ces granulations se rencontrent aussi sur les diverses coupes de la substance corticale, elles représentent d'après Chauffard des unités rénales en état d'hypertrophie compensatrice, bridées par du tissu de sclérose. Mais, malgré cette hypertrophie compensatrice, le processus fibreux détruit peu à peu les éléments sécréteurs et la substance corticale mal délimitée de la substance médullaire apparaît dans son ensemble quelque peu atrophiée.

A l'*examen microscopique*, on observe à la fois des lésions de réparation et de destruction.

Les *cellules sécrétrices* sont tuméfiées, bourrées de granulations et d'éléments de dégénérescence qu'elles déversent dans les espaces canaliculaires, elles contiennent souvent aussi des vacuoles claires qui leur donnent un aspect graisseux.

Mais quand l'épithélium cesse de se régénérer, les cellules des tubuli apparaissent abrasées, décapitées, parfois elles se réduisent à leur noyau et à une mince lame de protoplasma ; elles sont alors aplaties et ont un véritable aspect endothélial, ou bien elles s'affaissent les unes sur les autres et la lumière du canal peu à peu disparait. Mais l'épithélium peut aussi se régénérer et l'on voit apparaître des cellules claires, jeunes, vivement colorables par les réactifs (BARD) isolées ou mêlées aux cellules en voie de dégénérescence.

Un petit nombre de *glomérules* est resté sain, d'autres sont hypertrophiés, mais la plupart sont atrophiés ; ils deviennent méconnaissables et leur capsule constitue le centre d'irradiations scléreuses qui envahissent toute la substance corticale et tendent à l'atrophier de plus en plus.

3° Symptômes. — Ils sont essentiellement liés à la nature et au degré d'altération des cellules sécrétrices et des glomérules, à l'état de la perméabilité rénale, à l'importance du retentissement des lésions du rein sur l'appareil circulatoire et sur les différents viscères. C'est dire que, selon la rapidité du processus inflammatoire, l'aspect clinique variera. S'agit-il d'un gros rein congestif ou d'un gros rein blanc, la néphrite subaiguë aura une marche rapide ; existe-il un rein granuleux, l'évolution du mal sera beaucoup plus lente et l'on aura une symptomatologie différente dans l'un et l'autre cas. Nous décrirons successivement avec CHAUFFARD chacune de ces deux variétés.

A. NÉPHRITE SUBAIGUE A MARCHE RAPIDE. — Elle succède souvent sans transition à une néphrite aiguë ; peu à peu les symptômes graves de celle-ci rétrocèdent, l'anasarque disparait, les œdèmes se localisent, l'hématurie et l'albuminurie diminuent, seuls les troubles digestifs, l'anémie, la faiblesse générale persistent, la néphrite subaiguë est constituée.

D'autres fois, au déclin d'une maladie infectieuse, dans le décours de la scarlatine par exemple, on a l'attention brusquement attirée par de l'œdème de la face ou même de l'anasarque; ou bien, à l'occasion de quelques malaises, d'une céphalée rebelle, de quelques vomissements, on pratique l'examen de l'urine et la découverte fortuite d'une grosse albuminurie avec cylindrurie fait connaître qu'une néphrite subaiguë est en train de se développer.

Enfin parfois, la cause première échappe, le début de la néphrite passe inaperçu et c'est seulement plusieurs semaines après l'infection ou l'intoxication causale qu'on reconnaît son existence. L'apparition de quelques gros symptômes inquiétants ou bien seulement la pâleur, l'amaigrissement, la perte des forces, ou l'anorexie inexplicables que présente le sujet sont souvent le premier indice de la néphrite en train de se constituer.

A sa *période d'état*, la néphrite subaiguë à marche rapide s'accompagne de symptômes qui rappellent de près ceux des néphrites aiguës. Ils n'en diffèrent que par leur discontinuité et leur plus longue durée.

Les *urines*, rares, de densité souvent élevée, sont troubles, foncées, riches en urates précipités, parfois elles sont sanglantes et ces hématuries liées à des poussées congestives du côté du rein peuvent se prolonger pendant des semaines. L'urée est diminuée ainsi que les chlorures et leur chiffre s'abaisse encore au moment de la production des œdèmes et des épanchements dans les séreuses; au contraire, il s'élève quand ceux-ci se résorbent. Ces fluctuations s'expliquent fort bien si l'on se rappelle qu'urée et chlorures se retrouvent en proportions variables dans les diverses sérosités et dans les liquides épanchés [1].

---

[1] C'est ainsi que dans une analyse de liquide d'œdème, faite par M. LEMAIRE, pharmacien des hôpitaux de Bordeaux, nous relevons : Densité à 15°-1085 ; albumine 1gr,75 ; urée 0,98 ; Chlorures (NaCl) 6,50 ; phosphates en (P^2O^5) 0,16 ; glucose 1,10.
Dans une analyse de BAYLAC, nous avons au contraire : densité 1007 ;

L'albuminurie toujours très intense peut atteindre le chiffre de 5, 6 et même de 25 grammes par litre; comme variétés on trouve de la globuline et surtout de la sérine que JACCOUD considère comme l'albumine essentielle des néphrites.

Dans le sédiment existent de nombreux leucocytes et des cylindres hyalins, épithéliaux, granuleux et colloïdes. Leurs larges dimensions transversales, leur richesse en granulations compactes et même en éléments nucléaires (PORTER) traduisent l'intensité du processus dégénératif au niveau des cellules sécrétrices (BARD, PEHU).

La *perméabilité rénale* est accrue pour certaines substances au cours des néphrites épithéliales. On s'en rend facilement compte au moyen de l'épreuve du bleu. Si l'on injecte à un sujet 1 centimètre cube d'une solution de bleu de méthylène à 1/20, on peut constater que l'élimination en est précoce et se fait déjà au bout d'une demi-heure. Dans son ensemble, elle est aussi plus rapide qu'à l'état normal et sa durée totale est raccourcie : en trente-six à quarante-huit heures, toute coloration bleue ou tout chromogène a disparu. Il en est de même pour l'iodure de potassium dont l'élimination par les urines est aussi fort rapide.

Ces faits ont été diversement interprétés, ALBARRAN et L. BERNARD les mettent sur le compte d'une exagération de l'activité éliminatrice et attribuent celle-ci à l'hypertrophie compensatrice des cellules restées saines. BARD les explique par une exagération de la perméabilité rénale : le rein atteint de néphrite épithéliale se comporterait comme un filtre percé et les déperditions excessives subies par l'organisme seraient la raison principale des divers troubles observés.

Cette doctrine très ingénieuse et très intéressante mérite d'être discutée; si la perméabilité au bleu est accrue, et cela d'autant plus que la néphrite est plus grave, il ne faut pas oublier, en

chlorures (NaCl) 6ᵍʳ,54 ; albumine 3ᵍʳ,56 ; urée 2.919 ; phosphates 0,40. Enfin à la suite de l'examen des liquides d'œdèmes dans 15 cas variés, BOY-TEISSIER et ROUSLACROIX ont pu indiquer les valeurs moyennes suivantes: densité 1009.7 ; urée 0,68 ; acide phosphorique 0,26 ; chlorures 6,41 ; albumine 3ᵍʳ,50 à 4 grammes.

effet, que pour l'eau elle est diminuée (Kovesi et Rothschlug) et à ce point de vue, la néphrite subaiguë constitue le type par excellence des néphrites oliguriques et à grands œdèmes (Chauffard).

De même encore, si on injecte à un sujet atteint de néphrite subaiguë grave un centigramme de rouge (rosaniline trisulfonate de soude) 0^{gr},003 milligrammes seulement peuvent être retrouvés dans les urines (Lépine). C'est bien la preuve que le rein enflammé n'est pas un filtre percé à l'égard de toutes les substances qui le traversent. Chacune de celles-ci semble avoir un coefficient propre de passage (Lépine) et cela explique comment certaines s'éliminent trop vite, tandis que d'autres au contraire ne passent pas ou passent mal.

Néanmoins, il faut retenir au point de vue clinique, que dans les formes à gros rein blanc, il existe presque constamment [1] une exagération notable de perméabilité à l'égard du bleu de méthylène et de l'iodure de potassium, c'est une notion des plus importantes pour le diagnostic.

L'épreuve de la *phloridzine* est moins précise : l'hypoglycosurie ou l'anaglycosurie observée dans les néphrites subaiguës, à la suite de l'injection de 5 milligrammes de phloridzine (Achard et Delamare) existe aussi dans les néphrites aiguës passagères et les néphrites chroniques, c'est dire qu'elle est indépendante de la nature des lésions et traduit seulement le trouble du fonctionnement rénal.

Quant à la recherche de la *toxicité urinaire*, elle n'a de valeur que si une épreuve concomitante faite avec du sérum sanguin démontre que la toxicité urinaire observée est hors de proportion avec la quantité de poisons en circulation dans l'organisme ; c'est dire toute la difficulté pratique de la méthode.

---

[1] Bard a démontré en effet que l'exagération de la perméabilité manquait dans les néphrites accompagnées de lésions purement *dégénératives* ; on sait encore que les reins atteints seulement de dégénérescence amyloïde éliminent normalement le bleu de méthylène ; enfin Widal et Lesné ont établi expérimentalement que des reins de lapins présentant une néphrite épithéliale intense, consécutive à une injection d'acide chromique, se comportent cependant comme des reins normaux à l'égard du bleu de méthylène.

Les *œdèmes* constituent un symptôme des plus précieux dans la néphrite subaiguë à marche rapide. Ils sont précoces ou tardifs, localisés ou généralisés. Leur importance est le plus souvent en raison inverse de la quantité d'urine émise ; c'est dire qu'ils apparaissent ou s'atténuent momentanément si la diurèse se relève ou si son insuffisance est compensée par un flux intestinal abondant. Ils débutent souvent par les paupières ou par la face ; ils sont alors plus marqués au réveil. Quand ils siègent aux membres inférieurs, ils disparaissent ou diminuent au contraire durant la nuit, mais ils se reproduisent pendant le jour, sous l'influence de la déclivité.

Parfois sans cause connue, ils se généralisent. On voit alors peu à peu les membres, la face, l'abdomen, le scrotum, le prépuce, les grandes lèvres s'infiltrer de sérosité. L'œdème qui en résulte est mou et garde l'empreinte du doigt explorateur.

Quand les œdèmes sont devenus rebelles, le brightique a besoin d'être observé de près. Au niveau de ses tissus sans vitalité, la plus légère piqûre, la moindre égratignure suffisent à faire éclater des accidents d'infection fort graves.

A la fissure septique succède bientôt si l'on n'y prend garde de la lymphangite diffuse, de la gangrène cutanée, des phénomènes phlegmoneux ; en quelques jours, ils peuvent emporter les malades.

Les *œdèmes internes* ne sont pas moins à redouter ; l'hydrothorax, l'hydropéricarde, l'œdème pulmonaire et l'œdème de la glotte, les infiltrations séreuses articulaires sont fréquemment associées à l'anasarque. Il faut en connaître la haute gravité.

L'*œdème pulmonaire* se traduit souvent par un peu d'essoufflement et par l'apparition de quelques râles fins au niveau de la base ; mais d'autres fois, il revêt soudain un aspect des plus alarmants. Il apparaît alors d'emblée, brusquement, précédant les œdèmes périphériques (DIEULAFOY). Tout d'un coup, le brightique est pris d'une dyspnée intense, il se cyanose, en proie à une terrible angoisse, il asphyxie. Son pouls devient filiforme, ses extrémités se refroidissent, en quelques heures la mort peut survenir.

Mis inopinément en présence d'un malade qui se meurt, qu'il ne peut questionner, le médecin peut rester perplexe. Seul le début soudain, l'existence d'une pluie de râles fins dans toute la poitrine, l'apparition d'une expectoration abondante, mousseuse et rosée lui permettent de ramener ces accidents graves à leur véritable cause. Mais l'expectoration caractéristique fait parfois défaut tout comme les œdèmes, et alors c'est seulement quand la crise est conjurée, quand le malade peut être interrogé, quand l'urine peut être examinée, qu'un diagnostic précis devient possible.

L'œdème de la glotte peut s'observer dans les mêmes conditions, il est insidieux, s'installe peu à peu, en même temps que l'anasarque, ou bien il débute tout d'un coup, à grand fracas comme premier signe parfois d'une néphrite latente (DIEULAFOY), en quelques heures encore, la vie des malades est compromise si l'on n'intervient à temps.

Mais à côté de ces troubles graves et heureusement exceptionnels, on note fréquemment dans les néphrites à marche rapide une *faiblesse générale*, un abattement, une apathie continuelle, de la céphalalgie, un certain degré d'oppression, de la pâleur, de la diminution de la température.

On observe encore des *troubles digestifs*, de l'anorexie, des vomissements, de la diarrhée tenace.

La tension artérielle est diminuée, le pouls est mou, dépressible et les *bruits du cœur* mal frappés. C'est dire qu'on n'observera ici ni bruit de galop, ni hypertrophie du cœur et les seules complications cardiaques sont parfois de la dilatation asthénique des cavités du cœur.

C'est surtout cette absence d'hypertension artérielle jointe à l'imperméabilité relative du rein malade, qui donne aux néphrites subaiguës à marche rapide un aspect clinique tout particulier.

En quelques mois, les malades succombent ; ils sont emportés le plus souvent par des complications cardio-pulmonaires, par les progrès de la cachexie, par des infections septiques de leurs membres œdématiés, rarement par des accidents urémiques.

B. NÉPHRITE SUBAIGUE A FORME LENTE OU NÉPHRITE MIXTE. — La néphrite subaiguë à forme lente ou néphrite mixte a une tout autre allure. Elle aussi peut succéder directement à une néphrite aiguë ; mais, le plus souvent, c'est au bout de quelques semaines ou de quelques mois seulement, quand tout semblait rentré dans l'ordre qu'on voit apparaître les petits œdèmes intermittents, la dyspnée, la céphalée, les autres signes d'une lésion rénale persistante ; ou bien, c'est incidemment, que chez un sujet pâle, asthénique, l'examen des urines fait découvrir une forte albuminurie.

Dans cette forme, l'évolution plus lente permet le retentissement des lésions rénales sur le cœur et les vaisseaux ; aussi le pouls est dur, tendu, le ventricule gauche est hypertrophié, on note souvent enfin un bruit de galop et les divers signes de l'*hypertension artérielle*.

Du côté des *urines*, les différences ne sont pas moins importantes, la quantité émise est proportionnelle au degré de sclérose et l'on voit à l'oligurie succéder la polyurie au fur et à mesure que l'envahissement scléreux progresse.

L'albuminurie et les cylindres sont aussi moins abondants que dans la forme précédente, mais survienne un refroidissement, un écart de régime, un surmenage prolongé, et l'on verra aussitôt survenir de l'oligurie avec recrudescence de l'albumine et des cylindres qui l'accompagnent.

Enfin, la *perméabilité rénale* elle-même se trouve modifiée. Elle est tout d'abord dissociée et le passage du bleu reste normal tandis que celui de l'iodure est déjà retardé (BARD). Puis, avec les progrès de la sclérose, l'imperméabilité pour le bleu lui-même apparaît ; il ne se montre dans les urines qu'au bout d'une heure, de deux heures et on l'y retrouve pendant deux jours et plus. A ce moment, ce n'est plus le filtre percé de la forme précédente, c'est déjà le « filtre bouché » de la néphro-sclérose. La néphrite subaiguë à marche lente tient donc le milieu entre les néphrites à gros reins blancs et les néphrites interstitielles, elle constitue une *néphrite mixte*.

Dans cette forme, les malades ne sont pas moins exposés aux accidents broncho-pulmonaires, aux œdèmes du poumon et de la glotte, aux infections septiques.

Ils présentent souvent aussi de la *rétinite albuminurique*. Celle-ci peut se traduire par un simple affaiblissement de la vue : mais d'autres fois, quand les hémorragies rétiniennes sont multiples et étendues, quand la macula est le siège de larges plaques blanchâtres de dégénérescence, la vision est fortement compromise. La rétinite albuminurique guérit dans quelques cas exceptionnels (MONTHUS), nous-même en avons observé quelques exemples; mais, le plus souvent, elle constitue un symptôme du plus fâcheux pronostic et la survie des malades qui en sont atteints est de quelques mois seulement (WEST), rarement elle dépasse un an et demi ou deux ans.

Les troubles urémiques étaient rares dans la forme précédente, ils sont fréquents au cours de l'évolution du rein blanc granuleux et les malades succombent souvent alors dans le coma ou en proie à des crises éclamptiques. Ils meurent aussi par le cœur; après s'être hypertrophié, celui-ci se dilate et le rénal devient un asystolique. Enfin, les troubles vasculaires ne sont pas rares et les hématuries, les épistaxis intenses et rebelles, les hématémèses, les hémorragies intestinales peuvent contribuer encore à hâter la fin des malades.

4° Diagnostic. — Il prête difficilement à l'erreur : la grosse albuminurie avec cylindrurie, les œdèmes, les modifications de la perméabilité rénale, les troubles de l'état général, les commémoratifs sont autant de signes sur lesquels on peut s'appuyer avec certitude.

Les *cirrhoses atrophiques du foie*, si elles s'accompagnent d'œdèmes, de troubles urinaires, de dépression profonde, d'hémorragies, ont un autre début, une marche différente, des signes abdominaux tout spéciaux qui les font reconnaître.

La *dégénérescence amyloïde du rein* rappelle les néphrites subaiguës par sa grosse albuminurie avec polyurie, sa cylindrurie et l'émaciation rapide des malades, mais elle ne produit que peu ou pas d'œdèmes, sauf quand le malade en est arrivé à la période cachectique de son affection ; de plus, elle s'accompagne de symptômes tout particuliers relevant de l'infection amylogène causale.

Nous ne parlerons pas de la *néphrite chronique* dont l'aspect clinique est tout différent avec son importante polyurie, sa faible albuminurie, son hypertension artérielle, ses symptômes de petite urémie. L'erreur ne serait possible qu'avec certaines formes du rein blanc granuleux ; d'ailleurs, dans ce dernier cas, elle ne tirerait pas à conséquence, le pronostic et le traitement étant sensiblement le même dans les deux cas.

Le diagnostic est plus délicat quand on se trouve en présence de certaines *affections organiques du cœur* arrivées à la période d'asystolie. Il est souvent difficile de dire alors, s'il s'agit d'un rénal arrivé à la phase cardiaque ou d'un cardiaque avec congestion rénale. Dans les deux éventualités, les urines sont rares, rouges, sédimenteuses, l'albuminurie abondante, les œdèmes généralisés. Mais la perméabilité rénale est troublée, diminuée, dans le cas d'affection rénale parvenue à la phase cardiaque ; l'urine y est pauvre en urée, en phosphates, en chlorures ; elle ne contient que tardivement du bleu et en contient fort longtemps si on fait l'épreuve habituelle.

Au contraire, si on a affaire à un cardiaque dont le rein est simplement congestionné sans vieilles lésions scléreuses surajoutées, les urines, bien que peu abondantes, restent riches en principes minéraux et la perméabilité au bleu de méthylène est conservée (L. BERNARD, ACHARD et CASTAIGNE). Enfin, dans les néphrites aiguës, comme dans les néphrites subaiguës ou chroniques avec poussées aiguës, le sédiment renferme des leucocytes polynucléés et de nombreux cylindres ; ils font défaut dans l'albuminurie cardiaque (MILIAN).

Il peut être nécessaire parfois, de discuter en outre isolément la valeur de *chacun des symptômes propres* aux néphrites subaiguës.

Les *troubles digestifs*, la *dyspnée*, les *œdèmes de la glotte*, la *céphalée* ne sont souvent rapportés à leur véritable cause que si on songe à faire l'analyse des urines.

A la période de début, la pâleur, l'amaigrissement, la perte des forces peuvent faire penser à la *tuberculose*, surtout s'il existe en même temps de la bronchite albuminurique ou tout autre manifestation pulmonaire.

Les *troubles de la vue* constituent souvent une manifestation précoce du mal de Bright ; on ne reconnaît leur vraie nature que par un examen du fond de l'œil ; c'est dire l'importance de celui-ci dans les cas douteux.

Quant à l'*hydrothorax*, il ne sera pas confondu avec une *pleurésie*, si l'on tient compte de l'évolution, de la bilatéralité, de la concomitance des œdèmes périphériques, au besoin la recherche de la fibrine par la réaction de Rivalta[1] et l'examen cytologique établiraient facilement la nature de l'épanchement.

Enfin, il y a lieu de discuter la valeur diagnostique de l'*albuminurie* et de l'*hématurie* elles-mêmes. Il faut penser à la tuberculose, au cancer, à la lithiase et établir par la recherche minutieuse des antécédents, la nature de l'infection ou de l'intoxication qui ont provoqué la néphrite subaiguë.

5° Pronostic. — Il est *basé en premier lieu sur la variété* même de la néphrite observée. Une néphrite à gros rein blanc est particulièrement grave, la survie du sujet qui en est atteint ne dépasse pas un an. La néphrite à rein blanc granuleux est d'un pronostic moins redoutable, elle peut durer un an, deux ans, parfois davantage et LANCEREAUX a même observé quelques cas qui s'étaient terminés par la guérison. Nous nous sommes trop étendu sur les différences cliniques des formes de la néphrite subaiguë pour qu'il soit nécessaire d'y revenir ici.

Mais il importe que le médecin mis en présence d'un sujet porteur de reins blancs granuleux, puisse dire dans quelle mesure on peut espérer une terminaison favorable ou du moins une longue rémission. La même question se posera dans le chapitre suivant au sujet de la néphrite chronique.

Pour trancher cette difficulté, MM. CLAUDE et MAUTÉ ont proposé l'*épreuve de la chlorurie expérimentale.* On fait ingérer au

[1] Elle consiste à verser dans un verre rempli d'eau acidulée par l'acide acétique, quelques gouttes du liquide à examiner. Si ce dernier contient de la fibrine, on voit se former, au fur et à mesure de la chute des gouttelettes vers le fond du vase, des cercles concentriques blanchâtres qui disparaissent peu à peu. Ils ne se montrent pas, si le liquide est sans fibrine.

malade, soumis à un régime connu et constant, dix grammes de chlorure de sodium par jour.

La diurèse reste-t-elle normale? le taux des chlorures est-il proportionnel à la quantité ingérée? N'observe-t-on pas de modifications du côté des substances achlorées, urée, phosphates, etc., ou bien l'excrétion de celles-ci est-elle légèrement augmentée? le pronostic est peu grave, même s'il y a une notable quantité d'albumine dans les urines.

Au contraire, si la diurèse augmente avec le taux des substances achlorées, malgré l'absence de chlorurie, le pronostic reste très sombre et une mort prochaine est à redouter. On craindra encore l'imminence de l'urémie, s'il y a simple retard dans l'élimination des chlorures.

Le professeur TEISSIER a préconisé une étude de la chlorurie alimentaire spontanée qui, moins dangereuse, est aussi plus juste puisqu'elle se borne à étudier l'élimination des chlorures chez un sujet dont le régime n'est pas modifié. On se contente d'établir la fixité de ce régime et de doser à la fois les chlorures contenus dans les ingesta et les excreta. Cette épreuve a permis au professeur TEISSIER de constater que les résultats indiqués par CLAUDE et MAUTÉ sont souvent inexacts, car ils ne tiennent pas compte des modifications de la tension artérielle produites par l'ingestion chlorurée et de leur influence directe sur les sécrétions rénales.

La présence et surtout la persistance des *cylindres* granulo-graisseux et épithéliaux, l'existence d'une grande quantité de *globules rouges*, de *leucocytes* et de cellules rénales dans le sédiment, sont aussi de fâcheux éléments de pronostic. Ils traduisent l'élimination graduelle de l'épithélium rénal dégénéré (TAHIER).

Mais, sans avoir recours à l'épreuve de la chlorurie, on peut dire d'une façon générale que le pronostic reste bon, tant que la dépuration urinaire est suffisante, l'état général satisfaisant, les cylindres peu nombreux et l'albuminurie peu influencée par les modifications du régime. Il devient plus sombre, quand survient une poussée de congestion rénale, et au moment où apparaissent l'oligurie, les signes de petite urémie, la céphalée, la dyspnée, les œdèmes tenaces, les troubles oculaires ou auditifs. Par contre, les modifications de la *perméabilité rénale*, mesurées par le passage du bleu de méthylène ou de l'iodure de potassium, d'un grand secours pour le diagnostic, sont sans beaucoup d'utilité pour le pronostic et l'on peut voir survenir divers accidents fort graves au moment où l'épreuve du bleu accuse une perméabilité parfaite. C'est donc qu'elle fournit des indications toutes relatives.

D'ailleurs, la perméabilité rénale n'est pas le seul facteur dont il faut tenir compte pour le pronostic : l'état de dyscrasie dans lequel se trouve un organisme spolié chaque jour par une déperdition constante et importante (BARD), l'état des *fonctions internes du rein* et *des autres organes* sont autant de points utiles à connaître pour apprécier l'avenir des néphrites aiguës.

Enfin on n'oubliera pas pour établir le pronostic, le danger immédiat des *grands œdèmes* avec infections cutanées, la gravité des *complications cardiaques et pulmonaires* et des affections intercurrentes, et l'on se souviendra que, même au cours d'un état aussi satisfaisant que possible, les malades ne sont pas à l'abri d'un *accident inopiné*, d'un œdème de la glotte, d'un œdème suraigu du poumon, d'une péricardite, d'une hémorragie cérébrale qui, dans les formes scléreuses surtout, peuvent mettre brusquement la vie des malades en danger.

6° Traitement. — (Voir p. 444).

ARTICLE III

LES NÉPHRITES CHRONIQUES

Les néphrites diffuses subaiguës résultent de l'action massive, mais de peu de durée des toxines et des poisons sur le rein ; les néphrites chroniques sont liées au contraire à une élimination lente, mais prolongée des mêmes substances nocives.

Leur longue évolution, la tolérance toute spéciale de l'organisme, les altérations de même origine et de même nature qui frappent si souvent et simultanément le système artériel, donnent à ces néphrites une physionomie clinique toute spéciale.

Cela nous permet de leur consacrer un chapitre à part dans l'histoire générale du mal de Bright.

Nous ne nous attarderons pas à discuter les termes de *néphrite interstitielle* ou de néphrite *atrophique lente* qu'on leur donne parfois. Les classifications anatomo-pathologiques des néphrites perdent, en effet, de plus en plus de leur valeur. Au contraire, l'étude des causes multiples et variées qui les produisent acquièrent chaque jour une plus grande importance en clinique. C'est donc l'exposé de ces diverses causes que nous ferons en premier lieu.

1° Étiologie, pathogénie. — Un type d'intoxication lente et prolongée est réalisé par le *saturnisme*. Il constitue une cause fréquente de néphrite chronique.

On pensait jusqu'à ces dernières années que le plomb introduit dans l'organisme par l'alimentation, ou par la respiration sous forme de poussières, s'éliminait peu à peu par les reins et on attribuait leurs lésions dégénératives à son passage constant à leur niveau. Des recherches récentes du professeur LAVRAND (DE LILLE) ont établi que le rein est un des organes où le plomb s'accumule le moins. Son élimination se fait non par les urines qui n'en contiennent jamais que des quantités très faibles, mais par la bile qui constitue sa principale voie d'excrétion.

Il faut donc admettre que l'intoxication par le plomb est insuffisante le plus souvent à déterminer à elle seule la néphrite saturnine. Pour que celle-ci apparaisse, il faut faire intervenir en outre, diverses causes adjuvantes telles que mauvaises conditions hygiéniques, froid humide, alcoolisme chronique et surtout les divers troubles de la nutrition liés à l'anémie saturnine elle-même. On se rappellera que celle-ci est due à la destruction de l'hémoglobine dont le fer est déplacé et remplacé par le plomb (LAVRAND).

La néphrite chronique observée parfois au cours ou à la suite de la *chlorose*, le chloro-brightisme de DIEULAFOY, reconnait, semble-t-il, une cause analogue. Elle relève, elle aussi, d'une irritation constante des éléments du rein par des produits de désassimilation incomplètement oxydés. Mais ici, la pathogénie

23.

est plus complexe encore et sans parler de la nocivité possible d'un sérum particulièrement toxique (Maragliano et Castellino), il faut tenir compte des troubles dyspeptiques générateurs de nombreux poisons et de l'hypoplasie artérielle fréquente chez les chlorotiques; elle prédispose leur rein à subir l'action irritante des agents toxiques ou infectieux si nombreux qui le traversent (Bezançon).

Après le saturnisme, une cause des plus fréquentes de la néphrite chronique est la *goutte*; parfois les deux causes sont associées.

Bouchard admet que des lésions rénales existent chez le 1/4 des goutteux ; mais cette coexistence fréquente des deux affections était déjà connue de Bright, de Garrod, de Rayer, de Trousseau.

La goutte crée en effet une de ces intoxications lentes et insensibles, à nocivité minime qui sont le facteur indispensable dans toute néphrite interstitielle. Ici les poisons éliminés et irritants sont multiples encore : ce sont des produits oxaliques (Garrod), des bases alloxuriques (xanthine, hypoxanthine, etc.), de l'acide urique éliminé en excès. Les urates neutres ont une action toxique, les urates acides ont en même temps une action mécanique ; ils se précipitent souvent, en effet, dans les tubuli qu'ils infiltrent de masses granuleuses et ce fait, constaté par Virchow, a pu être vérifié expérimentalement par Heidenhain et Ebstein : si on injecte des solutions concentrées d'urate de soude dans la jugulaire d'un lapin, les cellules des tubuli apparaissent envahis bientôt par de nombreux cristaux microscopiques.

Complication le plus souvent tardive de la goutte, la néphrite goutteuse peut apparaître pourtant aussi de façon précoce; il importe de la bien connaître en raison de ses dangers parfois immédiats.

A côté de la goutte, il faut placer l'*artério-sclérose* parmi les facteurs principaux de la néphrite chronique. Le mode d'action de l'artério-sclérose est facile à comprendre. Tant que le rein ne doit éliminer qu'une proportion normale de poisons, il remplit fort bien sa tâche; mais sitôt que ceux-ci lui arrivent en trop grande abondance, il souffre de leur passage et du surmenage imposé à ses épithéliums. C'est la raison des néphrites par artério-sclérose.

Du fait de l'arthritisme héréditaire du sujet, du fait de son surmenage, de sa mauvaise hygiène, de ses excès, toutes les fonctions organiques se trouvent troublées, la désassimilation s'exagère, les fermentations digestives deviennent excessives, et le sang surchargé de déchets d'usure est bientôt hypertoxique. Le rein souffre de leur passage prolongé et une néphrite chronique en est la conséquence. Les parois vasculaires irritées sans cesse par tant d'éléments étrangers traduisent elles aussi leur atteinte par du spasme, puis par des lésions dégénératives.

Plus tard, l'insuffisance du rein altéré multipliera encore les poisons en circulation dans le sang, le spasme vasculaire et l'hypertension en deviendront plus marqués ; mais au début, néphrite et hypertension sont reliées à la même cause et reconnaissent la même origine toxique.

La *vieillesse* elle-même détermine souvent une atrophie rénale tout à fait comparable à celle de la néphrite interstitielle, c'est par un mécanisme identique à celui que nous venons de signaler pour l'artério-sclérose.

Voisine de l'état morbide (CHARCOT). la vieillesse constitue une véritable déchéance de notre organisme ; elle détermine l'accumulation dans le sang de nombreux déchets cellulaires, de nombreux éléments usés. A la longue, en s'éliminant par les reins, ceux-ci finissent par les irriter et entraîner leur sclérose. La production du « rein sénile » sera d'autant plus rapide que la vie du malade aura été plus agitée et plus pénible, son hygiène plus déréglée et qu'il aura subi un plus grand nombre de petites infections ou d'intoxications répétées. Enumérer ces conditions, c'est dire que peu de vieillards échappent au moins à un début de dégénérescence rénale scléreuse.

Les néphrites chroniques s'observent aussi dans les *maladies de la nutrition*, dans l'obésité, dans le diabète, dans le rhumatisme chronique, chez les arthritiques. Ici encore, c'est l'auto-intoxication lente et prolongée, l'accumulation indéfinie dans le sang de produits de désassimilation mal oxydés qui détermine à la longue artério-sclérose et néphrite.

Dans les *diverses cachexies*, les causes des néphrites observées sont plus complexes; les nombreux troubles de la nutrition, les oxydations incomplètes, les perturbations produites par la suppression fonctionnelle de l'organe atteint (LECORCHÉ et TALAMON), la production d'une quantité de leucomaïnes plus considérable qu'à l'état normal et leur passage au travers du rein, suffisent à déterminer des lésions rénales. Parfois même, il s'y ajoute l'action des toxines microbiennes; l'irritation est alors telle qu'il ne s'agit plus de lésions à évolution lente, mais d'inflammation diffuse, de néphrite subaiguë ou même de lésions dégénératives. C'est ce qu'on observe par exemple dans le cancer et surtout la tuberculose (voy. p. 512).

L'action nocive exercée sur le rein par une débauche alcoolique passagère, est admise par tous les cliniciens; on sait fort bien qu'au cours d'une néphrite chronique, elle est susceptible de déterminer une exacerbation des lésions (CLEVELAND), une poussée aiguë. Mais *l'alcoolisme chronique* est-il susceptible de créer à lui seul une néphrite interstitielle? DICKINSON, BARTELS le nient et pourtant, les constatations faites chaque jour en clinique démontrent bien que les habitudes alcooliques invétérées ne sont pas un facteur négligeable dans la production des néphrites scléreuses. Si on leur refuse une répercussion directe sur le rein, on ne peut méconnaître qu'elles agissent par l'amoindrissement de la résistance générale de l'organisme (CHAUFFARD) ou par l'intermédiaire des *troubles gastro-intestinaux* qui si souvent les accompagnent.

Les affections gastro-intestinales aiguës ne produisent pas seulement une auto-intoxication, elles déterminent encore une auto-infection; elles provoquent souvent alors une grosse albuminurie avec cylindrurie et même hématurie, témoignages des lésions rénales aiguës ou subaiguës qu'elles déterminent.

Mais, s'il y a simples *troubles dyspeptiques*, vieille dilatation d'estomac avec fermentations gastro-intestinales chroniques, l'auto-infection fait défaut et le rein, comme l'organisme entier, n'ont à souffrir que de la résorption lente, mais prolongée des nombreux poisons digestifs.

Si les désordres gastro-intestinaux ne durent que quelques

mois, ils déterminent une albuminurie passagère qui disparaît rapidement ; s'ils se prolongent, ils peuvent provoquer à la longue une néphrite chronique. La production de cette dernière s'explique facilement si l'on songe à la multiplicité et à la toxicité toute spéciale des poisons que le rein doit éliminer chez les dyspeptiques. Les acides lactique, diacétique, butyrique, oxalique, l'acétone, bien d'autres produits encore prennent naissance dans l'estomac des dilatés. Les recherches de CASSAËT, FERRÉ, BÉNECH ont établi leur pouvoir nocif et l'hypertoxicité de l'urine des dilatés démontre que leur rein surmené se trouve surchargé de poisons.

D'ailleurs, l'estomac n'est pas le seul point où ils se fabriquent en quantités excessives. Quelques études personnelles nous ont permis de démontrer que les troubles du chimisme stomacal s'accompagnent très vite de *fermentations intestinales* anormales avec production exagérée d'indol. Or le pouvoir toxique de cette substance à l'égard du rein n'est point négligeable, ainsi que l'ont établi les expériences de GOUGET. Il en est de même pour les divers produits résultant de l'augmentation des fermentations intestinales, le scatol, les phénols, le crésol, la leucine, les ammoniaques composées, les acides volatils, les diverses leucomaïnes. Leur production excessive et longtemps prolongée entraîne le surmenage du rein et finalement à la longue sa dégénérescence scléreuse.

Enfin, les *diverses infections et intoxications aiguës* doivent être signalées parmi les causes des néphrites chroniques. Dans les premiers jours elles déterminent quelques phénomènes alarmants, des œdèmes, de l'oligurie, de l'albuminurie ; puis, cette poussée aiguë s'atténue peu à peu, tout symptôme inquiétant disparaît, le malade passe pour guéri. Mais, quelques mois, quelques années après, divers troubles apparaissent qui témoignent de l'évolution sournoise d'une néphrite chronique : BRETON a signalé ainsi des néphrites chroniques tardives avec artério-sclérose et aortite, consécutives à la grippe ; GAUCHER et SERGENT ont fait les mêmes constatations pour la grossesse. Nousmême avons observé une néphrite chronique, dont la nature fut vérifiée par l'autopsie et au sujet de laquelle on pouvait invoquer pour seule cause une diphtérie ancienne accompagnée alors de néphrite aiguë.

Ces faits ne sauraient surprendre si l'on se souvient qu'un même microbe, un même poison est susceptible, selon les cas, de déterminer les lésions les plus diverses. A doses massives, les poisons microbiens ou autres créent surtout des altérations cellulaires, à faibles doses au contraire, ils produisent des lésions interstitielles (CLAUDE). ALBARRAN a pu réaliser ainsi expérimentalement, aussi bien des suppurations que des scléroses rénales d'origine microbienne et CHARRIN au moyen de la pyocyanine a pu déterminer tour à tour des lésions épithéliales, diverses dégénérescences et des lésions interstitielles. La sclérose rénale apparaît ainsi tout à fait comparable à la sclérose pulmonaire pleurogène ou à la dermite chronique hypertrophique observée à la suite des érysipèles à répétition (CAUSSADE).

Mais le plus souvent, les infections ou les intoxications se répètent ou se multiplient : à la grippe a succédé une fièvre typhoïde ou une pneumonie, ou bien l'ancien infecté est devenu un goutteux, un saturnin, un alcoolique, il était déjà parfois un arthritique. Dans ces conditions, le passage quotidien au niveau du rein d'une urine hypertoxique a vite fait de déterminer la sclérose d'un organe qu'une inflammation aiguë a laissé en état de moindre résistance.

Les *maladies de cœur* elles-mêmes sont susceptibles de déterminer à la longue une néphrite chronique. On admettait jusqu'à ce jour que les lésions cardiaques succèdent aux lésions rénales au cours des scléroses du rein. Se basant sur 165 cas avec autopsie et sur diverses études expérimentales, BRONOWSKI a pu démontrer qu'inversement des néphrites chroniques succèdent souvent aux maladies du cœur. Il admet même que 74 p. 100 des affections cardiaques s'accompagnent de néphrite.

Les lésions du cœur agissent indirectement sur le rein en modifiant la composition générale du sang ; puis, par la stase qu'elles déterminent, elles diminuent la vitalité des glandes urinaires et les exposent à subir plus facilement l'action nocive des divers germes microbiens qu'elles sont appelées à éliminer.

En définitive, les formes cliniques des néphrites varient avec l'intensité, la durée et la qualité de l'agent irritant. Une infection ou une intoxication grave détermine une inflammation aiguë ou subaiguë du rein ; une intoxication légère, mais prolongée provoque une néphrite chronique. C'est dire que la même cause est susceptible de produire des effets différents selon la durée de son action et sa puissance d'altération.

Un autre facteur entre en jeu dans la production des néphrites, nous voulons parler de la *prédisposition héréditaire ou acquise* de l'organe. Un rein affaibli par une tare héréditaire ou par une première poussée aiguë sera plus sensible à l'intervention d'une cause irritante. Et ceci nous explique la fréquence des néphrites chroniques chez les gens âgés dont les reins déjà surmenés par un long fonctionnement ont à éliminer tant de substances toxiques résultant du mauvais état de tous leurs organes. Au contraire, elles sont rares chez les enfants et les jeunes gens dont les glandes urinaires n'ont pas eu à souffrir encore du passage d'une trop grande quantité de poisons ou de toxines.

2° **Anatomie pathologique.** — Un rein faiblement irrité durant de longues années par une lente élimination de poisons présente une *atrophie* des plus caractéristiques. Le degré en est variable selon l'ancienneté, la continuité et la nature du processus toxique et l'on observe de nombreux stades dans les néphrites scléreuses, depuis le rein à peine diminué de volume et dont la sclérose n'est qu'à son début, jusqu'à celui où elle est extrême et qui pèse 60 grammes, 40 grammes, 20 grammes au lieu des 130 grammes de l'état normal.

A. Aspect macroscopique. — L'aspect macroscopique général est tout à fait spécial. Les reins scléreux sont environnés par une atmosphère graisseuse dont l'importance croît avec le degré même de l'atrophie. Leur capsule fibreuse, épaissie, adhérente, se décortique difficilement ; au moindre tiraillement elle entraîne avec elle des fragments de la substance corticale. Dépouillés de leur capsule, les reins scléreux apparaissent chagrinés, tout hérissés de granulations, leur nombre et leur importance varient avec le degré de sclérose du rein et leur volume atteint les dimensions d'un grain de mil ou celles d'un petit pois. Ces granulations des plus caractéristiques ont une valeur différente avec les auteurs. Pour BRAULT, elles représentent des parties de tissu sain bridées par du tissu de sclérose et l'apparence tomenteuse du petit rein contracté proviendrait de cette alternance successive des régions détruites et des régions conservées. Pour CHAUFFARD au contraire, elles représentent des portions glandulaires en état d'hypertrophie compensatrice.

A côté de ces granulations, on peut voir encore de nombreuses vésicules remplies de liquide citrin ; beaucoup échappent à l'œil de l'observateur, car un grand nombre se crèvent durant la décortication du rein. Il en existe de minuscules, visibles seulement à la loupe ; d'autres, au contraire, acquièrent des dimensions considérables, le volume d'un pois, d'une noisette, même d'une mandarine, elles constituent alors de véritables tumeurs surajoutées, des sortes de kystes séreux.

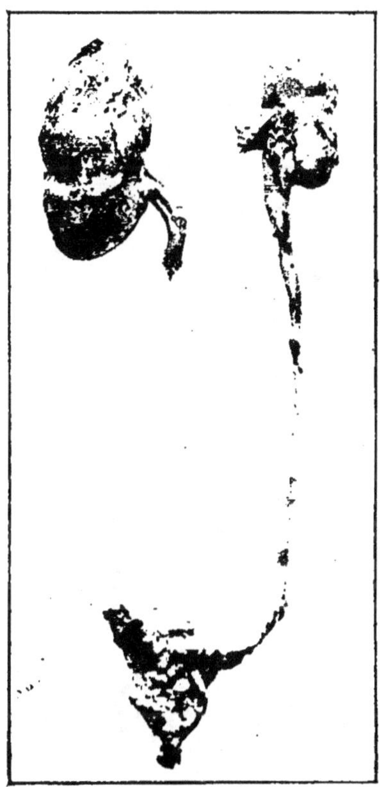

Fig. 64. — Néphrite atrophique lente.

A la coupe, le rein des néphrites chroniques apparaît rouge sombre, gris rougeâtre, gris jaunâtre, selon les cas, selon le degré de congestion chronique, la période de la néphrite, l'importance et les causes des destructions cellulaires et du processus scléreux. De là, les divers noms de *petit rein rouge,* de *petit rein contracté,* de *petit rein goutteux,* de *petit rein granuleux,* sous lesquels on l'a désigné tour à tour.

En sectionnant ses tissus indurés, le couteau éprouve une résistance plus ou moins marquée ; mais, ce qui frappe surtout c'est l'atrophie considérable de toute la substance corticale et même des pyramides de BERTIN. Cette substance est réduite dans les cas extrêmes à une épaisseur 1 à 2 millimètres ; elle constitue alors une sorte de coque, de moignon fibreux qui coiffe la substance médullaire. Mais, le plus souvent, l'atrophie corticale est irrégulière, elle se fait par endroits seulement et à côté de régions où la zone glomérulaire est réduite à une épaisseur presque nulle, on peut en apercevoir où elle mesure encore 3 ou 4 millimètres ; quant aux pyramides de MALPIGHI, elles sont peu touchées et bien qu'un peu tassées, un peu sclérosées, elles restent le plus souvent parfaitement reconnaissables.

Enfin, sur toute l'épaisseur de la coupe, on retrouve en plus ou moins grand nombre ces mêmes granulations et ces mêmes kystes observés à la surface du rein scléreux et qui constituent des signes d'atrophie des plus caractéristiques.

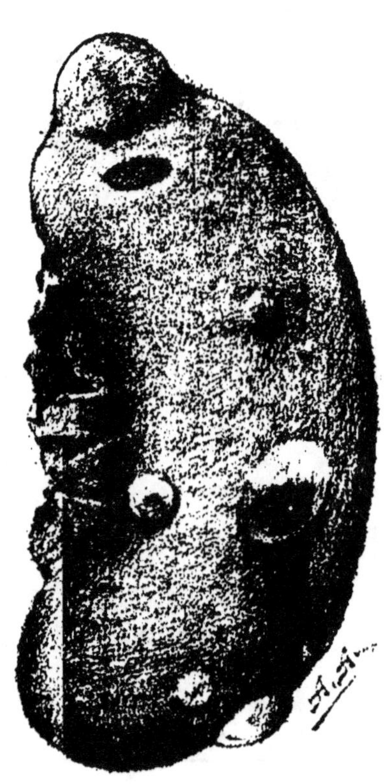

Fig. 65. — Rein scléreux avec petits kystes superficiels.

Par leur volume souvent considérable et leur expansion progressive, ces productions kystiques entraînent parfois la disparition complète d'une part importante de la substance glandulaire qui les avoisine.

Selon l'intoxication causale, l'aspect général de la coupe varie peu ; cependant on s'accorde à dire que dans la néphrite saturnine surtout où les lésions évoluent irrégulièrement, par attaques répétées, par morcellement, la substance corticale apparaît diminuée de façon inégale, de plus, le rein se distinguerait par son aspect finement et régulièrement grenu. Le rein goutteux crée une atrophie plus asymétrique des deux reins, il

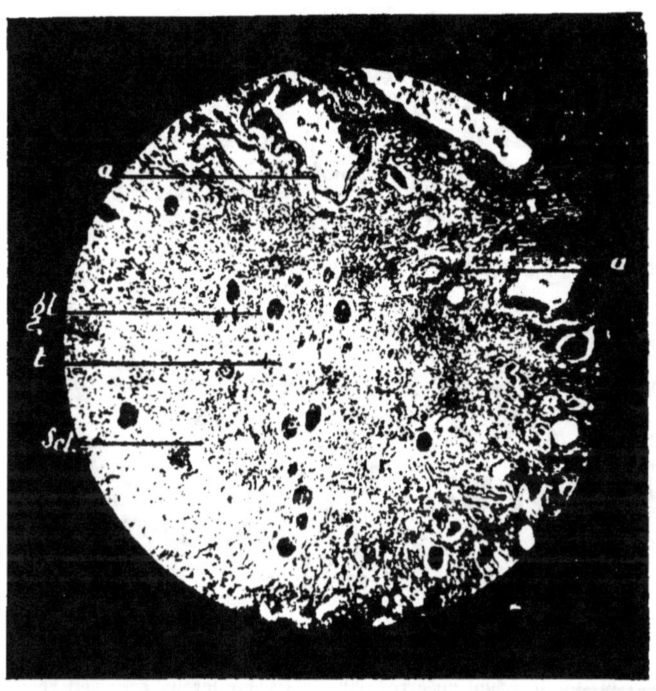

Fig. 66. — Néphrite atrophique (petit grossissement).

Les parois des artérioles *a* sont très épaissies, atteintes d'endartérite, les glomérules *gl* et les tubuli *t* sont enserrés et étouffés par le tissu scléreux *scl*.

se reconnaît surtout aux stries blanchâtres que déterminent les dépôts d'urate de soude.

B. EXAMEN MICROSCOPIQUE. — A l'examen microscopique, la caractéristique du petit rein contracté est l'enserrement des tubuli et des glomérules dans une abondante gangue scléreuse. A la périphérie surtout, au niveau des couches corticales les plus externes, le processus cirrhotique atteint un degré des plus élevés. En ce point se rencontrent de larges foyers de tissu con-

jonctif adulte, au niveau desquels toute trace d'organisation
glandulaire a disparu. Mais, en examinant les parties les plus
centrales, on découvre certaines régions moins altérées et même
quelques-unes restées saines, si bien qu'il est facile de suivre et

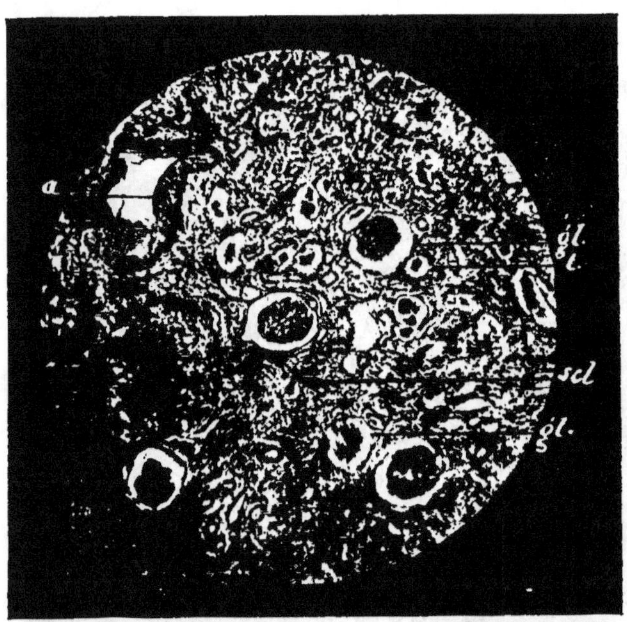

Fig. 67. — Néphrite atrophique lente.

Glomérules *gl* et tubuli *t* sont enserrés dans le tissu scléreux *scl* et en voie d'atrophie progressive ; les artérioles *a* sont atteintes d'endartérite.

de reconstituer en quelque sorte la marche générale du processus scléreux.

Pour les golmérules, en particulier, la chose est facile. Certains
apparaissent hypertrophiés ; nous avons dit le rôle de compensation que leur attribue alors CHAUFFARD. D'autres ont un volume
normal, mais leur capsule est épaissie et la congestion, la dilatation excessive des capillaires périglomérulaires, annonce déjà
le commencement du travail dégénératif. Ailleurs, la dégénérescence est plus avancée encore, la capsule de BOWMANN est
entièrement fibreuse et dans l'espace glomérulaire se détache
le bouquet des vaisseaux oblitérés et déjà en voie de rétraction

atrophique. Cette rétraction finit par devenir complète, **les** fibrilles conjonctives se multiplient, la symphyse capsulo-glo-mérulaire devient totale et le moignon vasculaire apparaît comme perdu au sein des couches conjonctives successives qui le pressent de toutes parts. Finalement, tout vestige d'organi-

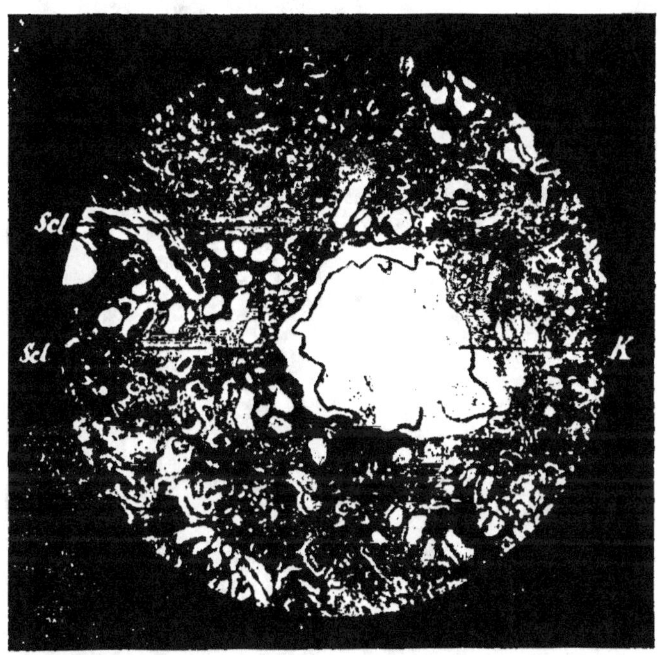

Fig. 68. — Kyste tubulaire dans un rein atteint de néphrite chronique.
K, kyste tapissé par un épithélium aplati. — *Scl*, sclérose péritubulaire.

sation disparaît et la place des glomérules détruits se reconnaît seulement à la forme arrondie spéciale de quantité de blocs fibreux définitivement organisés. D'autres fois encore, les glo-mérules subissent la dégénérescence hyaline ou colloïde; ils apparaissent alors sous la forme de petites cavités kystiques distendues par un liquide épais. Refoulés à la périphérie, les débris du bouquet vasculaire s'y reconnaissent difficilement.

Les *tubuli contorti* subissent eux aussi de profondes transfor-mations. Ils apparaissent déformés, atrophiés, leurs cellules affaissées deviennent méconnaissables. Parfois, elles subissent la dégénérescence graisseuse ou colloïde et le canal des tubuli oblitéré par les nombreux produits de leur désintégration s'obstrue. puis s'ectasie, donnant naissance à de petits kystes qui restent le

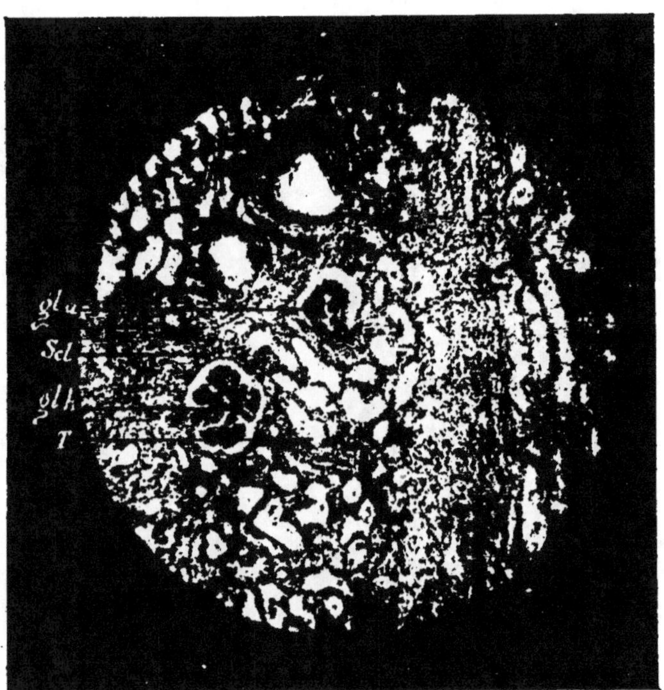

Fig. 69. — Néphrite chronique avec poussée épithéliale.

glh, glomérule hypertrophié. — *gla*, glomérule en voie d'atrophie avec capsule scléreuse et épaissie. — *T*, tubes contournés, distendus, remplis de produits de désintégration granuleuse. — *Scl*, tissu scléreux.

plus souvent microscopiques. D'autres fois, toute trace des cellules sécrétantes disparaît, la lumière du canal s'efface et la membrane basale sclérosée finit par se confondre avec le tissu conjonctif voisin.

Mais, tous les points de la coupe ne présentent point des lésions identiques : l'intensité et la généralisation du processus scléreux paraissent proportionnées à l'ancienneté et à la nature du processus irritatif. S'il existe des zones où toute trace d'organisation a disparu, où tubuli et glomérules sont comme fondus en un vaste placard fibreux, il est d'autres régions où se rencontrent des tubuli encore sains ; en certains points même, et en particulier au niveau des granulations, ils apparaissent en état d'hypertrophie compensatrice (CHAUFFARD) tout comme

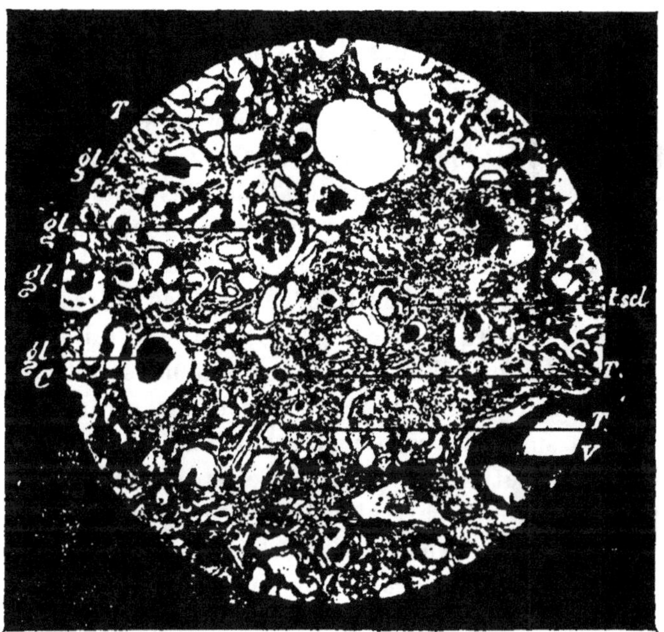

Fig. 70. — Néphrite saturnine.

On voit divers glomérules *gl* à des stades de dégénérescence et d'atrophie plus ou moins marqués. Les vaisseaux *V* ont leurs parois épaissies, sclérosées. Les tubuli *T*, enserrés dans le tissu scléreux *tscl*, sont dégénérés, méconnaissables, leur lumière est remplie d'éléments colloïdes ou des produits de la désintégration de leurs cellules épithéliales. — *glc*, vestige glomérulaire dont les éléments sont transformés en une masse colloïde.

les glomérules. Grâce à cette mise en œuvre des « forces de réserve de l'organisme » (PODRYSSOTSKY), on comprend que les effets funestes de l'envahissement scléreux soient partiellement neutralisés et qu'on puisse observer de longues survies.

La sclérose, si abondante dans la zone corticale, est plus légère au niveau des *pyramides de Malpighi* et celles-ci conservent le plus ordinairement leur forme régulière. On y observe

un grand nombre de tubes collecteurs parfaitement reconnaissables, bien qu'ils soient souvent encombrés d'une grande quantité de cylindres colloïdes. Certains autres sont, au contraire,
comprimés et étouffés par les travées fibreuses ; parfois sec-
tionnés et oblitérés par elles, ils peuvent être le point de départ
de kystes semblables à ceux que nous avons signalés plus
haut.

Quant aux *vaisseaux*, leurs lésions sont variables ; ils peuvent
rester sains, mais le plus souvent, ils sont bridés de toute part
par le tissu scléreux de voisinage. Leur tunique externe reste
longtemps indemne, mais leur paroi interne présente de l'endartérite avec tendance à l'oblitération. Ces faits s'appliquent
aussi bien aux grosses branches de l'artère rénale qu'aux petits
vaisseaux glomérulaires afférents ou efférents.

On a voulu faire jouer un rôle de premier ordre aux lésions
des vaisseaux pour expliquer la production de certaines néphrites
atrophiques. La néphrite des athéromateux serait un de ces
types de néphrite artérielle dont la sclérose serait liée à l'ischémie de la substance rénale (LANCEREAUX). Au contraire, dans
certaines intoxications, le saturnisme par exemple, la sclérose
aurait un point de départ glandulaire, ainsi qu'il semblait résulter des diverses expériences de CHARCOT et GOMBAULT. En
déterminant chez des cobayes une intoxication chronique par
le plomb, ces auteurs avaient obtenu des lésions épithéliales
primitives. Mais, ces résultats sont aujourd'hui battus en brèche
par FÜRBRINGER, DUPLAY ; ils sont même contredits par FAVIOT.
Quant au rôle exclusif des vaisseaux oblitérés, est-il plus rationnel de l'admettre, quand on observe si fréquemment une absence
complète de parallélisme entre les lésions des glomérules et
celles des artérioles correspondantes ? Et puis, ne sait-on pas que
les oblitérations vasculaires produisent non de la sclérose, mais
des infarctus ?

Dans ces conditions, on comprend que ces divisions quelque
peu arbitraires tendent aujourd'hui à disparaître.

On ne parle plus de théorie artérielle, ni de théorie glandulaire et on admet que les lésions vasculaires comme les lésions
épithéliales, sans se commander l'une l'autre, sont toutes deux

sous la dépendance de la même cause et reconnaissent une commune origine, la même intoxication lente, dont elles sont à la fois des coeffets.

Si les lésions scléreuses du rein sont des états anatomiques irréparables, il faut bien reconnaître que le processus atrophique n'est pas nécessairement progressif. Il peut être enrayé par la disparition de la cause irritative ou du moins par son atténuation. Les lésions dégénératives demeurent alors limitées et si elles ne disparaissent jamais, les portions détruites sont le plus souvent suppléées, au point de vue fonctionnel, par l'hypertrophie compensatrice des portions restées saines (CHAUFFARD). C'est la raison des longues survies couramment observées au cours des néphrites scléreuses.

Nous avons vu que les affections primitives du cœur peuvent déterminer à la longue des lésions de néphrites chroniques (BRONOWSKI). Mais à côté de ces altérations cardiaques primitives et essentielles en quelque sorte, il y a lieu de décrire celles qui sont en rapport avec l'affection rénale elle-même.

Le « *cœur rénal* » a un aspect tout particulier : il est caractérisé par une hypertrophie concentrique qui porte à peu près uniquement sur le ventricule gauche. Les parois de ce ventricule sont très épaissies, sa cavité centrale est diminuée, mais les altérations valvulaires y font défaut. C'est seulement quand le rénal devient cardiaque, qu'on constate parfois de l'insuffisance valvulaire fonctionnelle avec dilatation passagère du cœur hypertrophié. Cette hypertrophie est donc bien d'origine rénale, elle est liée à l'hypertension artérielle causée par la contracture constante des artérioles irritées par un sang adultéré.

A cette augmentation de volume du cœur, se surajoute parfois un certain degré de myocardite chronique, de sclérose interfasciculaire. Celle-ci reconnaît la même cause que la néphrite elle-même et l'artério-sclérose généralisée qui si souvent l'accompagne.

On peut observer encore et toujours en rapport avec les mêmes causes, de l'*athérome* de l'aorte et des gros vaisseaux et une *dégénérescence scléreuse* des artères du cerveau, des membres, des différents viscères. Nous verrons plus loin son importance pour expliquer les complications vasculaires graves observées au cours des néphrites chroniques.

Enfin, tout récemment, AUBERTIN, et AMBARD, puis DUFOUR ont signalé au niveau des *capsules surrénales* une augmentation de poids de la substance corticale et des adénomes. Ils représentent la réaction de la surrénale vis-à-vis de l'intoxication prolongée réalisée dans la néphrite interstitielle. Aujourd'hui que l'on connaît l'influence des sécrétions internes de la glande sur la tension artérielle et la production de l'athérome, la constatation de ces diverses lésions ne manque pas d'un certain intérêt. De nouvelles recherches permettront, peut-être, de leur attribuer un certain rôle dans la production des troubles cardio-vasculaires si communément observés dans les néphrites chroniques.

3° Symptômes. — Nous envisagerons sucessivement : 1° la *période du début* ; 2° la *période d'état* ; 3° *l'évolution de la néphrite chronique*.

A. DÉBUT. — Le début d'une néphrite chronique est extrêmement variable.

Pendant de nombreuses années elle *peut rester latente* et les troubles qui la caractérisent sont tellement insignifiants que le malade n'y attache aucune importance. Cette longue tolérance s'explique fort bien par l'évolution lente des lésions et l'hypertrophie compensatrice superposée si souvent au processus scléreux. De plus, nous avons normalement une quantité de tissu rénal bien supérieure à celle qui est nécessaire à la vie. TUFFIER l'a mis en évidence au point de vue expérimental et d'ailleurs journellement le fait est démontré par le succès des néphrectomies. Dès lors, il est facile de comprendre comment l'état général peut rester bon tant que la portion supplémentaire de la glande, celle qui correspond à notre sécrétion de luxe se trouve seule atteinte. Mais, vient un moment où les parties du tissu rénal restées saines sont tellement minimes que l'insuffisance urinaire devient imminente ; l'organisme ne se débarrasse plus qu'avec peine de ses poisons, les signes du brightisme [1] apparaissent, le plus souvent ils sont légers et progressifs comme le processus destructeur lui-même, d'autres fois ils sont subits et fort graves d'emblée.

BROUARDEL, puis VIBERT, COCHEZ, FOURNIER, ont attiré l'attention au point de vue médico-légal sur ces *morts inattendues et rapides* survenant chez certains sujets atteints de néphrites chroniques.

Ces malades n'avaient présenté jusque-là que quelques accès de céphalalgie ou de dyspnée, quelques vomissements; ils n'y prenaient garde et n'avaient point consulté de médecin pour ces malaises passagers qualifiés par l'entourage et par eux-mêmes de migraine, d'asthme, d'indigestion. Mais, un beau jour à l'occasion d'une petite fête, ils font quelques excès alcooliques, ils mangent quelque aliment avarié, riche en toxines, le lendemain on les trouve morts dans leur lit ou comateux. D'autres fois, c'est le médecin lui-même qui voit mourir en quelques heures le malade dont il pensait calmer la dyspnée par une piqûre de morphine ou tout autre médicament actif, le pseudo-asthme traité n'était que la manifestation d'un mauvais fonctionnement des reins sclérosés.

Enfin, à l'occasion d'une maladie aiguë, d'une pneumonie, d'une grippe, d'une simple angine, on voit tout d'un coup apparaître des phénomènes des plus alarmants, des hémorragies, du délire violent, du coma, bientôt le malade succombe et à l'autopsie on découvre des reins complètement atrophiés.

Mais s'il importe de bien connaître ces façons des plus graves « d'entrer dans le brightisme », il faut bien savoir qu'il ne s'agit là que de modes exceptionnnels.

D'ordinaire, c'est peu à peu, après avoir présenté durant de longues années les nombreux signes de la petite urémie, que le malade voit finalement apparaître les symptômes plus sérieux

---

[1] Le terme de *brightisme* créé par DIEULAFOY sert à désigner l'ensemble des petits accidents qui surviennent au cours des néphrites chroniques; par extension son auteur l'a parfois employé comme synonyme de *mal de Bright*. Ce dernier terme, d'autre part, est employé par la plupart des cliniciens pour désigner toute néphrite chronique.

qui témoignent de la dégénérescence progressive et ultime de ses reins.

Dieulafoy fut le premier à attirer l'attention sur ces *petits signes du brightisme* que l'on rencontre souvent et durant de nombreuses années chez les sujets dont le rein est insuffisant. Il est nécessaire à tout médecin de les bien connaître. Par leur recherche, un diagnostic précoce devient possible, une néphrite jusque-là latente peut être dépistée et grâce à l'établissement hâtif d'un régime et d'une hygiène sévères, le malade bénéficie d'un état général satisfaisant durant un plus grand nombre d'années et d'une plus longue survie.

Un des petits accidents les plus importants du brightisme est constitué par la *pollakiurie*. La vessie du malade, très excitable, devient intolérante, les mictions se répètent à tout instant surtout la nuit, elles finissent par troubler le sommeil. Parfois la quantité d'urine émise est très faible et rend bien compte de l'excitabilité anormale, injustifiée, de la muqueuse vésicale ; mais, le plus souvent, elle est très élevée et le pollakiurique émet deux, trois litres, cinq litres d'urine en vingt-quatre heures. A cette *polyurie*, se surajoute alors de la polydipsie. Celle-ci constitue la *soif brightique* sur laquelle Klippel a attiré l'attention.

La pollakiurie semble relever d'une action réflexe, la polyurie au contraire, est en rapport direct avec le degré de l'hypertrophie du cœur et l'importance de l'hypertension artérielle, elle disparaît quand le cœur faiblit.

Mais beaucoup d'autres symptômes encore traduisent l'augmentation du tonus vasculaire et l'altération des petits vaisseaux atteints d'artério-sclérose. Ce sont d'abord les *vertiges*. Observés couramment chez les brightiques, ils traduisent le mauvais état de l'irrigation encéphalique et la fragilité des vaisseaux cérébraux dont la rupture est fréquente au cours des néphrites chroniques. Ce sont ensuite les *fourmillements* dans les doigts, les signes du *doigt mort*, de la *main morte* : l'anesthésie et l'ischémie du segment de membre intéressé sont le plus souvent de peu de durée et tout cesse rapidement sous l'influence de quelques frictions ou d'un peu de mobilisation ; mais, dans quelques cas exceptionnels, les crises se répètent et peuvent être le point de départ d'une *asphyxie* ou d'une *gangrène locale des extrémités*.

Les *épistaxis* sont aussi une preuve de la fragilité générale des petits vaisseaux et en même temps de l'état dyscrasique du sang du brightique. Précoces, elles sont légères et se bornent à quelques gouttes de sang mêlées aux mucosités que le malade mouche à son réveil. Tardives, elles sont particulièrement graves et peuvent devenir inquiétantes en raison de leur importance et de la difficulté qu'il y a parfois à les arrêter.

Ce ne sont pas les seules hémorragies à relever et le *purpura*, les *hémoptysies*, les *hématémèses*, les *hémorragies intestinales*, surtout fréquentes, il est vrai à la période terminale de la maladie, témoignent également de la gravité générale de l'intoxication.

On doit encore signaler les *métrorragies* chez les malades atteintes de néphrites chroniques. Elles peuvent devenir inquiétantes par leur abondante et leur persistance; elles semblent alors liées à une déviation utérine ancienne, longtemps silencieuse, qui crée du côté de l'utérus un locus minoris resistentiæ (VIOLET).

Quant aux *hématuries* qui surviennent au cours des néphrites scléreuses, elles sont aujourd'hui bien connues. Elles constituent souvent un symptôme précoce, elles sont alors d'une interprétation difficile. On les a longtemps qualifiées alors d'hématuries essentielles ; une étude plus attentive des malades, l'apparition intermittente d'une légère albuminurie avec cylindrurie, de nombreuses vérifications anatomo-pathologiques ont montré la large part des lésions rénales scléreuses dans leur production (ALBARRAN, MICHAUX).

Enfin, les *palpitations* souvent violentes, la *saillie des temporales*, tendues sous la peau, la tension générale du *pouls* qui est dur, cordé, sont autant de symptômes des plus importants au sujet du diagnostic précoce des néphrites chroniques.

A côté de ces troubles vasculaires, on peut noter aussi divers signes d'intoxication encore ébauchée, ce sont eux à proprement parler qui constituent les symptômes de la petite urémie : ce sont les *crampes* dans les jambes, les *secousses électriques* qui ébranlent tout d'un coup les malades dans un brusque soubresaut, elles constituent comme un lointain prodrome des grandes convulsions de l'urémie. C'est la *cryesthésie*, sensation rebelle de froid au niveau des genoux, des pieds, des jambes.

Ce sont les *céphalées* passagères, qualifiées de migraines et accompagnées souvent de divers *troubles gastro-intestinaux*; ceux-ci surviennent à l'occasion du moindre écart de régime, du plus petit excès alcoolique. Ce sont encore les divers *phénomènes auditifs*, les sensations de bourdonnement, de sifflement dans les oreilles. Ces symptômes s'expliquent parfois par l'existence de certaines lésions relevant de l'artério-sclérose, sclérose du tympan, vascularisation anormale, hémorragies de la muqueuse de l'oreille; mais souvent aussi, ils sont indépendants de toute altération auriculaire et doivent être attribués à la seule intoxication urémique commençante.

Il en est de même au sujet de la *diminution de l'acuité visuelle*, de la diplopie, de la sensation de *brouillards* qu'accusent les malades; ils constituent encore des symptômes d'ordre toxique et c'est seulement à une période plus avancée qu'ils deviennent le signal des hémorragies rétiniennes, de la sclérose de la macula ou du nerf optique.

Enfin il nous faut signaler, les *changements du caractère*. Jadis gais, entrains, les brightiques deviennent tristes, inquiets, irritables, leur mémoire se perd, leur intelligence devient paresseuse; ils pâlissent, sont las, brisés sans raison. Ils présentent, de plus, des *douleurs lombaires*, ont des crises de *pseudo-asthme* et s'essoufflent facilement. Si on les observe durant leur sommeil, on peut les voir présenter de façon très précoce de la respiration de Cheyne-Stokes (O'DONOVAN). Ajoutons qu'ils ont souvent encore des *démangeaisons* généralisées, inexplicables, sans lésions cutanées apparentes, elles entraînent parfois du grattage intense jusqu'au sang. Ces divers symptômes s'atténuent ou disparaissent sous l'influence du régime lacté (DIEULAFOY).

Durant les premières années de l'évolution des néphrites chroniques, tout peut se borner à un certain nombre de ces troubles légers; ils inquiètent fort peu les malades et ils ont besoin d'être recherchés. Mais, au fur et à mesure que les lésions progressent, les signes se multiplient et le diagnostic devient plus facile.

Souvent, c'est à l'occasion d'une poussée congestive aiguë du côté des reins que l'attention du médecin est mise en éveil. A la suite d'un repas copieux où gibier et boissons alcoolisées tenaient une place d'honneur, après un refroidissement, ou une petite poussée de grippe, on voit éclater les premiers troubles sérieux. Ils apparaissent encore à la suite de l'application d'un vésicatoire, après l'ingestion d'une certaine dose d'opium, de quinine, d'antipyrine, de terpine ; ou bien ils se montrent au cours d'une cure thermale intempestive par laquelle le malade pensait calmer un insupportable prurit ou ses crises d'asthme. L'apparition brusque d'une notable oligurie, parfois une hématurie avec quelques œdèmes périphériques montrent bien que le prurigineux, le pseudo-asthmatique, le pollakiurique ou l'amblyopique était un rénal.

B. Période d'état. — A ce moment, les signes sont devenus suffisamment précis pour qu'un diagnostic immédiat s'impose, sans qu'il soit nécessaire d'attendre l'apparition d'une poussée aiguë.

La pollakiurie et la polyurie sont devenues permanentes et font rarement défaut et le seul *aspect des urines* est des plus caractéristiques. Chaque jour, le malade en excrète 2 litres, 3 litres, 5 litres ; elles sont transparentes, pâles, à peine mousseuses, d'une densité très faible, elles ne contiennent qu'une *faible quantité d'albumine*. Celle-ci ne dépasse jamais deux grammes par litre, le plus ordinairement elle se réduit à quelques centigrammes, parfois même elle peut manquer. C'est là un fait qu'on doit avoir bien présent à l'esprit et sur lequel tour à tour Johnson, Dieulafoy. Potain, Rendu, Marion, Huchard, Allino Tuttle, d'autres encore ont insisté. De ce qu'un polyurique n'a pas d'albumine dans ses urines, même durant des années (Mohamed), on ne doit point écarter l'idée d'une néphrite chronique si par ailleurs tous les autres signes permettent d'y penser.

Mais si l'albumine peut faire défaut, l'*urohématine* manque

rarement (Caussade, Chauffard). Pour la rechercher, il suffit
de verser dans un verre à expérience plein d'urine une certaine
quantité d'acide azotique. On voit apparaître au point de séparation des deux liquides un anneau rose pâle dont l'intensité
est proportionnelle à la teneur de l'urine en urohématine. L'intensité de sa production paraît liée à l'importance de destruction
des globules rouges qui s'altèrent très vite chez le brightique[1].

Le *dosage de l'urée* fournit au cours des néphrites scléreuses
moins d'indications diagnostiques que dans les néphrites subaiguës. Durant la période d'état, ses proportions restent le plus
souvent normales et c'est seulement dans les périodes ultimes
ou à l'occasion des poussées aiguës qu'on peut voir son chiffre
s'abaisser.

Pourtant par une étude attentive, on peut noter déjà à une
époque où la néphrite en est encore à ses débuts un *retard* au
point de vue de l'élimination de l'urée. Kornbaum avait déjà insisté sur ce point; Widal et Javal viennent d'y revenir. Si, après
l'avoir soumis à un régime réglé, on fait prendre à un sujet
atteint de sclérose rénale, un surcroît de matières albuminoïdes,
on ne constate pas comme à l'état normal une augmentation
parallèle et immédiate de l'urée; mais on note au contraire un
déficit dans l'élimination de l'azote, au bout de quelques jours
seulement l'équilibre s'établit. Bien entendu, le degré et la
durée de cette rétention azotée sont proportionnés à l'importance de destruction des cellules sécrétrices du rein.

En dehors des poussées aiguës, la *rétention des chlorures* peut
faire défaut (Achard et Loeper); le plus souvent cependant, la
proportion excrétée par les urines est diminuée dès la période
d'état. Il en est de même pour les phosphates, l'acide urique, la

---

[1] Pour Louis Lemaire, l'urohématine n'existe pas et la réaction rose
obtenue par l'acide azotique est liée à l'oxydation des différents chromogènes qui passent seuls dans les urines, quand les reins deviennent
imperméables à certains pigments normaux ou anormaux tels que
l'urobiline. Bien qu'ils prennent naissance, non dans le rein, mais
dans les tissus, l'apparition de ces divers chromogènes dans les urines
constitue un bon signe de l'imperméabilité du rein. Quelle que soit
l'interprétation, la réaction de l'urohématine n'en demeure pas moins
fort importante au cours des néphrites.

potasse urinaire, éléments moins diffusibles que l'urée. Ils sont largement dilués dans une urine très abondante dont la *densité* oscille entre 1005 et 1009. Le dépôt de cette urine est insignifiant en dehors des périodes aiguës et on y trouve seulement quelques cylindres hyalins, sans globules rouges, ni leucocytes.

Le petit rein granuleux n'est pas imperméable aux seuls éléments normaux. Il laisse passer aussi avec peine une foule de *substances médicamenteuses*. Todd, Charcot et Cornil, Roberts, Bouchard, Chauvet, Germain Sée, Brouardel, ont signalé depuis longtemps l'intolérance des néphritiques pour la poudre de Dower, l'opium, le mercure, la quinine, le salicylate de soude; elle est en rapport avec l'imperméabilité du rein scléreux à l'égard de tous ces remèdes et nous avons dit plus haut tout le danger de leur administration intempestive à des brightiques.

Au contraire, tout danger disparaît et l'imperméabilité observée devient une importante acquisition séméiologique, si l'on fait pénétrer dans l'économie, non plus une substance toxique, mais un produit inoffensif à la fois pour le rein et pour l'organisme.

C'est ce qu'on réalise par l'*épreuve du bleu de méthylène*. Nous avons vu que celui-ci passait rapidement dans les urines au cours des néphrites subaiguës. Il n'en est plus de même dans les néphrites chroniques. Tout comme les divers éléments minéraux ou médicamenteux énumérés plus haut, il s'élimine difficilement au travers du filtre rénal bouché par la sclérose. Après une injection hypodermique ou mieux intra-musculaire (Castaigne) de 1 centimètre cube de solution de bleu à 1/20, les urines ne deviennent bleues qu'au bout de deux ou trois heures seulement et l'élimination peut se prolonger trois jours, sept jours comme nous l'avons observé, dix jours même ainsi que l'ont noté Achard et Castaigne. L'intensité de l'élimination est aussi fortement diminuée, il est facile de s'en rendre compte par le procédé d'Achard et Laubry (voir p. 61).

Parfois enfin la teinte bleue ne se montre pas du tout et le colorant s'élimine à l'état de chromogène. C'est une autre preuve importante du mauvais état du rein, si l'on admet avec Castaigne que le bleu injecté sous la peau est réduit et transformé dans le sang en leuco-dérivé ; mais qu'il passe à nouveau à l'état de matière colorante au sein de la cellule rénale saine qui l'élimine.

Le bleu de méthylène, l'urée, les divers poisons, s'accumulent donc lentement dans l'organisme des sujets atteints de sclérose rénale et il ne s'en élimine en quelque sorte que le trop-plein.

Il est facile de s'en rendre compte, si on utilise, comme l'ont fait Achard et Clerc, la *méthode des doses répétées*. Pour la mettre en œuvre, on administre à un (brightique) pendant quelques jours une dose fixe de bleu de méthylène. Au bout d'un certain temps, la quantité de bleu éliminée devient égale à celle qu'excrètent des sujets sains, placés dans des conditions semblables, elle peut même la dépasser. On est tenté de conclure à une perméabilité parfaite. Ce serait là une erreur : chaque jour en effet, l'élimination du bleu reste incomplète chez le brightique et à la dose nouvellement introduite s'ajoute le reliquat des jours précédents. Qu'on cesse d'administrer le bleu, en quelques heures l'élimination colorée prend fin si le sujet est sain, elle se prolonge au contraire fort longtemps s'il y a néphro-sclérose. C'est là le témoignage indéniable de l'accumulation qui s'était faite, mais qui avait passé inaperçue. Les mêmes observations peuvent se faire au moyen de l'urée (Achard et Paisseau).

Bien d'autres épreuves encore ont été utilisées pour établir le degré de perméabilité d'un rein atrophique.

Vincent, Lépine, Laffaye ont proposé d'employer l'*iodure de potassium* et ont établi la lenteur de son élimination au travers des reins scléreux. Il est facile de la mettre en évidence en injectant dans le tissu cellulaire de son malade $0^{gr},04$ de cette substance (Desprez). L'iodure très diffusible passe rapidement dans les urines si bien qu'il est difficile de tirer une conclusion clinique quelconque du moment de son apparition. Pratiquement, on se contente de mesurer au moyen d'une méthode colorimétrique (Strive) la quantité d'iode excrétée dans les premières vingt-quatre heures. On peut ainsi constater que l'élimination est rapide et massive à l'état normal et dans les néphrites subaiguës ; qu'elle est au contraire traînante et prolongée dans les néphrites chroniques. Dans le premier cas, il s'élimine 18 à 29 milligrammes d'iode durant la première journée sur les 4 centigrammes injectés; le taux d'élimination n'atteint jamais la moitié de ce chiffre, s'il s'agit de reins atrophiques.

La *rosaniline trisulfonate de soude* préconisée par LÉPINE et DREYFUS ne présente aucun avantage sur le bleu de méthylène ; elle permet de faire seulement les mêmes constatations. Comme le bleu, le rouge de rosaniline passe tardivement dans les urines, la coloration rosée ne se montre qu'au bout d'une heure et l'élimination peut durer quarante-huit heures, si les reins sont atteints de néphrite interstitielle ; au contraire, le rouge apparaît déjà dans les urines une demi-heure après l'injection et toute coloration rosée disparaît en seize à vingt-quatre heures si les reins sont normaux ou affectés de lésions subaiguës.

L'injection de 1 centimètre cube d'une solution à 1/100 (LÉPINE) ou de 1 centimètre cube de solution à 5/100 (PUGNAT et REVILLIOD) permet de faire facilement ces diverses constatations et l'addition à l'urine observée de quelques gouttes de HCl ou d'acide acétique rend beaucoup plus apparente encore l'intensité de l'élimination.

Quant à l'*épreuve de la phlorhydzine* (ACHARD et DELAMARE), elle est sans grande valeur pour l'étude des néphrites scléreuses. Après l'injection de 5 milligrammes (ACHARD et DELAMARE) ou de 2 centigrammes (ALBARRAN) de cette substance, on observe de façon habituelle dans ces affections de l'hypoglycosurie ou de l'anaglycosurie au lieu de la glycosurie normale. Mais c'est là une constatation sans grande importance pour le diagnostic, car les mêmes faits existent aussi dans les affections rénales les plus diverses, depuis les plus légères et les plus superficielles jusqu'aux plus graves et aux plus profondes.

Dans quelques cas cependant, on observe une glycosurie normale malgré une imperméabilité marquée, décelée par la diminution de l'urée et des chlorures et l'épreuve du bleu. Cette constatation semble avoir plus de valeur que la précédente.

elle permet de dire que, malgré un degré important de sclérose glomérulaire ou interstitielle, une grande quantité de cellules épithéliales reste encore à l'état de parfait fonctionnement (PUGNAT et REVILLIOD). Mais le nombre des faits observés est encore trop faible, pour que de telles constatations puissent acquérir une valeur absolue.

En définitive, il ne faut pas attendre des diverses recherches faites sur la perméabilité rénale plus qu'elles ne peuvent donner. Nous avons vu dans le précédent chapitre que chaque substance possède en quelque sorte un indice de perméabilité spécial ; il est donc difficile de conclure rigoureusement du passage normal ou anormal de l'une au passage normal ou anormal des autres. De plus, si, dans la majorité des cas, les divers procédés d'étude de la perméabilité sont susceptibles de fournir des renseignements précieux, il ne faut pas oublier que des reins profondément altérés sont capables cependant d'excréter normalement ou même de façon hâtive l'une ou l'autre des diverses substances utilisées par l'expérimentateur [1]. C'est dire la nécessité de contrôler souvent les diverses méthodes les unes par les autres et surtout de tenir compte des signes cliniques qui traduisent de façon concomitante le mauvais état des fonctions rénales.

Il y a déjà longtemps qu'on a insisté sur l'*hypotoxicité urinaire* au cours des néphrites chroniques. Dans quelques cas, cette recherche peut être utile pour le diagnostic ; mais le plus souvent, on ne saurait y recourir en raison des nombreuses causes d'erreur qui interviennent et des difficultés de l'expérimentation. Nous en dirons autant de la *cryoscopie*.

Les *troubles cardio-vasculaires* sont autrement caractéristiques. Ils ne font jamais défaut au cours des néphrites scléreuses et souvent précoces, ils permettent de pressentir l'exis-

---

[1] Pour CLAUDE et BARTH, contrairement à l'opinion classique, les éliminations urinaires seraient exagérées durant une longue période au cours de l'évolution des néphrites scléreuses. C'est seulement au moment où commence la déséquilibration du cœur hypertrophié, et quand la sclérose envahit les groupes glomérulo-tubulaires jouant le rôle de compensateurs que les éliminations deviennent insuffisantes.

tence de lésions latentes, même en l'absence d'albuminurie (MOHAMED).

Le sang hypertoxique, chargé de toxines, irrite les petits vaisseaux, il en détermine le spasme, soit par action directe, soit en agissant de façon réflexe par l'intermédiaire du système nerveux central (OETTINGER). De cette contracture vasculaire générale résulte une forte hypertension. Elle se traduit par des caractères particuliers du *pouls* qui est plein, dur, vibrant, tendu sous le doigt et par une élévation anormale du sphygmomanomètre qui marque 30 centimètres de Hg au lieu des 17 de la normale.

De plus, nous avons dit que le *cœur* des sujets atteints de néphrite scléreuse présentait une augmentation de volume souvent considérable ; elle est en rapport avec l'élévation de la pression sanguine que nous venons de signaler. Cette hypertrophie vraiment compensatrice permet de longues survies ; en effet, grâce à elle, les éliminations se font abondantes au niveau des tubuli et des glomérules restés sains et la polyurie apparaît; l'insuffisance urinaire avec l'intoxication générale de l'organisme s'en trouvent différés.

De nombreux symptômes permettent d'affirmer l'existence de cette hypertrophie cardiaque. Ce sont au point de vue fonctionnel quelques *palpitations*, c'est-à-dire des battements douloureux survenant sous l'influence des efforts, des émotions; elles traduisent l'état d'éréthisme d'un cœur surmené. C'est de la *tachycardie* légère en rapport souvent aussi avec un certain degré d'intoxication et disparaissant alors par le régime lacté. Ce sont ensuite les divers signes fournis par l'inspection, la palpation et l'auscultation du cœur.

L'augmentation de volume portant sur le ventricule gauche, la *pointe se trouve abaissée* et on peut la percevoir dans les 5e, 6e ou 7e espaces intercostaux où la main de l'explorateur perçoit un choc systolique plus violent qu'à l'état normal.

Quant au *bruit de galop*, fréquemment observé au cours des néphrites chroniques, il représente une simple exagération d'un mouvement qui se produit déjà à l'état normal, mais n'y est qu'ébauché. Il correspond, dans le tracé cardiographique d'un sujet bien portant, au petit soulèvement qui précède la grande ascension de la systole ventriculaire, c'est-à-dire qu'il répond à la distension du ventricule, complétée par la contraction des oreillettes.

Dans la néphrite interstitielle, un double facteur intervient pour exagérer cette distension rapide du ventricule. C'est d'une part la diminution de la pression veineuse due à la perméabilité moindre des petits vaisseaux, elle détermine une réplétion plus lente du ventricule gauche et nécessite la mise en jeu plus active des contractions auriculaires. C'est ensuite la perte d'élasticité des parois ventriculaires qui, épaissies par la sclérose, subissent mal le retrait diastolique et se laissent alors distendre brusquement par le flot auriculaire. En définitive, contraction active de l'oreillette hypertrophiée, réplétion brusque d'un ventricule qui a perdu son élasticité habituelle, telles sont les deux conditions ordinaires du bruit de galop. Le point essentiel à retenir est sa grande valeur clinique. Il n'est pas toujours constant ; il peut être intermittent et n'apparaître que sous l'influence d'un exercice un peu animé (HUCHARD) ; il manque dans les néphrites subaiguës, mais, constaté même en l'absence de toute albuminurie, il peut permettre de dépister, tout comme à l'aide de l'hypertrophie du cœur elle-même, une sclérose rénale latente.

L'hypertrophie compensatrice du cœur rénal n'est pas indéfinie, surtout si le processus scléreux a fini par intéresser le cœur lui-même. L'énergie des contractions cardiaques fléchit à la longue devant l'obstacle et le cœur hypertrophié se laisse dilater. A ce moment, tous les symptômes de l'asystolie peuvent apparaître et *le rénal devient un cardiaque*. La disparition de la polyurie est le premier signe qui traduit ce fléchissement général du cœur ; puis peu à peu, le choc précordial perd aussi de son intensité et un souffle d'insuffisance mitrale fonctionnelle apparaît. C'est le signal du déséquilibre complet. Les bases pulmonaires se congestionnent, le foie se tuméfie, les œdèmes apparaissent, l'albuminurie devient considérable, les troubles urémiques s'installent, le malade est perdu si l'on n'arrive à relever la tonicité de son cœur et à suppléer momentanément les fonctions de ses reins congestionnés et insuffisants.

Mais déjà une première crise de dilatation cardiaque est d'un fâcheux augure ; elle indique que le brightique n'en est plus à la période heureuse de compensation et qu'il a déjà atteint la phase terminale de son affection. Il finira bientôt par succomber aux poussées successives de dilatation et aux attaques de plus en plus graves d'urémie.

L'insuffisance cardiaque et les accidents qui en découlent peuvent éclater brusquement à l'occasion d'une affection aiguë qui frappe les poumons ou le cœur lui-même ; mais, le plus souvent, elle n'apparaît que peu à peu suivant le progrès de la sclérose et le surmenage progressif du cœur hypertrophié. On voit alors apparaît des *œdèmes* d'abord fugaces, ébauchés : ils intéressent les paupières, les malléoles, le scrotum, les grandes lèvres ; puis, un beau jour, ils s'installent définitifs, témoignant de la faillite complète du muscle cardiaque.

Souvent aussi, ils sont en rapport avec une poussée congestive du côté des reins et alors surtout, ils sont particulièrement à redouter. Il faut connaître, à ce point de vue, la gravité toute spéciale de l'*œdème de la glotte* et de l'*œdème suraigu du poumon*. Nous en avons déjà parlé dans le précédent chapitre, mais c'est surtout au cours des néphrites chroniques que leur apparition est à redouter.

Brusquement au cours d'une bonne santé apparente, un sujet est pris d'un étouffement intense, en quelques minutes sa respiration est compromise, il asphyxie : violacé, couvert de sueurs froides, avec un pouls misérable, une température abaissée, il donne l'impression d'un homme qui se meurt. Le diagnostic ne peut être posé qu'en raison des nombreux râles fins qui encombrent sa poitrine, de l'abondante expectoration spumeuse, albumineuse et rosée qui survient, enfin de l'albuminurie, des légers œdèmes périphériques, de la bouffissure des paupières que l'on observe parfois. DIEULAFOY a bien étudié dans ses leçons cliniques cet œdème suraigu du poumon au cours des néphrites chroniques ; il a parfaitement indiqué que si le début est brusque chez des gens ayant toutes les allures d'une bonne santé, celle-ci n'est jamais qu'apparente. Il s'agit toujours de sujets présentant depuis de nombreuses années tous les petits signes de

l'urémie, pollakiurie, polyurie, doigt mort, céphalées rebelles,
rhumes tenaces, dyspnée asthmatiforme ; ils n'y prenaient garde
et c'est seulement un accident inopiné et des plus graves qui les
tire de leur calme trompeur.

Mêmes observations sont à faire au sujet de l'œdème aigu du
larynx. Il est précédé parfois par des œdèmes périphériques ou
de l'anasarque et pendant des jours et des semaines, il se traduit
seulement par un peu de gêne inspiratoire et de tirage ; mais, le
plus souvent, il éclate de façon inopinée. Seuls encore les signes
de petite urémie, les œdèmes ébauchés, l'albuminurie, fournissent la raison de ces œdèmes suraigus qui exposent brusquement la vie des malades. Parfois, l'examen de la gorge donne
aussi d'utiles constatations : L'œdème de la luette, celui des
piliers du voile du palais accompagnent et souvent même précèdent l'œdème du larynx ; ils se traduisent par des troubles de la
déglutition auxquels on ne saurait accorder trop d'importance.
Quant à l'examen laryngoscopique, souvent dangereux en raison
des accès de spasmes glottiques qu'il détermine, il permet de
constater l'infiltration œdémateuse de la base de la langue, de
l'épiglotte, du vestibule du larynx, des replis aryténo-épiglot-
tiques, des bandes ventriculaires. Il permet de s'expliquer le
tirage et le cornage que présentent les malades et leur dyspnée
extrême. La colonne d'air est obligée de passer « comme à la
filière » au travers d'une fente glottique presque effacée et l'on
comprend que chaque inspiration devienne en quelque sorte « la
lutte pour la vie » (DIEULAFOY). Ici encore, une intervention
hâtive, une médication anti-phlogistique rapidement instituée
permettront souvent d'éviter une terminaison fatale des plus
rapides.

Nous avons parlé dans le précédent chapitre de la gravité et
de l'importance diagnostique de la *rétinite albuminurique* et des
hémorragies rétiniennes. Elles sont plus fréquentes encore au
cours des néphrites chroniques et y comportent le même pronostic redoutable. Quand on constate à l'ophtalmoscope une forte
hyperémie du fond de l'œil, de la congestion veineuse, des
hémorragies en flammèches et surtout des taches blanc jaunâtre
autour de la papille, le diagnostic de lésions rénales ne saurait

être douteux même en l'absence d'albuminurie (MAUTÉ) et si pendant des mois, la vision du malade demeure à peu près distincte, s'il présente seulement de l'amblyopie, des scotomes, de la diplopie passagère, les constatations faites n'en sont pas moins fâcheuses, elles indiquent une survie dont le délai maximum dépasse rarement deux ans (BULL, TROUSSEAU, MILES MELEY, Mlle POSSANER, BELT).

C. ÉVOLUTION DES NÉPHRITES CHRONIQUES. — Pendant de nombreuses années les malades atteints de néphrite chronique peuvent conserver un état général des plus satisfaisants. Les troubles qu'ils manifestent sont si légers qu'ils n'y prennent garde et des complications soudaines et redoutables sont souvent les premiers signes qui attirent l'attention.

D'habitude cependant, il n'en est pas ainsi, la néphrite chronique suit une marche des plus régulières et son passage à la période terminale se fait peu à peu, insensiblement. Après une *longue phase de latence* qui correspond à des éliminations urinaires encore abondantes et régulières, l'insuffisance rénale devient flagrante. Elle peut reconnaître une double cause : ou bien elle est liée au progrès de la néphro-sclérose, ou bien elle est la conséquence du fléchissement d'un cœur surmené.

L'urémie par développement progressif des lésions rénales est l'éventualité la plus habituelle, elle constitue « la mort naturelle des réno-scléreux » (CHAUFFARD). Peu à peu les divers signes de l'insuffisance urinaire se multiplient, aux petits signes du brightisme se surajoutent les grands symptômes urémiques. Les urines diminuent, tombent à 1 000 grammes, à 800 grammes ; elles sont pauvres en urée, mais riches en albumine, en même temps apparaissent divers signes d'intoxication, la dyspnée constante, les vomissements, la diarrhée, l'amnésie, le subdélire, la céphalée rebelle, l'hypothermie. Cet état persiste quelques jours, quelques semaines, quelques mois. Dans ce cas, tous les organes, tous les tissus finissent par subir le contre-coup d'une dépuration rénale insuffisante et un amaigrissement prononcé, une faiblesse intense, une somnolence continuelle, une pâleur extrême, un état véritablement cachectique traduisent la souffrance générale de tout l'organisme. Mais peu à peu, au fur et à mesure que les lésions rénales progressent « l'état de mal urémique » va en s'accentuant, à l'oligurie succède l'anurie et bientôt l'apparition du délire, des convulsions, du coma vient annoncer que la faillite des reins est complète et la mort imminente.

Cependant, l'apparition de l'insuffisance urinaire terminale n'est pas toujours aussi lente et aussi régulière. Il n'est pas rare qu'une poussée congestive ne vienne interrompre brusquement les progrès de la cachexie urémique et ne hâte la terminaison fatale. Un refroidissement, un écart de régime, une médication intempestive suffisent à entraver soudain toute sécrétion au niveau des reins et à créer un danger immédiat.

D'autres fois au contraire, le rein scléreux est encore en état de remplir suffisamment ses fonctions, mais le cœur primitivement hypertrophié, se laisse distendre, ses valvules mitrale et tricuspide deviennent insuffisantes et le malade atteint de néphrite chronique succombe en pleine *asystolie*, comme un cardiaque, en raison du surmenage croissant de son cœur. On voit alors survenir des œdèmes, de l'ascite, de l'hydrothorax, de l'hydropéricarde, de la congestion pulmonaire, de la bronchite généralisée. Souvent, il s'y ajoute des infarctus hémoptoïques consécutifs à une thrombose, à une embolie, à une rupture vasculaire dans le territoire des poumons congestionnés ; ils traduisent leur existence par une expectoration rouge noirâtre, visqueuse et rare et tous les signes d'une condensation pulmonaire complète : diminution de la sonorité, affaiblissement de la respiration et expiration soufflante.

Ces diverses complications suffisent le plus souvent à déterminer la mort à elles seules. Mais parfois aussi le rein subit de façon concomitante le contre-coup de l'insuffisance cardiaque et les urines rares, la forte albuminurie, traduisent l'abaissement de la tension et la stase veineuse. Aux phénomènes cardiaques se surajoutent alors tous les signes de l'insuffisance rénale et l'on comprend combien il peut être difficile de faire la part des deux organes dans l'ensemble des phénomènes observés. Il s'agit alors d'une véritable maladie cardio-rénale, car pour peu que le malade ait subi un certain nombre de crises répétées, aux lésions de néphrite scléreuse se surajoutent celles que finit par provoquer à la longue la stase veineuse répétée, liée à la dilatation du cœur et le malade succombe ainsi à la double insuffisance de son myocarde et de ses reins.

Mais il ne faut pas oublier que dans les néphrites chroniques l'appareil artériel tout entier est bien souvent touché, et des *complications d'origine vasculaire* peuvent brusquement interrompre l'évolution de la sclérose rénale. Parfois ce sera une crise d'angine de poitrine liée à de l'aortite, à de la dégénérescence des coronaires sclérosées, à un processus toxique (ROXDOT). Plus souvent, ce sera une hémorragie cérébrale ou méningée; elles s'expliquent facilement par les profondes altérations des artères cérébrales et méningées rencontrées chez la plupart des brightiques. En quelques heures, en quelques jours, elles entraînent la mort et les phénomènes hémiplégiques, le stertor, les contractures précoces, traduisent l'épanchement sanguin ou même l'inondation ventriculaire qui s'est produite dans le voisinage de l'artère rompue. Enfin, les épistaxis rebelles, les hémorragies intestinales, les hématémèses, les hémoptysies, si elles n'entraînent que rarement une terminaison fatale, contribuent toujours dans une certaine mesure à produire cet état cachectique dans lequel tombent si souvent les vieux brightiques.

Sur ces organismes délabrés, mal défendus, la moindre *infection* devient sérieuse et une pneumonie, un érysipèle, un phlegmon, une vulgaire bronchite, une angine sont souvent le point de départ de l'insuffisance rénale terminale.

En définitive, nous dirons avec CHAUFFARD, qu'il y a plusieurs « manières de mourir » pour le brightique. Selon les cas, il meurt par le « rein, par le cœur, par les vaisseaux, ou par une infection intercurrente, » sans parler des complications inopinées qui le surprennent parfois en état de santé apparente.

4° Pronostic. — Ces morts inattendues survenant chez des sujets menant une vie active, ne se plaignant que de troubles insignifiants commandent une certaine réserve pour le pronostic. Mais il ne s'agit là que de faits exceptionnels et si la mort est toujours la terminaison habituelle, il faut reconnaître que l'on observe dans la plupart des cas une longue survie. On a cité des cas où elle avait dépassé vingt-cinq ans (DICKINSON).

Malheureusement, il n'existe aucun symptôme précis qui permette de prévoir la durée et l'évolution d'une néphrite chronique et tous les signes que l'on observe ne constituent à cet égard que de simples présomptions.

Une *polyurie* abondante, compte au nombre des signes favorables. Elle indique que l'hypertrophie cardiaque en forçant la barrière rénale joue un rôle compensateur des plus utiles et permet d'abondantes éliminations. Mais il faut éviter de confondre la qualité et la quantité des urines. La quantité est surtout sous la dépendance des conditions circulatoires, la qualité est en rapport avec l'état du fonctionnement des cellules rénales. De ce qu'un malade urine 2 litres, 3 litres par jour, on serait mal fondé à en conclure que sa dépuration urinaire est suffisante. Si la polyurie démontre dans les néphrites chroniques le bon état et le bon fonctionnement du cœur hypertrophié, elle ne démontre rien au delà et sa diminution est seulement en rapport avec l'abaissement de la tension artérielle et le fléchissement du cœur hypertrophié.

D'ailleurs oligurie et dépuration urinaire suffisante ne sont pas deux facteurs incompatibles, et sans cesse chez les cardiaques, on trouve des éliminations normales au point de vue des principes organiques et minéraux, malgré une forte diminution de l'eau urinaire.

Mais chez le brightique, il n'en est plus de même, une forte polyurie est nécessaire pour assurer le passage dans les urines des matériaux d'excrétion. Que l'oligurie apparaisse, aussitôt la rétention toxique se montre ; l'état du cœur domine ici le fonctionnement du rein.

Quant à la valeur pronostique de *l'albuminurie* au cours des néphrites chroniques, elle est des plus limitées. A l'occasion d'une poussée congestive, les malades peuvent présenter passagèrement des quantités énormes d'albumine sans que leur état ultérieur s'en trouve sérieusement aggravé ; mais réciproquement des morts subites, des phénomènes urémiques très graves peuvent tout à coup éclater chez des sujets qui n'ont jamais eu d'albumine dans leurs urines ou n'en ont eu seulement qu'à l'état de traces.

Aura-t-on des indications plus précises à l'aide des diverses *épreuves de la perméabilité?* Sans doute, dans la majorité des cas. elles fournissent des éléments précieux pour le pronostic : Le danger dans les néphrites, a dit DIEULAFOY, n'est pas dans ce qui passe, il est dans ce qui ne passe pas, et dans une certaine mesure les épreuves du bleu, de l'iodure, du salicylate, etc..., indiquent le degré de rétention des divers matériaux toxiques, mais ici encore, il ne s'agit pas d'une règle absolue. Des phénomènes urémiques graves apparaissent chez des néphritiques dont la perméabilité rénale est conservée et réciproquement, malgré une imperméabilité marquée, la survie peut être fort longue (WIDAL, L. BERNARD). C'est que, à côté des phénomènes de filtration et de sécrétion externe, il faut tenir compte des phénomènes de sécrétion interne; les épreuves du bleu et autres ne nous renseignent nullement sur l'état et le fonctionnement de cette sécrétion dont on commence à pressentir le rôle de premier ordre dans l'apparition des symptômes urémiques. De plus, la perméabilité rénale aux substances colorantes n'est pas modifiée par l'état d'insuffisance du cœur; elle peut rester encore satisfaisante, chez des brightiques dont la mort est imminente en raison de l'affaiblissement de leur myocarde.

En tenant compte des importantes réserves que nous venons de poser, on peut dire que deux grands facteurs interviennent dans le pronostic des néphrites chroniques : l'*état du rein* d'une part, l'*état du cœur* de l'autre.

La dépuration urinaire est-elle suffisante tant au point de vue de la quantité que de la qualité, le cœur reste-t-il hypertrophié sans tendance à se dilater, le pronostic reste bon. Il devient fâcheux sitôt que les éliminations urinaires s'abaissent et que le cœur manifeste quelque tendance à se dilater.

Mais, quand surviennent les crises d'asystolie et d'insuffisance urinaire, tout espoir n'est pas encore perdu. L'énergie du cœur peut encore être relevée momentanément; sous son influence, la dépuration de l'organisme peut se faire de nouveau complète et chez des malades qui semblaient définitivement perdus, on peut observer des rémissions de longue durée.

Inversement, n'oublions pas que malgré un état de santé presque parfait durant de nombreuses années, il est imprudent de parler de guérison. Le réno-scléreux, malgré les plus belles apparences, est « un malade à l'état d'équilibre instable, qui ne vit que par les précautions de chaque jour » ; il est *à la merci de la moindre imprudence*, de la maladie la plus insignifiante, et l'apparition inopinée d'accidents fort graves chez tel brightique qui semblait jouir d'un état de santé superbe suffit amplement à le démontrer.

Enfin, on doit tenir compte aussi, dans une large mesure pour le pronostic, des *conditions sociales* du sujet, de sa profession, de son hygiène générale, de sa docilité à suivre un régime approprié et les diverses prescriptions médicales. Ce sont autant d'éléments qui ont une grande importance au sujet de l'apparition des poussées aiguës congestives dont nous avons indiqué la haute gravité.

5° Diagnostic. — La multiplicité et la grande variabilité des symptômes dans les néphrites chroniques laissent pressentir toute la difficulté de leur diagnostic. Sans doute, en présence d'un malade qui présente de la polyurie avec albuminurie, de l'hypertrophie cardiaque sans lésions valvulaires avec hypertension artérielle et tous les signes de la petite urémie, le doute ne saurait être permis. Mais, il n'en est plus de même dans une foule de cas où les symptômes sont en quelque sorte à l'état isolé et tout à fait ébauchés ; les rattacher à leur véritable cause devient alors fort épineux.

L'albuminurie par exemple peut faire défaut et l'hypertrophie cardiaque n'être point encore apparente. Il faut savoir tenir compte alors des antécédents, de la polyurie et de la pollakiurie, de la faible densité urinaire, de la diminution et du retard d'élimination de l'urée, des divers éléments organiques et minéraux et même des différentes substances colorantes, puis de l'augmentation de la tension artérielle. Au besoin, on pourrait

25.

recourir dans quelques cas exceptionnels à la recherche de l'hypotoxicité urinaire et de l'hypertoxicité corrélative du sérum. Par le groupement de tous ces symptômes, on peut arriver à reconnaître l'existence d'une lésion rénale, même en l'absence d'albuminurie et l'apparition ultérieure du bruit de galop ou d'une albuminurie passagère en fournissent bientôt la confirmation.

Dans les cas douteux, on pourrait recourir encore à l'*épreuve alimentaire* ou à celle du surmenage. A la suite d'un repas abondant, riche en matières albuminoïdes (NESTI) ou en poisson, (TEISSIER), à la suite de l'ingestion de blanc d'œuf (CASTAIGNE), ou bien après un travail prolongé ou une longue promenade, on voit apparaître albumine et cylindres pour peu que le rein soit touché; ils manquent dans le cas contraire.

C'est en tenant compte de la valeur séméiologique de ces divers symptômes associés qu'on peut rapporter à la néphrite scléreuse les troubles isolés dont se plaignent parfois les malades. On évitera ainsi d'attribuer leur pollakiurie à une *affection vésicale* ou *prostatique;* leur faiblesse inexplicable à la *tuberculose* ou à la *neurasthénie;* leurs vomissements, leurs hématémèses, leur diarrhée à une *affection gastrique* ou *intestinale;* leurs bronchites rebelles et leur dyspnée à de l'*asthme* ou à une *lésion valvulaire;* leurs névralgies diverses à des *migraines*, à la *syphilis*, à diverses *intoxications;* leur anémie à la *chlorose*, etc. On évitera ainsi de faire une thérapeutique inutile ou même intempestive en traitant une affection stomacale, intestinale, cardiaque, pulmonaire, ou une névrose qui n'existent pas.

Dans quelques-uns de ces cas cependant le diagnostic est des plus difficiles. Ainsi que l'a démontré CHRYSSOVERGIS (DE BEYROUTH), un grand nombre de sujets atteints de troubles dyspeptiques d'origine variée présentent les mêmes signes que DIEULAFOY a décrit sous le terme de petits accidents du brightisme. Dans les deux cas, ce sont les mêmes troubles visuels ou auriculaires, la même dyspnée (MAX EINHORN), les mêmes troubles cardiaques, le même abattement, la même céphalée, le même prurit. « Petits signes du brightisme » et « petits accidents dyspeptiques » sont donc équivalents. Ils traduisent tous deux l'auto-intoxication générale de l'organisme et seule l'origine de cette intoxication permet de les différencier. On comprend toute la difficulté du problème, si l'on se souvient du rôle que jouent parfois les troubles dyspeptiques eux-mêmes dans l'étiologie des néphrites scléreuses. Seule l'albuminurie persistante malgré le régime antidyspeptique ou bien la diminution de la perméabilité rénale permettront de dire si c'est le rein ou l'estomac que l'on doit incriminer.

Enfin en présence d'une albuminurie légère et continue, d'autres hypothèses encore doivent être envisagées.

Le *rein polykystique*, tout comme les néphrites scléreuses, annihile peu à peu les diverses fonctions rénales ; les deux affections revêtent souvent les mêmes allures cliniques. Toutes deux s'accompagnent de polyurie et d'albuminurie légère, d'une diminution de l'urée et des chlorures, d'hypertrophie cardiaque et d'hypertension artérielle (AUBERTIN), des divers signes de l'insuffisance urinaire. Seule, l'exploration directe des reins et la découverte de tumeurs bosselées, symétriques et bilatérales est capable parfois d'établir un diagnostic précis. Mêmes considérations sont à faire au sujet de l'*hydronéphrose*.

Il n'y a pas grande différence encore entre une *albuminurie parcellaire* et une albuminurie liée à une néphrite scléreuse, c'est simple question de degré. Et pourtant, un diagnostic précis est de première importance pour le pronostic. Pour trancher la difficulté, il faudra souvent recourir aux méthodes de recherche les plus variées : Dans les cas d'albuminuries résiduales, les éliminations restent parfaites et l'albuminurie est fort peu influencée par le surmenage et les écarts d'alimentation ; le taux de l'urée et des chlorures, la filtration du bleu, du rouge de rosaniline, de l'iodure de potassium restent normaux ; nous savons qu'il n'en serait pas de même s'il s'agissait de scléroses étendues et progressives.

Il sera plus difficile de confondre une néphrite chronique avec poussées aiguës et une *néphrite aiguë* ou *subaiguë*. Dans les deux cas, ce sont les mêmes œdèmes, la même oligurie, la même albuminurie notable avec ou sans hématurie. Mais l'interrogatoire du sujet, l'existence déjà ancienne des petits accidents du brightisme, au besoin la recherche de la perméabilité urinaire par l'épreuve du bleu permettraient de les différencier l'une de l'autre.

Quant aux *albuminuries d'origine cardiaque*, nous avons dit dans un précédent chapitre les symptômes qui permettent de les diagnostiquer. C'est l'histoire de la maladie, la diminution de la perméabilité, l'abaissement du taux de l'urée et des chlorures, la présence des cylindres qui permettent d'établir l'origine rénale ou cardiaque de l'oligurie avec albuminurie. On se souviendra que chez les cardiaques, le rein est perméable et l'urine conserve sa richesse normale en principes minéraux ; c'est l'inverse dans le cas de lésions du rein.

ARTICLE IV

TRAITEMENT DES NÉPHRITES SUBAIGUES ET CHRONIQUES

1° Thérapeutique prophylactique. — En présence de lésions rénales scléreuses, le médecin se trouve désarmé ; aucune médication n'est capable d'amener une modification, une régression des tissus néoformés. Aussi, doit-il faire tous ses efforts pour prévenir et enrayer leur développement. C'est dire toute l'utilité de la *thérapeutique prophylactique*.

Celle-ci est variable selon les cas et la nature de la néphrite. Le malade est-il atteint d'une infection aiguë, d'une scarlatine, d'une fièvre typhoïde, d'une pneumonie, d'une diphtérie, il ne faut pas s'occuper seulement de la maladie causale, traiter la fièvre, faire des injections de sérum, donner des bains froids, réaliser l'antisepsie intestinale, il faut encore surveiller les reins de très près.

A la moindre alerte, au moindre redoublement de l'albuminurie, ou bien s'il y a apparition de nombreux leucocytes et de cylindres, on institue le lacté absolu. Dans les convalescences, surtout s'il s'agit de variole ou de scarlatine, les mêmes précautions seront de rigueur. Le traitement lacté institué de façon précoce permet le plus souvent d'avoir raison des néphrites

infectieuses passagères, il les empêche de tourner à la chronicité.

Mais quand on a affaire à une néphrite atrophique lente, liée
à la goutte, au saturnisme, à l'artério-sclérose, le régime lacté
ne saurait jouer le même rôle préventif. Il faudrait l'instituer
durant des mois et des années, ce qui est d'une impossibilité
absolue. D'ailleurs, on arrive à d'aussi bons résultats au moyen
d'une hygiène sévère et d'un régime mitigé bien compris. En
veillant à l'introduction d'un minimum de toxines alimentaires
et à l'élimination suffisante de celles-ci par les reins, on fait de
la bonne thérapeutique prophylactique et on met le malade à
l'abri des poussées congestives si préjudiciables et si sérieuses
chez les gens atteints de néphrites chroniques.

Cependant, tout ne doit point se borner au régime et à l'hygiène, à la préservation d'un rein insuffisant, il faut *s'occuper
encore de la cause initiale* de la néphrite, chercher à en neutraliser les effets ou même à la faire disparaître.

S'agit-il de néphrite saturnine, par exemple, il peut être
prudent de faire changer de métier ou du moins d'indiquer les
précautions à prendre pour éviter une intoxication prolongée.
En outre, on donne des iodures pour aider à l'élimination du
plomb, et du fer (LAVRAND) pour lutter contre l'anémie saturnine et la dénutrition dont nous avons vu le rôle important
dans la production des néphrites scléreuses.

S'agit-il de sujets arthritiques, goutteux, artério-scléreux, il
faut combattre la présclérose, modérer l'hypertension et la contracture des petits vaisseaux, débarrasser l'organisme de l'excès
de toxines ou de produits uriques qui l'encombrent. Ici encore,
à côté de l'hygiène générale et du régime, il y a place pour un
traitement médicamenteux. L'usage intermittent de la trinitrine permettra de lutter avec avantage contre l'angiospasme et
l'administration fréquente de petites doses de théobromine,
d'eau d'Evian à jeun, de lycétol (HUCHARD), de benzoate de
soude et de lithine chez les gravelleux, d'autres diurétiques
encore aideront puissamment à retarder l'apparition de l'insuffisance rénale.

L'emploi répété de laxatifs légers, tels que la crème de tartre, le tartrate de potasse et de soude seront des plus utiles aussi pour éviter la stase et les fermentations intestinales et combattre en même temps l'hyperacidité de l'urine.

Enfin, c'est à la période initiale des néphrites qu'on retirera les plus grands avantages d'un *traitement thermal :* une saison à Vichy, Evian, Contrexéville, Pougues, Capvern, Vittel peut rendre de grands services aux albuminuriques dyspeptiques et à tous ceux qui sont atteints d'arthritisme, de goutte, de troubles de la nutrition. Les eaux bicarbonatées sodiques, bicarbonatées et sulfatées calcaires employées, permettent de réaliser un véritable lavage de l'organisme et d'entraîner au dehors les débris épithéliaux accumulés dans les tubes urinifères (LYON). Sous leur influence, on note le plus ordinairement de très notables améliorations.

On retirerait les mêmes avantages d'une cure à Saint-Nectaire dans certains cas de mal de Bright d'origine dyspeptique ou uricémique encore à son début.

Mais, si les stations thermales sont à conseiller dans les néphrites chroniques commençantes, on doit craindre leur action congestive sitôt que l'on a atteint la période d'état : elles sont à rejeter complètement s'il s'agit de traiter des brightiques artério-scléreux avec polyurie, albuminurie légère, vertiges, épistaxis et trouble artériels.

C'est dire que la cure thermale ne vise nullement les lésions rénales elles-mêmes sur lesquelles elle reste sans action, mais s'adresse uniquement aux viciations nutritives sous la dépendance desquelles les altérations du rein sont si souvent placées.

Par ces quelques exemples, on voit que le médecin peut lutter avec avantage contre les néphrites encore à leur début. Mais, quand il s'agit de néphrites subaiguës ou chroniques parvenues à leur période d'état, le traitement médicamenteux n'a plus un simple but prophylactique, il devient symptomatique. Il a pour objet de parer au plus pressé et de triompher des accidents nombreux qui menacent alors directement la vie du malade. Quant au régime alimentaire et à l'hygiène générale, ils doivent être infiniment plus rigoureux.

Nous allons successivement étudier ces différentes parties

du traitement des néphrites parvenus à leur période d'état.

2º Le régime dans les néphrites subaiguës et chroniques. — Introduire dans l'organisme un minimum de poisons et assurer ainsi la faible toxicité du sérum sanguin et de l'urine, tel est le but idéal à atteindre quand il s'agit d'instituer le régime d'un sujet atteint de néphrite subaiguë ou chronique. Le *lacté absolu* répond à toutes ces conditions. Aliment complet, le lait apporte, en effet, à l'organisme tous les éléments nécessaires à la vie et pris à l'exclusion de toute autre substance alimentaire, il peut suffire à assurer la bonne nutrition des tissus. En même temps, très assimilable, très peu toxique, il permet de réaliser à la fois le repos du tube digestif et la diminution de la toxicité intestinale. Si l'on ajoute à cela son action diurétique, on comprendra son importance dans le traitement des néphrites.

Par le lait, on ne réalise pas seulement une sorte de lavage des tissus; en diluant dans une grande quantité de liquide les diverses substances nuisibles à excréter, on assure le repos du rein et on prévient toute action nocive sur ses épithéliums.

A ce titre, le régime lacté absolu apparaît comme le régime idéal à instituer dans les néphrites et il faut savoir le faire accepter à ses malades. Pour cela, on les habitue peu à peu, on augmente progressivement les doses jusqu'à leur faire absorber trois litres, trois litres et demi et même cinq litres de lait par jour, quantité nécessaire quand les albuminuriques ne sont pas alités et se livrent à quelques occupations un peu fatigantes. Il faut en arriver alors à leur faire prendre toutes les deux heures, sauf pendant le temps du sommeil, un demi-litre ou un peu plus d'un demi-litre de lait.

Celui-ci est donné selon les cas et le goût de chacun, froid ou chaud, pur ou coupé d'eau, bouilli, stérilisé ou même cru, si l'on en connaît la provenance, et si la contagion tuberculeuse n'est pas à redouter.

S'il provoque du dégoût ou de l'intolérance gastrique, il faut diminuer passagèrement les doses, l'additionner de glace, d'eau de Vichy ou d'eau de chaux qui facilite la précipitation de la caséine en fins grumeaux; il faut masquer son goût devenu désagréable, à l'aide de fleurs d'oranger, d'eau de laurier cerise, de caramel, de menthe, de vanille, de thé, de café, de sel ou de sucre, d'un peu de kirsch, de rhum ou de cognac. On peut encore le charger d'acide carbonique à l'aide de sparklets.

Par tous ces petits moyens et en insistant vivement sur la nécessité absolue du traitement, il est rare qu'on n'arrive à le faire accepter peu à peu par les malades les plus difficiles.

Le lait contient bien tous les corps chimiques nécessaires à l'entretien de la vie, mais il ne possède pas tous ces éléments dans les proportions voulues, si bien qu'au bout de quelques semaines le régime lacté absolu constitue un véritable régime d'inanition. De plus, s'il a un rôle prophylactique des plus importants, il n'a nullement une action curatrice; s'il prévient les accidents urémiques, grâce à sa faible toxicité et à son important pouvoir diurétique, il reste sans effet sur les lésions rénales scléreuses déjà constituées et, bien souvent, il ne réussit pas à faire disparaître ou même à atténuer l'albuminurie. Pour toutes ces raisons, son usage exclusif ne saurait être indéfini et il faut savoir en temps utile recourir à un régime mitigé.

La question du moment de ce changement est souvent pour le médecin un problème difficile à résoudre. Une prolongation indéfinie d'un régime sévère entraîne de la pâleur, de la lassitude, de l'anorexie, des troubles dyspeptiques, de la diarrhée ou, de la constipation. Une reprise prématurée de l'alimentation, même végétale, peut provoquer par contre de l'oligurie, un retour des œdèmes, une recrudescence de l'albuminurie, des troubles urémiques. Ces derniers accidents, bien plus à redouter que l'anémie et les troubles gastro-intestinaux, serviront de base à la ligne de conduite à adopter. D'une façon générale, tant que leur retour est à craindre le régime lacté doit être maintenu.

Mais, si les œdèmes ont depuis longtemps disparu, si les signes d'intoxication font défaut, si les leucocytes et les globules rouges (Koster) ne se rencontrent plus dans le sédiment, il ne faut pas hésiter à instituer un *régime mitigé*, surtout quand le malade saturé de lait, demande à grands cris une atténuation à son supplice. Il faut d'ailleurs savoir se ménager une ressource pour plus tard et ne pas épuiser inutilement les vertus du lait en le prodiguant sans raison.

C'est d'ailleurs peu à peu, avec une très grande prudence, en surveillant de près les urines, qu'on amènera le malade à un changement de régime. A la moindre alerte, on instituerait à nouveau le régime lacté absolu durant quelques jours.

Nous avons vu plus haut que MM. CLAUDE et MAUTÉ ont cru trouver dans l'épreuve de la chlorurie alimentaire des indications sur l'état et le fonctionnement des reins atteints de néphrite. Cette même épreuve fournirait encore des renseignements précieux sur le moment d'un changement de régime et le genre d'alimentation qui peut être autorisé. Leur procédé permet, en effet, de se rendre compte du surcroit de travail que peut fournir le rein. Quand la glande élimine rapidement une ration quotidienne supplémentaire de 10 grammes de $NaCl$ et quand il y a élimination corrélative plus abondante des éléments achlorés, on peut en conclure que le rein est en état de fournir un certain degré de suractivité fonctionnelle et de supporter l'excès de travail qu'exige un régime mitigé. Au contraire, si les chlorures s'éliminent tardivement, en petite quantité et durant longtemps, si on n'observe aucune modification corrélative dans les autres éliminations rénales, on en peut déduire que le fonctionnement du rein en est réduit à son minimum; l'équilibre risque d'être vite rompu par la cessation du régime lacté.

Sans doute, ces constatations n'ont rien d'absolu et il peut très bien n'y avoir aucun rapport entre le mode d'élimination des chlorures et la gravité de l'altération rénale (ACHARD et LŒPER, MONGOUR et COURATTE, ALBARRAN); retenons pourtant les résultats fournis par l'épreuve de CLAUDE et MAUTÉ, ils sont susceptibles de rendre quelques services dans les cas difficiles. Seulement alors, pour éliminer les causes d'erreur, il faut tenir compte, ainsi que le demande le professeur TEISSIER, de l'état de la tension artérielle. Celle-ci est capable, en effet, de modifier considérablement à elle seule les diverses éliminations et en particulier les éliminations chlorurées.

Nous avons dit qu'il fallait *instituer le régime mitigé avec pré-*

caution et de façon progressive, afin d'habituer peu à peu le rein aux changements. C'est facile à réaliser.

On donne d'abord des laitages, des crèmes, du lait caillé, du beurre, des potages au lait, des fromages frais, en diminuant d'autant la ration lactée quotidienne. L'épreuve est-elle bien supportée, on permet au bout de quelques jours les potages maigres, les juliennes, les légumes verts cuits, les petits pois, les haricots verts, les épinards, les salades cuites, préparées à la crème, les artichauts, les carottes, les navets, les fruits, les pêches, les prunes bien cuites, les raisins, les dattes et les bananes, les compotes, les biscuits légers, les confitures. Puis, ce seront les féculents, les pâtes alimentaires, le tapioca, les légumes secs en purées, le riz, les farines lactées, le racahout, les pommes de terre, les jaunes d'œuf, les blancs, surtout peu cuits, augmentant souvent l'albuminurie (SENATOR).

Enfin tardivement, quand l'état général et le fonctionnement du rein le permettent, on donne du pain, des viandes, d'abord du porc frais, bien toléré par les brightiques, du maigre de jambon, puis du veau, de la volaille, de l'agneau, des cervelles, des ris de veau. C'est seulement quand les rémissions semblent sérieuses et de longue durée qu'on peut autoriser les viandes de boucherie en petite quantité, toujours très fraîches et bien cuites.

Mais, toute une catégorie d'aliments doit rester définitivement proscrite : ce sont les bouillons gras, les extraits de viande, le gibier faisandé, les poissons, sauf quand ils sont extrêmement frais, tous les coquillages, excepté les huîtres qu'on pourra autoriser parfois en petite quantité; puis les légumes et les fruits acides, les asperges, les choux, les radis, les aubergines, les épices et les fromages forts, les boissons alcoolisées. Une dérogation à ces règles sévères peut avoir les conséquences les plus graves et nous pourrions citer l'observation de deux de nos malades qui faillirent succomber à des accès brusques de coma urémique, le premier pour avoir mangé, malgré nos prescriptions formelles, une demi-bécasse très faisandée et le second pour avoir bu en joyeuse compagnie quantité de petits verres de cognac et de liqueurs diverses.

Enfin, les boissons abondantes sont utiles au cours des néphrites ; leur diminution entraîne rapidement un abaissement du chiffre de l'excrétion azotée et une augmentation de l'albuminurie (BAMBERGER). On donnera donc, selon les cas et l'état du rein, du lait coupé d'eau, du thé léger, diverses infusions, de l'eau pure, des eaux minérales légères et diurétiques comme celles d'Evian, de Contrexeville, de Capvern, etc., puis, plus tard seulement et quand le régime mitigé est bien toléré, un peu de vin léger peu alcoolisé et coupé d'eau.

Il va sans dire que la rigueur du régime variera avec la nature de la néphrite. En présence d'une néphrite subaiguë ou d'une néphrite chronique ayant atteint sa période d'état ou d'insuffisance, on ne doit point se départir d'une extrême prudence et il peut être nécessaire de continuer l'usage du lait durant des semaines et des mois. Au contraire, mais toujours sous la réserve d'une surveillance minutieuse, une alimentation assez variée peut être permise aux malades dont les éliminations restent encore suffisantes.

Mais même pour eux, il faut se souvenir que tout excès est nuisible ; si l'on dépasse la ration normale d'entretien, le rein dont les fonctions sont chancelantes, ne tarde pas à souffrir du travail supplémentaire et inutile qui lui est imposé. Pour éviter ce surmenage il y a souvent avantage à mettre de temps en temps le rein au repos complet. Un retour au régime lacté absolu 8 ou 10 jours par mois est une bonne mesure de prudence. Elle permet à l'organisme de se débarrasser des poisons accumulés en raison de l'insuffisance des sécrétions rénales.

3° Hygiène générale dans les néphrites subaiguës et chroniques. — Le malade atteint de néphrite subaiguë ou de néphrite chronique avec poussées congestives a besoin d'un repos complet et doit rester couché. Le simple séjour au lit suffit, en effet, à augmenter la diurèse, à permettre une excrétion plus parfaite des divers matériaux de l'urine et à diminuer l'albuminurie (LEMOINE et LINOSSIER, MONGOUR, JACQUES CARLES).

Au contraire, s'il est en période de compensation, le brightique retire de grands avantages d'un exercice modéré en plein air. Celui-ci modifie avantageusement la nutrition, relève les fonctions digestives, assure une combustion plus complète des matériaux excrémentitiels (BRAULT). Mais s'il faut de l'exercice, il ne faut point de fatigue et le surmenage musculaire, tout comme le surmenage cérébral (ALBUTT), en exagérant la production des toxines à éliminer, ont une influence des plus fâcheuses sur l'état du rein. HUCHARD a insisté, en outre, sur l'action néfaste des voyages. Que de brightiques partis pour quelque station lointaine, meurent à leur arrivée dans la ville d'eau, où ils comptaient trouver la guérison ! Il faut en accuser la congestion rapide et intense provoquée dans tout l'appareil génito-urinaire par la trépidation du chemin de fer.

De même, s'il y a avantage à les faire vivre au grand air, il faut savoir choisir le climat et la demeure où les malades atteints de néphrites seront appelés à vivre. Un climat humide et froid, une maison mal aérée, mal ensoleillée ne leur valent rien. Ce serait les exposer, sans cesse, à contracter de ces poussées congestives a frigore, dont nous avons indiqué déjà la gravité.

Mais, tout en les préservant contre les refroidissements, il faut aussi chercher à diminuer progressivement leur sensibilité cutanée et tâcher de les aguerrir contre l'action nocive du froid.

Dans ce but, on instituera, de bonne heure, les frictions sèches ou alcoolisées, et les grands massages. On activera ainsi la circulation périphérique et tout en favorisant le travail du cœur hypertrophié, on assurera le bon fonctionnement de la perspiration cutanée. Par contre, il faudra interdire la sudation, les douches, les bains de vapeur. Par ces moyens trop violents, on risquerait d'aller à l'encontre des effets recherchés en déterminant l'insuffisance brusque du rein et l'épuisement rapide du cœur.

4° Traitement médicamenteux des néphrites subaiguës et chroniques. — Nous avons dit plus haut qu'il n'existait aucun médicament capable de faire régresser les lésions scléreuses et que seul le régime lacté ou tout autre régime anti-toxique permettait de les prévenir.

Cependant, pas mal de substances ont été tour à tour préconisées à titre d'agents modificateurs. C'est d'abord le *tannin* et le *tannate de soude* dont la valeur, malgré l'autorité de BRIGHT, est aujourd'hui plus que contestée. C'est ensuite l'*iodure de potassium*, utile peut-être dans les néphrites associées à l'artériosclérose, mais qu'on doit rejeter souvent aussi, en raison du pouvoir irritant de l'iode sur le rein. C'est encore le *bleu de méthylène*, dont l'action se ramène comme le dit élégamment le professeur ARNOZAN, à la suggestion qu'exercent les vives couleurs aussi bien sur les malades que les médecins ! C'est enfin la *teinture de cantharides*, capable d'après LANCEREAUX, du CAZAL et CASSAËT d'augmenter la diurèse et l'urée et de faire disparaître les hydropisies, mais dont la plupart des médecins se défient à juste titre.

A côté de ces divers agents de plus en plus délaissés, il y a lieu de signaler les *sels de strontiane*. Ils constituent ce que nous avons de moins mauvais en fait d'agents modificateurs des lésions rénales. Mais méritent-ils vraiment le titre de modificateurs ? Sans doute, sous l'influence de 2 à 6 grammes de lactate de strontium, de 1 à 3 grammes d'iodure ou de bromure de strontium, on voit habituellement le chiffre de l'albumine s'abaisser et la diurèse augmenter ; mais ces heureux effets ne s'observent que dans le cours des néphrites subaiguës et manquent pour les néphrites chroniques. De plus, l'amélioration est de peu de durée, elle est souvent inconstante (C. PAUL) et disparaît avec la suspension du médicament. Il en est de même avec le *bromure de lithine* (POLAKOW). Ces sels constituent donc, avant tout, une façon commode d'instituer une médication iodurique ou bromurique chez les albuminuriques (ARNOZAN), mais ils n'ont pas à proprement parler d'action immédiate et directe sur les lésions rénales.

S'il est difficile d'amener la réparation des scléroses du rein, il est plus facile de combattre leurs conséquences et le *traitement symptomatique* des néphrites est aussi riche que leur traitement anatomique est limité. Grâce à lui, on peut non seulement adoucir les souffrances des malades, mais encore prolonger leur vie en se rendant maître des complications graves qui peuvent survenir.

Chez les brightiques en imminence d'urémie, on note souvent des *céphalées* tenaces et rebelles à l'influence du régime lacté. Pour en triompher, il peut être nécessaire de mettre de la glace sur la tête, des sangsues derrière les oreilles, de donner avec prudence un peu d'antipyrine, de pratiquer même une ponction lombaire. En même temps qu'elle calme la céphalalgie, cette dernière constitue souvent un élément précieux de diagnostic et de pronostic : l'augmentation du taux de l'urée dans le liquide céphalo-rachidien, la présence de 2^{gr},50, de 3 grammes pour 1000 de celle-ci, au lieu des 0^{gr},15 ou 0^{gr},35 de la normale, correspond à une augmentation proportionnelle de l'urée dans le sang et annonce l'imminence de phénomènes urémiques graves (WIDAL et FROIN).

La *dyspnée toxique* peut résister elle aussi au régime lacté. Il faut alors recourir pour calmer les malades à l'ipéca à petites doses (DIEULAFOY), aux valérianates, à l'éther et à l'oxygène, au besoin même à la morphine (HUCHARD) dont on surveillera de près les effets.

Les *vomissements* incessants seront calmés le plus souvent par la glace, l'eau de chaux, l'eau chloroformée, l'eau oxygénée ou les peroxydes de magnésium ou de calcium, le bicarbonate de soude, l'acide carbonique. Dans les cas rebelles, il faut mettre l'estomac au repos et recourir aux lavements nutritifs lactosés. Mais le plus souvent, les vomissements constituent avec la diarrhée, des phénomènes compensateurs de peu de durée qu'il faut savoir respecter.

Les *phénomènes asystoliques* exigent au contraire un traitement immédiat et des plus énergiques ; ils traduisent l'insuffisance du cœur primitivement atteint d'hypertrophie compensatrice et s'accompagnent souvent de congestion et d'insuffisance rénale. Il faut alors relever à la fois l'énergie de l'organe central de la circulation et faire disparaître les obstacles opposés à la circulation périphérique par les œdèmes. Il faut « alléger la voiture et fouetter les chevaux ». Dans ce but, on utilisera les purgatifs, la théobromine, la digitale et surtout la caféine et la spartéine dont on n'a pas à redouter l'action irritante sur le rein. Si le cœur se remonte, l'oligurie et l'albuminurie diminuent, mais les *œdèmes* peuvent demeurer tenaces. Il y a lieu de chercher alors à les combattre directement. Dans ce but, de multiples médications ont été préconisées.

On a proposé d'abord les bains d'air chaud (CARRIEU). Ils sont souvent fort efficaces, mais ils ne sont pas toujours sans inconvénients et la résorptionb rusque des liquides épanchés que souvent ils déterminent, peut provoquer l'éclosion subite d'accidents urémiques graves (voir p. 145).

La réduction des boissons est aussi capable d'amener une résorption lente des œdèmes, mais au bout de quelques jours, elle entraîne une diminution dans l'excrétion des substances azotées, c'est dire qu'elle a aussi ses dangers.

Les mouchetures faites à la lancette, ou les ponctions permanentes avec les tubes-trocarts de SOUTHEY (voir fig. 71) ont une action autrement rapide. Grâce à l'un ou l'autre procédé, on peut arriver en quelques jours à évacuer des quantités énormes de sérosité : 1 litre, 10 litres, 20 litres (COUREWITZ), 27 litres (CURSCHMANN). En même temps, l'anasarque disparait, les forces réapparaissent, le cœur reprend sa tonicité, les urines redeviennent normales, c'est une véritable résurrection et souvent le gage

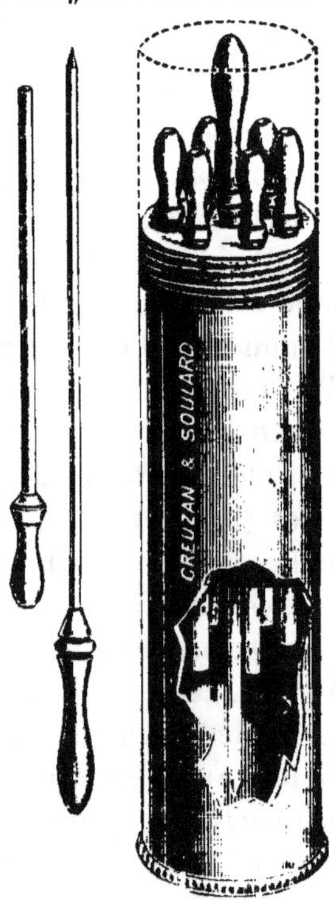

Fig. 71. — Tubes de Southey.

d'une rémission assez prolongée. Mais, cette médication si remarquable ne va pas sans de graves inconvénients. Malgré toutes les précautions prises et une asepsie rigoureuse, l'érosion cutanée faite par la lancette ou le trocart est souvent le point de départ d'une infection fort grave et fort rapide. En quelques heures, en quelques jours à peine, des accidents phlegmoneux, gangréneux ou érysipélateux se développent au niveau des tissus en mauvais état de défense et le malade ne tarde pas à succomber.

Nous avons pu, cependant, chez quelques malades, arriver à

enrayer semblables processus inflammatoires développés à la faveur d'érosions spontanées. Nous avons utilisé pour cela de grands pansements humides à l'eau oxygénée embrassant tout le membre intéressé; mais ces succès ont été exceptionnels. Aussi on comprendra nos réserves, si nous disons que cette méthode de traitement direct des œdèmes doit être réservée pour les cas quasi-désespérés où les malades n'ont plus rien à perdre, mais tout à gagner.

Moins dangereuses et aussi utiles sont les ponctions des liquides d'ascite ou d'hydrothorax. En évacuant quelques litres de liquide, on diminue considérablement le travail du cœur, on lui permet de retrouver sa tonicité habituelle et on arrive ainsi souvent à faire disparaître l'anasarque.

Enfin on a préconisé dans ces derniers temps les *cures de déchloruration* pour le traitement des œdèmes (WIDAL et JAVAL).

L'action qu'exerce sur eux le chlorure de sodium est aujourd'hui bien connue (ACHARD et LOEPER) et par l'injection ou l'ingestion de sel, on peut à volonté, expérimentalement en quelque sorte, faire apparaître des œdèmes chez les brightiques (REICHEL, WIDAL et LEMIERRE). Le sel, mal éliminé par un rein insuffisant, s'accumule dans le sang, mais surtout dans les espaces conjonctifs et il finit ainsi par produire l'œdème des tissus en provoquant leur hydratation (voir p. 139).

Le lait doit une partie de sa valeur pour la résorption des œdèmes à sa qualité d'aliment déchloruré; il suffit pour s'en assurer, d'ajouter au régime lacté absolu, dix grammes par jour de chlorure de sodium : on voit aussitôt les œdèmes apparaître et l'albuminurie redoubler. On peut au contraire les faire disparaître, même à l'aide d'un régime carné, à condition que les chlorures soient supprimés dans la préparation des aliments (WIDAL).

Sans doute, il n'est pas possible de soumettre tous les brightiques à un régime carné déchloruré, et si la cure de déchloruration prévient certains accidents urémiques, elle ne les prévient pas tous, « la chlorurémie n'est pas toute l'urémie ». Bien mieux, la déchloruration absolue dans les néphrites peut n'être point salutaire, le chlorure de sodium jouant dans certaines affections rénales un rôle stimulant de premier ordre à l'égard des sécrétions urinaires (H. CLAUDE). Mais il ne s'agit là que de cas exceptionnels et, la plupart du temps, une alimentation chlorurée constitue, au cours des néphrites, un véritable danger en raison de son importance dans la production des œdèmes. Il peut même arriver qu'un régime déchloruré des plus sévères, réussisse dans quelques cas rares où le régime lacté plus riche en chlorures a échoué (JAVAL).

La prolongation et la rigueur de ce traitement seront subordonnés au degré et à la durée de l'imperméabilité des reins pour le sel. Pour apprécier cette imperméabilité, le dosage quotidien des chlorures n'est pas nécessaire, il suffit de s'en rapporter à la pesée journalière du malade. Les variations de poids sont très sensiblement parallèles, aux variations de chloruration de l'organisme, c'est-à-dire d'hydratation dans le cas particulier (JAVAL).

Contre l'*œdème suraigu du poumon* et l'*œdème de la glotte*, le traitement doit être plus actif et surtout plus immédiat. Dans le premier cas, une large saignée et des ventouses scarifiées constituent la médication héroïque ; puis, ce seront les injections d'éther, de caféine, l'oxygène, les boissons chaudes.

Dans le deuxième, on fait des scarifications des bourrelets œdémateux (GOUGENHEIM), on pose des sangsues sur la face externe du cou, on applique des compresses chaudes, on fait des pulvérisations. Si le danger presse, on pratique la trachéotomie ou le tubage.

Les diverses *hémorragies* des brightiques ne comportent pas de traitement spécial et en dehors du régime, on utilise les moyens habituels en usage contre les hématémèses, les hémorragies intestinales, les épistaxis, les métrorragies. C'est dire que selon les cas, il faudra recourir au repos, à la glace, à la diète, au tanin, à l'ergotine, à l'eau oxygénée, aux injections chaudes, aux applications locales d'antipyrine, d'adrénaline, ou même au tamponnement contre les écoulements incoercibles des fosses nasales.

On n'arrive pas toujours aussi facilement à bout des *hématuries*. Par leur continuité et leur abondance, elles peuvent faire penser à la lithiase, à la tuberculose, au cancer ; elles arrivent à affaiblir beaucoup les malades et l'on est souvent obligé alors d'avoir recours à la néphrotomie qui permet de s'en rendre maître (ALBARRAN, MICHAUX, POUSSON).

Les hémorragies ne sont pas les seules causes de l'affaiblissement général des malades. L'*état semi-cachectique* dans lequel ils finissent par tomber, résulte encore du mauvais état et du mauvais fonctionnement de leurs organes. Ceux-ci sont encombrés de poisons qui ne s'éliminent plus et mal irrigués par un cœur devenu lui aussi insuffisant. Pour combattre cette cachexie cardio-rénale (RÉNON), il peut être nécessaire de supprimer momentanément le régime lacté, qui, par les fermentations qu'il détermine parfois, peut contribuer à empoisonner les malades. On lui substitue alors pour quelques jours la diète hydrique, les féculents et les farines, les bouillons de légumes. S'il n'y a pas encore état cachectique, mais simple faiblesse, simple dénutrition commençante, il faut donner du fer, des eaux de BUSSANG ou de SPA, de l'oxygène, chercher à relever les forces et à tonifier l'organisme par la vie au grand air, les frictions sèches ou alcoolisées, le massage, tout en utilisant un régime rigoureux. Une cure bien conduite aux eaux chlorurées sodiques peut aussi être conseillée. Administrées avec une sage mesure, à des sujets au début de leur déchéance nutritive, sans œdèmes, ni asthénie cardiaque, les eaux de BOURBONNE, BOURBON-L'ARCHAMBAULT, BOURBON-LANCY, URIAGE, SALINS, peuvent rendre de précieux services. Mais il faut surveiller leurs effets de très près et interrompre la cure si, par cas, la quantité des urines diminue et l'albumine augmente.

Enfin, quand *l'urémie* éclate, il faut aller au plus pressé et chercher à débarrasser l'organisme au plus vite de tous les poisons qui l'encombrent et que le rein n'élimine plus. Une large saignée est souvent alors le salut ; elle diminue la pression sanguine, soustrait à l'organisme une certaine quantité de toxines, facilite le travail du cœur et décongestionne le rein ; elle produit parfois de véritables résurrections et permet d'arracher à la mort des malades déjà dans le coma ou en proie à de l'urémie convulsive. Le repos au lit, un régime lacté rigoureux, des lavements ou de petits purgatifs répétés permettront ensuite d'obtenir d'assez longues rémissions.

Sous l'influence d'une poussée aiguë congestive, on peut voir aussi survenir brusquement de l'*anurie* au cours d'une néphrite chronique.

Elle est du plus fâcheux augure et annonce des accidents très graves à bref délai. Il faut chercher à la combattre par tous les moyens possibles. On a préconisé dans ce but, les divers diurétiques, la lactose, les tisanes de raifort sauvage (RAYER), d'uva ursi, de fleurs sèches de muguet, la théobromine. Mais cette dernière, souvent précieuse quand la diurèse commence à se rétablir, nous a toujours paru inefficace sinon dangereuse au cours des poussées de congestions rénales. A ce moment, loin d'activer la sécrétion urinaire, elle nous a toujours paru la ralentir On a aussi conseillé les purgatifs, les lavements froids et surtout les ventouses scarifiées. Appliquées dans le triangle de J.-L. PETIT, ces dernières déterminent une décongestion rénale importante, grâce aux anastomoses qui relient les veines de la paroi et les veines de la capsule du rein. Elles ont bien souvent une influence des plus heureuses sur le rétablissement de la diurèse.

Il est encore une médication qui est susceptible de rendre de grands services dans le cas d'urémie avec anurie ou oligurie, c'est l'*opothérapie rénale*. Le principe de cette médication est des plus séduisants ; son objet est, en effet, de neutraliser directement dans le sang les divers poisons qui s'y trouvent. Elle a sur la saignée l'avantage de ne pas priver un organisme affaibli d'éléments qui lui sont encore utiles.

Divers procédés ont été successivement proposés. DIEULAFOY, TEISSIER, JACQUET, FRÆNKEL ont utilisé, les premiers, diverses sortes de macérations glycérinées rénales. Celles-ci, après filtration sur bougie ou filtre stérilisateur, étaient injectées aux malades aux doses de 1 à 5 centimètres cubes. De nombreuses observations ont démontré qu'on pouvait obtenir ainsi une atténuation de la dyspnée, de la céphalée, des troubles intestinaux et de la toxicité urinaire. Ce sont autant de témoignages de la désintoxication progressive de l'organisme (TEISSIER). Par leur moyen, on peut gagner du temps et attendre le moment où sous l'influence des médications adjuvantes, le rein se trouve en état de remplir à nouveau ses fonctions éliminatrices.

Mêmes résultats encourageants auraient été obtenus par TEISSIER, TURBURE et de LIGNEROLLES au moyen de l'injection de 20 centimètres cubes de sérum sanguin extrait de la veine rénale de la chèvre. Ici encore, les bons effets obtenus seraient dus aux produits antitoxiques de la sécrétion interne du rein, particulièrement abondants dans le sang qui sort de l'organe sécréteur lui-même (BROWN-SÉQUARD).

Mais, le procédé qui permet d'obtenir le maximum d'effet utile est fourni par la macération aqueuse de RENAUT. Celle-ci est relativement facile à préparer : on décapsule, on lave, et on triture dans un mortier après les avoir hachés 2 ou 3 reins de porc. Puis on les laisse macérer pendant quatre heures dans 450 grammes d'eau salée à 7/1000°. C'est le liquide décanté qu'on fait absorber aux malades en 3 ou 4 fois dans la journée. On l'additionne pour masquer son goût un peu répugnant de lait, de bouillon ou de julienne. RENAUT conseille de poursuivre l'administration de la macération aqueuse durant dix jours. Nous estimons que c'est là une dose excessive et même dangereuse.

Sans doute, la macération rénale possède un pouvoir excitateur et diurétique de premier ordre et elle est susceptible d'ouvrir un rein annulé par quelque insuffisance que ce soit (RENAUT).

Mais cette action excitatrice ne va pas sans une action néfaste corrélative sur l'épithélium rénal. L'oligurie qui succède à son emploi, la réapparition des phénomènes d'insuffisance urinaire, les douleurs lombaires, mais surtout l'augmentation notable de l'albuminurie, des cylindres et des leucocytes que nous avons souvent observée après son administration prolongée, nous en paraissent des preuves suffisamment précises [1].

Nous pourrions en fournir d'autres encore : c'est ainsi que

---

[1] JACQUES CARLES, *Quelques remarques sur l'emploi de la macération de rein dans les néphrites.* Bull. Soc. Médecine. Bordeaux, 17 mars 1905 et *Gaz. hebd. Sc. Méd.*, Bordeaux, 7 mai 1905.

CASTAIGNE et RATHERY ont démontré qu'on provoque une forte albuminurie et souvent des accidents toxiques graves, si l'on injecte à un animal une émulsion faite avec la substance rénale d'un autre animal ou même un de ses propres reins extirpé par néphrectomie. DE RENZI a signalé des faits analogues : après la ligature du pédicule du rein chez le chien et son encapsulement dans l'épiploon, la résorption progressive de la substance rénale détermine encore de l'albuminurie, de la cylindrurie, de l'hémoglobinurie. Enfin HULOT et RAMOND ont obtenu des lésions de néphrite parcellaire par l'injection répétée tous les quinze jours seulement de la pulpe d'un rein de cobaye à un autre cobaye.

Toutes ces expériences démontrent bien le pouvoir néphrotoxique de la substance rénale administrée par injections ; ce même rôle néfaste existe encore, si l'absorption a lieu par les voies digestives. Nous avons pu facilement nous en assurer [1].

En faisant ingérer à des animaux, des quantités de rein rigoureusement égales par kilogramme d'animal à celles préconisées par RENAUT pour l'homme et en nous servant de macération préparée dans les mêmes conditions, nous avons pu déterminer des lésions rénales graves, caractérisées par une infiltration glomérulaire et surtout une dégénérescence granuleuse profonde des cellules des tubuli.

Ces constatations cliniques et expérimentales n'enlèvent pas à l'opothérapie rénale tous ses mérites. Elles montrent seulement que l'on doit être prudent pour son usage.

Excitante de la sécrétion rénale à faibles doses, la substance du rein devient toxique à fortes doses, surtout si son emploi est prolongé. Fort utile, dans un cas d'urémie déclarée ou imminente, elle ne doit être utilisée qu'avec réserve, s'il s'agit de l'appliquer à des néphritiques capables d'être encore améliorés par les moyens habituels, RENAUT, CHARRIER, PAGE et DARDELIN, CHOUPIN disent s'être bien trouvés dans un certain nombre de cas de l'emploi de fortes doses. Les faits précédents ne nous permettent point de partager leur opinion.

---

[1] JACQUES CARLES et MICHEL, *Pouvoir néphrotoxique de la substance rénale administrée par ingestion*, Soc. de biologie, 7 février 1905.

26.

Au lieu de conseiller à des brightiques l'ingestion de deux et trois reins de porc ou de mouton (Chiperowitz) chaque jour, nous croyons plus sage de n'en prescrire que quelques grammes. C'est à cette même réserve prudente que s'est toujours borné le professeur Teissier et pour traiter des néphrites en période de tolérance, il se borne à utiliser des injections de un centimètre cube de suc rénal par période de douze ou quinze jours tous les deux mois. Dans ces conditions, l'opothérapie rénale constitue une médication dont on n'a plus à craindre les effets toxiques, et elle devient fort utile pour combattre les divers phénomènes de l'insuffisance rénale encore à son début.

D'ailleurs, d'une façon générale, il faut se souvenir sans cesse de la *susceptibilité toute spéciale des reins* à l'égard d'un grand nombre de médicaments. Nous avons dit l'intolérance des brightiques pour l'opium, le mercure, la quinine, le salicylate de soude. On doit craindre, de même, l'action irritante des vésicatoires, de la cocaïne, des iodures, de l'antipyrine, de la scille, des sels de potasse, des chlorates, des bromures, de la belladonne, du sulfonal, de la chlorose et même de la théobromine et de la digitale. Si on les utilise, ce ne sera jamais qu'à condition de pouvoir en surveiller les effets de très près.

Les divers diaphorétiques eux-mêmes, les bains de vapeur, les frictions cutanées à la pilocarpine (Julia) et même les purgatifs énergiques comme l'eau-de-vie allemande, demandent à être utilisés avec précaution. Certains cliniciens ne leur accordent qu'une utilité temporaire et incertaine, l'amélioration momentanée qu'ils déterminent étant suivie souvent d'une absorption intestinale plus intense et d'une résorption plus importante des poisons intestinaux.

5° Traitement chirurgical des néphrites subaiguës et chroniques. — Ce traitement est encore à l'étude et fort discuté. C'est à peine si ses indications et contre-indications commencent à se dégager de l'ensemble des résultats obtenus jusqu'ici.

Le Dentu fut le premier à penser dès 1881 qu'un rein douloureux et congestionné est étranglé, en quelque sorte, par sa capsule inextensible et il avait cherché en débridant cette dernière au thermocautère à faire cesser la compression des divers éléments du rein gorgés de sang.

Cette tentative resta longtemps isolée. Elle fut reprise en 1891 seulement par HARRISON. Le chirurgien anglais, fit par hasard en quelque sorte des néphrotomies à des malades atteints de néphrite subaiguë. Il ne trouva point les abcès ou les calculs qu'il cherchait et qui n'existaient point, mais il put constater une amélioration notable, une disparition des douleurs, de l'albuminurie, des hématuries et un rétablissement rapide des fonctions urinaires chez ces malades opérés ainsi par accident. Tout comme LE DENTU, il expliqua le soulagement apporté par l'opération à la cessation de l'état de tension du rein congestionné et il put comparer ses effets aux bons résultats obtenus par l'iridectomie dans le glaucome ou par l'incision de la capsule testiculaire dans les orchites aiguës.

Depuis cette époque, les tentatives se sont multipliées, ISRAEL, SÉNATOR, A. BROCA, ALBARRAN, POUSSON ont pratiqué la néphrotomie chez des albuminuriques atteints de coliques néphrétiques, de néphralgies ou d'hématuries rebelles. L'opération leur permit d'obtenir la rétrocession des hémorragies, des douleurs, et de l'albuminurie.

C'est à la suite de ces premiers résultats, quelque peu inattendus, que l'on a commencé à opérer systématiquement les malades atteints de mal de Bright.

Trois sortes d'opérations ont été proposées : la néphrotomie, la néphrolyse, la décapsulisation.

La *néphrotomie* prônée surtout par POUSSON, SOREL, JABOULAY, est employée quand il s'agit de triompher de phénomènes urémiques graves qui mettent à bref délai la vie des malades en danger. En débridant l'enveloppe fibreuse inextensible, on amène la décompression du rein étranglé et par l'incision rénale, on détermine en outre un dégagement plus complet de l'organe œdématié et congestionné.

Les résultats obtenus sont le plus souvent rapides ; en quelques jours, on observe une augmentation de la diurèse, de l'excrétion des sels et de l'urée, une résorption des œdèmes et de l'albuminurie. Il n'est pas rare de voir ces heureux effets se prolonger plusieurs mois (Pousson).

On ne doit pas les attribuer à la seule décompression des éléments sécréteurs. Ils s'expliquent encore par la disparition momentanée du réflexe réno-rénal dont l'action inhibitrice n'est pas seulement à redouter dans les cas de lithiase ou de tumeur rénale, mais même dans les néphrites avec poussées congestives ou inflammatoires (Pousson).

Les deux reins ne sont pas toujours intéressés par le processus infectieux et il existe parfois des néphrites unilatérales (Castaigne et Rathery, Pousson, Edebohls, Israel, Loumeau). On comprend tout l'avantage qu'il y a alors à intervenir au niveau du rein le plus malade. Mais cette détermination n'est pas toujours facile à faire. La séparation des urines ne peut souvent être pratiquée chez des malades en proie à l'urémie et oliguriques et si l'on n'opère à la fois des deux côtés, comme l'a proposé Edebohls, il faut s'en rapporter comme indications à l'œdème plus accusé d'un côté que de l'autre (Pousson, Mongour), à l'augmentation de volume de l'un ou l'autre rein, à la douleur plus vive au niveau d'une des fosses lombaires, signes quelque peu arbitraires qui manquent d'ailleurs souvent.

On a reproché à la néphrotomie de supprimer les fonctions d'une partie du rein, en raison des infarctus des artères intéressées et de la nécrose des parties qui en dépendent (Berg, Wildbotz). On lui a reproché encore d'augmenter la sclérose rénale existante (L. Bernard). Les mêmes critiques ne sauraient être adressées à la néphrolyse et à la décapsulisation.

La *néphrolyse* imaginée par Rovsing (de Copenhague) a pour objet de détruire les adhérences péri-rénales si communes autour des reins enflammés. Elles provoquent souvent des douleurs, des troubles de circulation et de nutrition du rein et leur ablation en libérant le rein engainé dans cette gangue inflammatoire aurait d'excellents effets sur l'évolution ultérieure de la néphrite. Mais le procédé de Rovsing n'a encore été utilisé que dans un petit nombre de cas et ne compte jusqu'ici que fort peu de partisans.

La *décapsulisation* prônée par Edebohls (de New-York) pour

le traitement des néphrites médicales est beaucoup plus répandue. Elle est basée d'ailleurs sur un principe tout particulier. Par la néphrotomie, on a en vue de décomprimer, de lever l'étranglement de l'organe congestionné et œdématié. Par la décapsulisation, EDEBOHLS cherche seulement à créer des anastomoses vasculaires et une circulation supplémentaire qui permette au parenchyme cortical de mieux fonctionner et même de se régénérer (KUMMEL). Il faut reconnaître d'ailleurs qu'au moyen des nouvelles connexions vasculaires, on assure aussi une voie de dérivation importante et on arrive tout comme par la néphrotomie à supprimer la congestion passive du rein.

C'est par hasard encore, en constatant les bons effets obtenus par l'arrachement de la capsule sur l'albuminurie des malades dont il fixait le rein déplacé, qu'EDEBOHLS a été amené à traiter systématiquement par ce même procédé de simples néphrites chroniques.

Opération plus longue, plus difficile que la néphrotomie, la décapsulisation n'est pas de mise en cas d'urgence et ne peut être tentée chez des malades qui sont au seuil de l'urémie.

Les résultats obtenus par EDEBOHLS sont les suivants : sur 72 opérés, il a eu 7 morts immédiates et 22 plus tardives dues à diverses complications ou aux progrès de la néphrite. Sur les 43 survivants, 6 sont opérés depuis peu ; 20 seraient en voie de guérison ; 17 sont dans un état tout à fait satisfaisant.

Nous n'insisterons pas sur ces chiffres. Ils sont loin d'avoir convaincu tous les médecins : ALBARRAN, LÉPINE, ROVSING, BLAKE et GAUDIANI restent encore opposés à la décapsulisation dans les néphrites chroniques.

Il est certain que, sans parler de la légèreté de quelques-unes des observations d'EDEBOHLS, on ne peut manquer d'être frappé de certains faits peu encourageants.

Tout d'abord, les effets obtenus sont tardifs et ne se font sentir qu'au bout de 10 et 12 jours (EDEBOHLS, HOWES). En second lieu, les récidives des accidents urémiques sont fréquentes et souvent même rapides.

L'apparition tardive des bons résultats fournis par l'opération ne saurait surprendre. D'après le chirurgien de New-York, la

décapsulisation agit surtout en créant des adhérences et une vascularisation supplémentaire, il faut donc un certain temps pour
lui permettre de s'établir et d'imprimer une vitalité nouvelle
à la partie sécrétante qu'elle irrigue (JABOULAY).

Mais déjà cette action à échéance lointaine permet de condamner la décapsulisation en tant qu'intervention d'urgence
en présence d'accidents urémiques immédiats.

A-t-elle plus de valeur pour combattre les effets lointains du
mal de Bright ? A ce point de vue, il importe de savoir de
quelle durée est la néoformation vasculaire recherchée par
le chirurgien.

Sans doute, sa réalité ne fait de doute pour personne, elle
est solidement établie par les recherches expérimentales (CLAUDE
et BALTHAZARD, LANZ et WILDBOER) et les autopsies de sujets
morts après décortication capsulaire (LARKIN). Mais, quand il
s'agit de dire si elle créé des modifications circulaires définitives, les opinions deviennent contradictoires. DUVAL, H. CLAUDE,
GAYET et BOSSON, ROVIGHI, admettent bien la reproduction très
rapide d'une nouvelle capsule fibreuse, et, d'après eux, elle
resterait perméable et vascularisée. Au contraire, d'après
WILDBOER, ALBARRAN, L. BERNARD, il se formerait bien vite une
gangue fibro-adipeuse encore plus épaisse et plus inextensible
qu'avant. Cela expliquerait les résultats éphémères souvent
observés.

EDEBOHLS lui-même ne conteste pas cette formation rapide
d'une nouvelle capsule, il lui accorde aussi une action néfaste
et il a même proposé et exécuté une redécapsulisation. Il reconnait d'ailleurs qu'elle a abouti à un désastre.

Pour permettre à la circulation supplémentaire d'être de plus
longue durée, on a proposé de créer des adhérences entre le
rein et l'épiploon (BAKES, TUFFIER), les résultats n'ont pas été
plus heureux.

Dans ces conditions, comment expliquer les succès d'EDEBOHLS ?
Faut-il les attribuer, comme le veut JABOULAY, à l'excitation des
filets du sympathique tiraillés durant l'opération et à la mise
en jeu de simples phénomènes vaso-moteurs ? Faut-il y voir la
preuve qu'EDEBOHLS aurait opéré surtout des reins infectés et.

non des reins médicaux (BLAKE et ROVSING, GAUDIANI) ? Ou bien n'est-ce point la démonstration que la décortication agit surtout comme la néphrotomie par la décompression et la décongestion au moins passagère d'un rein enflammé ? Les faits nouveaux qui ne tarderont certainement pas à se produire permettront seuls de l'établir. Mais, du moins, les considérations qui précèdent empêchent de voir dans la décapsulisation une méthode chirurgicale appelée à devenir classique pour le traitement des néphrites scléreuses à leurs diverses périodes.

Au contraire, l'accord semble fait sur l'utilité qu'il peut y avoir parfois à lever l'étranglement d'un rein congestionné. Qu'il s'agisse de néphrite aiguë, subaiguë ou chronique, il est souvent nécessaire, quand les moyens médicaux sont restés inefficaces, d'aller inciser une capsule inextensible et de saigner en quelque sorte, un rein turgescent.

Cette opération bénigne en elle-même, devient grave chez des sujets déjà en imminence d'urémie et auxquels il faut faire subir en outre les dangers d'une chloroformisation (PEL, LANZ) ou du moins ceux plus minimes d'une anesthésie à l'éther (EDEBOHLS, JABOULAY) ou au sœmnoforme (LOUMEAU).

Pourtant, il faut reconnaître qu'elle permet parfois de franchir l'étape dangereuse d'une insuffisance rénale brusque, qui résistait à tous les moyens jusque-là mis en œuvre. A ce titre, elle mérite d'être conservée.

Mais dans ce cas encore, quelle sera la durée de l'amélioration obtenue? Il est clair que cela dépend essentiellement de l'état du rein incisé. La néphrotomie a un pouvoir modificateur considérable sur la congestion rénale, lésion temporaire qui ne devient grave que par sa continuité. Elle est sans action sur les lésions parenchymateuses ou scléreuses permanentes et définitives. Celles-ci sont sérieuses par leur étendue ; elles le sont encore quand elles ne sont que parcellaires, en raison des troubles congestifs qui souvent les accompagnent.

La néphrotomie pratiquée dans ce dernier cas, chez des sujets jeunes, à reins peu sclérosés et peu dégénérés et dont les fonctions sécrétrices sont annihilées surtout par des phénomènes congestifs, donnera souvent des résultats superbes et définitifs.

Comme l'a fort bien rappelé Ch. Mongour, le brightique mourant peut avoir encore assez de substance rénale saine pour assurer sa dépuration urinaire. La saignée rénale a pour objet de la remettre en valeur et d'en assurer le fonctionnement.

Mais s'agit-il de vieux artério-scléreux atteints de néphrites chroniques anciennes, on n'aura que des résultats passagers, souvent même des désastres. La décortication ou la néphrotomie en facilitant le rôle sécrétoire d'éléments glandulaires totalement dégénérés ne saurait faciliter le rôle sécrétoire d'éléments glandulaires totalement détruits. C'est ce que reconnait Edebohls lui-même quand il indique comme une contre-indication opératoire formelle la rétinite albuminurique et la dilatation du cœur, deux symptômes des périodes avancées des néphrites chroniques.

En définitive, l'intervention chirurgicale parait sans action sur les lésions rénales constituées ; mais elle peut être des plus utiles quand il s'agit de remettre en valeur des éléments sécréteurs encore sains et étranglés seulement par des phénomènes congestifs. Elle devient une véritable opération d'urgence quand l'anurie résiste aux diurétiques, à la macération de rein, à la saignée et met directement la vie des malades en danger. La durée de l'amendement obtenu sera essentiellement liée au degré de dégénérescence antérieure des épithéliums ou à l'étendue de la sclérose rénale.

PYÉLO-NÉPHRITES ET ABCÈS DU REIN

1° Définition.—L'inflammation simultanée du rein et de son appareil excréteur porte le nom de *pyélo-néphrite*. Cette inflammation peut être légère et superficielle, mais bien plus souvent elle est intense et fort étendue, elle va même parfois jusqu'à la production de collections purulentes, *d'abcès du rein*.

Une intervention microbienne, rendue plus ou moins active par l'association de diverses causes prédisposantes est sans cesse le point de départ des lésions observées. Les germes pathogènes qui déterminent l'inflammation du rein et de son appareil excréteur arrivent à ces organes soit par la voie sanguine ou descendante (ALBARRAN), soit par la voie urinaire ou ascendante (GARCIN).

Les pyélo-néphrites et les abcès du rein reconnaissent donc la même origine et le même mécanisme de production que bien des néphrites aiguës ou subaiguës (voir p. 370). Elles n'en diffèrent que par les conditions particulières dans lesquelles se produit l'infection ; celles-ci seules peuvent expliquer comment le même microbe, associé aux mêmes toxines, arrive à déterminer dans un cas de simples lésions congestives et dégénératives, tandis que dans un autre il détermine surtout d'importants phénomènes de diapédèse et des productions purulentes.

Les pyélo-néphrites et les abcès du rein doivent donc rentrer dans le cadre général des néphrites. Ils dépendent des mêmes causes et ne méritent de former une classe à part qu'en raison de l'aspect clinique et des conséquences thérapeutiques qui résultent de leurs tendances suppuratives ou de la présence même du pus.

2° Étiologie, pathogénie.—Les pyélo-néphrites et les abcès du rein relèvent de deux ordres de causes : causes déterminantes et causes prédisposantes :

a. *Causes déterminantes.* — Avant l'ère de l'antisepsie, les abcès du rein étaient fréquents au cours de *l'infection purulente.* Ils s'observent encore aujourd'hui à la suite de *brûlures étendues*, de *lymphangites* d'origines diverses, de *furoncles*, d'*anthrax*, d'*érysipèles*, au cours de *l'ostéomyélite*, de la *fièvre puerpérale*, des *endocardites ulcéreuses*, de la *dysenterie*, des *dilatations bronchiques* ou de la *gangrène pulmonaire*. On a enfin signalé leur apparition chez *certains typhiques* porteurs de vastes eschares sacrées ou d'abcès superficiels multiples (G. GALLOIS).

Plus rarement, ils sont consécutifs à une infection de voisinage et succèdent à une *périnéphrite*, à un *abcès du foie*, de la *rate*, du *psoas*, à une *tuberculose vertébrale* à foyers ouverts.

Ces diverses causes, point de départ d'une infection générale de l'organisme et d'une infection descendante du rein, peuvent déterminer aussi certaines pyélo-néphrites diffuses. Ces dernières succèdent encore à des *lésions de l'appareil génital*, à une métrite, à une périmétrite, à une annexite, à la présence d'une *collection purulente* quelconque dans le petit bassin, ouverte ou non dans l'uretère ; d'autres fois encore, elles apparaissent à la suite d'une simple *gastro-entérite* (ROSVING), d'une *diarrhée* ou d'une *constipation rebelle* (BAGINSKY). Dans tous ces cas, ainsi que POSNER a pu le démontrer expérimentalement, le coli-bacille et les divers microbes générateurs de la pyélo-néphrite passent d'abord dans le sang, puis dans le rein dont l'infection se fait par conséquent par voie descendante.

Mais ces pyélo-néphrites à origine vasculaire sont infiniment plus rares que celles qui succèdent à une infection des voies urinaires inférieures. Celles-ci sont des plus communes, si bien qu'elles constituent même la terminaison habituelle de la plupart des maladies des voies urinaires inférieures.

Rétrécissement de l'urèthre, hypertrophie de la prostate. tumeurs et calculs de la vessie, compliqués de *cystite* sont, en effet, des causes importantes et fort courantes de pyélo-néphrites. Il en est de même des *cystites blennorragiques* ou de celles qui sont consécutives à un simple *cathétérisme malpropre*.

Parfois enfin l'infection se fait par la double voie ascendante et descendante, c'est ce qui existe chez certains urinaires porteurs de quelque vieux foyer purulent prostatique ou vésical. Rein et bassinet sont alors contaminés aussi bien par la propagation microbienne urétérale ascendante que par le passage des éléments pathogènes dans le sang d'abord, puis dans le rein.

Les *microbes* qu'on a retrouvés dans les voies urinaires supérieures ou les reins infectés sont nombreux. C'est le plus souvent l'ancienne bactérie septique de CLADO, identifiée aujourd'hui avec le coli-bacille (ACHARD et RENAUT) ; ce sont aussi les gonocoques, l'uro-bacille liquefaciens, la torulacée de PASTEUR, le bacille de MIQUEL, puis les staphylocoques, les streptocoques, les protei et enfin divers microbes anaérobies (ALBARRAN et COTTET). Dans le cas d'abcès métastatiques, on peut trouver dans les foyers purulents du rein les divers microbes de la maladie causale, ils y sont associés ou non à tous les agents habituels des infections secondaires.

b. *Causes prédisposantes.* — Il est aujourd'hui de notion classique que, dans bien des cas, des microbes pénètrent dans la circulation et s'éliminent ensuite rapidement par le rein. KLECKI en particulier a observé expérimentalement que divers micro-organismes injectés dans le sang se retrouvent déjà au bout de deux minutes dans les urines. Le plus souvent, ce passage au travers des glandes rénales n'entraîne aucune conséquence fâcheuse pour les organes traversés. Ceux-ci ne sont vraiment contaminés et ne deviennent le siège de lésions inflammatoires ou suppuratives que s'ils se trouvent dans des conditions spéciales facilitant leur infection.

Les causes préparant le terrain à l'éclosion et à la pullulation des micro-organismes ont donc autant d'importance que l'ensemencement microbien lui-même dans la production des pyélonéphrites d'origine descendante et de celles qui sont consécutives à une infection ascendante.

L'*hydronéphrose* en premier lieu constitue une prédisposition importante à la localisation de l'infection au niveau du rein. Qu'elle soit consécutive à une oblitération de l'uretère par un calcul, à une compression par une tumeur pelvienne ou un utérus gravide (VINAY, BONNEAU), à une coudure de l'uretère par un rein mobile, le résultat est toujours le même : il se fait un obstacle au libre écoulement des urines et la rétention produite prépare l'infection. Celle-ci éclatera à la suite du moindre cathétérisme septique par ascension des microbes vésicaux dans l'uretère et le bassinet surdistendus; elle succédera plus souvent encore à l'infection par voie sanguine du rein atteint d'hydronéphrose.

La *congestion rénale* joue un rôle prédisposant analogue à celui de la rétention; elle crée comme elle un milieu de culture favorable à la pullulation microbienne. A ce point de vue, le froid, le surmenage, les traumatismes, l'absorption de médicaments toxiques (ROBIN), les excès alcooliques et vénériens doivent être rangés au nombre des causes prédisposantes des pyélo-néphrites. Quant à l'*artério-sclérose*, si commune chez les sujets qui font de la néphrite suppurée, elle agit encore de façon indirecte : elle détermine la dégénérescence fibreuse du rein et diminue sa résistance et celles des voies urinaires supérieures ; de plus, elle entraîne souvent des lésions prostatiques et vésicales et elle prépare ainsi la rétention d'urine et la cystite dont nous avons déjà dit le rôle important dans la production des infections rénales ascendantes.

L'étude rapide de ces diverses causes prédisposantes et en particulier, l'importance de premier ordre des troubles vésicaux nous explique fort bien, comment les suppurations des reins et du bassinet sont fréquemment l'apanage des sujets de *sexe masculin* et des gens *un peu avancés en âge*. Chez ces derniers, le mauvais fonctionnement d'une vessie sclérosée, la nécessité de cathétérismes fréquents aboutissent à la production de cystites rebelles; celles-ci, à leur tour, sont le point de départ d'une infection par voie ascendante ou descendante d'un rein sclérosé ou congestionné et prédisposé par là même à l'envahissement et à la pullulation microbienne.

3° **Anatomie pathologique.** — Nous étudierons séparément les lésions de la pyélo-néphrite descendante avec les abcès du rein, puis celles de la pyélo-néphrite ascendante.

A. ABCÈS MÉTASTATIQUES DU REIN ET PYÉLO-NÉPHRITE DESCEN-
DANTE.—Dans certaines néphrites qui accompagnent les infections,
on observe parfois autour des glomérules et des artérioles de la
substance corticale une accumulation considérable de leucocytes. Celle-ci paraît liée à la pénétration dans le tissu interstitiel du rein d'un certain nombre de microbes qui y sont déversés par la voie sanguine générale. Souvent, cette infiltration
diapédétique rétrocède au moment de la guérison de la maladie
infectieuse causale; mais, d'autres fois, elle devient très intense
et aboutit alors à la production d'abcès du rein. Ceux-ci apparaissent donc comme le dernier terme de la réaction de la substance rénale contre l'envahissemeut des microbes et des toxines.

Le plus généralement de petit volume, les abcès métastatiques
du rein sont extrêmement nombreux et la substance rénale
tout entière en est comme criblée. Miliaires dans la plupart
des cas, ils peuvent atteindre cependant le volume d'un pois ou
d'une noisette par suite de la fusion progressive de plusieurs
d'entre eux.

Le pus qu'ils contiennent est épais et blanc jaunâtre, il est
comme enkysté par une large zone de substance rénale congestionnée et infiltrée d'éléments embryonnaires. Plus tard, à la
congestion du début, succèdent des lésions dégénératives et dans
les parties de parenchyme épargnées par l'infiltration purulente,
les épithéliums apparaissent troubles, grenus, parfois décapités.
La lumière des tubuli est encombrée de produits d'exsudation
et de dégénérescence, les glomérules sont augmentés de volume
et leur capsule est infiltrée de liquides divers ou remplie de
cellules embryonnaires. Dans le tissu interstitiel, on observe un
nombre important de leucocytes disséminés ou agglomérés en
amas. Enfin, de nombreux capillaires sont oblitérés par des
embolies microbiennes et sont le point de départ d'infarctus
septiques.

A côté de ces lésions suppuratives, déterminées par l'action
directe des microbes, on observe toutes celles de la néphrite
aiguë ou du gros rein blanc, elles sont provoquées en grande
partie par l'action des toxines.

Les abcès du rein peuvent rester limités à la substance rénale ;

mais, parfois aussi, ils gagnent le bassinet par voie de continuité, la pyélo-néphrite d'origine descendante se trouve alors

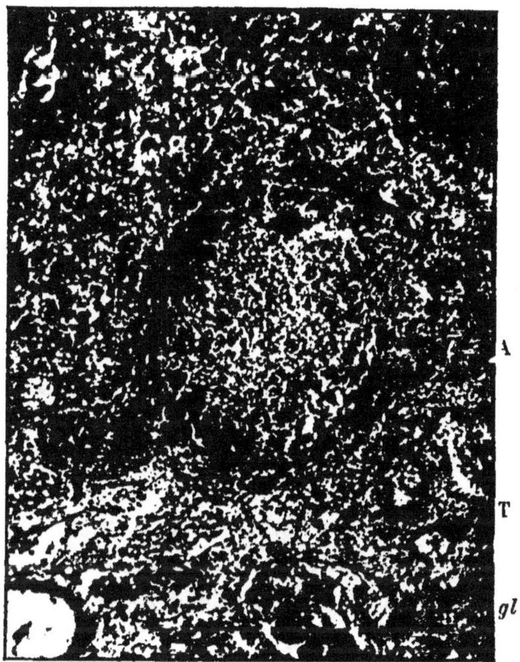

Fig. 72. — Abcès miliaire métastatique du rein.

A, accumulation de globules de pus formant un abcès microscopique. — *gl*, glomérule infiltré de leucocytes. — T, tubes contournés en train de se désagréger sous
l'influence de la poussée inflammatoire.

constituée. Elle comporte le même genre de lésions que celles
que nous venons de décrire.

B. Pyélo-néphrite ascendante. —Les lésions sont *macroscopiques* ou *microscopiques* :

a. *Lésions macroscopiques.* — La vessie, point de départ de
l'infection, est en premier lieu presque toujours sclérosée, forcée
et enflammée.

L'*uretère* participe aussi, surtout dans son tiers supérieur, au
processus inflammatoire (Gosset). Il peut être oblitéré et distendu
au point d'atteindre le volume de l'intestin grêle ou bien, il est

simplement rétréci, irrégulier, coudé par plicatures de ses parois dégénérées. Sa muqueuse est épaissie, rouge, ecchymosée, parfois même ulcérée ; elle est infiltrée de nombreux éléments embryonnaires et ses cellules de revêtement sont profondément altérées ; enfin, tout autour du canal, existe de la péri-uretérite dont les anneaux scléro-lipomateux arrivent à étouffer peu à peu les diverses fibres musculaires de l'uretère, à déterminer des irrégularités de son calibre et même son oblitération. Nous ajouterons que lorsque la sclérose porte sur l'orifice uretéral, elle constitue une cause prédisposante importante à l'infection ascendante, car elle empêche cet orifice de jouer son rôle habituel de sphincter, cela permet le reflux facile des urines infectées depuis la vessie surdistendue jusqu'au rein congestionné et prédisposé.

Les lésions inflammatoires de l'uretère et de la vessie sont habituelles s'il s'est fait une infection par voie ascendante, elles sont rares au contraire, si celle-ci a une origine descendante. Dans ce cas, en effet, la rétention et la congestion vésicales et uretérales, facteurs prédisposants indispensables à leur infection, font habituellement défaut, aussi on ne voit se développer ni uretérite, ni cystite, malgré le passage incessant de nombreux germes à leur niveau. Ce fait n'est pas sans importance au point de vue du traitement.

Tant que la voie uretérale reste libre, la muqueuse du *bassinet* est simplement enflammée, rouge, épaissie, tapissée d'un dépôt purulent ou phosphatique plus ou moins épais ; mais, sous l'influence des progrès de l'uretérite ou de la péri-uretérite ou à la suite d'une oblitération des voies urinaires supérieures par un calcul ou tout autre cause, le libre écoulement de l'urine et du pus se trouve troublé et la *pyélite* s'accompagne de *distension*. Le bassinet enflammé se présente alors sous la forme d'une poche souvent énorme, lisse ou plus ou moins bosselée et à parois amincies. La muqueuse qui la tapisse a une teinte ardoisée ou noirâtre et apparaît au microscope infiltrée d'éléments embryonnaires et privée de son épithélium.

Le *rein* peut aussi se laisser distendre quand il existe un obstacle au libre cours des urines infectées, la *pyonéphrose* est alors constituée.

Dans ce cas, le bassinet et le rein dilatés apparaissent sous la forme d'une tumeur arrondie, bosselée dont la partie supérieure rappelle bien qu'agrandies les apparences même du rein. A la coupe, il s'échappe parfois de la poche plus d'un litre de liquide séro-purulent avec parfois de nombreux débris membraneux d'odeur infecte et des calculs de phosphates ou de carbonates, plus ou moins volumineux et tapissés souvent de détritus muco-purulents. A cette période avancée, le parenchyme rénal a presque complètement disparu, les pyramides de Malpighi sont détruites et la substance corticale est réduite à l'état d'une mince coque sur laquelle s'insèrent de nombreuses cloisons, vestiges des colonnes de BERTIN.

Une atrophie si complète ne s'observe que dans les pyélo-néphrites déjà anciennes et il est fréquent d'observer des lésions moins complètes. On peut de la sorte se rendre compte de la marche progressive des lésions. Quand l'infection ascendante est rapide et diffuse, il existe une sorte d'infiltration phlegmo-neuse des tissus du rein. La glande est volumineuse, molle, parsemée de taches ecchymotiques. A la coupe, substance cor-ticale et substance médullaire se confondent.

L'infection peut encore rester circonscrite et partielle; on suit alors ses progrès tout le long et tout autour des systèmes cana-liculaires envahis : il s'agit dans ce cas de la *néphrite rayonnante* de BARRETTE ou *néphrite canaliculaire parasitaire* de VIRCHOW. Des tubes envahis par de nombreux microbes, l'inflammation purulente gagne peu à peu les tissus voisins, elle y détermine progressivement de l'infiltration diapédétique, puis de petits abcès miliaires et enfin la dégénérescence et l'atrophie des diverses cellules du parenchyme.

D'autres fois, les cônes papillaires apparaissent comme rongés et détruits par la fonte purulente ou aplatis et refoulés excen-triquement s'il existe une pyonéphrose à marche rapide. A cette *néphrite papillaire* initiale se surajoutent de nombreux abcès métastatiques si la pyélo-néphrite est due à une infection à la fois descendante et ascendante.

Il est constant d'observer de la *périnéphrite* chaque fois qu'il y a infection du rein et du bassinet. La capsule adipeuse dégénérée et épaissie constitue un véritable fibro-lipome au milieu duquel le rein atrophié se trouve comme perdu. D'autres fois encore, elle est envahie par le pus et on voit éclater tous les signes de la périnéphrite suppurative. Enfin, elle peut se scléroser et contracter des adhérences avec les organes de voisinage, l'intestin, le péritoine, l'aorte et la veine cave. Cela rend la tâche du chirurgien des plus malaisées et des plus dangereuses dans le cas où une intervention devient nécessaire.

b. *Lésions microscopiques.* — Le rein infecté a une apparence des plus caractéristiques. Il est le siège d'une infiltration embryonnaire diffuse qui détermine par endroits la formation de petits abcès. Un grand nombre de vaisseaux sont oblitérés par thrombose et cette oblitération devient le point de départ d'infarctus, bien vite transformés en foyers suppurés. En s'unissant les uns aux autres, ils finissent par constituer d'importantes poches purulentes qui s'ouvrent sous la capsule ou vont le plus souvent déverser leur contenu dans le bassinet.

Quant aux épithéliums des tubes contournés, ils subissent la dégénérescence granulo-graisseuse et finissent par disparaître ; il en est de même des glomérules progressivement envahis et infiltrés par de nombreux éléments embryonnaires.

Mais, à côté de portions de parenchyme dont les divers éléments sont ainsi complètement détruits, on en observe d'autres qui sont encore presque saines et en parfait état de sécréter. Cela nous explique la valeur fonctionnelle réelle de certains reins infectés qui, au point de vue macroscopique, paraissent pourtant entièrement dégénérés.

Dans les cas chroniques, surtout s'il y a distension rénale concomitante, la *sclérose* se substitue peu à peu à l'infiltration embryonnaire primitive et les tubes dilatés et privés de leur épithélium, les glomérules atrophiés et réduits à l'état de vestiges, les vaisseaux atteints eux-mêmes d'endartérite et de périartérite, apparaissent entourés de toutes parts par du tissu fibreux.

4° **Symptômes.** — Il convient d'examiner séparément les abcès du rein et la pyélonéphrite ascendante :

27.

A. ABCÈS DU REIN. — Les abcès métastatiques du rein passent le plus souvent inaperçus et constituent alors de simples trouvailles d'autopsie. Leurs symptômes propres, fort peu importants, sont en effet presque toujours masqués par les signes particuliers de l'infection causale et les diverses manifestations purulentes qui se produisent du côté des autres viscères.

Il y a quelques mois, nous avons eu l'occasion de soigner une femme qui, à la suite d'une infection d'origine puerpérale fit à la fois des abcès du poumon, de la pleurésie purulente à streptocoques, d'énormes collections cutanées et des abcès métastatiques du rein. La malade présentait une courbe de température à grandes oscillations, elle avait un facies terreux, une langue sèche, du subdélire. Nous mîmes tous ces symptômes sur le compte de son infection générale et des nombreux foyers purulents qui évoluaient de tous côtés. Les urines examinées ne contenaient ni pus, ni cylindres, leur volume atteignait 800 à 1 000 grammes et on n'y trouvait que des traces d'albumine. La malade n'accusait d'ailleurs aucune douleur dans ses régions lombaires. Dans ces conditions, comment soupçonner l'infiltration purulente complète que nous découvrîmes à l'autopsie au niveau des deux reins ?

C'est là l'histoire générale des abcès métastatiques des reins : ils passent presque toujours inaperçus en raison des troubles urinaires insignifiants qu'ils déterminent : la sécrétion est assurée par certaines portions du parenchyme non envahies par le pus et restées encore relativement saines. C'est seulement quand les urines deviennent rares et très albumineuses et surtout quand quelques foyers purulents s'ouvrent dans le bassinet et que le pus apparaît dans les urines, que l'on peut soupçonner l'existence d'abcès métastatiques du rein ou de la pyélonéphrite descendante aiguë. Il est inutile de rappeler que cette ouverture tardive précède ordinairement de peu de jours la mort du malade en proie à une infection généralisée.

B. PYÉLONÉPHRITES ASCENDANTES. — Les abcès du rein et les pyélo-néphrites descendantes à marche rapide ne constituent qu'un épisode au cours d'une infection générale. Les pyélo-néphrites ascendantes, au contraire, ou bien les pyélo-néphrites mixtes à la fois ascendantes et descendantes déterminent un ensemble de symptômes bien caractérisés.

Un des premiers est la *fièvre*. Elle apparaît sous forme d'accès qui rappellent ceux de la malaria. Le malade est pris de frissons, il grelotte, il claque des dents, on ne peut arriver à le réchauffer, puis à cette première phase, de durée plus ou moins longue et plus ou moins ébauchée selon les cas, succède une période de chaleur, avec souvent de l'agitation, des vomissements, du délire. A ce moment, la peau est sèche, le malade étouffe, il se découvre et le thermomètre marque 39° et 40°. L'apparition d'abondantes sueurs marque la fin de la crise. Ces accès de fièvre uroseptique sont irrégulièrement intermittents; ils font parfois défaut et le malade présente alors, seulement, une température élevée persistante avec grandes oscillations.

L'aspect de la *langue* n'est pas moins caractéristique que la fièvre. Elle est saburrale et rouge sur les bords ou bien encore dans les cas graves, desséchée, fendillée et comme raccornie. Un *amaigrissement* rapide, une *inappétence* absolue, une *dépression* complète, allant parfois jusqu'à la *prostration* typhique, sont d'autres signes fâcheux qui annoncent une terminaison fatale à brève échéance.

Mais les pyélo-néphrites n'évoluent pas toujours de façon aussi rapide et à côté de cette première forme aiguë, véritablement septicémique, il existe une *forme chronique* où l'on trouve associés à la fois les signes de l'infection et de l'urémie.

Dans certaines formes légères, le malade continue durant des mois et des années à vaquer à ses occupations et l'infection de son rein se traduit seulement par un peu de dépression, de l'amaigrissement, de la pâleur, des troubles dyspeptiques et des accès de fièvre à l'occasion du moindre refroidissement, du plus léger surmenage ou d'un simple cathétérisme. Dans ce cas, l'affection reste bien souvent latente, jusqu'au jour où brusquement l'équilibre se trouve rompu et où le malade est emporté par une crise suraiguë d'urémie. BERNEX a relaté à ce sujet l'histoire d'un malade entré à l'hôpital pour se faire soigner un panaris et qui mourait le lendemain d'urémie. Une légère infection avait suffi chez lui à déterminer l'insuffisance brusque de ses reins. L'autopsie fit voir qu'ils étaient réduits à l'état de simples coques fibreuses avec loges multiples. BROUARDEL et les médecins légistes ont signalé des cas analogues : des sujets porteurs de vieilles pyélo-néphrites meurent en quelques heures à la suite d'un refroidissement ou de la prise intempestive d'un médicament. On attribue souvent à tort à un empoisonnement criminel ou accidentel leur mort rapide par urémie.

Mais, dans la plupart des cas, la pyélo-néphrite à forme chronique accuse plus hâtivement son existence. La fièvre peut sans doute faire longtemps défaut ; par contre, les *troubles digestifs* sont constants ; la langue est saburrale et rouge sur les bords, le pharynx est sec et enflammé, le muguet fait d'intermittentes apparitions. A la difficulté de la mastication et de la déglutition s'ajoutent l'intolérance gastrique, l'atonie intestinale, la constipation ou la diarrhée. Chez ces malades, affaiblis, déprimés, plus ou moins cachectisés, « l'appareil digestif est le baromètre de l'état du rein » : l'aggravation des symptômes gastro-intestinaux correspond à une poussée infectieuse nouvelle, la rétrocession des troubles dyspeptiques marque au contraire une amélioration de leur pyélonéphrite.

Tant que la voie uretérale est libre, les *urines* sont d'une abondance excessive, le malade en excrète 2 à 4 litres par jour ; il y a en même temps *fréquence des mictions* en raison de la cystite originelle ou de l'influence du réflexe réno-vésical. La *perméabilité rénale* est conservée et l'élimination du bleu de méthylène et de l'iodure de potassium en particulier reste normale (BARD et BONNET). La *polyurie* de la pyélo-néphrite chronique s'accompagne aussi de *pyurie* : les urines sont louches uniformément du commencement à la fin de la miction. Sous l'influence du repos, elles laissent déposer une certaine quantité de pus, surtout s'il y a cystite concomitante, mais elles n'en restent pas moins uniformément troubles et opalescentes, elles présentent en un mot tous les signes distinctifs des *urines rénales* de GUYON. Quelquefois acides au début de l'affection, elles deviennent rapidement neutres ou alcalines par suite de la fermentation ammoniacale, elles sont souvent alors d'une repoussante fétidité. Elles peuvent être légèrement albumineuses, mais elles contiennent rarement du sang, sauf dans le cas où il existe des calculs dans le rein et le bassinet infectés.

A l'examen microscopique, on peut constater que leur sédiment est formé de nombreux leucocytes plus ou moins dégénérés, de cellules épithéliales de diverses origines, de cylindres

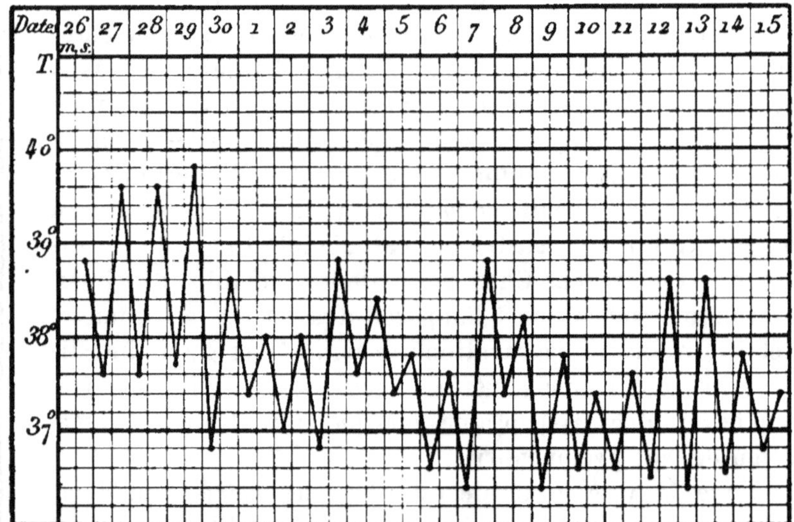

Fig. 73. — Courbe de température dans un cas de pyélonéphrite chronique.

hyalins et granulo-graisseux, de cristaux de phosphates ammoniaco-magnésiens, on y trouve enfin un certain nombre des micro-organismes générateurs de la cystite et de la pyélonéphrite.

Tant qu'il n'y a pas de distension du bassinet et du rein infecté, on ne perçoit rien de particulier par la palpation de la fosse lombaire et le malade n'y accuse aucune douleur, sauf dans le cas où il existe une lithiase rénale concomitante soit primitive, soit secondaire.

Mais, sitôt qu'il y a oblitération de l'uretère, on perçoit une *tumeur* par la palpation bimanuelle : elle présente le signe du ballottement et les divers caractères des tumeurs du rein. Elle peut se développer insidieusement : la pyélo-néphrite avec distension, la pyonéphrose succède alors peu à peu à la pyélonéphrite ouverte ; ou bien encore, elle apparaît brusquement avec de la fièvre lorsque l'oblitération uretérale se fait tout d'un coup.

Tant que la tumeur conserve un volume appréciable, les urines peuvent être limpides, elles proviennent alors seulement du rein sain ; mais, brusquement l'obstacle uretéral peut disparaître, le tumeur aussitôt s'affaisse et en même temps, il se fait une débâcle purulente. La *fièvre de rétention septique* que présentait la malade cède aussitôt et il se produit une amélioration considérable. Mais celle-ci ne constitue qu'une simple trêve ; les symptômes d'infection réapparaissent le jour où la distension du bassinet et du rein se reproduisent à nouveau.

5° Évolution, pronostic. — Quelles que soient leurs formes, les pyélo-néphrites sont toujours d'un pronostic sérieux. Il est des cas où elles ont une marche véritablement *foudroyante* et où elles déterminent la mort des malades dès le premier accès fébrile. Mais, le plus souvent, elles sont compatibles avec une assez longue survie. Dans les *formes aiguës*, le malade en proie à des vomissements fréquents, à une fièvre entrecoupée d'accès plus ou moins violents, se cachectise peu à peu, ou meurt urémique en quelques semaines. Dans les *formes chroniques*, la période de tolérance se prolonge parfois des mois et des années ; elle sera d'autant plus longue que l'élimination du pus sera mieux assurée par la conservation de la perméabilité de l'uretère. Du jour où celle-ci fait défaut et où la pyélo-néphrite avec distension se constitue, les accidents se multiplient et se précipitent : le pus accumulé dans le rein et le bassinet tend à se frayer un passage à l'extérieur et il se fait des migrations purulentes dans le tissu cellulaire du rein d'abord, puis vers les lombes, ou bien le péritoine, l'estomac, le duodénum, le côlon et même la plèvre et les bronches. Quand elles n'amènent pas rapidement la mort, elles entraînent à leur suite diverses variétés de fistules rénales. Exceptionnellement, la pyélo-néphrite s'accompagne d'une périnéphrite graisseuse ou d'une sclérose périrénale assez importante pour entraîner la transformation fibreuse du rein et du bassinet infectés et par suite la guérison. Mais, il est nécessaire pour cela que le rein du côté opposé ne soit pas lui-même infecté; dans tous les cas où elle existe, cette infection bilatérale aggrave singulièrement le pronostic.

6° Diagnostic. — Quand un malade présente des accès de fièvre uro-septique, de la polyurie trouble avec urines rénales, une tumeur lombaire et des décharges purulentes intermittentes, le diagnostic est aisé et l'on reconnait facilement l'existence d'une pyélo-néphrite avec ou sans distension.

Mais il n'en est pas toujours de même et dans les cas de formes chroniques lentes par exemple, il devient nécesssaire de peser successivement la valeur de chacun des symptômes observés.

On peut prendre en effet les sujets atteints de pyélo-néphrite chronique pour de *simples dyspeptiques :* leur inappétence, leurs vomissements fréquents, l'état tout à fait particulier de leur langue, leur diarrhée ou leur constipation donnent facilement le change, si on ne prend la précaution de les interroger minutieusement sur leurs antécédents urinaires et si l'on n'examine à plusieurs reprises leurs urines surtout au moment des poussées fébriles que souvent ils présentent.

L'absence des œdèmes, la polyurie, l'albuminurie légère de la pyélo-néphrite chronique peuvent encore faire songer à une *néphrite chronique* à type interstitiel ; mais la faiblesse de la tension artérielle, et le caractère muco-purulent des urines permettent rapidement de différencier les deux affections.

La plupart des pyélo-néphrites s'accompagnent de *cystite,* celle-ci détermine dans une certaine mesure la pollakiurie et la pyurie observées; mais l'apparition de la polyurie trouble, la persistance au repos de l'opalescence des urines purulentes est caractéristique de leur origine rénale, elles permettront d'affirmer l'existence d'une infection du rein.

Quand il existe une pyélo-néphrite fermée avec distension et urines claires, on peut songer à la longue série des *tumeurs rénales*, au *cancer*, à la *tuberculose*, au *rein polykystique*, à l'*hydronéphrose*. Les antécédents urinaires du malade, l'examen des urines et de leur sédiment, la recherche du bacille de Koch, la concomitance de la fièvre avec ses caractères uroseptiques particuliers et souvent encore l'intermittence de la tuméfaction rénale et des décharges purulentes seront les éléments précieux d'une différenciation assez facile.

En présence d'un *phlegmon périnéphrétique* ou d'une *périnéphrite scléreuse*, on peut être plus embarrassé et c'est seulement la persistance de la tumeur, les caractères de la fièvre et des urines, l'évolution de la maladie qui permettront de faire un diagnostic. Celui-ci devient des plus délicats, lorsque les deux affections sont associées et que la suppuration ou la dégénérescence de la capsule périnéale constitue une complication de la pyélo-néphrite.

Enfin, quand aux signes propres de la pyélo-néphrite se surajoutent tous ceux de la *lithiase urinaire*, douleurs lombaires plus ou moins continues et exagérées par la fatigue, hématuries se montrant à l'occasion de la marche ou du séjour en voiture, on doit conclure que l'infection du rein et du bassinet se complique de la présence d'un calcul soit primitif, soit le plus souvent secondaire. La radiographie pourra être employée avec avantage pour préciser un diagnostic incertain.

Mais, il ne suffit pas de savoir s'il y a ou non pyélo-néphrite avec ou sans distension et avec ou sans calculose ; il faut encore établir *si un seul rein ou si les deux reins sont atteints* et dans le premier cas *de quel côté siège la lésion*. Ce sont là deux questions qu'il importe de résoudre chaque fois qu'on est appelé à intervenir chirurgicalement. Quand il existe une pyurie intermittente avec dans l'intervalle des décharges purulentes, apparition d'urines claires, on peut conclure que l'un des reins est sain et la perception d'une tumeur rénale permet facilement de dire quel est le côté atteint.

Mais quand il y a pyélo-néphrite sans distension, un diagnostic précis est plus difficile. Des douleurs lombaires bilatérales, une infection ancienne de la vessie chez des sujets artério-scléreux et prédisposés à l'infection ascendante, doivent faire redouter une double pyélo-néphrite. Celle-ci ne pourra être affirmée qu'à la suite du cathétérisme des uretères, de la cystoscopie, ou de la séparation endo-vésicale des urines, mais on se souviendra que la coexistence de la cystite rend cette dernière souvent impossible par suite de l'irritabilité excessive de la vessie enflammée ; elle risque aussi d'amener diverses erreurs d'interprétation en faisant supposer que les urines purulentes recueillies sont en rapport avec une double infection rénale qui n'existe pas. On ne saurait prendre trop de précautions à cet égard et la séparation des urines ne sera jamais pratiquée qu'après un lavage minutieux de la vessie.

7° Traitement. — Il n'existe point de *moyens de prévenir* les abcès métastatiques du rein et les pyélo-néphrites d'origine descendante ; mais il n'en est pas de même pour les pyélo-néphrites ascendantes et en s'adressant à l'affection causale, en traitant la blennorragie ou la cystite, en incisant un rétrécissement de l'urèthre, en combattant la rétention prostatique, en enlevant par la taille un calcul ou une tumeur de la vessie, on met bien souvent le rein à l'abri de la propagation de l'infection vésicale.

Lorsque la pyélo-néphrite est constituée, la tâche du médecin devient plus difficile.

S'agit-il d'une *pyélo-néphrite aiguë ?* Il faut chercher à décongestionner le rein et le bassinet enflammé en appliquant des sangsues ou des ventouses scarifiées au niveau du triangle de J.-L. Petit ; il faut donner des purgatifs qui agissent sur le rein par dérivation et éliminent en même temps une grande quantité des toxines dont le passage au niveau des tubuli pourrait être nuisible. En même temps, il faut diluer l'urine et la rendre aussi peu irritante que possible. Dans ce but, on institue au moins momentanément le régime lacté et on fait prendre au malade des eaux faiblement minéralisées telles que celles de Capvern, d'Evian, de Vittel, de Contrexéville. En activant la diurèse, elles assurent le lavage du rein et du bassinet envahis par la suppuration.

Quand on a à traiter une *pyélo-néphrite chronique*, les moyens d'action restent les mêmes et c'est encore à la révulsion lombaire, au régime léger aussi peu toxique que possible, aux eaux diurétiques qu'il faut recourir. Etant donnée l'origine le plus ordinairement microbienne de l'affection, on pourrait penser que l'emploi des balsamiques et des divers antiseptiques doit être des plus efficaces ; en fait, il n'en est rien et on a même à redouter leur action congestionnante sur le rein. L'acide benzoïque, le benzoate de soude, l'huile de Haarlem, l'urotropine, puis les astringents, tannin, ratanhia, ne seront donnés qu'avec prudence. Ils n'ont d'ailleurs que la valeur de simples palliatifs.

Tant que la voie uretérale reste libre et que l'écoulement des urines purulentes est assuré, on peut espérer voir se produire sous l'influence du seul traitement médical, sinon des guérisons, du moins de longues rémissions. Mais, du jour où il y a rétention septique, avec ou sans distension du rein et du bassinet, les accidents graves se précipitent et il faut intervenir chirurgicalement. Pour évacuer la collection suppurée rénale, on peut tout d'abord avoir recours à la *ponction*. A vrai dire, il s'agit là d'une méthode purement palliative, d'un procédé aveugle d'exploration beaucoup plus que d'un moyen de traitement.

La *néphrotomie* par voie lombaire est au contraire l'intervention de choix. Elle respecte les portions du rein encore en état de sécréter, elle assure l'évacuation complète à l'extérieur des produits purulents et des calculs secondaires, elle permet souvent enfin de pratiquer le cathétérisme et la dilataion progressive de l'uretère oblitéré et de rétablir l'écoulement des urines par leurs voies normales. C'est la seule opération possible quand le rein du côté opposé est lui-même infecté et en imminence d'insuffisance ou bien quand la persistance de la cystite causale peut faire craindre son infection ultérieure. Le gros inconvénient de la néphrotomie est la persistance définitive d'une fistule rénale dans 45 p. 100 des cas.

La *néphrectomie* n'a pas cet inconvénient, mais elle a, par contre, une tout autre gravité. Tandis que la mortalité de la néphrectomie est en effet de 37 p. 100, celle de la néphrotomie ne dépasse pas 13 p. 100 (TUFFIER). Cela résulte non seulement des difficultés opératoires déterminées par la présence des adhérences du rein et du bassinet enflammés, mais surtout de la bilatéralité habituelle des lésions. Comme l'ont fort bien établi GUYON et ALBARRAN, des reins en apparence complètement dégénérés et inutiles sont souvent en réalité plus capables de remplir un rôle que certains autres à parois plus épaisses et qui semblaient mieux conservés à l'œil nu. Il ne faut donc jamais se laisser aller au cours d'une intervention à enlever un rein enflammé, si un examen antérieur minutieux n'en a point démontré la possibilité. Ce serait exposer le malade à une crise brusque et irrémédiable d'anurie et d'urémie.

La néphrectomie soit primitive, soit secondaire n'est permise que si l'analyse des urines recueillies par séparation endo-vésicale a permis de s'assurer en dehors des périodes de rétention de la nullité sécrétoire du rein malade et en même temps du fonctionnement normal du rein du côté opposé.

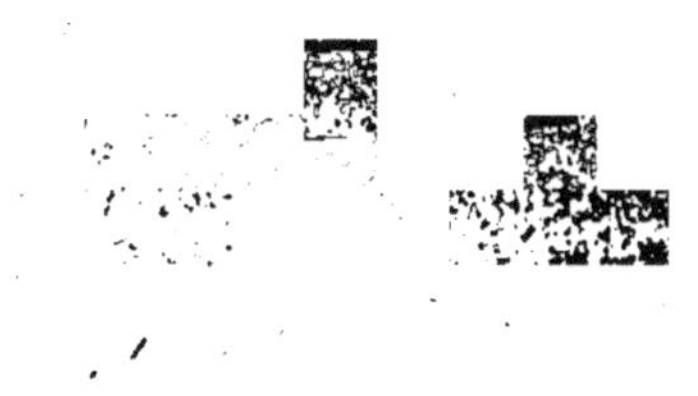

<h1 style="text-align:center">CHAPITRE VI</h1>

<h1 style="text-align:center">TUBERCULOSE RÉNALE</h1>

1° Étiologie, pathogénie. — La tuberculose rénale est due à la localisation et à la pullulation au niveau des reins du bacille de Koch.

Sa pénétration peut se faire par trois voies différentes : la voie lymphatique, la voie ascendante, la voie sanguine.

1° La *voie lymphatique* est la moins habituelle. Elle ne sert de chemin de passage que s'il existe une tuberculisation préalable des organes voisins, un mal de Pott (PATOIR, RAYER), un abcès par congestion, par exemple. Ces cas sont exceptionnels.

2° L'infection par *voie ascendante*, au contraire, passait jusqu'à ces dernières années pour très commune, on sait aujourd'hui qu'elle est assez rare. Pour que la propagation ascendante des bacilles puisse se faire, il ne suffit pas, en effet, que vessie ou uretère soient infectés primitivement, il faut encore que certaines conditions de virulence microbienne et de prédisposition morbide de la glande urinaire soient réalisées. Elles le sont rarement dans la pratique.

Cela a été bien mis en évidence par diverses recherches expérimentales : l'injection de bacilles de Koch dans la vessie ou l'uretère d'un animal ne suffit pas à déterminer à elle seule la tuberculisation de son rein (CAYLA). Celle-ci n'est obtenue que si l'infection uretérale est aidée par la ligature du canal (ALBARRAN, HANSEN, L. BERNARD et SALOMON), ou si le rein est déjà enflammé et mis en état d'imminence morbide par l'action irritante d'une substance toxique : seuls, par exemple, des animaux dont la vessie est tuberculisée, et qui sont empoisonnés en même temps par de l'oxamide (LAROCHE) présentent une généralisation des lésions bacillaires au niveau de leurs reins ;

ceux des témoins restent indemmes. Cette expérience constitue une élégante démonstration des faits précédents.

3° L'infection du rein a lieu encore par la *voie sanguine*. Dans ce cas, l'infiltration tuberculeuse commence au niveau des glandes urinaires et ne gagne que secondairemeut l'uretère ou la vessie ; de là, le terme de *tuberculose rénale descendante* dont on se sert encore pour désigner cette variété.

Cette forme, de beaucoup la plus commune, a été réalisée aussi par l'expérimentation (Baumgarten, Albarran, Borrel, Laroche). Mais une diminution de la résistance vitale de l'organe est ici encore une des conditions nécessaires à la fixation des bacilles : l'injection d'une certaine quantité de bacilles de Koch dans les veines auriculaires d'un lapin ne déterminera une tuberculose rénale. que si le terrain est déjà préparé par la ligature d'un des uretères, ou l'irritation antérieure des épithéliums sécréteurs de son rein.

Tous ces faits font comprendre comment la tuberculose rénale est presque nécessairement une *affection secondaire*. Les bacilles qui se fixent sur le rein proviennent d'un foyer tuberculeux antérieur siégeant au poumon le plus souvent. Si l'examen clinique ne dénote pas sa présence, il n'en faut pas conclure, même alors, que la tuberculose rénale observée est primitive (Israel)'; bien des autopsies ont démontré qu'il peut exister pendant de longues années des lésions latentes. dont on trouve plus tard seulement la trace sous forme de tubercules crétacés ou sclérosés. Cette infection latente des poumons peut être reconnue tardivement grâce à l'induration persistante ou à l'infiltration caséeuse des ganglions trachéo-bronchiques correspondants (Hoche). C'est dire que loin de progresser sans cesse, ces lésions peuvent rétrocéder et même guérir après ablation du rein malade et relèvement de l'état général.

Les *causes générales* de la tuberculose rénale sont celles de toutes les tuberculoses. Affection de l'adolescence et de l'âge adulte, observée surtout entre treize et trente ans, elle apparaît comme la conséquence d'un affaiblissement des défenses de l'organisme. Comme toutes les tuberculoses, elle est donc une maladie de déchéance et si la localisation bacillaire se fait sur le rein plutôt

que sur tout autre organe, c'est qu'une chute, un traumatisme, une
infection, une irritation rénale quelconque ont préparé la voie à
sa fixation, à son développement et ont produit une sorte d'appel.

La nécessité de ces conditions étiologiques locales et générales

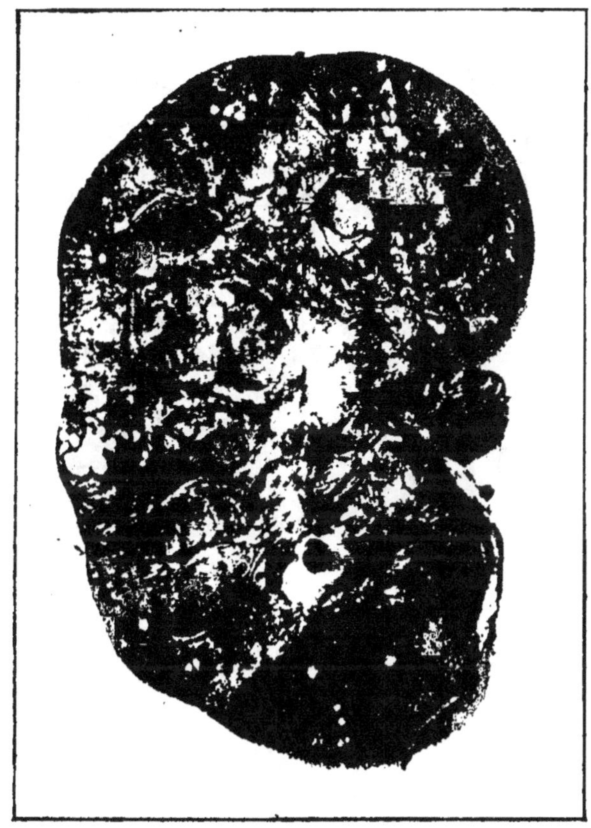

Fig. 74. — Tuberculose granulique miliaire.

Rein congestionné et infiltré de petits tubercules miliaires ; ceux-ci prédominent
dans la substance corticale.

simultanées explique la rareté relative de la tuberculose rénale.

2º Anatomie pathologique. — La tuberculose rénale peut
se montrer sous les aspects les plus variés. Cette diversité de

ses formes est fonction de l'âge du sujet atteint, de la virulence
du bacille envahisseur, de la nature des microbes associés et de
leur voie d'introduction ; elle est en rapport encore avec l'état
d'affaiblissement et de prédisposition antérieure du rein et de
l'organisme envahis.

La tuberculose rénale à *forme miliaire aiguë* est due à une

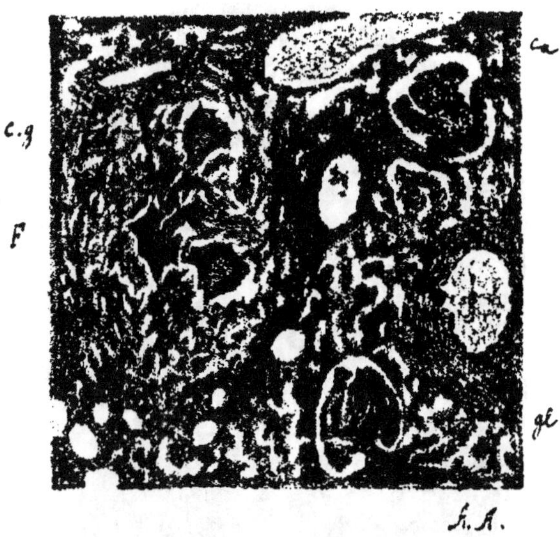

Fig. 75. — Tuberculose rénale.

F, follicule tuberculeux. — *Cg*, cellule géante. — *gl*, glomérule. — Ca, capillaire
gorgé de sang.

infection par voie sanguine. Elle a peu d'intérêt pour le clinicien,
ses symptômes propres se trouvant masqués par les signes particuliers de la septicémie tuberculeuse.

A l'autopsie d'un sujet mort de granulie on peut voir des tubercules au niveau des deux reins ; à la coupe, ils se détachent
sur l'organe congestionné sous forme de petits grains translu-
cides ou à peine jaunâtres, du volume d'une tête d'épingle ou
d'un grain de millet. On les rencontre dans toutes les parties
de l'organe, mais surtout au niveau de la substance corticale
dans le territoire de distribution des arteriæ rectæ. Ils n'ont
pas eu le temps de se ramollir et présentent la structure habi-

tuelle du tubercule cru avec des amas de cellules lymphoïdes et des follicules riches en cellules géantes.

Mais d'ordinaire, l'infiltration miliaire est plus discrète et l'infection par voie sanguine n'aboutit qu'à la production d'un nombre restreint de tubercules. Ceux-ci peuvent même rester localisés au niveau d'un seul rein, leur évolution donne alors naissance à la *tuberculose nodulaire hématogène du rein*.

Dans cette forme, les granulations du début peuvent être difficiles à distinguer (ALBARRAN), cela résulte de leur petit nombre et de leur réfringence ; mais plus tard, il n'en est plus de même. Certaines d'entre elles évoluent rapidement, se caséifient et finissent par atteindre un volume considérable. A la coupe, on peut observer alors tous les stades et à côté de fines granulations à peine jaunâtres ou encore réfringentes, on trouve de petits tubercules du volume d'un pois ou d'une noisette, déjà en voie de ramollissement et enfin de vrais abcès caséeux gros comme une mandarine. Ceux-ci peuvent faire saillie sous la capsule et donner au rein un aspect mamelonné et irrégulier. Ils peuvent encore s'ouvrir dans l'atmosphère celluleuse du rein et être le point de départ de certains *abcès périnéphrétiques* ou des lésions diverses de la *périnéphrite*. D'autres fois, grâce aux adhérences produites, il y a ouverture dans le péritoine, l'intestin ou à l'extérieur. Mais, le plus souvent, l'évolution se fait vers le bassinet ; l'infiltration tuberculeuse gagne peu à peu les pyramides et les cavernes formées finissent par déverser leur contenu dans les voies excrétrices du rein.

A ce moment, la *pyélo-néphrite tuberculeuse primitive* est constituée. Au bout d'un certain temps, en raison de l'évolution progressive des lésions, de l'ouverture dans le bassinet de nouvelles cavernes rénales, la glande finit par prendre un aspect des plus particuliers. Les papilles, les pyramides sont peu à peu détruites et le rein, creusé de cavités remplies de produits caséeux, se réduit à de minces couches de substance corticale, seules parties encore reconnaissables. Elles-mêmes sont d'ailleurs partiellement dégénérées et infiltrées de follicules à diverses périodes.

Il peut arriver même à ce moment, que les lésions soient

encore *localisées à un seul rein*. Cette notion est des plus importantes au sujet de l'intervention chirurgicale. En enlevant le rein malade, à la façon d'un néoplasme, on peut espérer pré-

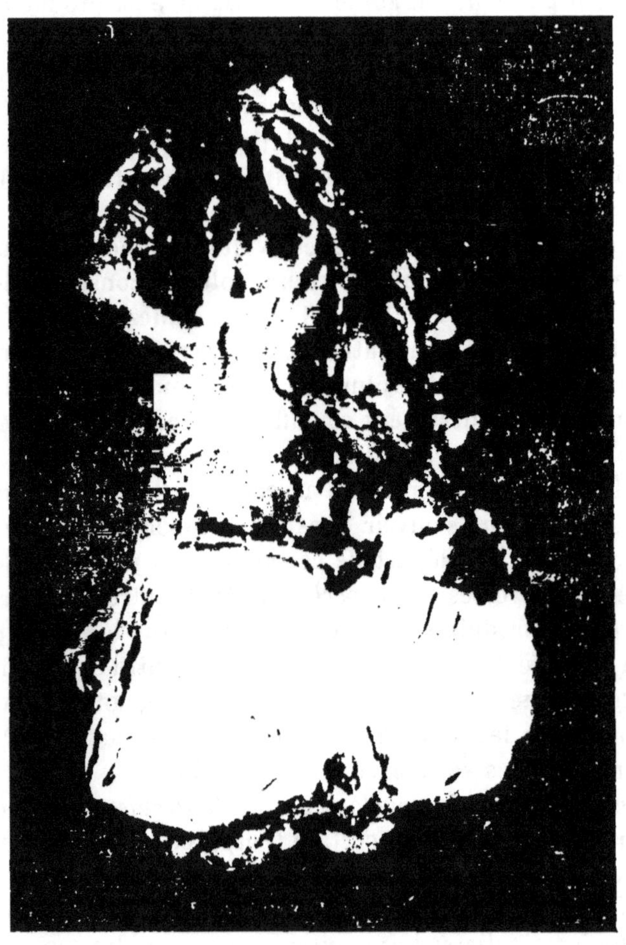

Fig. 76. — Foyer caséeux dans un cas de tuberculose rénale.

venir pour un temps ou moins, la généralisation des lésions et préserver l'autre rein. Cette unilatéralité de la tuberculose rénale existerait dans 80 p. 100 des cas d'après ALBARRAN. Ce pourcentage est basé surtout sur les succès obtenus à la suite des néphrectomies; ceux-ci permettent d'affirmer l'intégrité ou du moins le peu d'importance des lésions du rein subsistant.

Mais, quand l'infection tuberculeuse se fait par *voie ascendante*, la destruction de la substance rénale est plus rapide et plus complète. Dans ce cas, le bassinet envahi avant le rein lui-même apparaît entièrement détruit et la glande est rapidement réduite à l'état d'une « vaste excavation festonnée, résultant de l'ulcération tuberculeuse progressivement excentrique des papilles » (HOCHE).

Enfin dans quelques cas, les lésions tuberculeuses elles-mêmes deviennent méconnaissables et le rein creusé par endroits de cavités parfois énormes, apparaît sous la forme d'une masse blanchâtre, pâteuse, sans aucune structure et limitée seulement à la périphérie par une épaisse coque fibro-lipomateuse ; elle fait barrière et protège les organes voisins. Dans cette masse peuvent se retrouver des concrétions de phosphate et de carbonate de chaux. Ces calculs, secondaires à l'infection ascendante sont assez fréquemment observés dans la tuberculose rénale arrivée à sa période d'ulcération et de suppuration.

Aux lésions du rein se surajoutent celles de l'*uretère* et de la *vessie*. Dans la tuberculose rénale dite primitive, elles sont consécutives à l'élimination incessante des produits caséeux ou au passage précoce au travers du tubuli d'un certain nombre de bacilles; au contraire, si la tuberculose rénale s'est faite par voie ascendante, elles sont elles-mêmes antérieures aux altérations rénales.

Au niveau de la vessie, elles prédominent dans le voisinage de l'abouchement de l'uretère malade et elles se caractérisent par des lésions de cystite banale et de cystite tuberculeuse avec des follicules à divers degrés de développement.

Quant à l'uretère, il est épaissi, ses parois sont rétractées et souvent même ulcérées; enfin, tout autour du canal, existe de la péri-urétérite adipo-scléreuse plus ou moins étendue. Quand il s'agit d'extirper l'uretère infecté, l'existence de cette dernière peut être fort gênante. Elle joue encore un rôle important dans l'apparition des phénomènes si fréquents de rétention rénale. Le conduit rétréci est oblitéré facilement par le moindre caillot ou la plus faible masse caséeuse, la *pyonéphrose*, due à de nombreuses infections secondaires ascendantes, se trouve alors constituée.

Nous signalerons seulement l'existence possible d'une *hydronéphrose* tuberculeuse (LANCEREAUX). Elle s'observe très rarement et nécessite pour se produire à la fois une oblitération incomplète et intermittente de l'uretère et une transformation fibreuse des cavernes évacuées.

Enfin, tous les *organes voisins* peuvent être pris secondairement ou primitivement, les ganglions du hile et les ganglions lombaires, puis, chez l'homme la prostate, les vésicules séminales, l'épididyme, les testicules, et plus rarement chez la femme les organes du petit bassin. Nous verrons plus loin toute l'importance des lésions concomitantes de ces divers organes et de celles du péritoine, du larynx ou du poumon.

3° Symptômes. — Les signes de la tuberculose miliaire du rein sont comme perdus au milieu des symptômes graves de la septicémie bacillaire. Elle seule préoccupe à juste titre le médecin et l'infiltration miliaire du rein constitue une simple découverte d'autopsie.

Mais quand les tubercules ont eu, au contraire, le temps d'évoluer, de suivre leur cycle complet jusqu'à la fonte caséeuse et la production des cavernes, les symptômes deviennent des plus typiques et permettent un diagnostic précoce. C'est seulement dans quelques cas exceptionnels que les tubercules évoluent à bas-bruit, sans réaction locale ou générale, pendant quelques années.

Le plus souvent, les *troubles urinaires* ouvrent la scène ; des douleurs vésicales apparaissent sans cause connue, s'accompagnent d'irradiations diverses vers les organes génitaux et les lombes avec envies incessantes d'uriner. Le diagnostic est alors d'autant plus délicat que ces phénomènes douloureux constituent le seul signe que l'on puisse constater. On ne peut les attribuer à de la cystite, car les hématuries et la pyurie font encore défaut et seule, la mise en jeu d'un réflexe réno-vésical (LE DENTU, GUYON) peut expliquer la fréquence douloureuse de la miction. Ces crises ont une durée variable, elles se répètent parfois à de courts intervalles ; d'autres fois elles disparaissent pour ne réapparaître qu'après une longue période. Le plus ordinairement elles ne tardent pas à s'associer à un symptôme nouveau, la *polyurie*.

Celle-ci manque rarement au moment de la germination des tubercules ; elle est due aux phénomènes congestifs qui se produisent alors au niveau du rein et amènent sa suractivité fonctionnelle momentanée. Si dès cette période, on pratiquait la séparation des urines, l'exagération unilatérale de la sécrétion pourrait fournir déjà d'utiles indications sur le rein enflammé et en train de se tuberculiser.

Mais cette polyurie claire du début est de peu de durée, elle est vite remplacée par de l'oligurie au fur et à mesure que se produit l'infiltration bacillaire du rein.

En même temps que les phénomènes de congestion du début, apparaissent fréquemment des *douleurs rénales*. Souvent très précoces, elles peuvent aussi faire défaut durant une longue période. C'est au début une sensation pénible de pesanteur, d'endolorissement : exceptionnellement, ce sont des souffrances intolérables et incessantes qui rendent tout repos impossible et imposent parfois une intervention hâtive. Avec leurs irradiations épigastriques, lombaires, génitales, crurales et surtout grâce à leur persistance, ces douleurs diffèrent totalement de celles qui traduisent à une période plus avancée la progression urétérale difficile d'un caillot ou d'amas caséeux, ou qui se lient à des phénomènes de rétention rénale.

Il est exceptionnel qu'un diagnostic précis puisse être fait sur la simple constatation de quelques crises vésicales avec pollakiurie et polyurie claire. Il devient plus facile le jour où apparaissent les *hématuries*.

Celles-ci peuvent constituer le symptôme initial et d'emblée devenir préoccupantes par leur intensité, leur longue durée, l'atteinte qu'elles font subir à l'état général : elles donnent alors naissance à la forme hémorragique de la tuberculose rénale. Plus fréquemment, elles sont peu importantes et apparaissent ou disparaissent rapidement comme les poussées congestives pérituberculeuses qui les provoquent. C'est dire encore qu'elles constituent un symptôme précoce, témoin de la germination folliculaire. Quand les tubercules sont définitivement formés, elles disparaissent et manquent presque toujours jusqu'à la période d'ulcération des cavernes. Leur signification est donc la même qu'au niveau des poumons et à juste titre, BRISSAUD a pu les qualifier d' « hémoptysies rénales ».

Leur mode d'apparition est aussi tout spécial et bien en rapport avec leur origine. Elles se montrent sans cause apparente et ne subissent en rien l'influence du repos, des mouvements ou de la fatigue. Leur disparition est tout aussi capricieuse. Elle se fait encore sans raison appréciable. Enfin l'épreuve des trois verres donne une confirmation rapide que c'est bien le rein qui saigne; l'urine est, en effet, teintée également, au commencement, au milieu et à la fin de la miction et si on la laisse reposer, on peut voir qu'elle reste uniformément rouge; cela permet d'affirmer que le point de départ est rénal. Il en est de même de la présence dans les urines de caillots uretéraux; leur progression le long du canal excréteur peut être difficile et donner naissance à des phénomènes douloureux et à du spasme qui rappellent de très près la colique néphrétique.

Dans l'intervalle des hématuries, *l'urine d'un sujet atteint de tuberculose rénale* est claire ; elle est acide (ROSENSTEIN), l'urée, les phosphates s'y trouvent en proportions normales, enfin elles ne contiennent que rarement de l'albumine ; quand celle-ci existe dans les urines, ce n'est jamais qu'en quantité modérée, un gramme, deux grammes, par litre ; il en est de même pour les cylindres hyalins et granuleux qui ne sont jamais très abondants. Enfin la perméabilité au bleu et aux diverses autres substances reste normale grâce le plus souvent à la suppléance fonctionnelle des parties restées saines ou du rein du côté opposé.

Quant à l'*examen du dépôt* obtenu par centrifugation, il peut fournir aussi d'utiles indications. La constatation précoce d'un grand nombre de mononucléés et de lymphocytes, la rareté des polynucléés (MILIAN) constitue une notion des plus

28.

importantes pour le diagnostic. La découverte du bacille de Koch est plus utile encore ; mais il faut bien savoir que cette recherche n'est pas sans difficultés. Tout d'abord, pendant une longue période, les urines en sont dépourvues ; elles n'en contiennent qu'au moment où les tubercules ramollis commencent à déverser leur contenu dans le bassinet, quand la tuberculose fermée du rein se transforme en tuberculose ouverte. Mais, même alors, les bacilles peuvent faire momentanément défaut, il suffit pour cela, que l'uretère soit passagèrement oblitéré par un paquet de grumeaux caséeux. Il est donc nécessaire de multiplier les recherches si l'on veut arriver à un résultat sérieux. De plus, il est indispensable d'opérer sur des urines fraîches, récemment émises, encore acides, sinon la coloration par la liqueur de Ziehl, faite en milieu alcalin, reste négative. Enfin quand on a découvert des bacilles, il faut savoir vérifier leur identité, penser à la possibilité d'une confusion avec les bacilles pseudo-tuberculeux, le bacille du smegma préputial en particulier. On se souviendra pour différencier ce dernier qu'il se décolore par l'alcool absolu ou l'éther à l'inverse du bacille de Koch.

Dans le doute, on a recours aux inoculations : le sédiment de l'urine est centrifugé, puis inoculé à des cobayes, au niveau du tissu cellulaire ou de la cavité péritonéale. S'il contient des bacilles de Koch, on observe au bout d'une dizaine de jours un chancre cutané d'inoculation, puis, peu à peu, les ganglions voisins se prennent, l'animal maigrit et la mort survient en quelques semaines grâce à la généralisation tuberculeuse ; mais au bout de quinze à vingt jours déjà après l'inoculation, le foie et la rate contiennent des tubercules caractéristiques. Si l'injection a été intra-péritonéale, l'évolution tuberculeuse est plus rapide encore : en quinze jours à six semaines, tous les viscères sont infiltrés de tubercules et l'animal succombe rapidement. Mais si un résultat positif a une valeur incontestable, on ne saurait tirer argument en dernier appel d'une inoculation négative. Il suffit de se rappeler en effet l'apparition tardive et l'intermittence d'élimination par les urines du bacille de Koch, pour comprendre le peu de poids d'une expérience qui n'aboutit pas. De plus, la présence d'un certain

nombre de microbes associés rend souvent les essais difficiles :
un certain nombre d'animaux peut succomber à la septicémie :
il convient de rapporter leur mort à sa véritable cause.

Pourtant, les microbes provenant d'infection secondaire sont
le plus souvent en petit nombre dans les urines de sujets atteints
de tuberculose rénale. ALBARRAN a pu considérer même comme
une présomption favorable en faveur de la bacillose, la présence
d'une faible quantité de microbes vulgaires, streptocoques, staphylocoques, coli-bacilles dans les urines purulentes excrétées.

La *pyurie* constitue un signe des plus importants quoique
tardifs de la tuberculose du rein. Elle peut s'installer brusquement à la suite d'une « vomique rénale » (TUFFIER) : une caverne
rénale déverse son contenu purulent dans le bassinet, puis continue à y écouler ensuite les produits de sa désagrégation quotidienne. Plus souvent, la pyurie apparaît peu à peu, les leucocytes se montrent d'abord plus nombreux dans les urines laissées au repos ou centrifugées, puis celles-ci deviennent louches
et finalement elles arrivent à être franchement purulentes. Le
dépôt purulent est souvent fort abondant, un peu visqueux et
mêlé d'une quantité d'éléments grumeleux qui lui donnent un
aspect mal lié. La polyurie peut réapparaître passagèrement à
cette période d'ulcération des cavernes, elle constitue alors la
polyurie trouble (GUYON) qui contraste avec la polyurie claire
du début.

Tout comme l'hématurie, la pyurie n'est pas constante, elle
peut manquer jusqu'à une période très avancée, il suffit pour
cela que des cavernes souvent énormes déversent tardivement
leurs produits dans le bassinet. Mais quand elle s'est montrée
une première fois, elle est définitive. Constante et durable, elle
est coupée seulement par de courts intervalles durant lesquels
le sujet émet une urine très claire. On pourrait croire durant
ces quelques heures ou ces quelques jours à une amélioration
des lésions, l'apparition de vives douleurs lombaires, d'une
anorexie marquée, d'une haute température, annonce bien vite
qu'il n'en est rien : cette émission d'urine claire traduit seulement l'oblitération passagère de l'uretère et la rétention momentanée des produits déversés par le rein dégénéré.

A cette période, il n'est pas rare encore d'observer une *augmentation de volume du rein* malade. Elle manque tant qu'il est seulement congestionné et infiltré de quelques granulations; elle fait rarement défaut quand des nodosités tuberculeuses de grandes dimensions et en voie de caséification infiltrent de tous côtés la substance rénale. Enfin, elle peut traduire encore la production d'une hydronéphrose tuberculeuse ou plus souvent d'une pyonéphrose par rétention passagère. Par le ballottement de Guyon ou le procédé néphroleptique de Glénard, il est facile de percevoir l'organe malade et d'apprécier même parfois l'irrégularité de sa surface et de ses contours.

La vessie est fréquemment touchée, elle aussi par l'infection, tuberculeuse. Elle peut l'être primitivement et la tuberculose vésicale précède alors la tuberculisation du rein. Plus ordinairement, elle est secondaire et la cystite bacillaire résulte, dans ce cas, du passage incessant des produits caséeux et des bacilles au niveau d'une vessie prédisposée par la congestion d'origine réflexe. A ce moment, on note la même fréquence douloureuse des mictions qu'au début de la tuberculisation du rein. Elle peut même devenir plus pénible encore, car aux troubles et à l'excitation réflexe du début (Carlier, Duret, Pousson, Albarran) peut se surajouter l'irritation directe produite par la cystite tuberculeuse et les infections vésicales associées. A cette période, il est difficile de faire la part exacte de ce qui revient au rein et à la vessie. Seul le cathétérisme des uretères permet d'établir le rôle de l'un et de l'autre dans la production de la pyurie et des hématuries observées.

4° Marche et pronostic. — Tant que la tuberculose rénale reste localisée, l'état général des malades demeure satisfaisant et la dépuration urinaire peut être parfaite grâce, au caractère circonscrit des lésions et à la suppléance des portions glandulaires restées saines.

Mais peu à peu, la tuberculose progresse, les cavernes formées déversent leurs produits dans le bassinet et les reins sont exposés dès lors à tous les dangers de l'infection secondaire ascendante. Plus rarement, les foyers caséeux se creusent une voie vers l'extérieur. Grâce à la périnéphrite qu'ils déterminent, ils pénètrent peu à peu la paroi lombaire, puis ils s'ouvrent à l'extérieur, créant une fistule définitive, source d'infections secondaires et

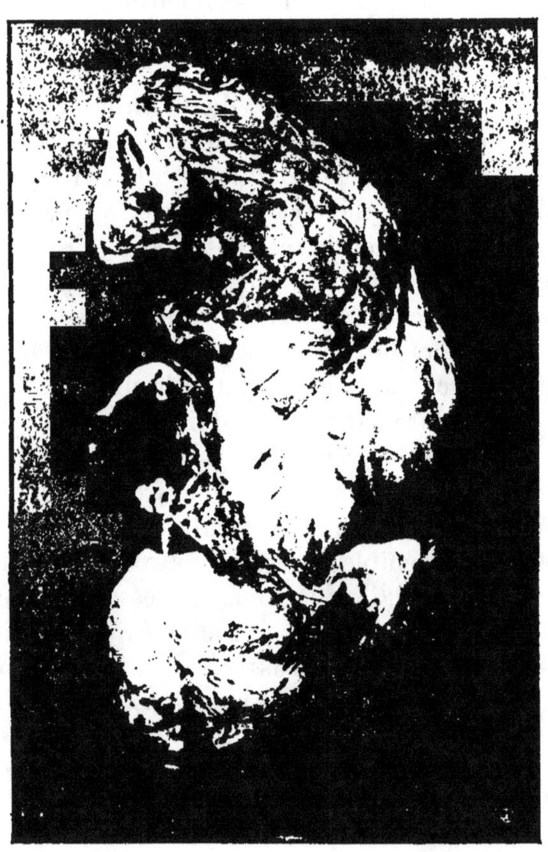

Fig. 77. — Tuberculose rénale.

d'aggravation notable de l'état général du malade. Il peut y avoir encore production de nombreuses adhérences inflammatoires au niveau des organes voisins et ouverture des foyers tuberculeux dans le péritoine, la plèvre, l'intestin où s'éliminent alors de façon constante leurs produits caséeux. Enfin, chez ces sujets affaiblis chaque jour par la résorption continuelle

d'une quantité énorme de toxines, la généralisation bacillaire
ne tarde pas à s'observer, les lésions primitives du poumon évoluent de leur côté pour leur propre compte, puis peu à peu
c'est le larynx, le péritoine, l'intestin qui se prennent à leur
tour.

Dans ces conditions, on comprend combien les modifications
de l'état général sont rapides et marquées. A la lassitude, à
l'affaiblissement progressif du début, se surajoutent les divers
symptômes de l'infection ou de la généralisation tuberculeuse :
le malade maigrit, devient pâle, perd l'appétit, parfois même
surviennent quelques troubles gastro-intestinaux, vomissements,
diarrhées rebelles ; l'insomnie et les sueurs profuses achèvent
encore de l'affaiblir.

Enfin, la situation devient particulièrement grave, quand apparaissent les phénomènes fébriles. Ils se montrent sous forme
d'accès intermittents avec chaleur, frissons et crise sudorale, ou
bien ils sont rémittents. Le thermomètre marque 38°, 39° et
même davantage et cette fièvre hectique épuise rapidement les
malheureux malades qui tombent de plus en plus dans la
cachexie.

A la longue, ils finissent par succomber aux progrès continus
de la généralisation tuberculeuse, de l'infection urinaire ascendante associée aux divers phénomènes de la rétention purulente.
Les troubles urémiques sont rares, ils ne surviennent que si les
deux reins sont également intéressés par le processus destructeur.

Si, au début, l'évolution de la tuberculose rénale est traînante,
elle devient particulièrement rapide au moment de la période
d'ulcération des cavernes. Quand la fièvre et les troubles digestifs apparaissent, il n'est plus question en effet d'une tuberculose
locale bien limitée, il s'agit alors d'un empoisonnement général
de tout l'organisme, d'une véritable « phtisie rénale » dont le
pronostic immédiat est des plus sérieux.

La plupart du temps, la *durée moyenne* de la maladie est de
un à trois ans, mais on a observé des cas où, grâce à des rémissions successives, on a eu des survies, de quatre ans, de huit
ans (CASPER), de dix ans (FÜRBRINGER), de onze ans (ALBARRAN). Il

peut même y avoir guérison spontanée des tubercules du rein
infiltré, comme en témoigne la découverte sur les tables d'autopsie de vieux nodules riches en sels calcaires ou sclérosés

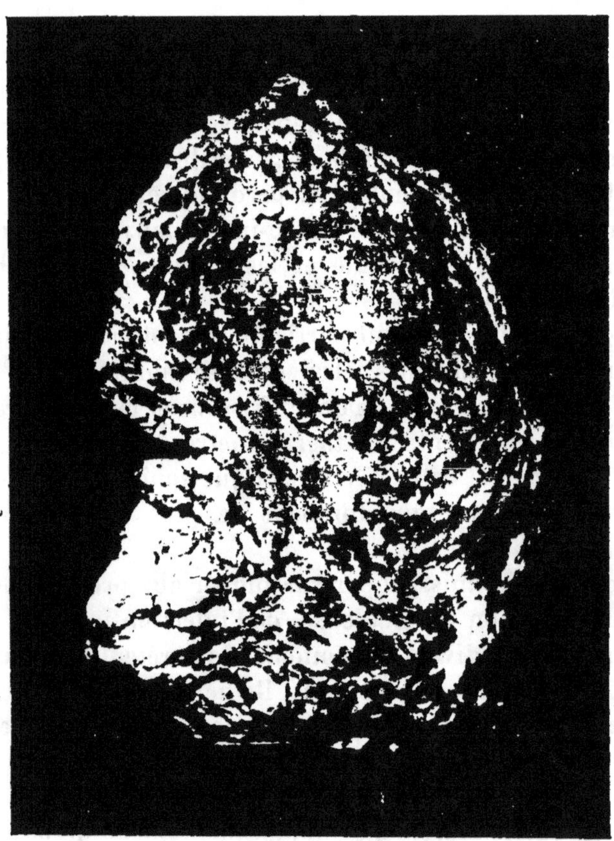

Fig. 78. — Tuberculose rénale.

(DIEULAFOY, LE DENTU, LE FUR). Il s'agit là, il est vrai, de faits
tout à fait exceptionnels; on aurait le plus grand tort de se
baser sur leur existence pour établir sa ligne de conduite habituelle et repousser une intervention précoce qui sera souvent le
salut.

Enfin, s'il est exact de dire qu'il « n'y a pas de phtisie galopante du rein » (L. Bernard), il faut se souvenir cependant qu'il existe des formes à marche rapide ; elles se montrent surtout dans les tuberculoses rénales ascendantes où les infections secondaires sont précoces et où, le plus souvent, les deux reins sont intéressés.

5° Diagnostic. — Si l'on veut intervenir à temps et enrayer le cours d'une tuberculose du rein à une période encore favorable, il est indispensable de faire un diagnostic précoce. Celui-ci est souvent très délicat.

Sans doute, en présence d'un sujet qui a des douleurs lombaires, une tumeur rénale, de la cystalgie, de l'hématurie, de la pyurie à bacilles de Koch, l'erreur n'est pas possible ; mais il s'agit alors de lésions très avancées. Il importe de reconnaître leur existence avant leur passage à la période de ramollissement et d'évacuation. Pour cela, il est nécessaire de peser minutieusement la valeur de chacun des symptômes observés.

Le malade a-t-il seulement des douleurs lombaires, des hématuries, des crises rappelant la colique néphrétique, on peut penser tout aussi bien à la *lithiase rénale ;* mais, dans ce cas, les caractères tout spéciaux de l'hématurie, l'influence marquée de la fatigue et du repos, parfois une radiographie (voir p. 595), permettront d'établir un diagnostic précis. Ce sera plus difficile si le sujet atteint de tuberculose rénale est en même temps porteur de concrétions calculeuses. Mais, il est rare alors que celles-ci soient primitives, presque toujours, elles sont secondaires et prennent naissance à une période où d'abondantes décharges purulentes et la présence de bacilles de Koch dans les urines, ne laissent plus aucun doute sur la nature de l'affection.

Si les hématuries observées sont capricieuses, on doit penser à la fois à la tuberculose et au *cancer du rein.* Dans les deux cas, on peut noter des douleurs lombaires, de la polyurie passagère, une augmentation de volume du rein, un affaiblissement progressif de l'état général et bien souvent, le diagnostic ne peut être posé que lors de l'apparition de la pyurie, rare dans le cancer, fréquente dans la tuberculose. Un diagnostic plus précoce ne pourrait se baser que sur la constatation de lésions tuberculeuses concomitantes du côté des poumons ou des organes génitaux ou bien sur l'examen du sédiment urinaire : même en l'absence de bacilles de Koch, l'existence de nombreux lymphocytes et mononucléés constitue une forte présomption en faveur de la tuberculose, elle manque dans les cas de cancer (MILIAN).

Le diagnostic différentiel d'avec l'*hémophilie rénale* (SENATOR, PEARSON, PASSET, PICQUÉ, BROCA) ou les hématuries névropathiques (LANCEREAUX) est particulièrement difficile. Souvent d'ailleurs, l'intervention opératoire démontre que la prétendue hémophilie n'était qu'une tuberculose latente du rein.

Il peut en être de même dans les cas d'hématuries incoercibles, mises sur le compte d'une *sclérose rénale*, d'une néphrite interstitielle avec poussées congestives. Mais, dans ce dernier cas, le diagnostic est d'ordinaire plus facile, grâce à l'existence habituelle des petits signes du brightisme, à l'hypertension artérielle, au bruit de galop, aux caractères tout spéciaux de l'urine et de la perméabilité rénale, à l'absence concomitante de lésion tuberculeuse. Les difficultés deviennent insurmontables, quand sur la néphrite se greffe la tuberculose, qui se développe aisément sur un terrain ainsi préparé (LAROCHE).

En présence d'une *cystite tuberculeuse*, on peut encore rester perplexe, l'hématurie capricieuse, la pollakiurie douloureuse, la polyurie réflexe, plus tard la pyurie et la présence de bacilles de Koch dans les urines s'y observent comme dans la tuberculose rénale. Pour se tirer d'embarras, il est souvent utile de recourir à la cystoscopie ou même au cathétérisme des uretères, qui, seul, permettra de dire si l'un ou l'autre rein n'est pas en même temps tuberculisé.

Par l'endoscopie, on pourra encore savoir si les douleurs présentées par les malades ont bien une origine vésicale ou bien s'il s'agit de phénomènes réflexes.

Enfin, en présence d'une *pyonéphrose*, on peut aussi être hésitant ; ce sont les mêmes douleurs, la même tuméfaction rénale, la même pyurie que dans la tuberculose avancée du rein et la différenciation ne peut se faire que par l'étude des commémoratifs, la notion d'une infection antérieure de la vessie, l'examen minutieux de la prostate, de l'épididyme, du testicule, des vésicules séminales. la recherche des bacilles et au besoin l'inoculation au cobaye.

Mais, il ne suffit pas de reconnaître l'existence d'une tuberculose rénale, il faut savoir encore si elle est consécutive à une *infection ascendante* ou *descendante*. C'est là une notion des plus importantes pour le pronostic.

La *tuberculose rénale* par voie *descendante* ou sanguine a une marche relativement lente ; grâce à l'apparition tardive des phénomènes septicémiques, elle permet une plus longue survie. Elle a une allure toute particulière avec ses hématuries précoces, son infection tardive de la vessie, ses douleurs violentes traduisant les phénomènes congestifs de la germination tuberculeuse.

Dans la *tuberculose rénale* par voie *ascendante*, au contraire, la cystite tuberculeuse domine la scène, c'est à elle que sont dues les hématuries, la pollakiurie, la pyurie observées, et les phénomènes qui se passent du côté du rein sont comme noyés dans les symptômes vésicaux. C'est surtout à la précocité de la résorption septique avec toutes ses conséquences sur l'état général qu'il faut attribuer la marche particulièrement rapide de cette forme de tuberculose et sa gravité toute spéciale.

Enfin, il faut établir *si un seul rein est pris* ou *si tous les deux sont intéressés* et dans quelle mesure. L'importance de cette dernière constatation est considérable quand il s'agit de discuter la question d'une intervention et d'établir sur quel rein elle doit porter.

A cet égard, l'unilatéralité des phénomènes douloureux et de la tuméfaction rénale, l'épaississement de l'un ou l'autre uretère que l'on sent volumineux et qui est sensible sous le doigt explorateur (LE DENTU, COXITZER) constituent des signes de valeur. Mais ils peuvent manquer et le rein resté sain peut lui-même être augmenté de volume et douloureux, en raison d'un certain degré d'hypertrophie compensatrice ou à cause des poussées congestives passagères qu'il présente (ALBARRAN). On voit par là, la nécessité de recourir le plus souvent à un examen plus précis.

Par la *cystoscospie*, on pourra dans certains cas spéciaux

observer l'écoulement par un orifice urétéral de gouttelettes de sang ou de pus ; mais si cette constatation a en elle-même une grande importance, elle a l'inconvénient de ne renseigner en rien sur la tuberculisation possible d'un rein qui fournit encore de l'urine claire. Il est donc utile de faire en outre la séparation des urines ou le cathétérisme des uretères.

La *séparation des urines* est relativement facile à réaliser ; elle permet d'établir l'état de la sécrétion de l'un et l'autre rein. de savoir si après l'ablation de l'organe malade, le rein du côté opposé pourra suffire à la dépuration urinaire ; mais en tant que moyen d'investigation de l'organe tuberculisé, elle présente d'importantes causes d'erreur. Le pus ou les bacilles recueillis peuvent provenir de la vessie elle-même (Rovsing, Loumeau), il ne faudrait pas en conclure que l'un des reins ou même tous les deux sont envahis par la tuberculose, cela pourrait conduire à une abstention opératoire des plus regrettables et nullement justifiée ou encore à une intervention tout à fait intempestive.

Le *cathétérisme des uretères* met à l'abri de ces erreurs d'interprétation ; mais il est passible aussi de certains reproches. Difficile à pratiquer, il peut être une cause d'ensemencement tuberculeux de l'uretère et du rein restés sains. La sonde introduite dans l'uretère peut en effet se charger au passage, de bacilles contenus dans la vessie et les transporter jusque dans un canal encore en bon état. Cet inconvénient mis à part, on obtient par le cathétérisme des uretères des renseignements précieux sur l'origine de l'hématurie, de la pyurie, de la bactériurie observée et sur le fonctionnement vicariant du rein resté sain. Il permet de savoir en particulier, si, sans être envahi par le processus tuberculeux, il commence à souffrir du passage incessant d'une certaine quantité de toxines tuberculeuses résorbées. L'albuminurie peut traduire cette irritation ; elle ne constitue pas toujours d'après Rovsing une contre-indication opératoire, elle est même susceptible de disparaître par l'ablation du foyer infectant qui les élabore.

On comprend, avec une semblable restriction, combien sont parfois relatives les indications opératoires fournies par l'ana-

lyse chimique, la cryoscopie, la phlorhydzine, le bleu de méthylène. Il est d'ailleurs fort difficile de mettre à profit ces diverses
épreuves en même temps que le cathétérisme de l'uretère ou la
séparation des urines, et il convient de savoir interpréter leurs
résultats (ROVSING, ISRAEL). Au contraire, d'après ALBARRAN,
l'étude comparative de la sécrétion des deux reins, leur excrétion
respective d'urée, de chlorures, de phosphates et d'urine totale,
constitue un élément d'appréciation des plus importants et des
plus précis. Chaque glande servant en quelque sorte de témoin
à l'autre, les différences observées ne peuvent provenir que de
l'altération de l'une d'elles.

C'est seulement quand on sera muni de ces renseignements
sur l'unilatéralité ou la bilatéralité des lésions, sur l'infection
concomitante de la vessie, et la possibilité d'une suppléance
suffisante du rein sain que peut se discuter la thérapeutique à
mettre en œuvre.

6º Traitement. — Une intervention hâtive est parfois commandée par des hématuries incessantes et incoercibles qui
finissent par débiliter les malades. Elle l'est souvent encore,
quand il existe des douleurs lombaires permanentes et intolérables qui la font réclamer à grands cris. Mais, dans la majorité
des cas, c'est seulement pour enrayer la marche fatale du mal,
pour prévenir la tuberculisation générale de l'organisme que le
chirurgien doit intervenir.

Il est donc nécessaire d'opérer de façon précoce, tant que la
tuberculose est encore locale et qu'on peut espérer prévenir la
diffusion bacillaire en enlevant le rein envahi. C'est dire que
toute intervention doit être écartée si les deux reins sont à la
fois intéressés, ou bien si la lésion étant unilatérale, il y a déjà
tuberculisation avancée du poumon, du larynx ou généralisation
aux divers organes.

Par contre, un mauvais état général n'est pas toujours à lui
seul une contre-indication absolue. Quand l'amaigrissement, la
fièvre, et même la cachexie sont sous la dépendance des seules
lésions rénales, on peut intervenir encore avec avantage; il
n'en serait plus de même si on pouvait les attribuer à une

phtisie pulmonaire commençante ou à une infection bacillaire généralisée.

La cystite tuberculeuse n'est même pas toujours une contre-indication à opérer (Albarran). Il est fréquent de la voir s'améliorer (Casper, Pousson) sous l'influence d'un simple traitement local, le jour où l'uretère et le rein malades étant enlevés, l'action du réflexe réno-rénal cesse de se faire sentir et où la vessie ne reçoit plus de pus et des bacilles capables de l'infecter.

La *néphrectomie* par voie lombaire est l'opération de choix dans la tuberculose rénale ; elle seule permet d'enlever toutes les lésions tuberculeuses du rein et de prévenir leur dissémination. D'ailleurs, elle a perdu beaucoup de son ancienne gravité depuis qu'il est possible d'établir nettement ses indications et de savoir avant d'opérer si le rein laissé en place est susceptible d'une activité sécrétrice suffisante pour écarter tout danger d'urémie. A l'heure actuelle, la mortalité opératoire atteint 10 p. 100 (Heydenreich), 12 p. 100 (Albarran), 13 p. 100 (Casper), 27,7 p. 100 (Nicolich) et l'on a pu obtenir des survies de trois ans dans 18 cas (Albarran), de cinq ans (Nicolich), de quatre et six ans (Casper).

A la suite de l'ablation du rein malade, les douleurs disparaissent, l'état général se relève, et la vie peut être prolongée. Malheureusement, la néphrectomie ne peut toujours être pratiquée dans tous les cas de tuberculose rénale. Quand le rein malade a contracté des adhérences étendues, l'ablation de l'organe peut devenir impossible ou dangereuse au point qu'il est nécessaire d'y renoncer.

Faut-il alors recourir à la *néphrostomie ?* Cela dépend des circonstances. La néphrostomie ne saurait être utilisée qu'au titre d'opération palliative, elle ne permet pas d'escompter une guérison. Elle peut atténuer les douleurs, combattre les phénomènes de rétention, diminuer la fièvre et la rapidité de l'infection liée à la pyonéphrose, mais c'est tout ce qu'on peut lui demander, son mode d'action est des plus temporaires et ses résultats éloignés sont mauvais.

Mais, quand les lésions tuberculeuses sont encore minimes, qu'il n'y a ni fièvre, ni pyurie, ni tuméfaction rénale et que la question d'intervention est encore en suspens, il ne faudrait pas croire que les avantages apportés au malade par un *traitement médical* bien compris soient négligeables. C'est à lui et à lui seul qu'on aura recours aussi, si les lésions sont bilatérales ou déjà si avancées que la néphrectomie soit à rejeter.

Le choix d'un régime approprié en constitue un des points les plus importants. Dans la tuberculose rénale, comme dans toutes les autres tuberculoses, il est nécessaire d'aider à la défense de l'organisme par une alimentation abondante où la viande, les œufs, les graisses doivent tenir la première place. Ce serait une erreur de prescrire le régime lacté à ces malades dont la perméabilité rénale est conservée et qui ne succombent que tout à fait exceptionnellement à des accidents urémiques. Mais si le régime lacté est à rejeter, il y a d'autre part avantage à défendre au malade tous les aliments irritants capables de surmener ses reins : l'alcool, les asperges, l'oseille, les tomates, les sauces épicées, la charcuterie, les viandes conservées. Au surplus, il est sage de faire absorber chaque jour, au titre d'aliment autant que comme diurétique, une petite quantité de lait. On le prendra de préférence au repas comme boisson. C'est seulement quand il survient une poussée congestive passagère avec douleurs et hématurie, qu'il y a avantage à instituer pendant quelques jours le régime lacté absolu, il permet de mettre l'organe malade à un repos relatif.

Comme médicaments, on donnera de l'huile de foie de morue, des préparations iodo-tanniques, du quinquina, des phosphates ou de l'arsenic qui, surtout sous forme de cacodylate ou de méthylarsinate de soude, est presque toujours bien toléré.

Par contre, on proscrira la créosote ou le gaïacol, dont il faut redouter l'action nocive sur le rein.

Enfin il faudra recourir encore aux lotions excitantes alcoolisées, aux frictions sèches, aux bains salés, à la révulsion dans la région lombaire avec des pointes de feu, des ventouses ou des sinapismes ; seuls les vésicatoires resteront proscrits. Les ventouses scarifiées, les sangsues seront réservées pour le moment où se produiraient les crises douloureuses. Celles-ci se calmeront encore sous l'influence du bromure de potassium

(JACCOUD, ROSENSTEIN), des bains prolongés, de rares piqûres de morphine. Quant aux divers antiseptiques urinaires en usage à la période de suppuration, ils ne seront utilisés que pendant un temps très court et avec la plus grande prudence, les effets de l'urotropine en particulier, des préparations térébenthinées, de l'acide salicylique, demandent à être surveillés de près ; ceux du benzoate de soude, de l'acide benzoïque sont au contraire moins à craindre.

Par tous ces moyens, aidés si possible de la vie à la campagne, dans un milieu tempéré, on peut arriver à calmer les malades et à retarder l'échéance fatale d'une maladie qui, abandonnée à elle-même, ne pardonne pas.

CHAPITRE VII

NÉPHRITE DES TUBERCULEUX

1° Étiologie, pathogénie. — L'albuminurie est rare ou peu marquée dans la tuberculose rénale, elle est commune chez les malades atteints de tuberculose pulmonaire, surtout dans les périodes avancées. BRIGHT, RAYER, BARTELS avaient noté cette coïncidence, LE NOIR l'a observée chez 30 p. 100 et, LÉON BERNARD chez 15 p. 100 des bacillaires.

Quelle en est la cause ? Les avis sont restés longtemps partagés sur ce point. On l'a attribuée tour à tour à une modification du plasma sanguin, aux troubles de l'hématose, à l'irritation directe exercée sur les épithéliums sécréteurs par les toxines des bacilles de Koch et celles des autres agents pathogènes qui leur sont associés.

L'action nocive des toxines tuberculeuses est aujourd'hui bien établie. Chez les animaux, l'injection de cultures atténuées de bacilles de Koch ou de tuberculine détermine rapidement de la glomérulo-néphrite, des destructions épithéliales et des dégénérescences conjonctives (GRANCHER et H. MARTIN, ARLOING, ENRIQUEZ et DAUNIC, RODET et J. COURMONT) et même amyloïdes (BOUCHARD et CHARRIN).

On arrive au même résultat par la diffusion de toxines émanant de bacilles enfermés dans un sac de collodion et enfouis dans le péritoine (RAMOND et HULOT). On réalise ainsi des conditions semblables à celles qui existent dans le cas de tuberculose pulmonaire où les bacilles restent localisés au niveau du poumon.

Cette action fâcheuse de la tuberculine sur le rein a pu encore être bien établie grâce à l'emploi thérapeutique de la lymphe de Koch (CHAUFFARD, BOIXET et JEANNEL).

Mais, si les effets funestes des *toxines diffusibles* (AUCLAIR) sur la glande rénale sont indéniables, on aurait tort de leur attribuer un rôle prépondérant. On croyait jadis que le bacille restait localisé au poumon et que seules les toxines émanant des foyers tuberculeux agissaient sur le rein. De nombreuses recherches ont démontré qu'il n'en est rien : les toxines diffusibles ont à elles seules peu d'action sur les éléments de la glande urinaire et provoquent seulement des lésions discrètes, localisées (DUJARDIN-BEAUMETZ et DUBIEF, RAMOND et HULOT, L. BERNARD et SALOMON) ; la plus grande part de nocivité revient à celles qui font corps avec le bacille et qu'on a qualifiées pour cela de *toxines à action locale*. Or, pour que celles-ci puissent agir sur le rein, il est nécessaire qu'elles entrent en contact direct avec lui. C'est ce qui a lieu en effet. Le bacille de Koch ne se rencontre pas seulement au niveau du rein dans les cas de tuberculose nodulaire infiltrée, il s'y retrouve tout aussi bien dans les cas de simple néphrite des tuberculeux (JOUSSET) et ce sont ses toxines à action locale qui interviennent surtout pour produire selon le cas, les follicules tuberculeux, les lésions épithéliales, scléreuses ou amyloïdes.

La variété des altérations produites paraît dépendre de la voie d'apport des bacilles, de leur nombre, de leur virulence, de la prédisposition morbide antérieure du rein. La chose est bien mise en évidence, au moins en partie, par l'expérimentation : en utilisant la voie veineuse pour l'inoculation des bacilles, on obtient surtout l'infection des poumons, « peu de bacilles arrivent au rein et les lésions y sont discrètes. Avec la voie intra-artérielle, c'est l'inverse qui se produit et le rein est farci de productions tuberculeuses ». (L. BERNARD et SALOMON).

Et maintenant, si tous les tuberculeux ne sont pas atteints au niveau de leurs reins, malgré l'élimination fréquente des bacilles par cette voie (JOUSSET, FOURNIER et BEAUFUMÉ) ; si un tiers seulement et même moins en subit seulement les conséquences fâcheuses, tuberculisation ou néphrite, c'est qu'il est nécessaire en plus de la présence des bacilles d'une *tare antérieure*, d'une imminence morbide du rein. Celle-ci, créée tantôt par l'hérédité, tantôt par les infections ou les intoxications antérieures ou concomitantes, ne se trouve réalisée que chez quelques-uns.

Les causes de la néphrite des tuberculeux sont donc multiples comme celles de la tuberculose rénale elle-même ; la forme observée est à la fois fonction de la virulence, du nombre, de la voie d'introduction des bacilles et de la « réaction personnelle » de chaque de sujet.

2° Anatomie pathologique. — L'étiologie vient de nous faire voir que la tuberculose rénale et la néphrite des tuberculeux ont commune origine, l'anatomie pathologique démontre de même qu'il n'y a entre elles qu'une différence de degré et la division généralement adoptée est toute relative.

Dans les reins dits tuberculeux, on peut rencontrer, en effet, à la fois des tubercules et des lésions de néphrite banale. Inversement, dans les reins des tuberculeux, on peut observer en même temps que les lésions inflammatoires ou dégénératives, un certain nombre de follicules riches en bacilles. Ceux-ci se fixent facilement et prolifèrent abondamment dans un rein en état de moindre résistance, grâce aux troubles circulatoires et fonctionnels déterminés primitivement par leurs toxines diffusibles (D'ARRIGO). Mais, à vrai dire, il ne s'agit là que de véritables termes de passage importants, sans doute, à connaître au point de vue pathogénique, mais que l'on rencontre exceptionnellement dans la pratique.

En règle générale, le rein des tuberculeux revêt une apparence des plus typiques ; elle lui assigne une place toute spéciale à côté des lésions de la tuberculose rénale proprement dite.

Selon les cas, on observe une néphrite à gros rein avec dégénérescence épithéliale, ou bien plus rarement des lésions diffuses et conjonctives ; on a alors les apparences du rein bigarré. Enfin, s'il existe de vieilles suppurations pulmonaires, il peut se surajouter de la dégénérescence amyloïde portant surtout sur les vaisseaux. Un point essentiel de ces néphrites des tuberculeux, c'est, quelle que soit leur forme, d'intéresser à la fois les deux reins à l'inverse de ce qui se passe pour la tuberculose nodulaire de la glande.

3º Symptômes. — La néphrite des tuberculeux se présente sous deux formes cliniques bien distinctes.

La première, s'observe chez des bacillaires avérés et manifeste sa présence par les caractères habituels de la néphrite subaiguë. Elle se caractérise par de l'oligurie et une grosse albuminurie atteignant de 1 à 10 grammes (CAHEN); il existe aussi dans le sédiment de nombreux cylindres, des leucocytes et des globules rouges; la perméabilité au bleu et aux autres substances est conservée, enfin il existe de l'hypotension artérielle, des douleurs rénales vagues, des œdèmes, de temps en temps quelques vomissements, quelques troubles visuels, de la céphalée ou tout autre symptôme prodromique de l'urémie.

La deuxième forme se rencontre chez des sujets dont les lésions tuberculeuses sont latentes ou passent inaperçues; elle s'installe sournoisement, et c'est parfois seulement l'absence de tout autre antécédent capable d'expliquer les symptômes de néphrite observés qui fait penser à leur origine tuberculeuse (LANDOUZY et LÉON BERNARD).

Mais, si la néphrite des tuberculeux revêt le plus souvent les apparences de la néphrite parenchymateuse subaiguë, il faut bien savoir que ce n'est pas son seul aspect.

L'expérimentation a démontré dans ces dernières années que le bacille de Koch, grâce à ses poisons variés, est un peu « le microbe à tout faire ». Il est capable de produire des lésions conjonctivo-vasculaires, des scléroses, aussi bien que des altérations épithéliales. On peut constater cette diversité d'action non seulement au niveau du poumon, du foie, du cerveau (ANGLADE), des articulations, mais encore au niveau des reins : quand, dans ces derniers organes, les lésions scléreuses l'emportent sur les lésions dégénératives des éléments glandulaires, tous les signes de la néphrite chronique scléreuse, petits symptômes du brightisme, bruit de galop, albuminurie légère font leur apparition.

Ces dernières formes de néphrite tuberculeuse à prédominance conjonctivo-vasculaire ont été encore peu étudiées; on sait seulement qu'elles s'observent de préférence chez les sujets dont la tuberculose évolue lentement durant des années (L. BERNARD).

Nous ne parlerons pas ici de la dégénérescence amyloïde du

rein (voir p. 532) ; elle est fréquente aussi au cours de la tuberculose. Souvent combinée aux lésions de néphrite, elle donne naissance à un syndrome clinique qui rappelle de très près la néphrite subaiguë. Seule la polyurie surajoutée permet de soupçonner son existence.

Selon leurs formes, les néphrites des tuberculeux présentent une gravité différente : les lésions épithéliales sont rapidement mortelles, les lésions scléreuses sont assez bien supportées. La mort par urémie est rare en raison de la conservation habituelle de la perméabilité rénale surtout dans la première forme ; quand elle survient, elle est rapide et affecte surtout la forme gastro-intestinale et la forme comateuse (PISSAVY). Mais, le plus souvent, la mort est le résultat des progrès incessants de la cachexie et de la déchéance de l'organisme dégénéré.

4° Traitement. — On reste désarmé en présence de ces néphrites bilatérales et irrémédiables. On doit chercher seulement à soutenir le plus longtemps possible des sujets qui s'épuisent progressivement chaque jour. A ce titre, on devra éviter toutes les fois que cela sera possible de prescrire le lacté absolu ; le plus souvent d'ailleurs, il n'est pas nécessaire en raison de la longue conservation de la perméabilité des reins.

Les remèdes ne sauraient jouer ici qu'un rôle purement symptomatique ; il en est de même des cures de déchloruration, utiles pour combattre les œdèmes parfois précoces chez ces malades.

CHAPITRE VIII

NÉPHRITE SYPHILITIQUE ET SYPHILIS RÉNALE

Après de longues discussions sur la nature des néphrites observées dans la syphilis, l'accord semble être aujourd'hui définitivement fait. L'action irritante du mercure sur l'épithélium rénal, jadis si fort incriminée, ne peut suffire à expliquer les néphropathies spécifiques. Combien de malades, en effet, sont atteints de néphrites graves au cours de leur syphilis, sans avoir jamais été soumis antérieurement à un traitement mercuriel. Combien, d'autre part, voient leur état, loin de s'aggraver, s'améliorer progressivement et guérir sous l'influence de la médication spécifique.

Quant à admettre une simple coïncidence (Roberts) et à considérer la néphrite des syphilitiques comme sous la dépendance d'une cause banale, ce n'est pas possible non plus en l'absence habituelle de celle-ci dans les antécédents des malades.

La syphilis est donc susceptible à elle seule de déterminer les diverses manifestations rénales observées. Celles-ci sont de plusieurs ordres ; avec Chauffard et Dieulafoy nous les rangerons en trois classes :

1º La *néphrite syphilitique précoce ;*
2º La *syphilis rénale tardive ;*
3º L'*hérédo-syphilis rénale ;*

ARTICLE PREMIER

NÉPHRITE SYPHILITIQUE PRÉCOCE

1º Étiologie. — Le rein est souvent touché au cours de la période secondaire et Fürbringer a pu noter de l'albuminurie dans 12 p. 100 des syphilis encore à leur début. Un des caractères essentiels de cette néphrite spécifique est, d'être *précoce*. Elle se montre dès le deuxième ou le troisième mois, en pleine période de roséole, ou bien au moment de l'apparition des premières plaques muqueuses; ensuite, sa fréquence décroît avec le temps. Elle devient rare après le huitième mois, elle est exceptionnelle après la première année. D'ailleurs, quelle que soit l'époque de son éclosion, elle coïncide presque toujours avec une poussée aiguë de l'infection syphilitique et une fois constituée, son intensité redouble au moment de la production de nouvelles plaques muqueuses, des éruptions cutanées ou des syphilides scléreuses (VIVÈS).

Un facteur des plus importants dans la production des néphrites syphilitiques précoces est constitué par la *prédisposition antérieure du rein*. Celui-ci a-t-il été déjà touché au cours d'une scarlatine, d'une grippe, d'une fièvre typhoïde, d'un érysipèle, de toute autre maladie infectieuse antérieure, il constitue dorénavant un lieu de moindre résistance; dans ces conditions favorables, la néphrite syphilitique a une bien plus grande facilité à se produire. Aussi pour prévenir cette redoutable complication, il y aurait avantage à soumettre durant quelques mois à un régime lacté plus ou moins mitigé, les syphilitiques dont le rein a déjà été lésé par une maladie infectieuse antérieure (DIEULAFOY).

De grandes précautions sont encore à prendre au sujet des *refroidissements* et des *excès alcooliques* possibles. Ils ont même valeur prédisposante et préparent souvent aussi les localisations rénales de la syphilis.

Quant à prévoir l'apparition de celles-ci d'après la *gravité de l'infection spécifique*, cela est fort difficile. Si PATOIR est d'avis que les syphilis malignes exposent davantage à la néphrite, on s'accorde généralement à reconnaître que c'est là une considération sans grande importance. Les sujets atteints de syphilis bénigne, ceux qui se sont convenablement traités, tout comme ceux qui n'ont suivi aucun traitement y sont également exposés.

Nous ajouterons que la néphrite syphilitique précoce est surtout observée entre vingt et trente ans, à *l'âge* où les cas de syphilis sont le plus nombreux. Mais de tous jeunes sujets de dix-sept et dix-neuf ans sont aussi frappés. Au contraire, les observations deviennent plus rares quand il s'agit d'individus un peu âgés et dont les artères commencent déjà à subir un commencement de sclérose. Enfin, la néphrite grave spécifique est plus fréquente *chez l'homme* que chez la femme ; cela est dû sans doute, à ce qu'elle est moins exposée que l'homme aux effets prédisposants du froid et de l'intempérance.

2° Symptômes. — La néphrite syphilitique précoce peut être *légère* et passer inaperçue et c'est par hasard seulement qu'on découvre alors de l'albumine et des cylindres dans les urines de sujets, qui ne présentent par ailleurs aucun trouble. Cette albuminurie elle-même est de peu de durée ; elle disparaît rapidement et sans laisser de traces, surtout si un traitement bien compris a été institué.

Mais, à côté de cette forme légère due à une infection syphilitique bénigne et peut être aussi à l'intégrité antérieure du rein, il faut placer les *formes graves* à marche aiguë et même suraiguë. Ce sont elles surtout qu'il importe de bien connaître : elles surviennent à l'occasion d'un refroidissement ou de toute autre cause prédisposante, souvent même sans raison et aussi bien chez des syphilitiques dont la maladie paraissait bénigne.

Sans aucun prodrome, sans fièvre, sans douleurs, ou bien seulement après un peu de courbature et de malaise durant quelques jours, on voit apparaître brusquement des *œdèmes* : paupières, face, membres, abdomen sont rapidement intéressés. La progression de l'anasarque est des plus actives et bientôt les malades sont gonflés comme des outres, semblables à « ces bonshommes de baudruche qui n'ont plus forme humaine ». (DIEU-LAFOY). Aux œdèmes superficiels se surajoutent les œdèmes internes, il se fait peu à peu de l'ascite, de l'œdème pulmonaire, de l'hydropéricarde, de l'hydrothorax, de l'œdème de la glotte et du cerveau. En proie à une dypsnée intense, les malades peuvent succomber rapidement et on reste presque désarmé en présence de ces épanchements considérables dont la production et la reproduction sont si rapides et sont si difficilement enrayés.

A côté de ces œdèmes brusques et considérables, il faut signaler aussi l'*albuminurie* comme un symptôme important des néphrites syphilitiques précoces. Dans les formes graves, elle peut atteindre des proportions vraiment extrêmes ; dans la majorité des cas, on trouve 10, 15 grammes d'albumine par litre, mais on l'a vue atteindre aussi parfois les proportions énormes de 23 grammes, 32 grammes (DIEULAFOY) et de 55 grammes (CHAUFFARD et GOURAUD).

En même temps, on peut voir apparaître des *hématuries;* elles sont le plus souvent légères et l'urine est seulement teintée en rose ou en rouge clair. Il peut exister aussi de l'*anurie passagère* (CHAUFFARD et GOURAUD) ; mais le plus ordinairement, il y a simple oligurie et dans le *dépôt* de ces urines diminuées de volume, on rencontre des hématies, des leucocytes, des cylindres hématiques, épithéliaux et granuleux. La teneur de ces urines en *urée* est également réduite, mais on peut en rendre responsables aussi bien les troubles digestifs, les vomissements et l'anorexie des malades que le mauvais fonctionnement de leur rein.

Pendant plusieurs jours, plusieurs semaines, on peut assister à des alternatives successives d'amélioration et d'aggravation. Si le traitement a été institué de façon précoce, les malades peuvent guérir, souvent même très vite ; d'autrefois, malgré les soins les plus minutieux, ils succombent aux progrès de leur mal. S'ils ne sont pas emportés par l'*insuffisance cardiaque* et l'*asphyxie* progressive qu'amènent les grands œdèmes, ils meurent d'*urémie :* la céphalée, les douleurs lombaires, les troubles digestifs, la pâleur, la lassitude, la somnolence, les troubles visuels observés parfois durant la période d'état, s'accusent alors de plus en plus et la mort survient le plus souvent dans le coma ou dans la cachexie. Mais, celle-ci n'a pas toujours le temps de se produire et la terminaison fatale peut être due de façon hâtive à l'apparition de vastes îlots de lymphangite ou de larges plaques érysipélateuses qui évoluent rapidement sur ces membres œdématiés et tout prêts à subir les effets redoutables de l'infection. La moindre piqûre, la plus légère excoriation suffisent à les faire apparaître.

A côté de ces cas aigus et suraigus il en est aussi de beaucoup plus légers ; l'évolution de la néphrite exige alors des semaines et des mois et c'est seulement à sa période terminale que se montrent les grands œdèmes que nous avons vu survenir tout à l'heure de façon précoce.

Enfin, dans d'autres cas encore, on peut voir après de longues semaines les œdèmes rétrocéder, les troubles urémiques disparaître et seule l'albuminurie persister ; elle est l'indice de l'évolution définitive de la néphrite aiguë syphilitique vers le mal de Bright. Celle-ci peut se faire de façon tardive, comme après la scarlatine ou la fièvre typhoïde et c'est souvent quand le malade, se croyant guéri, a abandonné toute précaution qu'on voit l'albuminurie réapparaître et devenir définitive.

La syphilis se comporte donc comme toutes les maladies infectieuses : selon sa virulence, l'état antérieur du rein, les causes surajoutées, elle sera tour à tour le point de départ des diverses formes de néphrite aiguë, subaiguë et chronique que nous venons d'étudier.

3° Anatomie pathologique. — A l'autopsie des sujets ayant succombé à une néphrite syphilitique précoce, les lésions observées rappellent de tout point celles qu'on rencontre dans les néphrites aiguës ou subaiguës. Les deux reins sont intéressés, mais ils ne présentent rien de spécifique. Leur aspect en surface et à la coupe est celui d'un gros rein blanc ou d'un rein hémorrhagique ; parfois seulement, et si la néphrite a eu une évolution suffisamment longue, on peut observer par endroits quelques dépressions cicatricielles au niveau desquelles le rein commence à se scléroser (Darier).

A l'*examen microscopique*, on peut voir que les tubuli sont presque tous intéressés par le processus dégénératif ; leurs cellules sont en voie de destruction, abrasées, décapitées ou même réduites à une mince lame basale contre laquelle s'appuie un noyau mal coloré, celui-ci même peut avoir disparu. Dans le canal élargi par ces désintégrations épithéliales, des débris cellulaires et divers exsudats protéiques s'accumulent. Ils arrivent à oblitérer la lumière des tubuli et cela explique fort bien l'oligurie et l'anurie observées ; cela donne aussi la raison du retard

considérable d'élimination du bleu constaté, contre toute
attente, par Chauffard et Gouraud.

Aux altérations épithéliales, se surajoutent aussi parfois quelques lésions glomérulaires et l'on a alors toutes les apparences
d'une néphrite mixte. Les bouquets glomérulaires sont congestionnés, leurs épithéliums tuméfiés et il existe un certain degré
de périglomérulite ; enfin, on rencontre quelques trainées leucocytaires dans la substance corticale. Mais, c'est surtout dans les
néphrites un peu anciennes que tout cela s'observe ; dans celles
à évolution rapide, les lésions épithéliales existent seules.

4° Diagnostic. — Il est fort délicat et se fait d'instinct plus
qu'il ne se base sur des preuves matérielles (Mauriac).

Un malade voit survenir brusquement et sans cause appréciable de grands œdèmes, de l'albuminurie massive, tous les
symptômes d'une néphrite aiguë, il présente en même temps
les vestiges d'un chancre remontant à quelques mois, il a
des adénopathies, des plaques muqueuses ou tout autre stigmate
de syphilis secondaire ; dans ces conditions, il est tout naturel
de rendre responsable de sa néphrite l'infection syphilitique.
Il ne saurait y avoir de doute à cet égard, quand on ne retrouve
par ailleurs dans les antécédents aucune maladie infectieuse
susceptible de provoquer l'éclosion de tous ces troubles rénaux.

Mais la néphrite n'évolue pas toujours avec ces caractères
particuliers de brusquerie. Tout peut se borner, nous l'avons
vu, à quelques vagues symptômes sans importance, à quelques
œdèmes, à une albuminurie légère que le médecin découvre un
peu par hasard ; le diagnostic est alors difficile, surtout si à la
syphilis se surajoutent d'autres causes susceptibles de déterminer elles-mêmes une inflammation du rein.

C'est ainsi qu'il est relativement fréquent de voir survenir
la néphrite syphilitique à l'occasion d'un refroidissement. Renon
en a relevé 8 cas sur 35 observations. Elle peut apparaître
encore chez des sujets dont le rein est déjà à l'état d'imminence
morbide en raison d'une infection ou d'une intoxication antérieure. Dans ce cas, il n'est pas toujours facile de faire la part
de chacune des causes en jeu. La syphilis est-elle seule respon-

sable et le froid, l'infection antérieure du rein ont-ils joué le rôle de simples causes prédisposantes ? Faut-il au contraire leur attribuer une importance primordiale ? S'agit-il par exemple, d'une simple néphrite a frigore survenue chez un syphilitique ? Cela n'est pas toujours commode à établir et bien souvent « la distinction ne peut se faire que par les résultats du traitement, suivant la manière dont les malades répondent au régime lacté » (CHAUFFARD). L'albuminurie cède-t-elle au lait, on incriminera une cause banale, lui résiste-t-elle et n'est-elle améliorée que par un traitement spécifique, la syphilis sera seule mise en cause.

Mais il est nécessaire cependant de faire ici quelques réserves. Si des lésions rénales syphilitiques, encore à leur début, cèdent merveilleusement à l'action du mercure, il ne faut pas oublier qu'au bout d'un certain temps, elles lui résistent fort bien. Le traitement spécifique est sans effet sur les altérations nécrotiques et il est impuissant à faire revivre les épithéliums dégénérés. Cela nous explique comment certaines néphrites syphilitiques résistent indéfiniment à la médication mercurielle la mieux comprise et la mieux dirigée. Mais cela nous montre aussi toute la difficulté qu'il y a, dans certains cas, à formuler un diagnostic précis, puisqu'il ne peut plus se baser sur l'épreuve si importante du traitement.

5° Pronostic.—En présence d'une néphrite syphilitique précoce, le pronostic doit toujours être réservé. Existe-t-il seulement de légers œdèmes, une faible albuminurie, il est habituel de voir tous ces troubles céder rapidement au traitement et la guérison devenir définitive. Il en est de même dans certains cas graves avec anasarque et albuminurie. Mais, le plus souvent, il est difficile de dire à l'avance quelle sera l'issue finale. Légères ou graves, certaines néphrites syphilitiques précoces, restent entièrement insensibles au traitement, surtout s'il est institué de façon tardive ; s'il peut conjurer certains accidents aigus, il ne prévient pas toujours l'évolution définitive de la néphrite vers le mal de Bright et une terminaison fatale. Dans ce cas, le malade succombe en quelques jours ou seulement après des périodes plus ou moins longues de rémission, aux progrès de l'asphyxie, à l'insuffisance de son cœur surmené, aux troubles urémiques, aux diverses infections cutanées qui apparaissent si fréquemment au cours des néphrites syphilitiques précoces.

ARTICLE II

LA SYPHILIS RÉNALE TARDIVE

1° Symptômes. — Comme tous les autres viscères, le rein peut être intéressé à la période tertiaire de la syphilis. Cette syphilis rénale tardive est assez rare, elle est souvent difficile à reconnaître, en raison de l'absence de tout caractère symptomatique bien précis et des aspects variés qu'elle peut revêtir. C'est après la troisième année de l'infection, mais surtout entre la dixième et la vingtième année qu'on la voit apparaître.

Pendant une longue période elle reste latente et doit être recherchée ; c'est seulement en l'absence de tout autre antécédent capable de les expliquer que le médecin attribuera à une syphilis ancienne tous les petits signes d'insuffisance rénale que présente son malade. D'autres fois, en plus des vertiges, des bourdonnements d'oreille, des brouillards devant les yeux, des crampes, de la polyurie et de la pollakiurie, on voit apparaître des phénomènes plus alarmants : ce sont des céphalées rebelles, des troubles dyspnéiques, des œdèmes, une diminution progressive de la vision, des vomissements incessants : ils traduisent l'évolution progressive de la néphrite chronique spécifique vers l'insuffisance rénale définitive. La coexistence d'un bruit de galop avec hypertrophie cardiaque, la diminution de la perméabilité rénale, la présence d'une albuminurie légère avec polyurie ont vite fait de faire reconnaître que tous ces troubles sont liés à l'existence d'une néphrite chronique arrivée à une phase déjà avancée.

D'autres fois, le malade tombe brusquement dans le coma et c'est en présence d'un sujet plus ou moins œdématié, oligurique, avec une grosse albuminurie que le diagnostic doit être discuté, cela est souvent fort difficile. Il s'agit, par exemple, d'un homme qui a eu une syphilis plus ou moins bien soignée, il y a dix ou vingt ans, mais qui a été atteint aussi de scarlatine, de fièvre typhoïde, de grippe, de tout autre maladie infectieuse ; ou bien, c'est en même temps un goutteux, un ancien paludéen, un alcoolique, un saturnin. Comment démêler toutes ces données étiologiques complexes et faire la part de chacune au sujet de la néphrite observée ? C'est d'autant plus délicat, que pour affirmer la nature syphilitique d'une néphrite tardive, on se base justement sur l'absence de toute affection antérieure susceptible de léser le rein. Et pourtant, il faut bien reconnaître aussi que sur un rein prédisposé, déjà affaibli antérieurement par une infection ou une intoxication d'autre nature, la syphilis tertiaire aussi bien que la syphilis secondaire, aura tendance à faire ressentir davantage ses effets.

On voit combien le problème est complexe et pour savoir si on est en présence d'une syphilis rénale tardive ou d'un vulgaire mal de Bright chez un syphilitique, on en est réduit souvent à essayer avec précaution le traitement spécifique, s'il n'existe par ailleurs aucune lésion tertiaire concomitante, capable de renseigner sur la nature de la néphrite observée.

A la syphilis rénale tardive, on voit, en effet, s'associer parfois des manifestations tertiaires du côté de la peau ou des segments osseux ; il peut y avoir en même temps myélite ou syphilis cérébrale, perforation de la voûte palatine et syphilis nasale : enfin le foie, la rate, l'intestin peuvent aussi être atteints. On comprend, dans ces conditions, combien la tâche du médecin devient plus facile, surtout quand il voit rétrocéder sous l'influence d'un traitement intensif, à la fois les lésions cutanées et viscérales et les symptômes de la syphilis rénale tardive. Mais, quand il y a coïncidence de lésions cutanées ou viscérales graves, il est rare que les symptômes de néphrite dominent la scène et le malade présente plus ordinairement les divers symptômes de la dégénérescence amyloïde des reins.

2º Anatomie pathologique. — Nous avons vu dans un précédent chapitre que la tuberculose rénale est souvent unilatérale, tandis que la néphrite des tuberculeux est toujours bilatérale. Il existe à ce point de vue des analogies remarquables entre la tuberculose et la syphilis ; tandis que la néphrite syphilitique précoce intéresse à la fois les deux reins dans leur totalité, la syphilis rénale tardive est souvent unilatérale ou même ne porte que sur une partie du rein. Des études plus approfondies de l'agent producteur de la syphilis, le spirochète de Schaudinn, permettront peut-être d'expliquer ces différences, tout comme la connaissance des localisations du bacille de Koch et l'action de ses toxines ont permis de le faire pour la tuberculose.

Moins fréquentes au niveau du rein, qu'au niveau du foie ou du cerveau, les localisations tertiaires de la syphilis n'y sont pas moins variées. Selon la virulence de l'infection et la prédisposition antérieure du rein, on observe tour à tour de la néphrite atrophique banale ou bien des lésions scléreuses limitées. Celles-ci donnent à la glande un aspect irrégulier et inégal qui rappelle un peu l'apparence du foie ficelé. Il peut exister aussi des gommes de dimensions et de nombre variables, elles ont le volume d'un pois ou celui d'une noisette, elles sont jeunes et formées de tissu fibreux résistant et sec ou bien déjà en voie de ramollissement et de suppuration : elles se disséminent dans les diverses portions de la substance rénale. Enfin, à toutes les altérations précédentes et se combinant avec elles, peut se surajouter encore de la dégénérescence amyloïde, elle porte sur les glomérules et les artérioles.

Du côté du foie, il peut exister en même temps de la dégénérescence amyloïde ou de l'infiltration gommeuse, de l'hépatite chronique et de larges bandes de tissu scléreux. Ces diverses lésions expliquent les variations de volume de l'organe, l'ascite, le subictère, les douleurs hépatiques qui s'associent si fréquemment aux divers symptômes de la syphilis rénale tardive.

La rate, l'intestin, peuvent subir aussi les atteintes du poison syphilitique et le cœur, comme dans toute néphrite chronique, peut être notablement hypertrophié.

ARTICLE III

HÉRÉDO-SYPHILIS RÉNALE

Fournier a démontré qu'elle pouvait se rencontrer à tous les âges, aussi bien durant les premières années de la vie que de façon tardive vers les quinze ou vingt ans. Ici encore, les symptômes observés n'ont rien de caractéristique et ne permettent pas de pressentir la nature syphilitique de la néphrite observée. Quelque soit l'âge auquel celle-ci fait son apparition, qu'il s'agisse d'une forme lente coupée de poussées aiguës, ou d'une forme subaiguë, il ne sera possible d'en reconnaitre la spécificité qu'en tenant compte des antécédents du malade, de la présence simultanée ou antérieure de lésions de même nature du côté des dents, des yeux, de la peau, des os, du foie, de la rate et de l'action sur elles comme sur le rein du traitement mercuriel.

Quant aux lésions rénales observées, elles sont aussi fort variables. C'est tantôt de l'hyperplasie du tissu conjonctif avec atrophie et transformation fibreuse des glomérules, associée ou non à de la dégénérescence amyloïde, ce sont souvent des tumeurs gommeuses (LABADIE-LAGRAVE). Chez le fœtus et le nouveau-né, elles sont minimes et forment des blocs blanchâtres que seul le microscope peut découvrir (FRÜHINSHOLZ).

ARTICLE IV

TRAITEMENT DES DIVERSES MANIFESTATIONS RÉNALES DE LA SYPHILIS

Le régime lacté doit être employé contre les diverses manifestations rénales de la syphilis aussi bien que dans toutes les autres affections du rein. Seulement, selon la forme, l'intensité, la durée de la néphrite spécifique observée, il sera appliqué avec une plus ou moins grande sévérité.

A lui seul, le lait suffit à améliorer et parfois même à guérir les néphrites vulgaires qui surviennent chez les syphilitiques. Mais, les diverses manifestations spécifiques rénales résistent au contraire à son action et pour s'en rendre maitre, il est nécessaire d'avoir recours à l'usage du mercure et de l'iodure. Nous avons vu, qu'à côté de leurs avantages thérapeutiques, ces deux médicaments permettaient souvent, grâce à leurs effets rapides, de fixer un diagnostic jusque-là hésitant.

S'agit-il d'une néphrite syphilitique précoce, on aura recours aux pilules de protoiodure de mercure, aux frictions d'onguent napolitain ou même aux injections intra-musculaires de biiodure, d'huile grise ou de tout autre préparation mercurielle. C'est à ce dernier mode d'administration qu'HELLER donne la préférence : il prétend, en effet, que les piqûres ont une action moins irritante sur le rein que les frictions ; mais, ce n'est pas l'avis de tous les cliniciens.

D'ailleurs, quelle que soit la voie employée, il faut donner le mercure avec prudence. On n'oubliera pas que les malades traités l'éliminent mal par leurs reins altérés et une stomatite grave est toujours à redouter (MAURIAC). Elle l'est d'autant plus qu'elle oblige à interrompre le traitement. Or, on sait tout l'avantage qu'il y a à agir vite et à donner le mercure de façon précoce, avant que les diverses lésions rénales nécrotiques et dégénératives, sur lesquelles il n'a plus aucune prise, n'aient eu le temps de se constituer. Peut-être même, le traitement spécifique augmente-t-il, dans ce dernier cas, les altérations épithéliales déjà existantes.

On voit, par là, avec quel ménagement la médication doit être conduite. Les malades guérissent bien et guérissent souvent très vite, grâce à un traitement mercuriel rapide et suffisamment intense ; mais, ils peuvent mourir aussi, malgré et en partie, peut-être, à cause du traitement. Telles sont les deux considérations presque contradictoires qui dominent la thérapeutique des néphrites syphilitiques précoces. C'est dire qu'il est parfois nécessaire de tâtonner, de suspendre, puis de reprendre la médication, afin de savoir si on en est à la période où le mercure est utile ou même indispensable, ou bien si le rein est déjà trop fortement dégénéré pour qu'il ne soit plus que nuisible.

On associe parfois l'iodure à petite dose au mercure, pour le traitement de la néphrite syphilitique précoce. Mais il n'a pas alors la même utilité que dans la syphilis tertiaire du rein. Dans celle-ci, en même temps que le mercure, il faut faire prendre de l'iodure, mais ce sera toujours avec la même précaution et la même prudence que précédemment en surveillant de très près la tolérance des malades. Les doses varieront selon le cas de 2 à

6 grammes par jour. A côté de guérisons rapides et vraiment surprenantes, on pourra encore avoir des insuccès. Ce sera surtout quand le malade, atteint en même temps et depuis longtemps du côté du foie et des autres organes, en sera arrivé déjà à un commencement d'état cachectique. Il en est de même dans les néphrites hérédo-syphilitiques.

Enfin, lorsque par le lait, l'hygiène générale, les petits purgatifs, les frictions sèches, et surtout le traitement spécifique on a obtenu le succès, la tâche du médecin n'est point terminée. Pendant longtemps encore, une surveillance minutieuse est nécessaire et de même qu'il faut veiller à la reprise très lente de leur alimentation, il est indispensable de faire suivre pendant plusieurs mois à ces malades, avec les périodes de repos habituelles un traitement spécifique énergique. Cela permet souvent de prévenir les rechutes ou le passage des néphrites syphilitiques à l'état chronique.

CHAPITRE IX

DÉGÉNÉRESCENCE DU REIN

La dégénérescence du rein comprend deux grandes variétés : la dégénérescence graisseuse et la dégénérescence amyloïde. Nous les étudierons tour à tour.

ARTICLE PREMIER

DÉGÉNÉRESCENCE GRAISSEUSE

A l'état normal, on rencontre une petite quantité de graisse dans les reins de certains animaux tels que le chat et le chien ; mais chez l'homme sa présence est toujours l'indice d'un phénomène pathologique.

En premier lieu, on l'y voit apparaître chez les obèses, chez certains ralentis de la nutrition, chez des sujets qui abusent d'une alimentation riche en graisse. Dans ce cas, il ne s'agit pas d'une véritable dégénérescence : les cellules rénales sont bien infiltrées de granulations graisseuses, mais elles n'en conservent pas moins leur fonctionnement normal ; il s'agit, par conséquent, d'une simple surcharge, d'une sorte de mise en réserve semblable à celle que l'on observe en même temps du côté du foie et des divers organes et on ne saurait parler d'un processus de destruction.

Au contraire, dans certaines néphrites subaiguës ou chroniques, la présence de corpuscules graisseux dans les cellules sécrétrices du rein traduit une altération organique définitive et irrémédiable. Mais ici, l'infiltration cellulaire reste minime, et demande à être recherchée ; elle constitue une simple lésion surajoutée, sans grande importance au point de vue clinique et anatomo-pathologique, à côté des phénomènes inflammatoires qu'elle accompagne et qui prédominent.

La véritable dégénérescence graisseuse du rein s'observe dans des circonstances très particulières et fort rares. Elle nécessite pour se produire une agression toxique tellement intense et tellement rapide que la cellule rénale soit détruite d'emblée, sans que des phénomènes réactionnels aient eu le temps de se produire. Cette « nécrose sans inflammation » des éléments du rein est réalisée dans certains empoisonnements par le phosphore, l'arsenic, l'antimoine, l'iodoforme, l'oxyde de carbone, l'alcool. Diverses toxines microbiennes et diverses leucomaïnes s'éliminant par le rein agissent encore à la façon des poisons qui précèdent et sont susceptibles comme eux de provoquer de la dégénérescence graisseuse du rein. C'est ainsi qu'elle a été signalée dans l'ictère grave, la fièvre jaune, la diphtérie, la fièvre typhoïde, les pyohémies, le choléra.

Décrire la marche de cette dégénérescence aiguë est chose difficile, car les autopsies ne permettent de se rendre compte que de la nature des lésions arrivées à leur phase terminale et pour en connaître les premières manifestations on a dû recourir à l'expérimentation. En utilisant dans ce but le phosphore, CORNIL et BRAULT ont pu voir que les altérations rénales sont tardives et n'apparaissent que vingt-quatre heures après celles du foie. Tout d'abord, les cellules des tubuli sont simplement troubles, granuleuses, leur protoplasma est infiltré de corpuscules graisseux qu'il est facile de mettre en évidence au moyen de l'acide osmique, leur noyau se distingue encore. Mais, déjà au bout du quatrième jour, les épithéliums sécréteurs deviennent méconnaissables, la limite normale qui les sépare les uns des autres disparaît, le protoplasma se transforme en une véritable émulsion de graisse et les noyaux se fondent, subissant une véritable chromatolyse, c'est à peine si on en découvre quelques débris disséminés de-ci de-là sous forme de sphérules prenant les colorants nucléaires. A ce stade terminal, les endothéliums vasculaires et glomérulaires subissent eux aussi les atteintes du poison destructeur et deviennent granuleux ou granulo-graisseux. Ces diverses lésions de nécrose existent seules, et toute réaction inflammatoire associée fait défaut, l'action toxique est si violente qu'elle produit une « véritable sidération qui s'étend aux vaisseaux et empêche la diapédèse » (Brault).

Quant à l'aspect macroscopique de ces reins si profondément dégénérés, il est loin d'être caractéristique. Leur teint pâle et jaunâtre, leur augmentation de volume, leur consistance molle, ne fait pas toujours pressentir la destruction complète des éléments sécréteurs que démontre l'examen histologique.

La dégénérescence graisseuse du rein n'a pas de *symptômes cliniques* qui lui soient propres. Quand elle est suraiguë et consécutive à un empoisonnement phosphoré ou à un ictère grave par exemple, elle s'accompagne de lésions dégénératives beaucoup plus importantes du côté du foie et des divers viscères et le sujet succombe moins du fait de l'insuffisance de ses fonctions rénales que de celle de tous ses autres organes.

Quand elle s'installe peu à peu, au cours d'une néphrite chronique par exemple, ou bien quand elle s'associe à la dégénérescence amyloïde, les symptômes qu'elle est capable de déterminer sont encore masqués et comme perdus au milieu de ceux que déterminent les lésions inflammatoires ou dégénératives auxquelles elle se surajoute. C'est dire qu'elle n'a guère d'intérêt qu'au point de vue anatomo-pathologique et étiologique.

ARTICLE II

DÉGÉNÉRESCENCE AMYLOIDE

1° Anatomie pathologique. — Le rein amyloïde, appelé encore rein lardacé par Rokitansky, qui fut le premier à l'étudier, est un rein volumineux, à surface lisse dont la capsule se détache facilement. A la coupe, il rappelle le gros rein blanc par sa coloration blanchâtre tirant sur le jaune et sa consistance pâteuse. Dans quelques cas avancés, il en diffère par une réfringence un peu spéciale, un aspect légèrement miroitant et transparent qui rappelle celui de l'empois d'amidon. Il porte surtout sur la substance corticale et les pyramides se détachent au contraire sur l'ensemble un peu pâle par leur teinte rouge violacé. Mais le plus souvent, il est difficile d'affirmer l'existence de la dégénérescence amyloïde, si on n'a recours aux divers réactifs qui la caractérisent.

Les plus courants sont la teinture d'iode et la solution iodo-

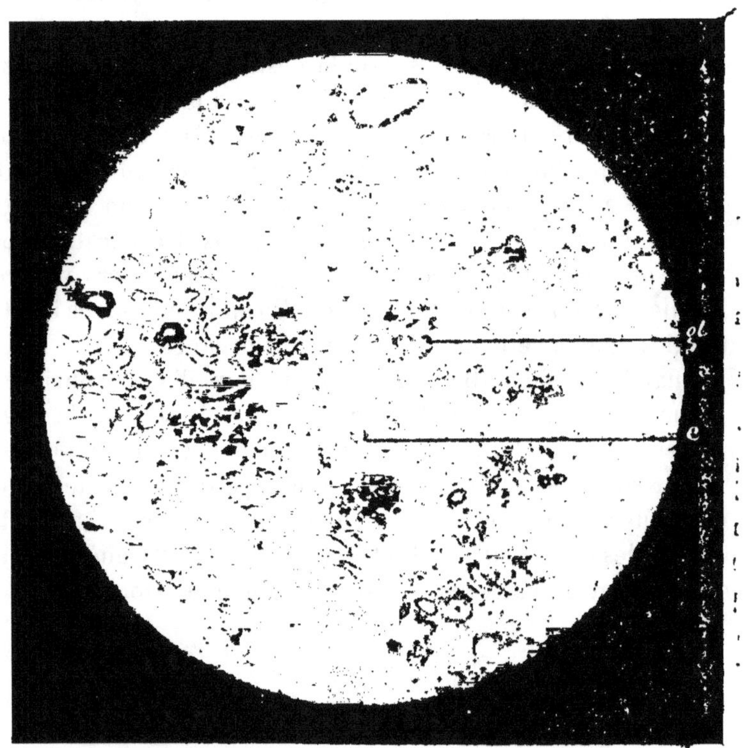

Fig. 79. — Dégénérescence amyloïde.

Les anses glomérulaires *gl* et quelques capillaires *c* de la substance corticale présentant les réactions caractéristiques de la dégénérescence amyloïde.

iodurée. Tous deux colorent en brun acajou les parties dégénérées et seulement en jaune les portions saines du rein. La réaction devient beaucoup plus apparente encore, si on traite la coupe ainsi colorée par une solution d'acide sulfurique à 1/10° ou 1/20ᵉ (MECKEL). On voit alors la teinte acajou virer peu à peu au violet foncé, puis au noir. La teinte acajou, o btenue pa

30.

l'iode, avait fait penser à Wirchow que la substance dégénérée du rein lardacé se rapprochait des amidons par sa composition, d'où le nom d'amyloïde qu'il avait créé. On sait aujourd'hui que cette dénomination est inexacte et que la soi-disant substance amyloïde est une albuminoïde, une substance azotée quaternaire.

Un autre réactif fréquemment utilisé est le violet de Paris (Cornil et Jürgens). Il colore en rouge groseille la substance amyloïde et les parties saines en bleu. On peut employer aussi la safranine qui fait ressortir en rouge orangé sur un fond rose pâle les divers éléments ayant subi la transformation amyloïde.

Violet de Paris et safranine sont particulièrement utiles quand les lésions dégénératives sont légères et nécessitent l'examen microscopique pour être mises en évidence.

La dégénérescence amyloïde, tant au niveau du rein que des autres organes qu'elle peut envahir, intéresse surtout les branches terminales des artères. Les artères interlobulaires, puis les artères glomérulaires sont les premières atteintes. Les lésions sont d'abord rares et disséminées, elles frappent seulement une légère portion du système artériel, une anse glomérulaire par exemple, et ce n'est qu'à la longue que tout le corpuscule finit par être envahi. A cette période, la dégénérescence arrive à atteindre à la fois les vaisseaux des pyramides, la paroi des tubes collecteurs et la membrane propre des tubuli ; mais, phénomène fort intéressant, elle ne touche pas les cellules épithéliales qui seules restent intactes.

Les petits vaisseaux frappés de dégénérescence ont une paroi épaissie, grâce à l'infiltration de la substance amyloïde entre leurs fibres lisses ou dans leur paroi conjonctive. Il en résulte une diminution progressive de leur calibre et une véritable ischémie de tout le territoire desservi ; cela semble expliquer la coloration pâle du rein amyloïde et l'atrophie que l'on a signalée parfois dans les phases terminales de l'affection. Celle-ci serait analogue au collapsus des tubuli, obtenu expérimentalement par la ligature progressive des vaisseaux du rein (Cornil et Brault). Mais, pour beaucoup d'anatomo-pathologistes, cette atrophie reconnaîtrait aussi une tout autre cause ; elle serait antérieure à la dégénérescence amyloïde ou relèverait de causes toutes différentes bien que contemporaines.

Il est fréquent, en effet, d'observer dans le rein atteint, des lésions surajoutées fort dissemblables. La dégénérescence amyloïde envahit tout aussi bien un rein atrophique micro-kystique, syphilitique, tuberculeux ou même un gros rein blanc (LITTEN). Cela indique la difficulté qu'il y a à faire la part de la dégénérescence amylolytique dans la production des phénomènes atrophiques observés.

Enfin, les troubles de nutrition dont relève la dégénérescence du rein ne font pas ressentir leurs effets sur ce seul organe ; en même temps que la dégénérescence amyloïde de la glande urinaire, il est fréquent d'observer des lésions similaires du côté des autres viscères, le foie, la rate, les capsules surrénales, l'intestin, les ganglions, le pancréas et même le cœur. Nous n'avons pas ici à les décrire, il nous suffit de signaler leur coexistence possible.

2º Étiologie. — Toutes les maladies infectieuses cachectisantes, surtout celles qui s'accompagnent de suppurations prolongées et abondantes sont capables de provoquer de la dégénérescence amyloïde. A ce titre, la *tuberculose* chronique avec ses cavernes pyogènes, et la *syphilis* tertiaire avec ses lésions ulcéreuses tenaces constituent les deux affections les plus importantes à signaler.

Mais la dégénérescence amyloïde peut s'observer encore au cours de toutes les *vieilles suppurations* quelle que soit leur origine ; elle a été signalée dans le *mal de Pott*, la *coxalgie*, arrivés à leur période de fistulisation et dans toutes les *affections osseuses ou articulaires* susceptibles de déterminer la production de clapiers purulents et de suppurations rebelles. Elle survient chez les sujets atteints de vieilles *dilatations bronchiques*, d'*ulcérations intestinales* chroniques, d'*ulcères* de jambe interminables. En un mot, elle semble en rapports étroits avec l'existence de collections purulentes de nature des plus diverses. La seule condition indispensable à son apparition semble être la communication directe de foyers pyogènes anciens avec l'air extérieur.

Plus rarement, elle a été signalée dans l'intoxication palustre, la leucémie, la goutte, la lèpre, les varioles graves.

On a émis l'hypothèse que la substance amyloïde prend naissance sur place et résulte de la transformation directe des substances albuminoïdes des tissus sous l'influence d'une nutrition défectueuse. L'expérimentation a fourni une explication plus précise : à l'aide du bacille ou de la toxine pyocyanique (CHARRIN), avec le bactérium termo (CANDARELLI, MANGERI), le staphylocoque (KRAW KOW, MAXIMOFF), on a pu obtenir des dégénérescences amyloïdes chez les animaux. Mais, des toxines autrement importantes et variées sont résorbées sans cesse au cours des affections suppuratives que nous avons plus haut signalées et l'on comprend que, dans certaines conditions spéciales, elles aient la même action dégénérative sur les parois vasculaires avec lesquelles le sang qui les charrie, les met sans cesse en contact.

3° Symptômes. — Deux grands symptômes peuvent faire soupçonner l'existence d'une dégénérescence amyloïde du rein; c'est la polyurie d'une part, c'est l'albuminurie de l'autre.

La *polyurie* est un symptôme de début, elle se traduit par l'émission de 2 à 6 litres d'urines claires, de faible densité, un peu jaunes, tirant sur le vert. Elle fait rarement défaut, sauf dans les périodes terminales de l'affection. Si elle manque momentanément, c'est presque toujours en raison d'une crise de diarrhée, d'une poussée de congestion rénale ou d'une asthénie cardiaque passagère; elle réapparaît sitôt que la répercussion sur le rein de l'une ou l'autre de ces causes cesse de se faire sentir.

L'*albuminurie* est légère au début de l'affection, elle devient plus importante au fur et à mesure que les lésions rénales sont plus envahissantes et elle finit par atteindre des chiffres très élevés, 2 grammes, 3 grammes et jusqu'à 20 et 30 grammes par litre (BARTELS). Dès qu'elle a commencé à apparaître, elle ne fait plus jamais défaut et cette constance est un de ses caractères les plus particuliers.

En même temps que l'albumine, on trouve dans les urines une quantité assez importante de cylindres cireux ou colloïdes ; ils se colorent comme les cylindres ordinaires par le picro-carmin, le bleu de méthylène, etc., mais ils ne présentent pas les réactions caractéristiques de la substance amyloïde.

L'urée et les divers sels, urates, chlorures, phosphates sont en proportion sensiblement normale. Quant à l'épreuve du bleu de méthylène et à la cryoscopie, elles démontrent que la perméabilité du rein amyloïde est normale (ACHARD et LŒPER, JULLIEN). L'imperméabilité n'apparaît que si l'amylose se greffe sur des lésions rénales anciennes. C'est là un fait fort important au point de vue thérapeutique, puisqu'il autorise le médecin à recourir à une autre alimentation que le régime lacté absolu ; il est d'ailleurs bien en rapport avec toutes les constatations cliniques qui démontrent la longue conservation d'une dépuration urinaire normale et la rareté des troubles urémiques au cours de la dégénérescence amyloïde du rein ; cela cadre encore avec les données anatomo-pathologiques qui ont établi l'intégrité des tubes uriniffères et des cellules sécrétrices.

4° Diagnostic. — La présence d'une forte polyurie sans hypertension artérielle, sans hypertrophie ventriculaire, ni diminution du taux des excrétions salines est très caractéristique ; elle permet d'écarter l'idée d'une *néphrite chronique interstitielle*. L'existence d'une grosse albuminurie sans symptômes d'intoxication urémique et sans œdème, sauf au moment où l'on arrive aux périodes cachectiques de l'affection n'est pas moins particulière et cette double constatation créé de fortes présomptions en faveur d'une dégénérescence amyloïde du rein.

Pourtant un diagnostic précis ne saurait être solidement établi, si l'on ne tenait compte en même temps des conditions étiologiques spéciales dans lesquelles se trouve le malade, des abondantes suppurations qui le cachectisent, des lésions tuberculeuses ou syphilitiques qu'il présente de façon concomitante. Il est nécessaire aussi de rechercher si les autres viscères sont atteints de dégénérescence amyloïde. On en serait prévenu par l'augmentation de volume du foie et de la rate, par les vomissements et

la diarrhée chronique. Celle-ci est liée presque toujours dans ces
cas à la dégénérescence amyloïde de l'intestin, elle est rarement
ici un symptôme d'urémie.

En présence de tous ces signes réunis, le diagnostic ne saurait
être douteux et l'on pourrait songer seulement à une *néphrite
avec hypertrophie du foie et de la rate,* consécutive au paludisme
ou à la tuberculose. Un interrogatoire précis du malade, un
examen plus minutieux de ses urines permettraient facilement
de faire la différenciation.

Au contraire, si l'envahissement d'autres organes que le rein
fait défaut, il est souvent difficile de faire autre chose que pressentir l'existence de la dégénérescence amyloïde du rein. Mais
l'aspect blafard tout particulier du sujet, son amaigrissement,
sa cachexie progressive, la notion d'une infection suppurative
ancienne, créent cependant encore à cet égard de très sérieuses
présomptions.

5° Pronostic. — On a cité quelques cas de guérison de dégénérescence amyloïde des reins : la fréquente difficulté d'un diagnostic précis rend ces affirmations quelque peu incertaines et
l'on doit considérer l'affection comme devant aboutir presque
toujours à une terminaison fatale. Celle-ci est moins le fait de
la dégénérescence rénale que de la détérioration générale de tout
l'organisme infecté. La cachexie progressive qu'entraînent les
suppurations prolongées, la généralisation des lésions tuberculeuses, l'apparition de diverses affections intercurrentes, érysipèle, phlegmons, pleurésie, pneumonie, s'abattant sur un organisme prédisposé et délabré, sont les causes habituelles de la
mort, l'urémie au contraire n'intervient que dans un très petit
nombre de cas.

6° Traitement. — On voit, dès lors, tout l'intérêt qu'il y a à
traiter ces malades non point tant au point de vue rénal qu'au
point de vue de leur état général. Le régime lacté absolu ne
ferait que les affaiblir davantage, tandis que dans la plupart des
cas, ils retirent grand bénéfice d'un régime lacté mixte et même
d'une alimentation suffisamment reconstituante, dans laquelle

les viandes entrent pour une certaine part. Il faut aussi veiller à l'hygiène générale de ces albuminuriques spéciaux, leur assurer une bonne aération et chercher à relever leur état général selon les cas par le fer ou les phosphates, les frictions sèches, les bains salés, les inhalations d'oxygène, les injections sous-cutanées de cacodylate ou de méthylarsinate de soude, les préparations iodo-tanniques et au quinquina, l'huile de foie de morue si elle est bien supportée.

La cause de la dégénérescence elle-même devra être combattue. Aux syphilitiques, on donnera de l'iodure de potassium et plus rarement du mercure dont on peut redouter l'action nocive sur l'épithélium rénal ; chez les suppurants chroniques, on instituera un traitement local ou même, quand cela sera possible, on aura recours à la suppression complète du foyer pyogène, au moyen d'une intervention chirurgicale.

On arrivera ainsi à enrayer l'évolution et la généralisation du mal et à prolonger de façon très notable la vie des malades.

CHAPITRE X

KYSTES DU REIN

Les *kystes du rein* sont des collections séreuses ou séro-sanguinolentes, développées au sein de la glande rénale et indépendantes de l'uretère et du bassinet. Il en existe diverses
espèces : les petits et les grands kystes séreux, les kystes hydatiques et ceux de la maladie polykystique. Nous les étudierons
tour à tour.

ARTICLE PREMIER

PETITS ET GRANDS KYSTES SÉREUX

Nous avons déjà parlé des *petits kystes séreux* (voir p. 412).
Ils constituent une lésion fréquente au cours des néphrites
chroniques. Toujours de petit volume, gros comme une tête
d'épingle ou au plus comme une noisette, ils sont en petit
nombre et se rencontrent aussi bien à la surface de la glande
où ils font saillie sous la capsule fibreuse que dans la substance
corticale qu'ils refoulent par leur expansion. Ils ont une paroi
mince et transparente et contiennent un liquide clair dont la
composition est différente de celle de l'urine, mais où l'on
retrouve la plupart de ses éléments. Ils n'ont aucune importance en clinique.

Les *grands kystes séreux* se distinguent des précédents par
leurs dimensions plus considérables. Par leur grand volume, ils
constituent de véritables tumeurs du rein et il importe de les
bien connaître.

1° Anatomie pathologique. — Les grands kystes du rein

ont une forme arrondie, un volume qui va de celui d'une mandarine à celui d'une tête d'adulte. Ils constituent dans ce cas

d'énormes tumeurs rénales dont le diagnostic précis peut être fort difficile.

Ils sont souvent uniques et siègent alors de préférence à l'une des extrémités de la glande (voir fig. 80). Mais ils peuvent se rencontrer au nombre de 2, 3, 4 et davantage, ils sont alors séparés les uns des autres par de larges portions de tissu rénal sain.

Faisant corps avec le rein, les kystes séreux possèdent une paroi propre, fibreuse, très mince, lisse et transparente, tapissée par une simple couche d'épithélium cubique aplati. Exceptionnellement cette paroi s'infiltre de sels calcaires ou devient fibro-cartilagineuse. Enfin, au voisinage du kyste, le parenchyme rénal comprimé se déprime et subit un commencement de sclérose; mais, celle-ci reste toujours localisée, elle est minime si on la compare à celle que l'on observe dans les reins poly-kystiques.

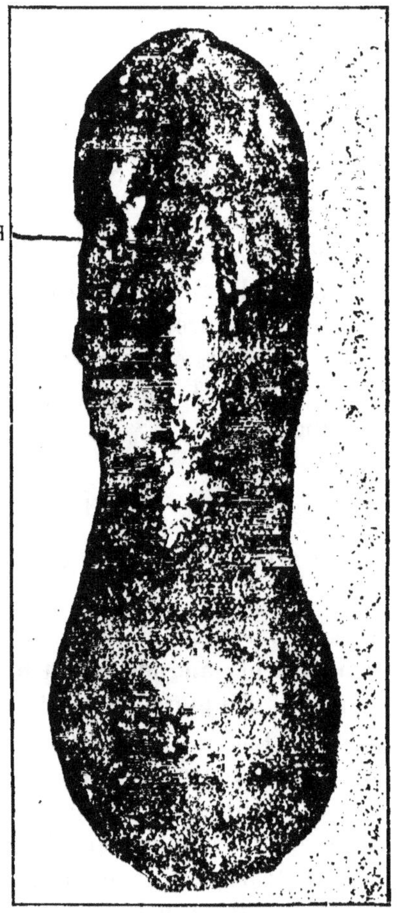

Fig. 80. — Kyste séreux du rein appendu à l'extrémité inférieure de l'organe.
H, hile du rein.

Le liquide contenu dans les grands kystes séreux est clair, citrin, exceptionnellement gélatineux ou sanglant (*kystes hématiques*).

Dans ce dernier cas, on peut trouver dans la poche kystique des stratifications fibrineuses ou des caillots. Comme l'urine, mais en moins grandes proportions, le liquide kystique contient de l'urée, des phosphates, des chlorures, des sulfates, de l'albumine. L'analyse des 75 centimètres cubes de liquide contenus dans le kyste dont nous représentons la photographie nous a fourni, par exemple, 2 gr. 50 d'urée ; 0,48 centigrammes d'acide phosphorique total et 5 gr. 82 de chlorure par litre.

2° Étiologie, pathogénie. — Les grands kystes séreux sont très rares ; ils s'observent surtout à l'âge adulte entre 20 et 60 ans.

Plus fréquents chez la femme d'après Tuffier, ils seraient, au contraire, plus communs chez l'homme d'après les statistiques d'Albarran et Imbert. On les rencontre aussi bien à droite qu'à gauche et souvent même ils sont bilatéraux.

Ce sont le plus ordinairement de véritables *kystes par rétention* dus à l'étranglement des tubes urinaires par la sclérose péricanaliculaire et à la rétrodilatation du tube par l'accumulation des liquides sécrétés (Cornil et Brault).

Mais un certain nombre d'entre eux sont de vrais *kystes par désintégration* (Kelsch et Kiexer, Hoche). Ils résultent alors de la dégénérescence d'une grande quantité de cellules tubulaires et de leur transformation progressive en substance colloïde.

Enfin, pour Albarran et Imbert, les grands kystes séreux, surtout quand ils sont au nombre de quatre et cinq au plus, représenteraient un premier degré de dégénérescence kystique des reins. Tout comme celle-ci, ils auraient une origine congénitale et seraient dus à un *vice de développement*. Seulement, celui-ci toujours très limité porterait uniquement sur quelques points de la glande.

3° Symptômes. — Les grands kystes séreux se développent insidieusement sans aucun trouble fonctionnel et sans la moindre altération de la santé générale. C'est presque toujours par hasard que l'on découvre une tumeur abdominale plus ou moins considérable, ferme et régulière, souvent fluctuante, qui présente tous les caractères physiques d'une tumeur rénale.

La marche très lente, l'absence de toutes sortes d'antécédents urinaires et de signes fonctionnels, l'apparence lisse de la tumeur sont les éléments de diagnostic sur lesquels on s'appuie pour éliminer les kystes du foie, les kystes de l'ovaire, les hydronéphroses, la dégénérescence polykystique.

4º Traitement. — L'intervention dans les cas de grands kystes séreux est presque toujours dictée par l'indécision du chirurgien ou bien elle est la conséquence d'une erreur de diagnostic. Rarement elle est commandée par des phénomènes de compression de voisinage.

La ponction est souvent suivie de récidive. Procédé aveugle et incertain, elle expose d'ailleurs à des accidents graves, parfois suivis de mort (LEJARS). Elle doit être rejetée.

L'incision et le drainage du kyste seraient le procédé idéal, s'ils n'exposaient fréquemment à des fistules consécutives interminables et ne nécessitaient souvent une néphrectomie secondaire.

Aussi se rallie-t-on de plus en plus à l'opération de TUFFIER la néphrectomie partielle qui a l'avantage de conserver les parties de la glande encore saines.

ARTICLE II

LES KYSTES HYDATIQUES DU REIN

1º Étiologie et anatomie pathologique. — Les kystes hydatiques représentent chez l'homme la phase vésiculaire de développement d'un parasite spécial du groupe des Cestodes le *tænia échinococcus*.

Ce parasite mesure, 2 à 5 millimètres de long et 1/4 à 1/2 millimètre de large. Il est formé de 3 ou 4 anneaux ou cucurbitains et d'une tête munie de ventouses et armée d'un rostre couronné de crochets. Le dernier anneau du tænia contient ses organes génitaux et ses œufs, il est à lui seul aussi volumineux que tous les autres réunis.

Le tænia echinococcus se rencontre fréquemment dans la

cavité intestinale du chacal, du loup et surtout du chien. Quand les œufs du parasite sont à maturité, le segment postérieur qui les contient se détache et est expulsé au dehors. Durant son trajet intestinal, ses parois subissent souvent un commencement de destruction ce qui rend particulièrement facile ensuite la dissémination des œufs. Certains animaux tels que le bœuf, le mouton, le porc, plus rarement le cheval et l'âne absorbent ces œufs de tænia par le moyen des herbages infectés dont ils peuvent se nourrir ou de l'eau contaminée qu'ils absorbent.

Ils pénètrent aussi dans le tube digestif de l'homme avec les légumes ou les salades mal lavés ou encore par l'usage de l'eau. Il va sans dire que le contact direct et incessant avec les chiens rend plus facile encore la contamination; cela explique la fréquence particulière des kystes hydatiques en Islande, en Australie et dans le nord de l'Allemagne où ces animaux sont fort nombreux et où la pauvreté et le manque de soins des habitants rendent leur promiscuité particulièrement dangereuse.

Les œufs de tænia sont entourés d'une coque qui leur permet de rester un certain temps à l'état vivant quand ils sont rejetés au dehors. Cette coque est ramollie par l'action du suc gastrique, sitôt que l'œuf a pénétré dans le tube digestif de l'homme ou des animaux, et le parasite embryonnaire qu'il contient est ainsi mis en liberté. Ce parasite est armé de crochets, et porte le nom d'*embryon exacanthe*. Il s'insinue peu à peu et directement au travers des tissus, ou bien il tombe encore dans quelque vaisseau porte ou lymphatique de l'intestin dont le courant l'entraîne loin du tube digestif. Le plus souvent, il se fixe dans le foie, plus rarement dans le poumon, exceptionnellement dans le cerveau, la rate, les muscles, les os. La localisation dans les reins s'observe dans les proportions de 5,44 p. 100 des cas (MARCHAT). Cette rareté relative s'explique si l'on songe au long circuit que doit faire le sang porte, vecteur des germes hydatiques, avant d'arriver jusqu'au rein.

Une fois arrêté dans leur migration, ceux-ci se développent et donnent naissance au kyste hydatique. Celui-ci se forme par l'apparition au sein même de l'embryon exacanthe fixé dans les tissus, d'une cavité centrale dans laquelle la tête du parasite migrateur s'invagine. Cette cavité s'accroît peu à peu et c'est elle qui constitue le kyste.

Vu sur une coupe, celui-ci paraît formé de deux parois, la première externe l'*ectocyste* a un aspect feuilleté des plus caractéristiques. Elle n'appartient pas à proprement parler à l'hydatide et représente seulement la réaction de défense des tissus qui cherchent à se protéger contre l'envahissement et la compression exercée par l'expansion vésiculaire. La seconde au contraire, *membrane germinale* ou *fertile*, est mince et granuleuse; c'est à ses dépens que vont se former les nombreuses vésicules secondaires que l'on rencontre bientôt dans la vésicule hydatique primitive. Ces *vésicules proligères* apparaissent tout d'abord sous forme de petits bourgeons en saillie au niveau de la membrane germinative. Bientôt ces bourgeons se creusent en cavité, puis se pédiculisent, les vésicules filles se trouvent constituées. Elles peuvent acquérir un volume considérable et rester stériles, elles prennent alors le nom d'*acéphalocystes*. Mais, le plus souvent, on voit apparaître dans leur intérieur de nombreuses têtes de tænia qui s'insèrent sur la membrane génératrice par un petit pédicule.

Ces vésicules filles, fertiles, peuvent se rompre, leurs têtes de tænia sont ainsi mises en liberté et s'accumulent sous forme de poussière blanchâtre dans le liquide de l'hydatide primitive. Chacune d'entre elles peut être le point de départ d'une vésicule de troisième génération (vésicules tertiaires ou petites filles); celles-ci à leur tour, peuvent former des vésicules de quatrième génération. Toutes ces vésicules filles, flottent dans le liquide de l'hydatide primitive, leur nombre peut devenir considérable, au point qu'elles arrivent à se tasser et à s'accumuler les unes contre les autres. On peut assister à ce moment à la régression et à la rétraction progressive du kyste : les vésicules devenues trop nombreuses, en effet, ne reçoivent plus par les vaisseaux périphériques de la poche primitive la quantité de substances nutritives nécessaire à leur développement et elles périssent. Leur liquide, clair comme de l'eau de roche, se résorbe peu à peu et est remplacé par une espèce de magma d'abord gélatiniforme, puis caséeux et calcaire, dans lequel on finit par ne plus reconnaître les débris des vésicules filles. Au contraire, si le kyste continue à évoluer, il peut atteindre des dimensions considérables; mais au niveau du rein, il est rare que son volume dépasse celui d'une tête de fœtus. Il y constitue une tumeur arrondie, quelquefois irrégulière, ferme et presque toujours fluctuante.

Le liquide clair qu'elle contient renferme de l'acide urique, de l'oxalate de chaux, des phosphates, du chlorure de sodium, de l'acide succinique. Quand il appartient à des vésicules en pleine vitalité, il est peu toxique; mais, quand il provient de kystes en train de subir une transformation régressive quelconque on y rencontre diverses toxalbumines et ptomaïnes (BOINET et CHAZOULIÈRE). C'est à leur résorption qu'on doit attribuer les désordres observés dans un certain nombre de cas à la suite de la rupture des kystes hydatiques.

Le kyste hydatique du rein entraîne par compression de voisinage des altérations mécaniques de la glande urinaire; mais, celles-ci sont peu importantes et sont compensées par une hypertrophie proportionnelle du rein opposé (MARCHAT). Cela écarte tout danger d'urémie. De plus, la tumeur contracte souvent des adhérences avec les organes voisins, avec le mésentère, l'intestin, le foie, le pancréas, la rate, l'estomac, la plèvre par l'intermédiaire du diaphragme. Le kyste peut se rompre et déverser son liquide et ses vésicules dans l'une ou l'autre des cavités viscérales voisines; mais, le plus ordinairement, 48 fois sur 68 (BÉRAUD); 52 sur 63 (ROBERTS), son ouverture se fait dans le bassinet et vésicules et crochets se retrouvent alors dans les urines.

2° **Symptômes**. — Bien souvent, les kystes hydatiques du rein passent inaperçus et constituent de simples trouvailles d'autopsie. D'autres fois, leur présence se traduit durant de longues années par une simple sensation de gêne, de pesanteur abdominale, mais l'état général reste bon et l'on ne soupçonne leur présence que lorsqu'un examen approfondi du malade permet de découvrir dans sa fosse lombaire l'existence d'une tumeur. Celle-ci présente tous les caractères des tumeurs rénales, le ballottement, la matité postérieure, quelquefois une zone antérieure de sonorité due à l'interposition du côlon ; elle est parfois molle et fluctuante, ou au contraire ferme et résistante, donnant l'impression d'une véritable tumeur solide. Exceptionnellement, la percussion brusque permet de percevoir à son niveau le frémissement hydatique, sorte de tremblement vibratoire des plus particuliers.

Dans la plupart des cas, c'est seulement à l'occasion d'une complication que l'attention du médecin est attirée du côté de la tumeur kystique. Le malade présente par exemple de violents frissons, de la fièvre à grandes oscillations et son état général s'altère progressivement. Tous ces signes d'une suppuration profonde sont dus à la transformation purulente de la poche kystique.

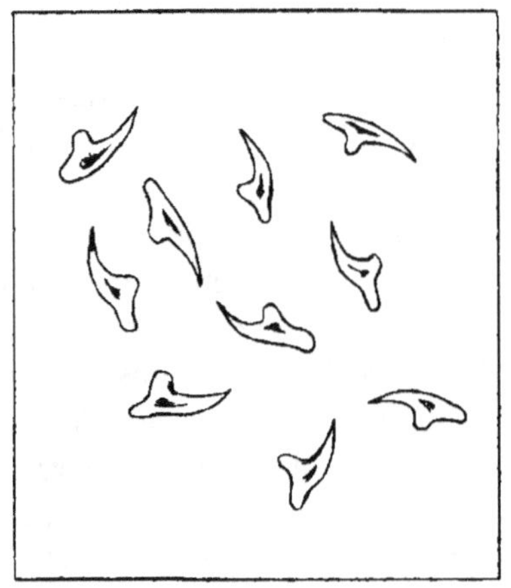

Fig. 81.
Crochets d'échinocoques.

Plus fréquemment, c'est à l'occasion de sa rupture que l'on découvre l'existence d'un kyste hydatique jusque-là méconnu. Cette rupture peut être spontanée, d'autres fois elle est consécutive à un traumatisme. Elle se traduit par une douleur subite très intense, accompagnée de nausées, de vomissements, de tendance à la syncope. Parfois encore, elle détermine de l'urticaire et des phénomènes fébriles passagers.

Quand elle se fait dans le bassinet, elle détermine en même temps tous les symptômes de la colique néphrétique. Les malades accusent une douleur lombaire atroce avec irradiations diverses, ils ont de l'anurie passagère, puis de l'hématurie. Tous ces troubles sont en rapport avec la déchirure de la poche, l'expulsion des hydatides et leur cheminement tout le long de l'uretère. L'urine rendue après la crise contient, en effet, de petites vésicules hydatiques ou tout au moins des membranes, des têtes ou des crochets.

Cette décharge urinaire peut être précédée d'une crise momentanée de rétention due à l'oblitération du canal de l'urèthre par les vésicules ou les membranes expulsées.

Elle s'accompagne aussi d'un affaissement momentané de la tumeur rénale, ce qui constitue un signe de grande valeur pour porter un diagnostic précis. D'ailleurs, cet affaissement n'est pas de longue durée, le plus souvent, de nouvelles vésicules hydatiques se reforment dans le rein et la tumeur primitive réapparaît.

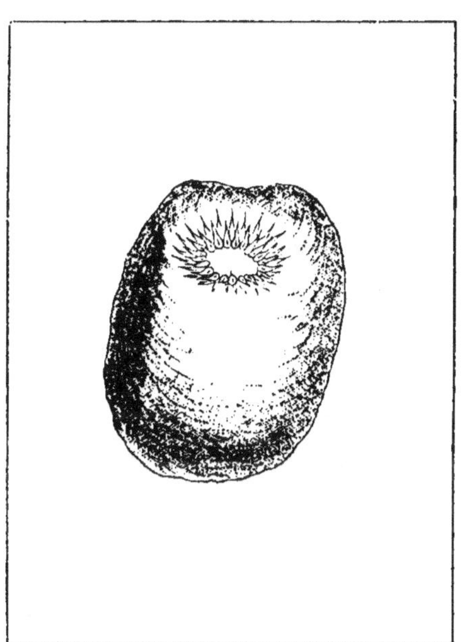

Fig. 82. — Vésicule hydatique en voie de développement.

Plus rarement, le kyste hydatique du rein s'ouvre dans l'estomac, la cavité intestinale, les plèvres, les bronches, le tissu cellulaire péri-rénal. Il s'agit alors presque toujours de kystes suppurés dont l'ouverture dans les organes du voisinage est facilitée par la production de vieilles adhérences. Cette évacuation des hydatides par vomique ou par la voie gastro-intestinale peut être suivie du ratatinement de la poche kystique et de guérison ; mais, dans la plupart des cas, elle est au contraire fort grave et si elle n'entraîne pas la mort immédiate comme dans certains cas de vomiques, elle est souvent le point de départ de troubles septicémiques mortels.

3° Diagnostic. — Il est fort difficile de diagnostiquer l'existence d'un kyste hydatique du rein tant qu'il ne s'est pas infecté ou bien avant qu'il ne se soit ouvert dans le bassinet ou dans une des cavités viscérales de voisinage.

La découverte d'une tumeur dans la région lombaire ne saurait, en effet, suffire à faire porter un diagnostic précis et si l'on arrive par les commémoratifs, l'histoire de la maladie et par l'absence de tout trouble fonctionnel à éliminer le plus souvent les *kystes* et les *tumeurs du foie, de la rate, des ovaires, du mésentère, du pancréas* et les diverses *affections malignes du rein*, on reste fort embarrassé quand il s'agit de dire quelle est la variété de kyste ou de tumeur bénigne du rein en présence de laquelle on se trouve.

On doit penser aux *lipomes* (LAZARUS, BARLOW), aux *fibromes*, aux *anévrysmes* (E. HAHN), au *rein polykystique* et surtout aux *kystes séreux du rein*.

Dans tous ces cas, les signes sont semblables et la plus grande fréquence des kystes hydatiques sur le rein gauche, la coïncidence exceptionnelle de kystes dans les muscles ou les viscères, ne saurait suffire à établir une différenciation précise. Pour trancher la difficulté, on a proposé d'avoir recours à la ponction. Elle permettrait dans les cas de kystes hydatiques de retirer un liquide clair et caractéristique par suite de la présence de crochets ou de têtes de tænia. Mais, il s'agit là d'une méthode aveugle qui expose le malade à bien des dangers, à la blessure de l'intestin ou des gros vaisseaux, à la suppuration ou à la rupture du kyste. D'ailleurs, elle peut fournir des renseignements sans grande valeur, c'est ce qui arrive, par exemple, quand on ponctionne un kyste stérile acéphalocyste dont le liquide ne contient pas les éléments figurés caractéristiques.

Enfin, même quand le kyste du rein s'est ouvert dans un des organes du voisinage, le diagnostic peut être encore plein de difficultés. Et si l'on n'a pas constaté des modifications de la tumeur rénale ou bien si celle-ci a passé inaperçue, il est parfois impossible de dire si l'expulsion des hydatides par vomique, par les voies urinaires ou la voie intestinale est due à la rupture d'un kyste du rein ou bien à l'évacuation par les mêmes voies d'un kyste du foie ou de la rate, de la vessie ou des os du bassin.

4° Pronostic, traitement. — La lente évolution des kystes hydatiques du rein, l'absence de troubles de toute sorte durant de très longues années, permettent de les considérer comme une affection bénigne. Le danger n'apparaît que du fait de leur rupture ou de leur suppuration.

Pour prévenir celles-ci on aura recours à l'intervention chirurgicale. Mais il ne faudra recourir qu'aux seules opérations qui ont pour objet d'enlever la tumeur, tout en conservant le plus possible le parenchyme rénal resté sain. La néphrectomie est donc à rejeter.

La marsupialisation après incision lombaire ou transpéritonéale est relativement facile et elle présente de gros avantages au point de vue de la survie ; mais, elle a l'inconvénient de déterminer souvent des fistules urinaires de fort longue durée. Aussi, chaque fois que l'état du rein le permettra, il vaudra mieux avoir recours à l'ablation de la tumeur suivie d'un capitonnage et de suture immédiate sans drainage (DELBET). Il va sans dire que ce procédé ne saurait être toujours appliqué et ne convient pas en particulier au traitement des kystes suppurés ou simplement calcifiés.

ARTICLE III

REIN POLYKYSTIQUE

Sous les termes de *reins polykystiques*, de *maladie kystique*, de *dégénérescence kystique des reins*, on désigne une affection généralement bilatérale des glandes urinaires qui aboutit à leur transformation progressive en masses kystiques, séreuses ou séro-sanguinolentes.

1° Étiologie. — Cette affection est souvent *congénitale*, elle peut s'accompagner alors de diverses malformations du côté des autres organes, d'encéphalocèle ou d'hydrocéphalie, de bec-de-lièvre ou de gueule-de-loup, de pied-bot, d'ectopie testiculaire ou d'arrêt de développement de l'utérus, du vagin, des parties génitales externes. Rarement compatible avec l'existence, quand elle est ainsi précoce, elle intéresse à la fois les deux reins et le volume des deux glandes dégénérées peut être tel qu'il constitue une cause importante de dystocie.

Mais la dégénérescence kystique des reins n'est pas toujours apparente à la naissance et peut se déceler seulement dans les *premiers mois* ou les *premières années*, surtout vers les deux ou trois ans. Souvent *familiale*, elle atteint à la fois plusieurs frères ou sœurs ou bien encore la mère et les enfants.

Chez l'*adulte*, la maladie peut demeurer longtemps latente et c'est seulement vers les quarante à cinquante ans, que ses divers symptômes font leur apparition.

On a voulu séparer la maladie kystique congénitale de celle de l'adulte et en faire deux affections différentes. Mais, dans l'une comme dans l'autre, on note le même caractère bilatéral des lésions, les mêmes prédispositions familiales, les mêmes lésions histologiques, les mêmes dégénérescences kystiques concomitantes du côté du foie et de divers autres organes. N'est-ce point la démonstration qu'il s'agit en réalité d'une seule maladie?

2° Anatomie pathologique. — L'aspect des reins polykystiques est des plus typiques. D'un volume considérable surtout chez le nouveau-né où ils peuvent atteindre le *poids* de 1 000 et même de 1 500 grammes, ils sont relativement moindres chez l'enfant et chez l'adulte. On a pourtant cité des cas où ils atteignaient 16 livres.

Le rein polykystique conserve généralement la *forme* générale du rein normal ; mais la glande très augmentée de volume, apparaît comme rembourrée en son entier d'une multitude de kystes. Ceux-ci sont de dimensions variables, les plus gros atteignent le volume d'une mandarine, la plupart sont du volume d'un pois ou d'un grain de raisin. Très nombreux, pressés les uns contre les autres, mais isolés par des cloisons minces et transparentes qui leur assurent une indépendance complète, ils sont séparés en certains points par des zones de parenchyme encore sain.

Celles-ci sont surtout importantes au moment où la maladie commence son évolution ; mais à la longue, elles finissent par subir une atrophie complète.

En surface, les kystes font saillie sous la capsule qu'ils disten-

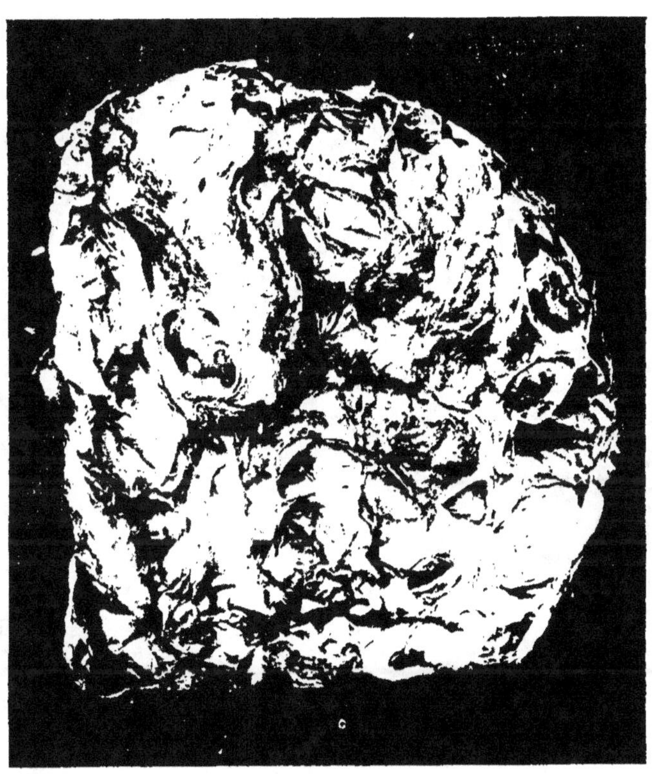

Fig. 83. — Rein polykystique (en coupe longitudinale).

dent et ils communiquent au rein malade un aspect irrégulier et mamelonné très spécial.

A la coupe, le liquide peut jaillir de certaines poches kystiques dont la tension est élevée. Ce *liquide* est jaune citrin, clair ou sanguinolent, noir ou rougeâtre ; le plus souvent fluide, mais quelquefois aussi gélatiniforme, semi-caséeux ou même purulent au niveau de certaines loges. L'analyse chimique y

décèle de l'albumine, de l'urée, de l'acide urique, de l'acide hippurique, des phosphates et chlorures comme dans l'urine, mais
en plus faible quantité. On y trouve aussi parfois de la cholestérine, de la leucine, de la créatinine, de la cystine, des peptones,

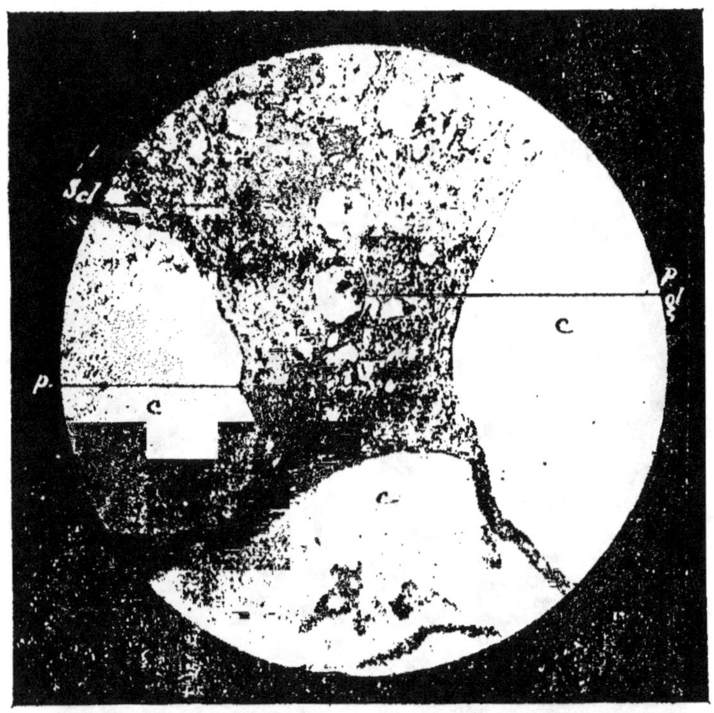

Fig. 84. — Rein polykystique.

p.gl, peloton glomérulaire atrophié. — *p*, paroi kystique. — *c*, cavités kystiques
Scl, tissu scléreux.

des matières grasses et dans les kystes sanguinolents divers
dérivés de l'hémoglobine.

La section longitudinale de l'organe dégénéré permet de se
rendre bien compte de son aspect caverneux très spécial, de la
multiplicité et de l'inégalité des logettes kystiques, du degré
variable de conservation du parenchyme sécréteur. Celui-ci est
comprimé de toutes parts au fur et à mesure que les kystes

prennent de l'expansion ou se multiplient et aux périodes terminales de l'affection, il n'en reste plus que des proportions minimes ce qui explique fort bien la mort habituelle des malades dans l'urémie.

Quant au *bassinet* et *aux calices*, ils ne sont point envahis par le processus kystique : ils sont plus ou moins déformés par la compression exercée par les kystes voisins; mais, ils restent libres, et ne sont nullement distendus. C'est là un point, avec la multiplicité des loges kystiques qui permet de différencier au premier coup d'œil la dégénérescence kystique du rein de la simple distension hydronéphrotique. Dans celle-ci, en effet, la poche liquide est unique et en communication avec le bassinet surdistendu.

Il est rare qu'un seul rein soit atteint de dégénérescence kystique et le plus ordinairement, aussi bien chez l'adulte que le nouveau-né, la lésion est *bilatérale*. De plus, il est fréquent de noter l'existence concomitante de *kystes dans d'autres organes*, notamment le foie ou le pancréas (COUVELAIRE, KAUFFMANN, RICHET). Ces kystes peuvent acquérir un volume énorme, surtout chez le nouveau-né; chez l'adulte, ils demandent souvent à être recherchés et sont parfois même microscopiques.

A l'examen histologique, il peut être difficile de retrouver des portions de rein entièrement saines. Comprimés de toutes parts, bridés et étouffés par le tissu scléreux qui entoure les divers kystes, les éléments sécréteurs ne tardent pas à s'atrophier.

La paroi interne des loges kystiques est revêtue par un épithélium cubique à gros noyau et il est exceptionnel de rencontrer des assises cellulaires multiples comme dans les épithéliomas mucoïdes; enfin, sur certaines préparations, il est quelquefois possible de saisir divers termes de passage entre le tube contourné ou la capsule de BOWMANN simplement dilatés et le gros kyste gorgé de liquide clair et tapissé par l'épithélium sécréteur primitif, modifié, proliféré et aplati. A l'intérieur de certaines cavités kystiques, on rencontre des sortes de végétations revêtues par un épithélium également cubique. Elles représentent les vestiges des cloisons primitives de deux ou de plusieurs kystes fusionnés.

Chaque kyste enfin est revêtu extérieurement par une couche fibreuse dont l'importance est proportionnée au volume même de la poche liquide.

3° Pathogénie. — Les théories ne manquent pas pour expliquer la production des reins polykystiques.

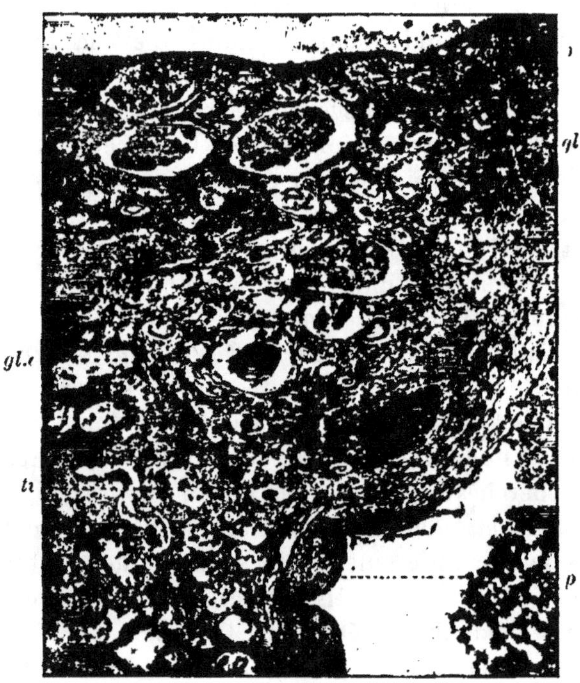

Fig. 85. — Rein polykystique.

La sclérose a envahi la capsule des glomérules *gl*; certains *gl.a* sont dégnérés. Les tubuli *tu* sont dilatés et leur épithélium a presque complètement disparu. La coupe intéresse deux petits kystes dont on aperçoit une partie de l'enveloppe *p, p*.

VIRCHOW le premier a créé la *théorie de la sclérose*. Pour lui, les kystes conglomérés des reins sont la conséquence d'une néphrite fœtale, d'une inflammation péri-canaliculaire chez l'enfant ou d'une néphrite interstitielle chez l'adulte. Toutes déterminent par sclérose diffuse l'atrésie d'un certain nombre de papilles ou de tubes rénaux. Il en résulte de la rétention de l'urine sécrétée, une distension secondaire des canalicules, et la transformation kystique de ceux-ci. Mais, cette théorie de la rétention par sclérose péritubulaire est aujourd'hui abandonnée. L'élément primordial, en effet, est le kyste et la production du tissu fibreux est secondaire. De plus, semblable théorie n'explique pas la concomitance des kystes similaires du foie et des autres organes et les diverses malformations associées.

D'autres auteurs, en particulier MALASSEZ, GOMBAULT et HOMMEZ, LEJARS, considèrent la dégénérescence kystique des reins comme le résultat de la prolifération anormale, mais systématisée des épithéliums canaliculaires ; les reins polykystiques seraient de véritables *épithéliomas mucoïdes* à la façon des maladies kystiques similaires de l'ovaire, de la mamelle, du testicule, du corps thyroïde. Mais, la néoplasie spéciale qui nous occupe a pour caractère particulier de n'avoir aucun caractère infectant, aucune tendance envahissante, elle reste une maladie locale, ne produit pas de métastases et n'aboutit pas à la cachexie. La transformation kystique concomitante observée du côté du foie ou des diverses glandes, ne relèverait point d'une généralisation, mais d'une même tendance évolutive spéciale des épithéliums, d'une prédisposition de nature encore inconnue (CHAUFFARD).

S'appuyant sur la présence fréquente de la lésion chez le fœtus, sur le caractère souvent familial des kystes, sur la concomitance d'autres malformations, on a admis encore *l'origine congénitale* du rein polykystique. Il serait la conséquence d'un vice de développement et celui-ci consisterait pour BARD et LEMOINE en une fragilité toute spéciale des substances hyalines de soutènement des parois canaliculaires. Le rein polykystique représenterait en quelque sorte un « *angiome des capillaires sécrétoires* ».

On a prétendu aussi que l'évolution kystique se faisait aux dépens de vestiges du corps de WOLFF inclus dans la substance rénale (SHATTOCH, SUTTON).

On a même découvert dans le liquide kystique des grégarines (TERBUGH) et divers micro-organismes (PONCET, VERNEUIL et CLADO) et on a pu invoquer une *origine parasitaire* et *microbienne*.

Enfin, MALHERBE a fait de la dégénérescence kystique des
reins la conséquence d'une *infection vasculaire* de nature indé-
terminée. Cette infection entraînerait la « périartérite des gros
troncs et la dégénérescence progressive des capillaires d'un certain nombre de glomérules, la rétraction de ces capillaires et
l'exsudation d'un liquide d'autant plus abondant que le glomérule est plus altéré ; puis la dégénérescence et la disparition du
bouquet glomérulaire laissent la cavité limitée par la capsule
de BOWMANN et à l'état de kyste qui s'agrandit peu à peu déterminant des lésions de compression autour de lui ».

4° Symptômes. — Chez l'adulte, la dégénérescence polykystique des reins reste bien souvent *latente* et son premier signe
peut être la mort subite ou une crise mortelle d'urémie. Dans
ce cas, elle constitue une véritable surprise d'autopsie.

D'autres fois, sa présence se traduit par l'existence d'un groupe
de symptômes qui rappellent à la fois ceux de la néphrite
interstitielle et ceux des tumeurs du rein. Les premiers sont-ils
prédominants, on a affaire à la forme médicale du rein polykystique ; ce sont-ils les seconds, au contraire, il s'agit de sa
forme chirurgicale.

Dans la *forme médicale* de l'affection, on observe tous les
signes habituels aux néphrites scléreuses. Les malades sont
pâles et asthéniques, ils ont de la pollakiurie et de la polyurie,
leurs urines contiennent de l'albumine et une faible proportion
d'urée et de chlorures ; la perméabilité rénale est diminuée
(MÉNÉTRIER et AUBERTIN). Il y a quelquefois encore hypertrophie
cardiaque (STEINER) et hypertension artérielle[1]. Enfin, il y a
également des œdèmes tardifs et la maladie évolue progressivement vers l'insuffisance rénale définitive et les divers troubles
de l'urémie. On observe alors, selon les cas, de la dyspnée, des
troubles gastro-intestinaux ou nerveux, du coma.

On comprend combien l'erreur est facile si l'on ne prend soin

---

[1] D'après les observations de MÉNÉTRIER et BLOCH et l'opinion de
VAQUEZ, elle serait due comme dans la néphrite interstitielle à l'hyperplasie adénomateuse des capsules surrénales.

d'explorer minutieusement les reins ou bien si à l'examen, l'augmentation de volume de ceux-ci ne peut être perçue.

Dans la *forme dite chirurgicale*, le malade attire habituellement l'attention du médecin sur les douleurs lombaires qu'il ressent. Celles-ci, comme dans le cancer du rein, peuvent être

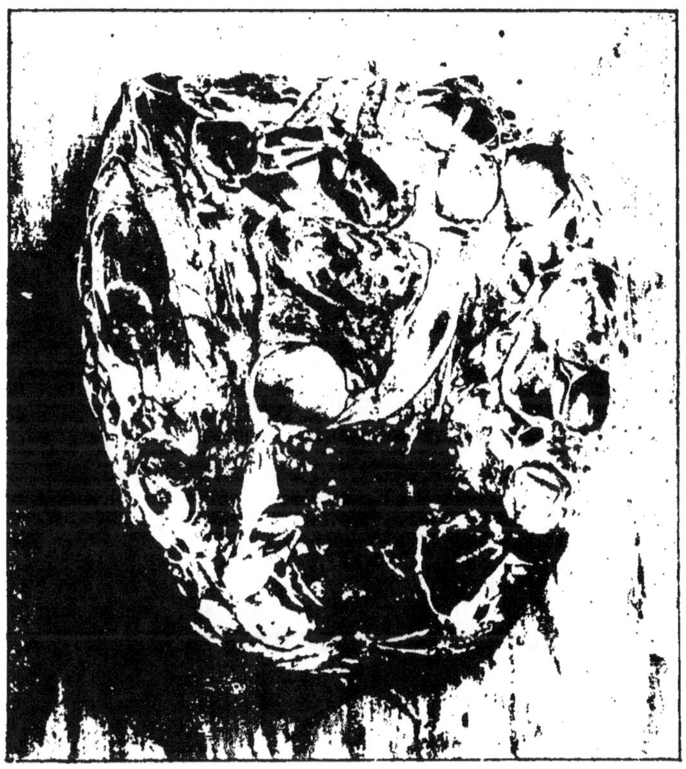

Fig. 86. — Coupe de rein polykystique.
(Rein ouvert longitudinalement.)

continues ; d'autres fois, elles sont intermittentes et s'accompagnent d'irradiations diverses vers l'abdomen, les cuisses, les organes génitaux. Elles sont dues, tantôt à de simples tiraillements exercés par la volumineuse tumeur rénale, tantôt à une coudure intermittente de l'uretère ou bien à des poussées passagères de péritonite adhésive localisée.

Quelquefois encore, ce sont des hématuries qui constituent un des premiers symptômes de l'affection. Liées à une poussée congestive, elles revêtent tous les caractères des hématuries rénales. Malgré leur rareté, elles sont, quand elles existent, un signe précieux, car elles attirent l'attention du côté des reins et en commandent une exploration attentive.

Celle-ci permettra souvent de percevoir une tumeur rénale. Ferme et peu douloureuse à la pression, très mobilisable malgré son volume, elle présente en surface des inégalités et des bosse-lures dont la constatation est fort importante pour poser un diagnostic. Celui-ci ne saurait faire de doute quand on peut s'assurer que les deux reins sont également intéressés ou quand le foie est en même temps bosselé et hypertrophié. Il est au contraire plus difficile, quand un seul rein semble augmenté de volume ou quand les divers symptômes concomitants rappelant ceux de la néphrite chronique font défaut.

On est alors obligé de tenir compte de la marche torpide de la tumeur, de la longue conservation de l'état général, de l'absence d'antécédents urinaires ou calculeux, pour éliminer l'idée d'une tumeur maligne, d'une tuberculose rénale, d'une pyélo-néphrite, d'une hydronéphrose ou d'un kyste hydatique. Il va sans dire qu'on doit penser encore à l'existence possible de tumeurs extra-rénales, ovariennes, mésentériques, intestinales, épiploïques, pancréatiques ; nous nous sommes déjà longue-ment étendu à plusieurs reprises sur les éléments de leur dia-gnostic différentiel, nous n'y reviendons pas ici.

5° Pronostic, évolution. — Nous avons dit la gravité du rein polykystique du nouveau-né, cause fréquente de dystocie et souvent accompagné de malformations congénitales multiples. Chez l'adulte, son pronostic n'est pas moins déplorable. Sans doute, durant de longues périodes, l'affection reste latente, et à ce point de vue, elle n'est pas incompatible avec une longue survie. Mais, sitôt qu'elle a commencé à progresser, elle ne régresse plus ; chaque jour, quelque portion nouvelle du paren-chyme rénal est détruite par la compression exercée par les poches kystiques en train de se multiplier ou de prendre de l'expansion. Un jour vient où les portions sécrétantes du rein deviennent insuffisantes et où l'urémie éclate. Celle-ci est donc le mode de terminaison habituel et fatal de toute dégénérescence kystique des reins. Pourtant, certains malades succombent avant d'atteindre la période d'insuffisance rénale. Ils sont emportés alors par une maladie infectieuse intercurrente, une pneumonie, une congestion pulmonaire, une hémorrhagie cérébrale, ils deviennent tuberculeux ; ou bien, il se fait spontanément ou à la suite d'un traumatisme une infection de quelques-unes des poches kystiques. Celle-ci fort grave s'annonce par de la fièvre, des troubles généraux, de la douleur au niveau des reins augmentés de volume. Elle peut encore amener la mort des malades.

6° Traitement. — En raison de la bilatéralité habituelle de l'affection, la néphrectomie est ici formellement contre-indiquée. Loin de retarder l'évolution fatale, elle n'aurait d'autre résultat que de la hâter, en privant l'organisme d'un certain nombre d'éléments sécréteurs encore sains et capables de concourir pour un temps plus ou moins long encore à la dépuration urinaire.

On ne serait autorisé à intervenir, que s'il existait des accidents capables de mettre directement et immédiatement la vie des malades en jeu, tels que des hématuries rebelles et intenses, des phénomènes de suppuration du côté des poches kystiques (Lanelongue et Vitrac) ou de l'atmosphère celluleuse périrénale (Rivet), ou bien de l'anurie liée par exemple à la présence concomitante d'un calcul (Bégouin). Il va sans dire que la néphrotomie serait alors la seule opération rationnelle.

Dans tous les autres cas, on traitera les malades porteurs de reins polykystiques comme s'ils étaient atteints de néphrite chronique. Dans les deux affections, en effet, c'est la même diminution progressive des fonctions du rein et la même marche continue vers l'insuffisance fonctionnelle définitive. Il faut donc avoir recours à la même hygiène rigoureuse et au même régime approprié (voir p. 444) On assurera ainsi le passage au niveau du rein d'un minimum de substances toxiques et on lui demandera un travail de dépuration peu considérable et encore compatible avec la destruction d'un grand nombre de ses éléments sécréteurs.

CHAPITRE XI

CANCER DU REIN

Le cancer du rein peut se présenter sous deux formes, ou bien, il est consécutif à une localisation viscérale primitive dont il constitue une simple complication, il passe alors presque toujours inaperçu ; ou bien, il est lui-même primitif et comporte dans ce cas une symptomatologie très nette et toute spéciale. C'est cette seconde variété, la seule importante en clinique qui fera l'objet de notre description. Disons tout de suite que sous le terme général de cancer, nous entendons désigner à la fois tous les néoplasmes du rein susceptibles de se développer rapidement et de se généraliser, c'est-à-dire les carcinomes et les épithéliomes, les adénomes et les sarcomes.

1° Étiologie. — Le cancer du rein est relativement rare chez l'adulte. Quand il s'y rencontre, c'est presque toujours entre quarante et soixante ans et le carcinome en est la forme la plus habituelle. Il est proportionnellement plus commun chez l'enfant surtout dans le bas âge, de six mois à cinq ans ; mais c'est alors du sarcome que l'on observe.

Les causes prédisposantes et déterminantes du cancer du rein sont encore des plus obscures. Un traumatisme antérieur, certaines inflammations rénales chroniques, la lithiase sont les seuls facteurs qu'on ait pu relever dans un petit nombre de cas.

2° Anatomie pathologique. — Le cancer du rein, comme le cancer de tout autre viscère, nous offre à considérer des caractères macroscopiques et des caractères histologiques.

A. Caractères macroscopiques. — Le cancer du rein est en

général unilatéral et il siège indifféremment à droite ou à gauche. Il peut intéresser et infiltrer la glande en son entier, il constitue alors le cancer massif, ou bien, au contraire, il envahit une seule de ses portions : s'agit-il d'un adulte, c'est presque toujours le pôle supérieur; c'est de préférence le pôle inférieur s'il s'agit d'un enfant (HOCHE). Mais, le cancer localisé du rein ne reste pas longtemps partiel; peu à peu il envahit tout le parenchyme et bientôt, c'est à peine si on découvre quelques portions de rein encore saines à l'une ou l'autre extrémité de l'organe.

A ce moment, le volume du rein cancéreux peut être le double de la normale, mais il atteint souvent aussi des dimensions beaucoup plus considérables surtout chez les enfants : les poids de 7 et 8 livres sont presque communs et ceux de 36 livres ont été signalés (JACOBI).

Tant que la tumeur reste bridée par la capsule du rein distendue, mais épaissie, le rein dégénéré conserve sa forme normale, il est encore lisse et arrondi; mais bientôt apparaissent des bosselures et son aspect devient méconnaissable.

Au fur et à mesure qu'il augmente de volume, il repousse et comprime les organes de voisinage : la capsule surrénale, la rate, le foie et le diaphragme, le psoas, le rachis, l'aorte et la veine cave, les intestins. A la longue, des adhérences se créent et le cancer les envahit par continuité; il peut même quand il atteint un gros volume, gagner la paroi abdominale, la détruire et pousser à l'extérieur des bourgeons ulcéreux. Enfin, il se fait des généralisations rapides par métastases dans les poumons, le foie, les os, le cœur, l'épiploon, sitôt que les veines rénales et la veine cave sont envahies.

La voie lymphatique est elle aussi une source d'infection et de généralisation comme la voie veineuse. Son envahissement est même particulièrement hâtif dans les cas de carcinome et d'épithéliome et c'est là une source de grosses difficultés pour le chirurgien et la cause des récidives rapides si communément observées. Les ganglions infiltrés sont situés, en effet, en pleine zone vasculaire, formant des sortes de chaînes latéro-aortiques (GRÉGOIRE); il est malaisé de les atteindre et presque toujours fort périlleux de travailler à leur ablation complète; de là, l'indication d'opérer de façon précoce, à une époque où ils ne sont pas encore envahis et où la capsule propre du rein constitue une barrière efficace contre l'envahissement du néoplasme.

A la coupe, le rein cancéreux apparaît comme rembourré d'une foule de nodosités blanchâtres; elles sont de dimensions variables et sont pressées les unes contre les autres. A la longue, elles se réunissent et se confondent et l'on observe alors des aspects variables selon les points de la coupe envisagés. Certaines nodosités, en effet, se transforment en cavités pleines de sang, ou de matière gélatineuse ou colloïde provenant de la dégénérescence de la matière cancéreuse; mais, le plus grand nombre de ces nodosités, bien que très irrégulièrement développées, conservent une consistance mollasse et une coloration blanchâtre ou blanc rosé qui rappelle celle de la substance cérébrale. De plus, il se fait souvent entre elles des infiltrations sanguines se traduisant par de vastes épanchements hémorrhagiques ou seulement par l'apparition de stries rouge noirâtre, jaunâtres ou rouges.

La section d'un rein cancéreux est facile, il peut être même formé de tissus très friables laissant transsuder quand on les racle une sorte de pulpe lactescente. Dans quelques cas exceptionnels seulement, les tumeurs malignes du rein sont dures, résistantes sous le couteau et véritablement squirrheuses.

Quand il s'agit d'un cancer massif, tous les éléments du rein peuvent avoir disparu. Si, au contraire, l'envahissement néoplasique est partiel, on peut observer à côté des îlots dégénérés des portions de rein restées entièrement saines. Ces portions sont isolées du tissu néoplasique par une sorte de capsule propre due à l'atrophie rénale périnéoplasique et au tassement des éléments conjonctifs préexistants (HOCHE). Mais, d'autres fois aussi, il y a mélange intime des tissus sains et des nodules carcinomateux sans démarcation nettement tranchée entre eux.

B. CARACTÈRES HISTOLOGIQUES. — Au point de vue histologique, les tumeurs malignes du rein peuvent se répartir en plusieurs classes. Elles constituent les *adénomes*, les *épithéliomes* et les *carcinomes* quand leur point de départ est l'épithélium des tubuli. Elles revêtent la forme du *sarcoms* ou du *myxome* quand elles se développent aux dépens de l'atmosphère conjonctive du rein. Enfin, on admet qu'elles peuvent encore dériver de germes surrénaux aberrants ou bien de débris du corps primitif de

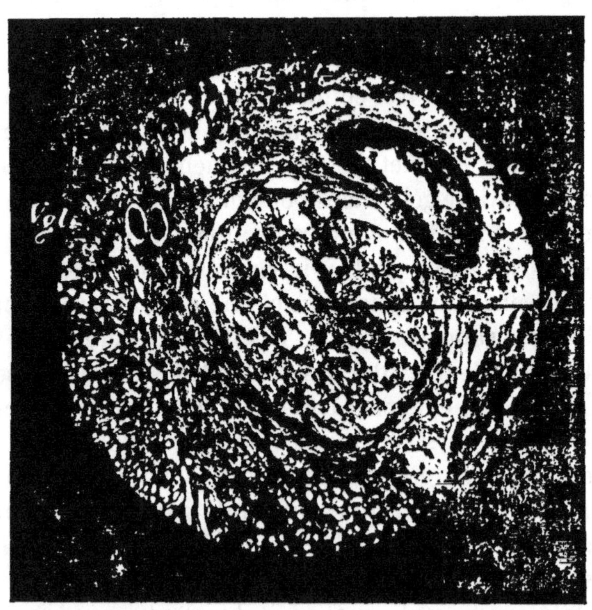

Fig. 87. — Cancer du rein.

N, noyau carcinomateux. — *V.gl*, vestiges glomérulaires. — *a*, artériole.

Wolff. Cette diversité d'origine explique les différences de structure si souvent observées dans une même variété.

a. *Adénomes*. — La limitation de la végétation épithéliale est la caractéristique de l'*adénome*. Les tumeurs dont il détermine la production sont presque toujours bénignes ; c'est seulement dans quelques cas rares qu'elles deviennent malignes, par suite de la transformation de la petite tumeur initiale en véritable épithélioma. Il en existe plusieurs variétés.

α) Les *adénomes canaliculaires* ou tubulaires se présentent sous forme de tubes glandulaires à lumière centrale bien nette, ou bien au contraire de tubes pleins ; leurs cellules constituantes sont dans les deux cas, granuleuses, cylindriques ou cylindro-coniques avec un noyau situé à leur base (Hoche).

β) Les *adénomes papillaires* ou cavitaires, plus fréquemment observés, sont constitués par des villosités tapissées par un épithélium cylindrique ou cubique qui rappelle celui des tubes contournés dilatés des granulations de Bright. Ce fait est bien en rapport avec le développement de ces adénomes aux dépens de tubes rénaux atrophiés, origine admise par la généralité des anatomo-pathologistes (Hoche).

γ) Les *adénomes alvéolaires* à cellules claires, constitués par des cellules polymorphes infiltrées de graisse et de glycogène et formés en outre par un riche stroma conjonctivo-vasculaire, dériveraient au contraire de germes surrénaux aberrants.

b. *Épithéliomas.* — Le diagnostic histologique d'*épithéliomas* du rein peut être fort difficile en raison des apparences des plus dissemblables que peuvent revêtir les divers éléments qui entrent dans leur constitution.

Dans les *épithéliomas à cellules sombres*, l'origine canaliculaire de la tumeur ne saurait faire de doute; celle-ci est formée, en effet, de tubes très volumineux tapissés de cellules irrégulières, polyédriques, granuleuses, disposées sur une ou plusieurs couches. Ces tubes épithéliaux sont accolés ou anastomosés, irréguliers, dilatés et sinueux. Leur dilatation excessive détermine la production de véritables alvéoles remplies de cellules et de végétations épithéliales (épithélioma carcinoïde d'Albarran) et donne naissance également aux kystes et pseudo-kystes si communs au sein des masses cancéreuses dégénérées.

Dans les *épithéliomas à cellules claires* (Albarran et Imbert), les tubes épithéliaux sont aussi sinueux et ramifiés, irréguliers et kystiques par endroits. Seulement, les cellules épithéliales qui les constituent sont extrêmement riches en graisse et elles apparaissent claires sur les coupes, une fois leurs matières grasses dissoutes par les divers réactifs utilisés pour la préparation (Albarran).

Le plus souvent, le stroma conjonctif de la tumeur est abondant et malgré l'accumulation des cellules proliférées, des produits de désintégration ou des infiltrations hémorrhagiques, les caractères alvéolaires de la tumeur apparaissent nettement. Mais, d'autres fois, la trame conjonctive se réduit à quelques minces fibrilles et l'on comprend alors toute la difficulté d'un diagnostic histologique précis de carcinome. Enfin, dans quelques cas fort rares, la végétation épithéliale reste limitée et la

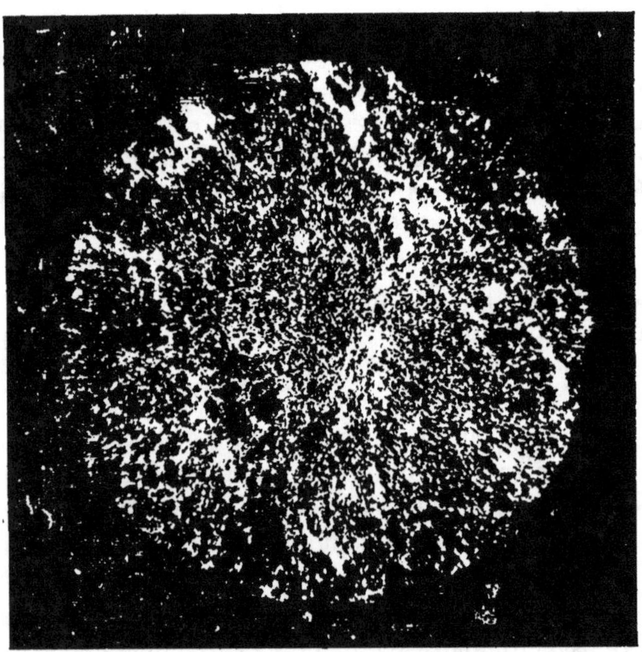

Fig. 88. — Sarcome globo-cellulaire du rein.

réaction du tissu conjonctif est prépondérante, on a le *squirrhe*,

c. *Sarcomes*. — Les *sarcomes* primitifs du rein se développent soit aux dépens de la capsule rénale, soit aux dépens du tissu conjonctif interstitiel du parenchyme ou de celui qui entoure les vaisseaux et le bassinet. Selon les cas, ils refoulent la substance rénale, lui forment coque ou bien l'infiltrent dans son entier. Ils se présentent sous différents aspects microscopiques.

α) Les *sarcomes globo-cellulaires*, sont constitués par de petites cellules rondes ou ovalaires très rapprochées les unes des autres et ne laissant que peu de place au stroma intercellulaire (fig. 88).

Leurs vaisseaux très nombreux sont dépourvus de parois propres; limités par un simple endothélium, ils semblent creusés dans le tissu de la tumeur lui-même; par endroits, ils y forment de véritables lacunes sanguines.

β. Les *sarcomes fuso-cellulaires* ou fasciculés sont constitués, comme leur nom l'indique, par des éléments fusiformes allongés parallèlement les uns à côté des autres, qui donnent naissance à de véritables faisceaux. Ceux-ci s'infiltrent peu à peu entre les tubes sécréteurs du rein et tendent progressivement à les étouffer et à les faire disparaître. Ici encore, les vaisseaux sont dépourvus de parois propres et quand le sang s'infiltre dans la tumeur en trop grande abondance, il en résulte des sortes de pseudo-kystes hématiques de dimensions variables.

γ) Quant aux *sarcomes mélaniques*, constitués encore par de petites cellules rondes ou ovoïdes, mais infiltrées de nombreuses granulations noires, ils ne sont jamais primitifs au niveau des reins. Ils dérivent de tumeurs similaires développées en premier lieu dans la peau ou la choroïde.

δ) Enfin, sous le terme d'*angio-sarcomes*, on classe un ensemble de tumeurs dont la nature est encore assez mal définie. Elles se formeraient aux dépens de germes capsulaires aberrants (ALBARRAN et IMBERT) ou du tissu conjonctif périvasculaire d'après les auteurs allemands. Tout comme les précédentes, elles ont un développement rapide et se généralisent vite aux ganglions par la voie lymphatique et aux divers viscères surtout par la voie veineuse.

3° Symptômes. — Trois grands symptômes peuvent exister simultanément ou à l'état isolé dans le cancer du rein : ce sont les *hématuries*, les *douleurs*, la *présence d'une tumeur*. Leurs modalités sont importantes à connaître, car c'est sur elles qu'on s'appuie pour formuler un diagnostic précis.

a. *Hématuries.* — Les hématuries constituent dans la moitié des cas le premier symptôme d'un cancer du rein, elles peuvent apparaître chez des gens dont la santé générale est encore excellente et sont alors le « signal-symptôme » qui surprend et met le premier l'attention en éveil. Bien souvent, ce n'est qu'au

bout de plusieurs années, que la tumeur rénale fait à son tour
son apparition (GUYON, PONCET). Ces hémorrhagies précoces résultent le plus souvent de poussées congestives développées dans
les portions du parenchyme encore sain. Les hématuries tardives qui se montrent chez des sujets asthéniques, amaigris et
presque cachectiques peuvent reconnaître aussi cette même origine; mais, dans la plupart des cas, elle est différente et c'est la
rupture de quelques-uns des vaisseaux si fragiles de la masse
cancéreuse et l'issue directe du sang épanché dans le bassinet
qu'on doit invoquer pour expliquer leur apparition. Il faut se souvenir d'ailleurs que dans le tiers des cas chez l'adulte et dans la
moitié des cas chez l'enfant, les hématuries symptomatiques
d'un cancer du rein font constamment défaut aux diverses
périodes d'évolution de la maladie (DENACLARA).

Quelle que soit leur cause, les hématuries du cancer du rein
ont une allure des plus caractéristiques. Essentiellement capricieuses, elles surviennent sans cause appréciable; elles durent
des jours, des semaines et même des mois, puis brusquement
elles disparaissent sans raison connue, tout comme elles sont
venues. Après une première apparition, elles peuvent fort bien
ne plus jamais se montrer; d'autres fois au contraire, elles se
reproduisent très vite ou bien seulement après de longs mois et
même des années.

Leur importance est variable et à côté d'hématuries considérables et répétées qui peuvent mettre la vie des malades en
danger, il existe des hématuries minima en quelque sorte que
seul l'examen microscopique peut déceler. Quelle que soit leur
intensité, toutes ces hématuries ont pour caractère fort particulier d'être aussi abondantes le jour que la nuit et de n'être
modifiées en rien par le repos ou le mouvement.

De plus, elles restent constamment totales (GUYON) ; c'est-à-
dire qu'elles colorent uniformément l'urine émise aux divers
temps de la miction, cela constitue d'ailleurs, on s'en souvient,
un des signes généraux de toutes les hématuries d'origine rénale.

Enfin, les hémorrhagies du cancer du rein sont le plus souvent
indolores. Dans quelques cas rares seulement, elles s'accompagnent d'une sensation de pesanteur lombaire ou même de crises

32.

douloureuses qui rappellent les coliques néphrétiques et sont liées à la migration de caillots fibrineux tout le long du canal de l'urèthre. On conçoit, par conséquent, combien la découverte de ces derniers dans les urines émises acquiert de la valeur au point de vue de la localisation de l'hémorrhagie observée.

b. *Douleur.* — La douleur est un signe inconstant dans le cancer du rein ; elle fait défaut dans plus de la moitié des cas, surtout chez l'enfant. Quand elle existe, elle se traduit par une simple sensation de pesanteur dans l'abdomen et la région lombaire, ou bien au contraire, par des névralgies lombo-abdominales extrêmement pénibles et fort tenaces (forme douloureuse de BRAULT). Dans ce cas, les mouvements, la marche, l'exploration de la région, exaspèrent les souffrances du malade ; elles peuvent déterminer aussi des sortes de crises avec irradiations vers les espaces intercostaux, l'abdomen, l'hypogastre, les testicules ou les grandes lèvres, la zone du sciatique. Il ne s'agit plus alors de symptômes liés à la migration d'un caillot : ces névralgies rebelles s'observent, en effet, en l'absence de toute hématurie et elles traduisent l'existence de compressions nerveuses ou même l'envahissement des racines rachidiennes par le processus néoplasique. C'est dire que l'apparition de douleurs persistantes et irradiées constitue dans le cancer du rein, aussi bien que dans le cancer de l'utérus, un symptôme d'envahissement des organes de voisinage et fournit le plus souvent une contre-indication à intervenir chirurgicalement (GRÉGOIRE).

c. *Existence d'une tumeur.* — L'existence d'une tumeur rénale est le symptôme le plus constamment observé dans les cancers du rein. Il se rencontre dans 84 p. 100 des cas : mais il n'est perçu de façon précoce que chez 20 p. 100 des malades (ALBARRAN), en raison de la difficulté qu'il y a souvent à bien palper le rein. Celle-ci résulte soit de la localisation de la tumeur au pôle supérieur de l'organe ce qui la rend inaccessible, soit de l'infiltration totale, mais régulière de la glande ce qui rend fort difficile la perception de son augmentation de volume. Enfin, il faut tenir compte encore de l'épaisseur ou de la résistance des parois abdominales des malades et de l'opposition qu'ils présentent parfois à une exploration minutieuse.

Sans doute, quand il s'agit de ces tumeurs énormes qui arrivent jusqu'à la ligne ombilicale ou la dépassent, comme on l'observe souvent chez les enfants, l'examen n'est pas difficile. Mais, quand il faut faire un diagnostic précoce, à une époque où l'augmentation de volume du rein est encore minime, il doit être des plus minutieux.

A l'*inspection*, tout d'abord, il est rare de rien relever d'anormal et c'est seulement et surtout chez les enfants à l'époque où le néoplasme a pris un développement considérable qu'on relève quelquefois une légère saillie du côté malade et l'existence d'une circulation abdominale complémentaire liée à la compression ou même à l'oblitération de la veine cave.

La *palpation* au contraire, permet d'arriver plus facilement à percevoir l'existence d'une tumeur rénale encore à ses débuts. Mais, à cet effet, l'emploi de la palpation directe ne saurait suffire et pour apprécier le volume du rein malade, il faut utiliser la palpation bimanuelle, la recherche du ballottement rénal de Guyon, puis le procédé d'Israel, ou la palpation néphroleptique de Glénard (voir p. 37 et suiv.).

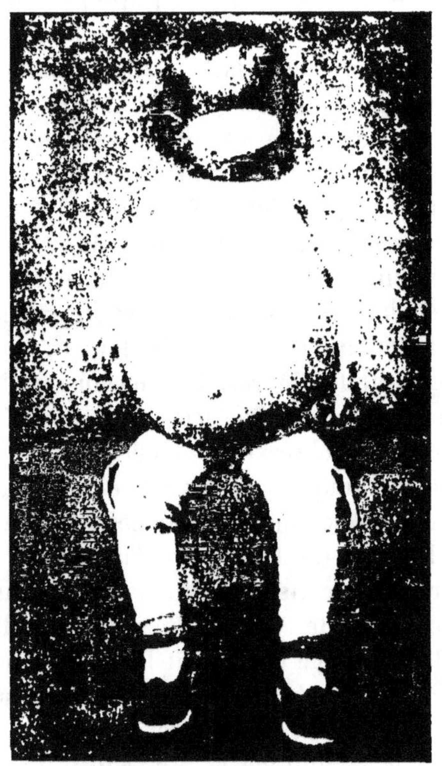

Fig. 89. — Tumeur maligne du rein (d'après Piéchaud).

On arrive souvent ainsi, grâce à une exploration approfondie, à reconnaître si le rein a conservé sa forme normale, s'il est inégal, bosselé, s'il est encore mobilisable ou bien s'il a déjà con-

tracté des connexions avec les organes de voisinage. Ce point est
particulièrement important à établir, car il crée à lui seul une
contre-indication absolue à une intervention chirurgicale radicale.

Quant à la *percussion*, elle fournit peu de renseignements
utiles. Elle sert seulement dans quelques cas à établir de façon
plus ou moins approximative le volume d'une tumeur du rein.
On attachait jadis une grande importance diagnostique à l'existence d'une zone de sonorité en avant des masses néoplasiques
rénales. Ce signe a aujourd'hui beaucoup perdu de sa valeur.
Sans doute, il devrait toujours exister en raison de la présence
du côlon sur la face antérieure du rein cancéreux. En fait, son
existence constitue l'exception (GUILLET, ALBARRAN), car le côlon
est presque toujours rejeté de côté par le développement de la
tumeur, ou bien. il est tellement aplati contre la paroi abdominale, qu'il ne saurait fournir de zone sonore et il se perçoit seulement alors par la recherche de la « corde colique ». De plus,
le cancer du rein n'est pas la seule tumeur repoussant en avant
l'intestin ; les tumeurs du pancréas et du mésentère agissent de
même et cela enlève encore à la constatation de ce signe une
grande partie de sa valeur.

L'examen des urines ne fournit également que des renseignements peu précis dans le cancer du rein. Leur quantité totale
tout d'abord reste habituellement normale, en raison de la suppléance exercée par le rein sain et les parties de la glande
malade non encore atteintes par le processus cancéreux. Quant
à l'albuminurie, elle est fréquente, mais extrêmement minime
et quand elle n'est pas liée à l'existence d'une hématurie microscopique, elle relève souvent de la néphrite très particulière
qu'ALBARRAN a le premier étudiée et qu'il rattache à l'élimination par les urines de diverses substances toxiques d'origine
néoplasique.

Le sucre fait aussi défaut ou est exceptionnel. Quant à la diminution de l'urée à laquelle ROMMELAERE et THIRIAR attribuaient
jadis une grosse importance pour le diagnostic du cancer, c'est
un signe sans valeur, qui manque sans cesse et relève seulement
quand il existe à une période avancée, de l'insuffisance d'alimentation des malades.

Enfin, à l'examen microscopique on peut trouver des hématies et quelques cylindres hématiques dans les cas d'hémorrhagies rénales et exceptionnellement des globules de pus provenant d'une cystite ou d'une pyélonéphrite concomitante. Mais, chez le plus grand nombre des malades, les éléments figurés font défaut. Il en est de même pour ces débris de tumeur dont on a signalé la présence dans les urines des sujets atteints de cancer du rein. Ils sont en réalité fort rares et n'apparaissent qu'à une époque où le diagnostic n'est ordinairement plus douteux. Quant à la découverte de cellules néoplasiques isolées dans les urines, c'est encore un signe d'assez peu de valeur, étant donnée la rapidité avec laquelle elles s'altèrent dans les urines et la facilité avec laquelle on les confond avec l'épithélium normal du bassinet (ALBARRAN et IMBERT).

Au fur et à mesure qu'elle augmente de volume, la tumeur rénale ou les ganglions infectés qui en dépendent *compriment les organes de voisinage*, il en résulte parfois certains signes nouveaux précieux pour le diagnostic.

Nous avons déjà signalé les compressions nerveuses et les névralgies qui en sont la conséquence. Il peut y avoir aussi compression de l'uretère ou oblitération du canal par le moyen d'un prolongement néoplasique ou même d'un fragment détaché de la tumeur (ALLEN et CHERRY). Dans l'un et l'autre cas, il peut en résulter une augmentation considérable du volume du rein malade, par suite de la production d'une hydronéphrose ou d'une hématonéphrose.

De la compression des veines spermatiques au niveau de leur point d'abouchement dans la veine cave à droite, dans la veine rénale à gauche, dépend aussi parfois l'apparition d'un *varicocèle* symptomatique siégeant du même côté que la tumeur (GUYON).

4° Marche, durée, terminaison. — Dans le cancer du rein, la survie est plus longue que dans les autres cancers viscéraux et un état général assez satisfaisant peut persister longtemps. C'est ordinairement au bout de un an, trois ans, exceptionnellement après cinq ans, que l'on voit apparaître l'amaigrissement, l'asthénie générale, la disparition de l'appétit, tous les signes de la cachexie terminale et de la généralisation aux divers viscères. C'est cette cachexie progressive qui entraine le plus communément la mort des malades ; mais celle-ci peut être accélérée encore par l'abondance ou la répétition des hématuries. Exceptionnellement, elle est liée à une perforation (RAYER) ou une occlusion intestinale (JEANNEL), par suite de la propagation ou de la compression exercée par la tumeur ; ou bien elle dépend encore d'une embolie produite, par le déplacement d'un caillot formé dans la veine rénale ou la veine cave dégénérée.

L'évolution des cancers du rein est beaucoup plus rapide chez les enfants, et il est rare que la survie dépasse chez eux un an et même six mois. Ils présentent d'ailleurs certains signes particuliers, quelquefois un état fébrile lié à la résorption de substances pyrétogènes contenues dans la tumeur (ISRAEL), souvent des œdèmes des jambes, de l'ascite et une circulation veineuse abdominale complémentaire fort prononcée (fig. 89).

5° Diagnostic. — A une période avancée, chez un sujet de quarante à soixante ans, qui a eu à plusieurs reprises des hématuries à évolution capricieuse, qui a des douleurs lombaires ou irradiées et chez lequel on perçoit une tumeur volumineuse présentant les caractères du ballottement rénal, le diagnostic n'est pas difficile et il s'impose presque toujours.

Seule l'existence d'une *pyélo-néphrite* avec rétention ou d'une *tuberculose rénale avancée* pourrait prêter à confusion. Mais dans le premier cas, les antécédents du malade, l'élimination antérieure de calculs, la notion d'une infection ascendante, la fièvre à grandes oscillations, la présence du pus dans les urines et dans le deuxième, la pyurie encore, la tuberculose concomitante de l'épididyme, des vésicules séminales, du poumon, des autres organes, au besoin la recherche du bacille de Koch dans les urines auront vite fait de trancher toute hésitation. Mais douleurs, hématuries, tumeur, peuvent à la fois ou isolément faire défaut et la difficulté à reconnaître l'existence d'un cancer du rein devient souvent alors considérable.

1° *En présence d'une hématurie sans tumeur.* — Il faut tout d'abord songer à l'origine vésicale possible de l'hémorrhagie observée. Sans doute, dans les *cystites*, les douleurs et la pollakiurie, la pyurie, l'apparition de l'hématurie ou son redoublement à la fin de la miction ont vite fait d'établir l'origine de l'hémorrhagie. De même encore, son exagération sous l'influence de la fatigue, son importance plus marquée au moment de l'expulsion des dernières gouttes d'urine, sa disparition par le repos, au besoin les résultats fournis par l'exploration vésicale avec un cathéter métallique, font reconnaitre rapidement l'existence d'un *calcul* vésical.

Dans la tuberculose et les néoplasmes de la vessie, les hématuries sont souvent capricieuses comme dans le cancer du rein, elles s'exagèrent sous l'influence de la distension du réservoir urinaire ou de son exploration ; de plus, en faisant l'épreuve des trois verres, on constate que le sang est surtout abondant dans le dernier. Enfin, les douleurs, la pollakiurie, souvent la pyurie, l'élimination du bacille de Koch avec les urines, la constatation de lésions tuberculeuses concomitantes, établissent facilement l'existence d'une *cystite tuberculeuse*. Si un diagnostic par élimination n'y suffisait pas, la cystoscopie renseignerait par ailleurs sur la présence d'un *néoplasme vésical*.

Mais, quand l'hématurie est totale, quand l'urine est également teintée du commencement à la fin de la miction, on doit lui reconnaitre une origine rénale et songer alors aux multiples affections qui peuvent la provoquer aussi bien que le cancer.

Est-elle consécutive à un *traumatisme du rein ?* les commémoratifs renseignent suffisamment à cet égard. Résulte-t-elle de la présence d'un *calcul ?* dans la plupart des cas, elle se calme par le repos, disparait durant la nuit pour réapparaitre par la marche ou le cahotement d'une voiture ; de plus, elle est souvent précédée ou accompagnée de coliques néphrétiques avec ou sans expulsion de calculs ou tout au moins de gravier ou de sable.

L'hématurie observée peut dépendre encore d'une *néphrite aiguë*, d'une *poussée congestive* au cours d'une néphrite chronique, d'une *altération générale du sang*, d'une *localisation rénale parasitaire ;* dans ces divers cas, les caractères de l'urine, l'oligurie, l'albuminurie, la cylindrurie, les signes d'intoxication et les symptômes généraux, la découverte d'œufs éperonnés ou de microfilaires, permettront de la rapporter à sa véritable cause et d'éliminer le cancer. L'hématurie a-t-elle une *origine angionévrotique?* est-elle *supplémentaire?* on se basera pour l'affirmer sur le caractère névropathique des sujets, les divers troubles nerveux concomitants, ou bien sur la suppression d'un flux hémorroïdal ou menstruel.

La difficulté sera beaucoup plus grande si l'hématurie est liée à une *tuberculose rénale encore à ses débuts.* Ici, comme dans le cancer, le rein saigne le plus souvent en raison d'une poussée congestive développée tout autour des points déjà lésés. L'état général peut être encore satisfaisant et en l'absence de lésions tuberculeuses des autres organes, de bacilles de Koch et de lymphocytes et mononucléés dans les urines (Milian), le diagnostic ne peut être précisé. L'âge du malade, le plus souvent plus jeune dans les cas de tuberculose, plus âgé dans les cas de cancer, ne fournit que des présomptions et seule la néphrotomie exploratrice, dont on n'oubliera pas cependant la gravité, permet alors de dire si l'hématurie observée est sous la dépendance de la tuberculose ou du cancer.

Mais avant d'avoir recours à cette néphrotomie exploratrice qui, dans le cas de cancer aussi bien que de tuberculose rénale serait le prélude d'une néphrotomie curatrice, immédiate, il est nécessaire d'établir *quel est le rein qui saigne* et dans quelle mesure le rein encore sain est capable d'assurer à lui seul la dépuration complète de l'organisme. C'est dire qu'il faut toujours pratiquer avant d'opérer le cathétérisme des uretères ou utiliser le séparateur des urines de Luys ou le diviseur de Cathelin. En l'absence d'une tumeur rénale, indiquant de quel côté on doit intervenir, on saura du moins ainsi, d'où vient le sang et dans quelle mesure se font encore les sécrétions des deux reins. Pour cela, il suffit de comparer les proportions d'urée, de chlorures et de phosphates éliminés du côté où s'est faite ou bien où se fait l'hématurie, à celles, de l'urine éliminée par le rein encore sain. On pourrait rechercher aussi dans quelle mesure et dans quels rapports les points de congélation des deux urines sont abaissés. Par ces divers examens, on apprendra si le rein considéré comme sain est vraiment susceptible de remplir le rôle de suppléance auquel il sera astreint par l'ablation de son adelphe dégénéré.

2º La *tumeur* peut encore exister *sans hématurie*. Dans ce cas, il faut penser en premier lieu à une *tumeur de la paroi abdominale*; mais, celle-ci est superficielle et s'immobilise complètement sous l'influence de la contraction musculaire; cela lui constitue des caractères très particuliers. Un *néoplasme du foie* ou de la *vésicule biliaire* peut être plus difficile à reconnaitre surtout quand le développement de l'un ou de l'autre ne s'accompagne d'aucun trouble dans les fonctions de la glande hépatique. C'est seulement en se basant sur l'absence de ballottement, sur l'existence d'un bord tranchant au niveau du bord inférieur de la tumeur, sur la continuité de la zone de matité avec l'aire de la matité hépatique, qu'on arrivera le plus souvent à reconnaitre l'origine de la tumeur.

Une *rate hypertrophiée*, un *néoplasme de cet organe* peuvent aussi faire songer à un cancer du rein gauche. Mais une tumeur splénique ne présente pas de ballottement, sa zone de matité est latérale et non postérieure, son bord antérieur est net et aigu, enfin dans quelques cas, l'examen du sang en établissant l'existence d'une hyperleucocytose fait reconnaitre du même coup la nature de la tumeur observée et permet d'éliminer l'idée d'un cancer du rein.

Les *cancers de l'intestin* et en particulier, les *cancers du côlon* sont facilement reconnus par suite de l'existence de signes fonctionnels intestinaux.

Les *tumeurs du mésentère* sont médianes, très mobiles et il existe à leur niveau une zone sonore due à la présence à leur partie antérieure d'anses d'intestin grêle. Dans ces conditions, les confondre avec un cancer du rein semble fort difficile.

Les *tumeurs de l'épiploon* sont aussi superficielles et plus mobiles et leur mobilité est limitée seulement par en bas.

Les *kystes du pancréas* sont plus fixes et médians. Enfin, les diverses *tumeurs de l'ovaire* et *de l'utérus* seront facilement différenciées d'une tumeur rénale en raison de leur développement progressif de bas en haut, des troubles fonctionnels qui les accompagnent, des renseignements fournis par le toucher vaginal combiné au palper abdominal.

Quant aux *cancers de la capsule surrénale*, il est fort difficile de les distinguer en clinique d'un cancer du rein. La différenciation est d'ailleurs quelque peu illusoire, car le carcinome surrénal envahit le plus généralement le rein.

Enfin, on peut encore avoir affaire à une *hydronéphrose* ou à un *kyste du rein*.

Dans le premier cas, il faut tenir compte de la conservation de l'état général, des commémoratifs, de la fluctuation et des variations de volume de la tumeur après débâcle urinaire. Dans le second, c'est encore la fluctuation, l'existence d'un bon état général, la longue évolution et dans le cas de kystes hydatiques, le rejet possible de crochets et d'hydatides avec les urines qui permettront seuls un diagnostic exact et souvent fort difficile.

Nous ne parlerons pas du diagnostic de la *nature du cancer du rein*, il est presque toujours impossible avant l'examen anatomo-pathologique. Seul, le jeune âge constitue une forte présomption en faveur du sarcome, tandis qu'un âge avancé doit faire penser plutôt à l'épithélioma.

7° Traitement. — Le seul traitement rationnel et vraiment efficace du cancer du rein est son ablation précoce. Celle-ci se pratique de préférence par la voie lombaire chez l'adulte, du moins quand le volume de la tumeur le permet; elle se fait plutôt par la voie transpéritonéale chez l'enfant.

Mais cette néphrectomie n'a quelque chance de réussir qu'à une époque où l'état général est encore bon et les généralisations encore nulles : plus tard, elle est rapidement suivie de récidives du néoplasme et elle s'accompagne d'ailleurs par elle-même de gros dangers.

Il y a quelques années, la mortalité opératoire atteignait 58 (Chevalier) et 72 p. 100 (Guilllet). Si à l'heure actuelle, elle s'est abaissée à 20 et 25 p. 100 (Max Jordan, Küster, Rowsing, Heresco, Albarran et Imbert), c'est non seulement en raison d'un perfectionnement de la technique chirurgicale; mais surtout parce qu'on opère plus tôt.

Cependant, malgré les apparences, ces résultats sont encore bien loin d'être brillants. L'ablation du rein cancéreux, par elle-même fort grave, ne met, en effet, nullement à l'abri d'une prompte récidive et celle-ci survient dans 76 p. 100 des cas, déjà durant la première année (ALBARRAN et IMBERT). C'est dire combien, malgré de notables progrès, le traitement chirurgical du cancer du rein fournit des résultats peu encourageants.

Chez l'enfant, ils sont plus décevants encore, la mortalité opératoire atteint 40 p. 100 (DODERLEIN), 25 à 30 p. 100 (ALBARRAN et IMBERT) et les récidives rapides s'observent chez 81 p. 100 des survivants (ALBARRAN et IMBERT). C'est dire que le cancer du rein chez l'enfant rentre véritablement de plein droit dans le plus mauvais département de la chirurgie infantile (PIÉCHAUD).

Quant au traitement médical, il est purement symptomatique, il se borne à combattre les hématuries par le repos, la glace, l'ergotine, le tnanin et les douleurs par la morphine.

CHAPITRE XII

LITHIASE RÉNALE

Dans les conditions de la vie normale, les divers sels que charrie l'urine sont à l'état dissous; mais, sous l'influence de causes diverses, ces sels peuvent se précipiter et s'agglomérer en amas plus ou moins importants. Quand ceux-ci se forment dans le rein, les calices ou le bassinet, ils constituent la *lithiase rénale*.

1° Anatomie pathologique. — Nous étudierons tout d'abord les concrétions rénales; nous décrirons ensuite les lésions du rein lui-même dans la calculose.

a. *Concrétions rénales.* — Les concrétions rénales ont un volume des plus variables et l'on observe tous les intermédiaires entre le sable fin et impalpable, la gravelle des uricémiques formée d'éléments gros comme une tête d'épingle et les calculs volumineux pesant une livre et plus, qui distendent le bassinet, compriment le rein et amènent son atrophie progressive.

Les petites concrétions se déposent le plus souvent dans l'intérieur même des tubuli ou des canalicules excréteurs. Toujours uratiques ou calcaires, elles sont des plus communes, du moins chez les nouveau-nés (WIRCHOW, CORNIL). Elles sont d'ailleurs sans intérêt clinique.

Les graviers et les calculs prennent naissance et s'accumulent au contraire au niveau des calices ou du bassinet. Quand ils sont de petites dimensions, ils n'y séjournent point et s'éliminent rapidement par l'uretère donnant ou non naissance d'après leur taille et leur forme à des phénomènes douloureux. Mais sitôt qu'ils atteignent un certain volume, leur élimination par l'uretère devient impossible; ils s'immobilisent alors définitivement dans le bassinet et continuent parfois encore à s'y accroître.

Il est rare de ne rencontrer qu'un seul calcul au niveau du rein, le plus souvent, ils sont multiples et de diverses tailles. Ils peuvent se presser les uns contre les autres, ils présentent dans ce cas des facettes et des surfaces unies. D'autres fois, ils se moulent très étroitement sur les calices, le bassinet ou l'em-

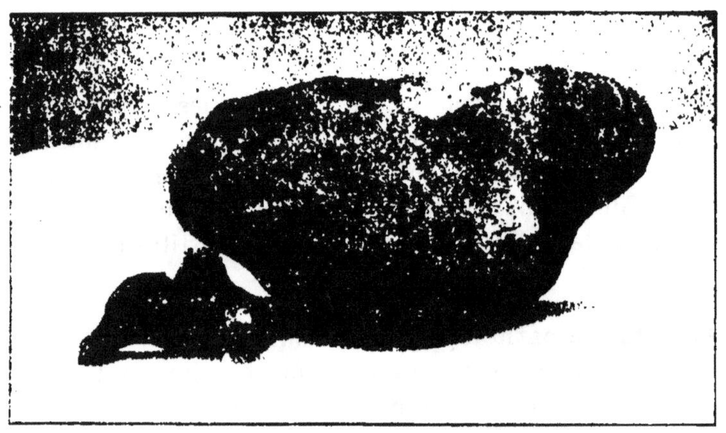

Fig. 90. — Calculs du rein pesant 114 grammes.

bouchure de l'uretère et revêtent selon le cas un aspect lisse, framboisé, mamelonné ou ramifié.

Libres et facilement mobilisables quand ils sont nombreux et de petites dimensions, ils s'immobilisent souvent par enchatonnement quand ils deviennent volumineux, si bien, qu'au cours d'une intervention, il peut être nécessaire de les briser pour arriver à les enlever.

Leur couleur, leur apparence, leur consistance, varie aussi avec leur composition. Les calculs *uriques* sont rouges ou fauves, lisses ou grenus, ils sont très durs. Les calculs *oxaliques*, imprégnés de pigment sanguin, ont une teinte brunâtre; ils sont également très compacts et difficiles à broyer, ils sont irréguliers et présentent de nombreuses saillies aiguës ou bien au contraire une apparence mûriforme ou framboisée. Enfin les calculs formés de *phosphates* ou de *carbonates* sont blancs ou grisâtres et très friables. Ce sont eux surtout qui présentent ces prolongements nombreux et élégants qui donnent à certains calculs les apparences d'une branche de corail. Nous ne parlerons que pour mémoire des concrétions de *cystine*, de *cholestérine*, de *xanthine*, ou d'*indigo*, tout à fait exceptionnelles.

Il est rare qu'un calcul soit formé uniquement d'acide urique, d'oxalates, de phosphates ou même de cystine. Bien souvent, sa composition est *mixte* et sur un noyau primitif formé par exemple d'urates ou d'oxalates, phosphates ou carbonates s'accumulent, ou bien diverses substances alternent entre elles formant des couches successives et superposées.

b. *Lésions du rein dans la calculose*. — Tant qu'il n'existe point d'infection rénale ascendante et que le calcul constitue un corps étranger aseptique, ne gênant point l'excrétion de l'urine, le rein souffre peu de sa présence et c'est à peine si on a noté parfois une prolifération de la muqueuse du bassinet qui se cuticulise et devient cornée pour se défendre contre l'irritation immédiate exercée par le calcul. On a signalé encore l'existence d'une néphrite légère. Mais, celle-ci n'est pas tant due à l'action nocive du calcul, qu'au pouvoir irritant des substances salines normales de l'urine, devenues dangereuses pour les épithéliums du rein du fait de leur état insoluble (néphrite diathésique d'ALBARRAN).

Il vient un moment où, par suite de son augmentation croissante de volume, le calcul arrive à oblitérer complètement l'uretère ou le bassinet. L'urine ne peut plus s'éliminer et s'accumule derrière l'obstacle; il en résulte la production d'une *hydronéphrose* progressive : le bassinet se distend, les éléments du rein s'atrophient peu à peu et toute la glande se transforme finalement en une sorte de coque distendue par l'urine. Toutes ses cellules sécrétrices ont disparu par suite d'une lente transformation fibreuse. L'oblitération produite par le calcul, porte parfois seulement sur un calice et le système sécréteur correspondant. Dans ce cas, l'hydronéphrose consécutive est partielle, régionale (CHAUFFARD).

Aux troubles mécaniques consécutifs à l'oblitération des voies excrétrices par le calcul, se surajoutent souvent enfin des *acci-*

dents infectieux et des lésions inflammatoires et suppuratives.
L'infection ascendante qui les détermine peut être antérieure ou
contemporaine de la formation du calcul. Nous verrons qu'il en
est ainsi pour la plupart des concrétions phosphatiques; mais,

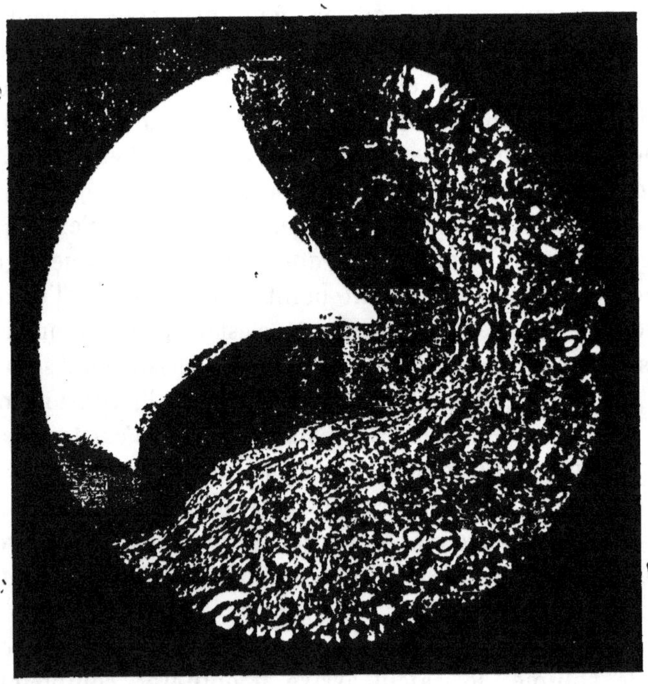

Fig. 91. — Épithélisation de la muqueuse du bassinet au contact
d'un calcul.

elle peut aussi lui être secondaire. Dans l'un et l'autre cas, il y
a à la fois distension et suppuration du bassinet (*pyonéphrose*),
ou bien seulement inflammation du bassinet et des divers éléments du rein (*pyélo-néphrite*).

Enfin, quand il y a infection d'un rein calculeux, il est fréquent d'observer des lésions du côté de la capsule du rein : soit
de la *périnéphrite* scléro-adipeuse, soit même de la périnéphrite
suppurative.

2° Étiologie, pathogénie. — Les calculs du rein sont surtout fréquents chez l'adulte ; ils sont exceptionnels chez les enfants. Les hommes en sont beaucoup plus souvent porteurs que les femmes et la proportion à cet égard est de 4 à 1.

Les calculs d'acide urique ou d'urates sont les plus communs. Ils sont l'apanage des gros mangeurs et des sédentaires, des gens dont la nutrition est ralentie et dont les recettes organiques dépassent les dépenses. Bien souvent, l'hérédité du lithiasique urique est en même temps fort chargée : dans ses antécédents, on relève la goutte, le rhumatisme, l'obésité, le diabète ; lui-même est sujet à des poussées d'eczéma, à des migraines, il a de l'asthme ou est dyspeptique.

Durant de longues années, tout se borne du côté de son rein à quelques douleurs lombaires et à l'émission intermittente d'un peu de sable ou de gravier. D'autres fois, à la suite d'excès de table, d'un repas trop riche en viandes et en boissons alcoolisées, après une période de surmenage physique ou intellectuel, son urine reste pendant quelques jours rougeâtre, couleur brique, boueuse par suite de la précipitation d'une grande quantité d'acide urique ou d'urates.

Tous ces troubles légers constituent une notion étiologique importante dans l'histoire de cette catégorie de malades ; dans tous les cas, ils fournissent déjà une indication à surveiller de très près l'alimentation et l'hygiène de ces sujets prédisposés.

Les calculs d'acide oxalique se rencontrent comme ceux d'acide urique chez les arthritiques, les vieux dyspeptiques, les nerveux, les sédentaires et les surmenés. Lithiases oxalique et urique et maladies par ralentissement de la nutrition sont en effet très fréquemment associées. A côté de ces causes diathésiques de beaucoup les plus importantes, on a fait intervenir pour expliquer la production des calculs oxaliques l'ingestion prolongée de certains aliments irritants ou riches en oxalates comme le cacao, le café, le thé, les légumes ou les fruits acides, les tomates, l'oseille, le cresson, les asperges, les groseilles, etc. Mais cette cause alimentaire n'a qu'une importance secondaire si on la compare à l'influence prépondérante des troubles généraux de la nutrition si communs pour cette catégorie de lithiasiques.

Les calculs uriques et oxaliques ne se rencontrent jamais que chez des sujets dont les urines sont acides. *Les calculs de phosphates et de carbonates*, au contraire, ne prennent naissance que lorsque ces dernières sont alcalines. Ils se forment bien chez certains nerveux dont les urines contiennent un excès notable

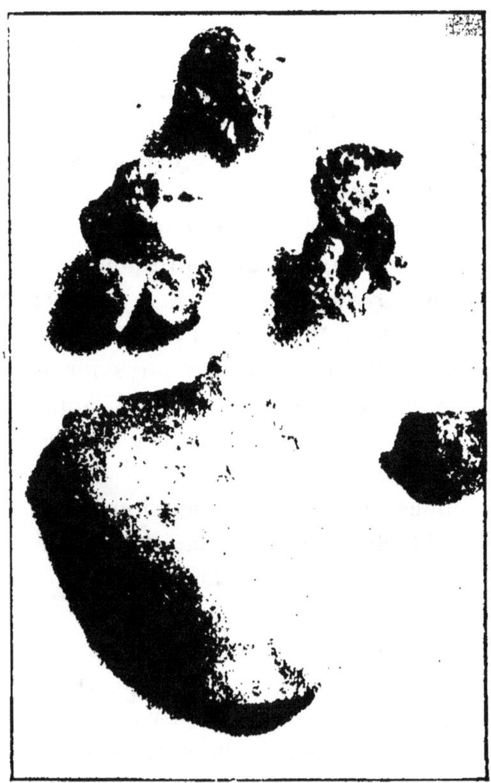

Fig. 92. — Calculs du rein composés de phosphate ammoniaco-magnésien.

de phosphates ; mais dans la plupart des cas, ils se développent sous l'influence d'une infection ascendante des voies urinaires qui amène la production et l'accumulation progressive dans le bassinet de phosphate ammoniaco-magnésien.

Il y aurait donc deux grandes classes de calculs du rein : ceux

33.

de la *lithiase acide* et ceux de la *lithiase alcaline*. En fait, il y a souvent association des deux variétés de calculs. Des urines primitivement acides chez un calculeux, deviennent secondairement alcalines par suite d'une infection ascendante et une précipitation de phosphates ou de carbonates succède à la production d'un premier noyau urique ou oxalique : le calcul qui en résulte est *mixte*.

Les concrétions acides ou alcalines ne contiennent pas seulement des éléments minéraux, elles renferment aussi une certaine quantité de matière organique. Celle-ci est formée de cellules épithéliales plus ou moins altérées (Ebstein et Posner), de petits caillots et même de microbes (Galippe). Tous ces éléments sont fournis par la muqueuse enflammée. Pour certains, le fait primitif, le point de départ des modifications de l'urine et de la formation des calculs serait cette inflammation elle-même (catarrhe lithogène de Meckel). L'existence habituelle d'une pyélite ou d'une pyélo-néphrite dans les cas de lithiase alcaline, la coexistence fréquente d'un certain degré de néphrite diathésique (Albarran) dans les cas de lithiase acide, laissent supposer qu'il ne suffit point pour qu'un calcul se forme, qu'il passe dans le bassinet un excès d'éléments uriques, une certaine quantité d'urates ou de phosphates précipités; il semble bien qu'une trame organique avec ou sans microbes soit aussi nécessaire pour servir de base à la cristallisation et à la localisation des divers sels qui entrent dans la composition du calcul.

3° Symptômes. — La lithiase rénale reste souvent latente et il n'est pas rare de découvrir à l'autopsie des calculs du rein fort volumineux et ayant même entraîné l'atrophie d'une grande partie de la glande, chez des sujets qui durant leur vie n'avaient accusé à ce point de vue aucun trouble (Poulain).

D'autres fois, les symptômes qu'elle détermine sont insignifiants et demandent à être recherchés. Certains jours, les malades accusent un peu de céphalée, de la lassitude, de la pesanteur lombaire ; en même temps, ils éliminent des urines chargées, rougeâtres, très riches en acide urique, en urates ou en oxalates ; puis, sous l'influence d'un changement de régime, de l'administration de quelques eaux diurétiques, ces divers troubles disparaissent. Parfois encore, il y a élimination quotidienne ou intermittente de sable ou de petits graviers. Leur expulsion peut n'être point douloureuse et il faut rechercher alors leur présence au fond du vase. Ces divers symptômes ne constituent que des prodromes de la lithiase proprement dite. Leur constatation peut faire craindre la formation de gros calculs au niveau du rein, elle ne fournit point à cet égard un signe de certitude.

Les *phénomènes douloureux* qu'accusent certains malades ont autrement d'importance pour établir l'existence d'un calcul rénal.

L'intensité de ces douleurs varie souvent avec la forme et la nature du calcul ou le tempérament du sujet. C'est ainsi que de petits calculs rugueux et mobiles peuvent déterminer dans un bassinet infecté et enflammé plus de souffrances qu'une grosse pierre enchatonnée dans un rein encore sain. Pourtant, à cet égard, il est bien difficile d'établir des règles précises en raison du coefficient de réaction individuelle de chaque sujet. Les douleurs que provoque la présence d'un calcul dans le bassinet sont rarement très aiguës; mais, elles peuvent devenir des plus pénibles en raison de leur caractère souvent continu. Dans ce dernier cas, elles finissent à la longue par altérer le moral du malade pour lequel, elles sont un sujet constant d'obsession.

Elles ne siègent pas seulement au niveau du rein calculeux, mais elles s'irradient encore de côté et d'autre. Elles portent sur le rein sain, ce qui fait penser quelquefois à tort à une localisation double de la calculose (réflexe douloureux réno-rénal de Guyon), elles intéressent la vessie (réflexe réno-vésical), l'uretère, le testicule qui se gonfle et se rétracte vers son anneau; elles s'irradient encore vers les grandes lèvres, elles diffusent parfois dans les flancs, les épaules, les régions fessières; elles suivent le trajet des nerfs sciatiques ou des branches lombo ou abdomino-génitales. Dans ce cas, elles revêtent tous les caractères d'une névralgie de ces nerfs avec leurs points fixes déterminés. Elles peuvent alors devenir atroces, et par leur continuité ou leur fréquente répétition rendre la vie des malades des plus pénibles.

Enfin, toujours par voie réflexe, elles sont capables d'occasionner des troubles digestifs variés et des vomissements.

Caractère des plus particuliers, elles s'exagèrent ou réapparaissent quand elles ont disparu, sous l'influence des mouvements, d'un exercice violent, des cahotements d'une voiture, d'un voyage en chemin de fer. La digestion elle-même a parfois une certaine influence, en raison de la congestion rénale passagère qu'elle provoque.

L'exploration de la région lombaire produit des effets semblables. Le rein normal même abaissé n'est pas douloureux à la palpation, le rein lithiasique au contraire est sensible, ce dont il est facile de s'assurer, soit à l'aide du palper bimanuel, soit en tapotant la région lombaire avec le bord cubital de la main, le malade se tenant assis (GOLDFLAM).

Les *hématuries*, comme les phénomènes douloureux, peuvent manquer dans la lithiase rénale. Mais, quand elles existent, elles se présentent aussi avec des caractères fort particuliers. Peu abondantes et peu durables, elles sont provoquées par les mêmes causes qui font apparaitre ou exagèrent les douleurs et bien souvent d'ailleurs, elles les accompagnent. Elles succèdent comme elles à des fatigues et disparaissent aussi sous l'influence du repos. Elles sont le plus souvent de courte durée et peuvent être si restreintes, qu'il est parfois nécessaire de centrifuger l'urine ou de l'examiner au microscope pour y déceler la présence de globules sanguins. Mais, dans la plupart des cas, l'aspect uniformément sanglant de l'urine rouge ou rosée et même la présence de quelques caillots uratéraux permettra de reconnaitre facilement à la fois l'existence de l'hématurie et son origine rénale.

Les symptômes que nous venons de décrire sont caractéristiques des calculs immobilisés au moins partiellement dans les calices ou le bassinet. Mais, sitôt qu'ils se mobilisent et s'engagent dans l'uretère, sitôt qu'ils passent de l'étape rénale à l'étape urétérale (CHAUFFARD), on voit se constituer un appareil morbide des plus particuliers. Le premier élément en est la *colique néphrétique*. Elle est le premier signal de la migration des calculs dans l'uretère. Brusque, inattendue, elle peut

survenir en pleine santé et représenter le premier symptôme
d'une lithiase jusque-là ignorée. Mais, le plus souvent, elle
est précédée par quelques hématuries ou par quelques-uns de
ces phénomènes douloureux dont nous avons signalé la fréquence durant la période de latence.

C'est à l'occasion d'un heurt, d'un cahotement, d'un saut, ou
simplement sous l'influence de la seule poussée urinaire, que le
calcul s'engage dans l'uretère et que la colique néphrétique
éclate. Plus il est volumineux, dur et rugueux, plus les contractions des muscles uretéraux sont marquées et plus la douleur
qui en résulte est intense. Le spasme uretéral s'oppose tout
d'abord à la progression du calcul, puis la poussée de l'urine
qui continue à être sécrétée tend à le faire chevaucher quand
même. Repoussé ainsi peu à peu par une force croissante, il
descend plus ou moins vite et finit par tomber dans la vessie.
Mais, durant toute l'étape uretérale, les douleurs accusées par le
patient sont atroces, elles occupent la région lombaire et s'irradient tout le long de l'uretère vers la vessie et le périnée ;
chez l'homme, elles peuvent gagner la verge, l'uréthre, le gland,
le cordon spermatique et le testicule qui est souvent rétracté
par suite d'un spasme du crémaster ; chez la femme, elles s'étendent jusqu'aux grandes lèvres. Les irradiations douloureuses
gagnent aussi parfois le rectum, les cuisses et les membres
inférieurs et même la région thoracique et l'épaule.

Le malade en proie à une colique néphrétique est pâle, son
teint est presque terreux, ses traits sont tirés, angoissés, son
pouls est petit et rapide, il a des nausées ou des vomissements
alimentaires et bilieux, ses extrémités sont refroidies et son corps
couvert de sueurs. Par moment, les crises douloureuses redoublent, il se roule alors à terre ou dans son lit, gémissant, en
proie à d'impressionnantes souffrances. Le moindre mouvement, la moindre pression fait redoubler ses cris. Plié en deux
pour relâcher sa paroi abdominale, il est, en dehors des poussées paroxystiques, comme immobilisé par sa douleur ; entièrement absorbé par elle, il ne répond qu'avec peine aux questions
qu'on lui pose.

Cet état « atrocement douloureux » dure en général de cinq

à six heures. Durant tout ce temps, les urines peuvent être supprimées par action réflexe du rein malade sur l'autre rein ou
bien elles sont réduites à une quantité infime et sont souvent
mêlées de sang, le malade n'arrive à les excréter qu'au prix
de nouvelles souffrances et des plus pénibles efforts.

Mais brusquement, aussi vite qu'elles étaient venues, les douleurs cessent et un bien-être indicible succède tout à coup à
une angoisse affreuse; c'est à peine s'il persiste seulement un
peu de sensibilité abdominale. Cet arrêt subit des phénomènes
douloureux est le signal de l'arrivée du calcul dans la cavité
vésicale ; il marque la fin de la colique néphrétique. Des urines
abondantes ne tardent pas à être émises, elles sont très claires
comme les urines nerveuses, ou bien elles restent sanguinolentes
durant quelques heures ou quelques jours en raison des blessures uretérales que détermine le passage du calcul. Celui-ci
au bout de quelques heures est lui-même éliminé, il ne reste
définitivement dans la vessie que s'il atteint un certain
volume.

Mais, à côté de cette allure vraiment typique, la colique
néphrétique peut revêtir encore d'autres formes qu'il importe
de signaler. Au lieu de se prolonger durant trois heures,
quatre heures, six heures, l'accès peut durer vingt-quatre heures,
quarante-huit heures et même davantage. Cet état correspond
le plus souvent à l'élimination successive de plusieurs calculs.
Ceux-ci peuvent être expulsés sans complications et déterminer seulement des hématuries, un endolorissement de tout
l'abdomen et une sensation d'anéantissement qui se prolonge
durant quelques jours. Mais, parfois aussi, quand le malade est
déjà affaibli ou bien quand il s'agit d'un cardiaque ou d'un
urémique, toute crise de colique néphrétique peut déterminer la
mort, elle est subite et d'ordre réflexe, ou bien elle est consécutive à une perforation ou un éclatement de l'uretère surdistendu.

Inversement, l'accès peut être fort léger et la colique de peu
de durée est dite fruste.

La colique néphrétique commune ne s'accompagne pas de
fièvre, celle-ci apparaît au contraire quand il y a infection des
voies urinaires, elle peut atteindre alors 39° et même 40° ; en

même temps, on peut observer des convulsions surtout chez les enfants ou du délire passager.

Il est rare qu'on n'observe chez un lithiasique qu'une seule crise de colique néphrétique : quand il existe plusieurs calculs dans le bassinet, de nouveaux accès éclatent à l'occasion de la migration de chacun d'entre eux, ou bien, si tous ont été éliminés au cours de la première crise, d'autres ne tardent pas à se reformer, par suite de l'effet prolongé de la diathèse ou de l'infection causale ; ils s'éliminent ensuite au prix de nouvelles souffrances.

4° Complications de la lithiase rénale. — Les calculs peuvent prendre naissance, avons-nous dit, dans un rein infecté. Dans ce cas, les signes de lithiase passent au second plan et sont comme perdus parmi ceux beaucoup plus importants de la *pyélo-néphrite* ou de la *pyonéphrose* qui les accompagnent. Nous les avons étudiées longuement dans un article spécial (voir p. 469). Nous rappellerons seulement ici que les lithiasiques dont les reins sont infectés ont de la pyurie et de la polyurie trouble. Leur état général s'altère rapidement, ils ont de la fièvre à grandes oscillations, enfin ils ressentent dans la région lombaire de violentes douleurs. L'exploration permet parfois de découvrir dans la fosse rénale une tumeur volumineuse et sensible à la pression qui n'est autre que le rein augmenté de volume et le bassinet transformé en une poche purulente.

Mais s'il n'y a point infection ascendante ou primitive du rein calculeux, on peut observer encore des accidents graves, liés à l'oblitération de l'uretère par le calcul et à l'obstacle de l'élimination urinaire : c'est d'une part l'*hydronéphrose*, distension intermittente ou définitive du rein ou du bassinet par l'urine aseptique, elle aboutit à l'atrophie plus ou moins rapide des divers éléments du parenchyme rénal (voir p. 602) ; c'est surtout l'*anurie calculeuse*, arrêt réflexe de la sécrétion des deux reins, accident grave, susceptible d'entraîner en quelques jours la mort des malades. Nous en avons déjà longuement étudié les modalités et la pathogénie (voir p. 96) nous n'y reviendrons pas ici.

5° Diagnostic. — Tant que la lithiase rénale ne traduit son existence que par des phénomènes douloureux, elle peut être fort difficile à diagnostiquer. Elle détermine, en effet, des symptômes qui sont tout à fait ceux d'une simple *névralgie lombo-abdominale* et il est parfois malaisé de dire alors si les troubles qu'accusent les malades sont ou non sous la dépendance de la lithiase. Dans les deux cas, ce sont les mêmes points fixes lombaires, iliaques, hypogastriques, inguinaux, les mêmes exacerbations douloureuses. Un diagnostic étiologique précis ne peut être porté qu'après un examen minutieux de la colonne vertébrale, du rectum, des organes génitaux ; joint à un interrogatoire approfondi des malades, il permettra d'établir l'existence ou l'absence de causes autres que la lithiase, capables de faire apparaître la névralgie observée. Enfin, quand il existe un calcul, le rein devient douloureux à la palpation ou à la percussion, ce signe fait défaut quand la névralgie est indépendante d'une lésion de cet organe.

Mais, quand une crise de colique néphrétique éclate, le diagnostic peut être plus délicat encore : il faut penser en premier lieu, à l'existence possible d'une *colique hépatique*. La localisation le plus souvent différente et plus élevée des points douloureux, leurs irradiations fréquentes vers l'épaule, puis l'apparition de l'ictère ou du subictère, les caractères tout différents des urines, bilieuses dans la colique hépatique, sanglantes ou absentes dans la calculose rénale, permettent d'éviter une confusion. On n'oubliera pas cependant, que lithiase biliaire et lithiase rénale sont deux affections de même nature et peuvent se rencontrer chez le même sujet.

Il importe encore de ne pas confondre une colique néphrétique avec une *appendicite* à son début. La localisation précise des douleurs au point de Mac-Burney, leur propagation, la défense musculaire au niveau de la fosse iliaque droite, l'absence d'hématurie et de gravier dans les urines permettent le plus souvent une différenciation rapide.

Il en est de même quand on se trouve en présence de femmes souffrant de *coliques utérines*, de *névralgies de l'ovaire*, de poussées de *salpingites*. Les irradiations douloureuses sont parfois les mêmes que dans la lithiase rénale, mais l'absence de troubles urinaires, les commémoratifs, les résultats fournis par le toucher vaginal empêchent ordinairement toute hésitation.

L'ulcère du duodénum, *l'entérite muco-membraneuse* s'accompagnent aussi de crises douloureuses ; elles peuvent faire songer à la calculose rénale. Mais, les hématémèses et la localisation si précise de la douleur dans le premier cas, les troubles intestinaux anciens, la constipation ou la diarrhée, le rejet de glaires et de fausses membranes intestinales dans le second, l'absence de modifications urinaires dans l'une comme dans l'autre affection, permettent de reconnaître assez facilement la nature véritable des phénomènes douloureux observés.

Au cours de *l'ataxie locomotrice*, il survient parfois aussi des crises rénales, capables de simuler une colique néphrétique (M. RAYNAUD, RAYMOND). Ce sont les mêmes douleurs et les mêmes paroxysmes, c'est la même anurie ; seule l'absence de calcul dans les urines émises après la crise, la concomitance de douleurs fulgurantes et du signe d'Argyl Robertson, l'absence du réflexe rotulien et les autres symptômes classiques du tabes permettront de soupçonner la nature des accidents que présente le malade.

Par la douleur, le faciès grippé, l'angoisse qui l'accompagnent, la colique hépatique rappelle *l'étranglement interne*, la *hernie étranglée*, la *péritonite par perforation*. Mais, un examen minutieux du malade, l'absence de matières et de gaz ou bien les caractères des vomissements et du pouls, les commémoratifs, permettront dans la plupart des cas, de faire une différenciation rapide et on le conçoit des plus importantes.

Enfin, l'élimination et le cheminement dans le canal de l'uretère de *vésicules hydatiques*, de *parasites*, de *caillots fibrineux*, de *blocs caséeux*, déterminent un ensemble de symptômes tout à fait comparable à celui de la colique néphrétique. Et avant le moment de leur expulsion avec les urines, il est souvent difficile de dire si la crise observée est due à la migration d'un calcul ou de tout autre corps étranger.

Les hématuries de la lithiase peuvent encore faire songer à une *affection vésicale*, à une *tumeur maligne*, à la *tuberculose du rein*. Mais, seules les hématuries déterminées par la présence d'un calcul surviennent à l'occasion des fatigues, se calment par le repos et sont suivies de l'élimination fréquente de sable ou de gravier. L'exploration vésicale avec un cathéter métallique permettra de compléter ce diagnostic et de dire si le calcul siège ou non dans la vessie. Dans la cystite ou les tumeurs vésicales, l'hématurie est plus marquée à la fin de la miction : dans le cancer ou la tuberculose rénale, elle est capricieuse, souvent fort abondante et fort rebelle; de plus, l'histoire de la maladie, sa rapide évolution, les troubles de l'état général, la présence du bacille de Koch dans les urines sont autant d'éléments fort utiles pour établir une différenciation entre ces diverses affections. Il faut d'ailleurs reconnaître que celle-ci n'est point toujours facile, d'autant plus qu'il peut encore y avoir coexistence de la lithiase et de la tuberculose ou du cancer. Il est rare dans ce cas qu'un diagnostic différentiel puisse être porté avant le moment de l'intervention chirurgicale.

Nous n'insisterons pas sur le diagnostic de la lithiase rénale s'accompagnant d'*anurie*, d'*hydronéphrose* ou de *pyélo-néphrite*; il suffira de se reporter à ce que nous avons dit à ce sujet (p 101 et 607).

Malgré la netteté de ses symptômes et leurs caractères fort particuliers, la lithiase rénale est donc chez certains malades d'un diagnostic très difficile. Aussi a-t-on incisé ou même enlevé assez souvent des reins que l'on croyait à tort calculeux. Depuis quelques années, la *radiographie* fournit pour les cas difficiles un moyen d'exploration des plus précieux; on ne devrait jamais négliger d'y avoir recours.

Mais il faudra se souvenir que les calculs d'acide urique pur sont perméables aux rayons X ainsi que les calculs de cystine (Debout d'Estrées). Seuls, les calculs phosphatiques et oxaliques et ceux contenant de la chaux, ou bien les calculs mixtes sont susceptibles de donner une image nette (Albers Schonberg, Morton, Albarran et Contremoulins, Müller, Ringel, Lanenstein). Si donc une épreuve positive est toujours un signe de très grande valeur, par contre, un résultat négatif ne peut permettre d'éliminer à lui seul l'idée d'un calcul du rein. Celui-ci n'échappe pas seulement en effet à la perception par les rayons X

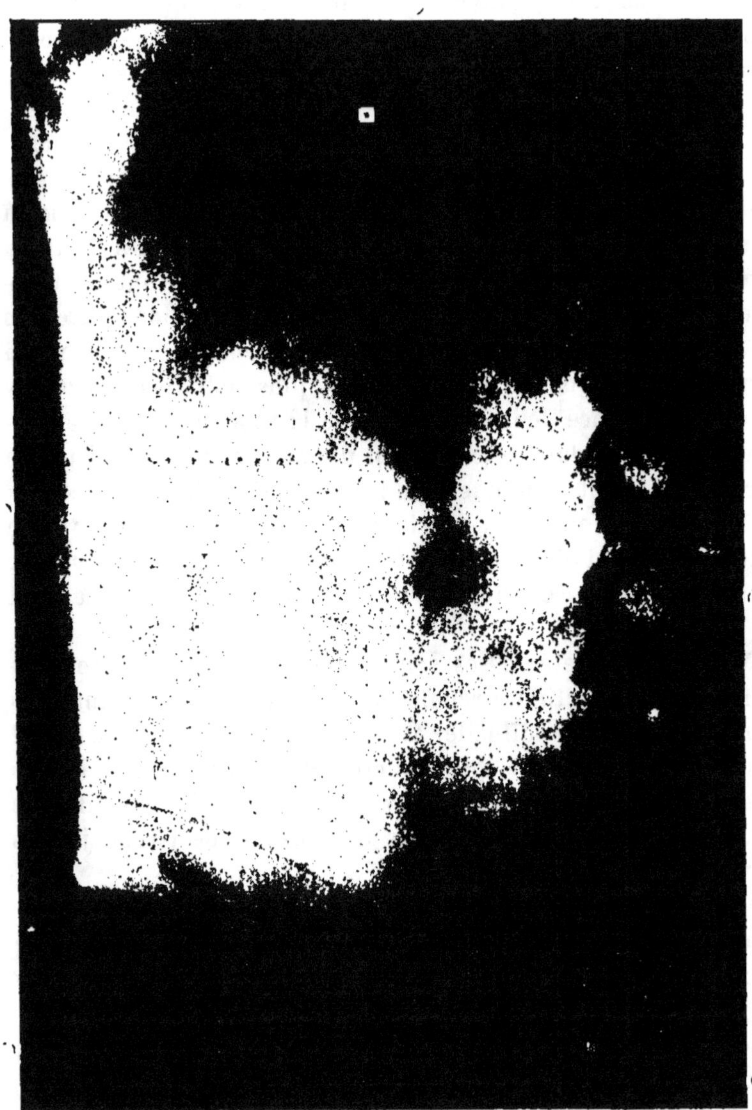

Fig. 93. — Radiographie de deux volumineux calculs du rein.

en vertu de sa composition, mais souvent encore du fait de son petit volume (BECLÈRE), de sa position ou même de la corpulence du malade (BERGONIÉ). Enfin, la coexistence d'une pyonéphrose empêche aussi parfois de déceler sa présence (LUCAS).

6° Traitement. — Pour traiter avec avantage une lithiase rénale, il ne suffit pas d'avoir diagnostiqué son existence, il faut encore en connaître la nature. A cet égard, les antécédents familiaux du sujet, la coexistence du diabète, de la goutte ou de troubles dyspeptiques, l'apparition antérieure de poussées d'eczéma, de migraines et autres affections qualifiées de maladies par ralentissement de la nutrition (BOUCHARD) ont une grande importance pour établir s'il s'agit ou non de lithiase urique ou oxalique. On devra se baser aussi, en grande partie, sur les résultats fournis par l'examen des urines et de leur sédiment : les cristaux d'acide urique et d'urates prédominent ou existent exclusivement dans les urines acides du calculeux urique : ceux d'oxalates sont particulièrement importants s'il s'agit de lithiase oxalique, maladie des végétariens et des paysans, à l'inverse de la précédente qui frappe surtout les citadins sédentaires et les mangeurs de viande. L'alcalinité de l'urine à l'émission, la prépondérance ou la présence exclusive des diverses variétés de phosphates dans le dépôt permettront, au contraire, de dire si la lithiase diagnostiquée est de nature phosphatique, ou bien si on se trouve en présence d'un calcul mixte dont le noyau central est peut-être bien urique ou oxalique, mais dont les couches récentes sont composées de phosphates. Parfois même, la découverte précoce d'un excès d'acide urique ou d'oxalates dans les urines, la notion de leur acidité excessive, ou au contraire de leur alcalinité permettra de prévenir l'apparition de la lithiase qui en serait la conséquence si on n'instituait à temps un régime et un traitement appropriés. Ceux-ci seront d'ailleurs de même nature que ceux qu'on met en œuvre contre la lithiase constituée. Dans ce cas, en effet, on ne cherche pas seulement à amener la résorption des calculs concrétés, c'est là une tâche fort difficile : mais, on s'efforce surtout de déterminer leur expulsion et d'empêcher leur accroissement ou leur multiplication. Nous allons rapidement indiquer les divers moyens par lesquels on tend à atteindre ce triple objet.

a. *Lithiase urique.* — Dans la lithiase urique, on doit chercher d'une part à abaisser le taux excessif de l'acide urique et de l'autre à alcaliniser les urines trop acides. On arrive ainsi à arrêter en premier lieu la précipitation de nouvelles couches uriques, à provoquer ensuite l'élimination du sable et des petits cristaux déjà concrétés, ou même la désagrégation partielle des calculs précédemment formés. Il va sans dire qu'on doit compter assez peu cependant sur les heureux résultats du traitement à ce dernier point de vue.

Pour abaisser le chiffre exagéré des urates éliminés, il est nécessaire de redresser l'hygiène défectueuse des malades. Ce sont presque tous de gros mangeurs, et il importe tout d'abord de limiter la quantité des aliments qu'ils ingèrent. La restriction doit porter surtout sur les viandes dont ils font ordinairement excès. Puis, il faudra proscrire toutes celles qui sont riches en éléments nucléaires et directement productrices par conséquent d'acide urique (voir p. 113); on interdira aussi celles qui contiennent des ptomaïnes, comme le gibier et avec elles les épices, les truffes, les crustacés. On limitera encore l'usage du poisson ; les vins généreux, les liqueurs, le café seront défendus. Quant aux fruits et aux légumes, on les donnera en abondance, surtout les légumes verts, car l'alimentation végétale est un excellent moyen d'abaisser à la fois la production de l'acide urique (HAIG, LEHMAN) et de diminuer l'acidité urinaire.

Mais, il sera nécessaire de surveiller de près les effets de ce régime; on ne doit pas oublier que les lithiasiques uriques sont souvent des dyspeptiques, incapables de tolérer certains aliments de digestion difficile et de plus, l'exagération des troubles digestifs et une alimentation végétale poussée à l'excès auraient vite fait de déterminer soit de l'oxalurie et la formation consécutive de calculs oxaliques, soit de la phosphaturie avec dépôts de couches de phosphates sur les calculs uriques préexistants. Il en est de même lorsqu'on abuse des alcalins dont nous dirons plus loin le rôle important dans la nutrition générale des lithiasiques acides.

Les lithiasiques acides sont des sédentaires dont les dépenses organiques sont presque toujours insuffisantes par rapport à leurs recettes alimentaires excessives. A ce sujet encore, le médecin a à intervenir. Il ne lui suffit pas de prescrire un régime, il lui faut encore recommander l'exercice modéré, conseiller les promenades au grand air, le jardinage, la menuiserie, le billard (DREYFUS-BRISAC). Il fera faire encore un peu de gymnastique, quelques mouvements avec des haltères légères ou l'appareil de Sandow, il y ajoutera des frictions fréquentes sur tout le corps, du massage et de temps en temps des douches écossaises et des bains tièdes pour maintenir en parfait état les divers fonctions de la peau.

Mais si l'exercice léger a une action des plus utiles sur la nutrition défectueuse, tout exercice violent au contraire doit être écarté comme dangereux. Par les sueurs abondantes et la fatigue qu'il détermine, il provoque une exagération de l'acidité, une concentration marquée des urines et une abondante précipitation d'urates ; par mobilisation brusque des calculs formés, il expose enfin à la colique néphrétique ; à ces titres, il doit être écarté.

Pour amener la dissolution des concrétions uriques, on a tour à tour préconisé le *citrate*, le *benzoate* et le *carbonate de lithine*, la *pipérazine* et le *lycétol*, combinaison de la pipérazine méthylée et de l'acide tartrique. Ces divers médicaments sont donnés à des doses qui varient entre 0 gr. 50 et 0 gr. 80 ou 1 gramme par jour ; on les fait prendre sous forme de granules effervescents ou avec de l'eau gazeuse, qui permet de neutraliser un peu leur action irritante sur la muqueuse stomacale. Ils ont la propriété, surtout la pipérazine et le lycétol, de dissoudre fort bien *in vitro* l'acide urique et les concrétions uratiques ; mais en clinique, leur action lithontriptique est loin d'être aussi marquée, il est utile cependant d'y recourir.

Le *bicarbonate de soude*, les *sels de potasse*, si souvent prescrits dans la lithiase acide agissent par un tout autre mécanisme. Ils diminuent l'acidité urinaire et surtout activent la nutrition défectueuse des calculeux. Les cures thermales de *Vichy*, de *Vals*, de *Royat*, si souvent utiles à cette catégorie de malades ont la même action indirecte, elles améliorent les fonctions digestives et permettent de combattre la diathèse arthritique et l'état asthénique que présentent certains d'entre eux. Quant aux eaux faiblement minéralisées d'*Evian*, de *Vittel*, de *Capvern*, de *Contrexéville*, elles sont utilisées comme eaux diurétiques pour débarrasser le rein de tout le sable et de toutes les petites concrétions qui tendent à s'y accumuler. Elles doivent être d'un usage constant pour le calculeux qui les prendra de préférence à jeun ou en dehors des repas, afin de ménager son estomac et de retirer les effets maxima de leur action thérapeutique.

b. *Lithiase oxalique*. — Contre la lithiase oxalique, le traitement est sensiblement le même que dans la lithiase urique. C'est encore la cause première, ce sont les troubles digestifs et nerveux et ceux de la nutrition générale que l'on doit surtout s'efforcer de combattre. Un régime léger dont on éliminera tous les aliments riches en oxalates (poivre, thé, cacao, oseille, épinards, café, figues sèches, etc.), une hygiène bien comprise, excluant tout surmenage, des exercices quotidiens au grand air, l'usage des alcalins et des diurétiques, constitueront ici encore la base du traitement. Si l'oxalurique est en même temps un neurasthénique, il est nécessaire d'ajouter quelques toniques du système nerveux, de la strychnine ou des glycérophosphates par exemple.

c. *Lithiase alcaline*. — La lithiase alcaline comporte un traitement tout différent. Ici, les alcalins, loin d'être utiles, doivent être proscrits et l'alimentation végétale au lieu d'être recommandée doit être restreinte sous peine d'exagérer encore les précipitations phosphatiques ou calciques. Par contre, le lait et les tisanes acidulées, les eaux diurétiques du type de *Vittel* ou d'*Evian* qui assurent le lavage du rein et des voies urinaires sont encore ici des plus recommandables. On les fera prendre aux malades surtout dans l'intervalle des repas. Enfin, pour combattre l'infection urinaire, cause principale des précipitations de la calculose alcaline, on utilisera les balsamiques légers et les antiseptiques peu irritants; tous les autres seront rejetés, car ils exposent les malades à des poussées de congestion rénale des plus fâcheuses. On se bornera donc à prescrire l'eau de goudron, l'huile de Haarlem, l'acide benzoïque, le salol ou l'urotropine à petites doses.

d. *Accidents de la lithiase*. — Quant aux accidents qui surviennent au cours de la lithiase, ils comportent une thérapeutique toute spéciale. On cherchera à calmer l'intensité des douleurs de la *colique néphrétique* à l'aide d'onguents belladonés, de cataplasmes laudanisés, de bains chauds, d'inhalations d'éther ou de chloroforme. On pourra recourir encore au chloral, à la belladone, à l'antipyrine, au bromure, au salicylate de soude, à l'opium ou à la morphine. On administrera ces divers médicaments par la voie buccale si l'estomac des malades les tolère, ou bien par la voie rectale ou sous-cutanée s'il y a des vomissements. Ceux-ci redoublent les souffrances des malades et l'on doit chercher à les arrêter par la glace, la potion de Rivière l'eau chloroformée, le citrate de soude.

Les *hématuries* seront calmées facilement par le repos absolu, et le régime lacté qui réduit au minimum le travail du rein. Les divers hémostatiques (boissons acidulées, astringents, etc.) n'ont au contraire qu'une faible efficacité.

Nous avons déjà indiqué les moyens de combattre l'*anurie calculeuse* (voir p. 104).

e. *Traitement chirurgical*. — Quant au *traitement chirurgical de la lithiase rénale*, il n'est de mise que dans certaines conditions bien déterminées.

Tant que le rein lithiasique reste normal ou peu augmenté de volume, il est rare qu'une intervention s'impose. Elle peut être faite dans un but préventif pour mettre à l'abri de l'anurie calculeuse et de complications infectieuses toujours possibles ; ou bien, pour s'opposer à la destruction progressive du parenchyme rénal que déterminent si souvent les calculs au fur et à mesure de leur accroissement. Mais, le plus souvent, on se contente du traitement médical, et on n'opère que si on a la main forcée, par exemple par l'existence de douleurs intolérables et persistantes que rien n'arrive à calmer. Dans ce cas, on découvre le rein par la voie lombaire et on l'incise sur son bord convexe ; on ménage ainsi les parties les plus vasculaires de l'organe (TUFFIER et LEJARS) et on s'assure en même temps un large accès sur le bassinet et les calices. Il est alors facile d'enlever les calculs qu'ils contiennent, soit directement, soit après fragmentation. L'hémostase est assurée par compression de la plaie rénale ou par celle du pédicule (TUFFIER); celle-ci une fois obtenue, on suture le rein au catgut, puis les diverses couches de la paroi. La réunion *per primam* est facilement réalisée. L'opération dont nous venons d'indiquer rapidement la technique constitue la *néphrolithotomie* : c'est la plus brillante et la moins grave des opérations sur le rein » (TUFFIER). D'après LEGUEU sa mortalité est de 5 p. 100.

On a conseillé encore de pratiquer l'ablation des calculs du rein à l'aide d'une simple incision du bassinet ou *pyélotomie*. Cette dernière opération a sur la précédente l'avantage de ménager le parenchyme rénal; mais, elle a le gros inconvénient d'exposer à des fistules et de ne point permettre une bonne exploration du rein calculeux.

Tant que le rein calculeux n'est point augmenté de volume, ni infecté, l'intervention chirurgicale est discutable; elle devient nécessaire sitôt qu'il y a uro ou pyonéphrose calculeuse.

Dans les deux cas, l'opération de choix est la *néphrotomie*, suivie de la création d'une fistule rénale chirurgicale ou *néphrostomie*. Quand il y a uronéphrose, la fistule produite disparaît le jour où l'uretère redevient perméable et assure à nouveau l'écoulement des urines. Elle persiste au contraire indéfiniment s'il y a pyonéphrose; elle a alors l'avantage d'assurer la libre évacuation du pus et des produits de la sécrétion urinaire du côté malade. Si limitée que soit celle-ci, elle n'est cependant pas sans importance quand le rein du côté opposé est lui-même altéré. Grâce à sa conservation par la néphrostomie, on peut arriver souvent à prolonger la vie des malades.

La néphrectomie au contraire a le désavantage de supprimer cette sécrétion quelquefois assez importante du rein·malade; c'est là une des causes de sa mortalité élevée. Elle atteint 33 p. 100, tandis que celle de la néphrostomie n'est que de 20 p. 100 (ALBARRAN).

CHAPITRE XIII

HYDRONÉPHROSE

On désigne sous le nom d'*hydronéphrose* ou d'*uronéphrose* la distension permanente ou intermittente du rein ou du bassinet par l'urine aseptique.

1° Anatomie pathologique et pathogénie. — Il est facile de réaliser expérimentalement l'hydronéphrose chez les animaux à l'aide de la ligature des uretères. On peut ainsi se rendre compte de la progression des phénomènes qui aboutissent finalement à l'atrophie complète du parenchyme rénal.

La première conséquence de la ligature complète d'un uretère est une congestion rénale intense qui va jusqu'à l'hémorragie et l'œdème du parenchyme (ALBARRAN). Elle est accompagnée d'une diminution immédiate de la quantité des urines et du taux des substances excrétées par le rein intéressé. Ultérieurement, apparaissent des lésions vasculaires et une atrophie progressive des épithéliums, si bien qu'à l'augmentation apparente primitive de l'organe succède bientôt une diminution de volume des plus nettes ; elle correspond histologiquement au collapsus atrophique des tubes droits et contournés et au développement autour des capsules de Bowmann dilatées et des artérioles altérées d'un processus scléreux progressif (STRAUSS et GERMONT, TUFFIER).

La sécrétion urinaire devient en même temps de plus en plus pauvre au point de vue de l'élimination des divers déchets organiques et vient un moment où elle est presque nulle : le rein altéré par l'hydronéphrose constitue alors un organe tout à fait inutile et sans aucune valeur physiologique. Il peut être réduit à l'état minuscule et atteindre les dimensions d'une amande comme HOCHE en a observé un exemple dans un cas d'obstruction complète de l'uretère par un gros calcul ; mais, le plus souvent, quand l'hydronéphrose est consécutive à une obstruction progressive incomplète, le rein et le bassinet surdistendus prennent les apparences d'une énorme poche fluctuante bosselée ou arrondie, souvent translucide dont les dimensions peuvent atteindre celles d'un gros kyste de l'ovaire.

L'uretère lui-même participe quelquefois à la dilatation générale jusqu'au point où siège l'obstacle ou la coudure, cause de l'hydronéphrose ; il peut atteindre le volume d'une anse intestinale.

A cette période de complet développement, la tumeur rénale apparaît à la coupe comme creusée d'anfractuosités limitées par de nombreuses travées fibreuses, vestiges des colonnes de Bertin. Durant les premiers stades de formation de l'hydronéphrose les tubes sécréteurs et excréteurs et les glomérules de Malpighi sont surdistendus, les épithéliums et les bouquets vasculaires sont seulement comprimés par le liquide accumulé. Ils apparaissent aplatis et comme laminés, ils sont cependant encore reconnaissables ; mais, peu à peu, leur atrophie devient complète par suite de la compression continue qu'ils subissent et en raison du développement progressif et simultané d'une importante sclérose interstitielle. Finalement, à l'*examen microscopique* de la coque rénale d'une hydronéphrose ancienne, on peut constater que c'est surtout le tissu fibreux qui prédomine, les cellules épithéliales ont disparu, les tubes contournés ou les tubes droits sont réduits à l'état de canaux élargis, sans épithéliums et dont la paroi est renforcée par un anneau scléreux péritubulaire, un certain nombre d'entre eux ont subi la dégénérescence kystique et leur lumière apparaît remplie de matière colloïde. Quant aux glomérules, ils ont totalement disparu et on ne reconnaît la place qu'ils occupaient autrefois dans le parenchyme cortical, qu'en raison de la forme arrondie que revêtent encore les productions scléreuses qui ont envahi leur cavité et ont amené finalement la disparition de leurs divers éléments.

Il va sans dire que la rapidité de cette destruction totale et de cette atrophie des divers éléments du rein est proportionnée à l'importance et à la durée de l'oblitération uretérale, et à côté de certaines parois kystiques privées de tout pouvoir sécréteur, on peut en rencontrer au contraire qui seraient encore capables d'assurer une dépuration rénale importante, le jour où l'obstacle à l'élimination de l'urine sécrétée se trouverait levé. Cette dernière considération n'est pas sans intérêt, quand il s'agit de prendre des décisions opératoires. Nous y reviendrons.

Dans la plupart des cas, le bassinet et le rein atrophié sont surdistendus de *liquide*. Les quantités de celui-ci peuvent être considérables, on a cité les chiffres de 10, 15 et 20 litres. Il s'agit le plus souvent de liquide clair, limpide, légèrement acide, d'une densité inférieure à celle de l'urine normale ; les quantités d'urée et de sels qu'il contient sont assez faibles et sont en rapport avec l'état d'atrophie plus ou moins marqué du parenchyme rénal. Exceptionnellement, il renferme de l'albumine, des substances colloïdes et des éléments figurés du sang. Dans ce dernier cas, il est souvent rougeâtre ou brunâtre.

Les lésions que nous venons de décrire peuvent être bilatérales. Le plus souvent, elles ne portent que sur un seul rein, quelquefois même sur une minime portion de rein. Dans ce cas, un petit nombre de calices et les parties qui en dépendent sont seuls oblitérés et altérés et on dit qu'il existe une *hydronéphrose partielle*.

Enfin, quand un seul rein est intéressé, on note du côté de la glande restée saine un certain degré d'hypertrophie compensatrice.

2º **Étiologie.** — Toute affection susceptible de déterminer une compression ou une oblitération plus ou moins complète du canal de l'uretère, doit être rangée parmi les causes de l'hydronéphrose.

L'uretère peut être *imperforé* à la naissance, ou bien il s'abouche encore anormalement dans le rectum, les vésicules séminales, la région prostatique, ou bien le vagin, l'utérus, les trompes ; il peut être muni de *valvules* plus ou moins complètes qui s'opposent à la libre excrétion de l'urine, ce sont autant de causes déterminantes des hydronéphroses chez le nouveau-né. En raison de leur volume souvent considérable, elles rendent parfois l'accouchement fort difficile.

On a cité encore des cas où l'obstacle à l'élimination de l'urine ne siégeait pas au niveau de l'uretère, mais bien sur l'*urèthre* ou le *col de la vessie*. Dans ce cas, le *rétrécissement ou l'oblitération congénitale* observés sont le point de départ d'une hydronéphrose double le plus souvent incompatible avec l'existence.

Chez l'adulte, l'hydronéphrose est presque toujours un épisode, un symptôme surajouté dans le cours d'une autre affection. Chez la femme, en particulier, elle est souvent secondaire à un *cancer*, à un *fibrome de l'utérus*, à un *kyste de l'ovaire*, à un *prolapsus*, à de grandes *déviations de l'utérus*, à une pelvipéritonite, suivie de la production de *brides scléreuses*, exceptionnellement à la *grossesse*. Dans tous ces cas, la compression est externe en quelque sorte et elle agit à la façon d'une ligature plus ou moins serrée, elle est bien souvent bilatérale.

Dans les cas d'oblitération de l'uretère par un *calcul*, par un *caillot*, par un *parasite*, par une *vésicule hydatide*, l'obstacle siège, au contraire, dans l'intérieur même du canal et il est presque toujours unilatéral.

Enfin, des *altérations des parois uretérales* elles-mêmes peuvent être le point de départ d'une uronéphrose. C'est ce qu'on observe dans le *rein mobile*, où les coudures intermittentes ou permanentes de l'uretère se produisent surtout en des points faibles, déjà rétrécis ou amincis congénitalement (BAZY). C'est ce qui existe encore quand il y a *lésion traumatique* ou *néoplasique* de l'uretère telle qu'une urétrite tuberculeuse; ou bien quand une *tumeur vésicale*, par exemple, oblitère l'orifice de l'uretère.

Dans tous ces cas, la rétention urinaire peut rester longtemps ou même indéfiniment aseptique; mais, le plus souvent aussi, la compression uretérale est sous la dépendance de lésions septiques et elle se complique de tous les accidents graves de l'infection; l'hydronéphrose se transforme alors en pyonéphrose.

34.

3° Symptômes. — L'hydronéphrose reste bien souvent latente et les cas sont nombreux où elle constitue une simple trouvaille d'autopsie. D'autres fois, des signes graves d'urémie sont les premiers symptômes qui attirent l'attention sur une affection jusque-là inaperçue.

Mais elle peut aussi déceler plus hâtivement son existence par l'apparition simultanée d'une tuméfaction abdominale et de divers phénomènes douloureux. Douleur et tumeur peuvent se retrouver d'une façon constante l'affection une première fois constituée, il s'agit alors de la *forme permanente* de l'hydronéphrose ; elles peuvent, au contraire, n'apparaître qu'à certains moments pour disparaître ensuite en dehors des périodes de crises, on a affaire dans ce cas à sa *forme intermittente*.

a. *Forme permanente*. — La *tumeur abdominale* est particulièrement accusée dans la *forme permanente*. Le rein et le bassinet se présentent dans ce cas sous les apparences d'une grosse masse lombo-abdominale, à surface arrondie, lisse ou au contraire mamelonnée. Souvent mobile, elle est indolente à la pression et présente le phénomène du ballottement de GUYON quand on pratique le palper bimanuel ; elle donne parfois la sensation de la fluctuation et elle est mate à la percussion si des anses intestinales ne s'interposent pas entre elle et la paroi.

Des *douleurs* sourdes, une impression pénible de tiraillement, de pesanteur, traduisent l'état de surdistension du rein et s'exagèrent chaque fois que celle-ci augmente et que le volume de la tumeur s'accroît. Ce sont bien souvent ces phénomènes douloureux qui sont les premiers à attirer l'attention du malade.

Les *troubles urinaires* sont légers ou insignifiants, la quantité et la qualité des urines en particulier ne sont point modifiées en raison de l'atrophie compensatrice du rein resté sain.

b. *Forme intermittente*. — Dans la forme intermittente, le tableau clinique est tout autre, les malades accusent tout d'un coup des douleurs violentes qui par leur intensité rappellent celles de la colique néphrétique. En même temps, si on cherche à explorer le rein, on constate souvent qu'il est augmenté de volume et douloureux à la pression. Cet état se prolonge quelques heures, puis brusquement la *tumeur rénale* et les *douleurs disparaissent* et une abondante *débâcle urinaire*, contrastant avec l'oligurie de la période de crise, vient annoncer que tout est terminé. Il s'y ajoute parfois de légères hématuries en rapport avec la congestion rénale que déterminent rapidement les phénomènes de rétention urinaire (Guyon, Albarran).

Cette même congestion joue d'ailleurs un rôle des plus importants dans toutes les crises d'hydronéphrose intermittente et c'est à elle qu'il faut attribuer en grande partie l'augmentation de volume du rein.

Quant à la polyurie qui accompagne la fin de la crise, elle ne correspond pas seulement à l'élimination brusque de l'urine accumulée durant la période de rétention, elle dépend encore d'une action nerveuse analogue à celle qui suit les grandes rétentions vésicales ou les anuries opératoires (Albarran).

4° Évolution, pronostic. — Une hydronéphrose unilatérale, fermée et aseptique est compatible avec une santé parfaite durant de longues années. Elle peut même guérir quand l'obstacle urétéral finit par disparaître. La tumeur rénale se réduit alors progressivement après une ou plusieurs débâcles. Mais inversement, on peut assister aussi à une augmentation graduelle du volume de la tumeur ; elle finit par provoquer des phénomènes de compression ou bien encore par déverser son contenu dans le péritoine ou les organes du voisinage avec lesquels elle a contracté des adhérences. Bien souvent aussi, l'hydronéphrose se complique d'infection à un moment donné de son évolution ; elle se transforme alors en une pyonéphrose. Enfin, exceptionnellement, quand les deux reins sont intéressés, elle aboutit à l'urémie.

Cette marche si différente de l'affection selon les cas indique la diversité de son pronostic.

5° Diagnostic. — Quand un malade accuse dans la région lombaire des douleurs intermittentes et que l'examen décèle en même temps une tumeur rénale dont la disparition concorde avec une débâcle urinaire, le diagnostic est aisé et on peut dire facilement qu'il s'agit d'une *hydronéphrose intermittente*.

S'il s'agit au contraire, d'une tumeur permanente, d'une hydronéphrose fermée, on doit songer successivement aux diverses tumeurs des organes voisins, aux *kystes de l'ovaire, de la rate, du mésentère*, puis aux différentes affections du rein lui-même, au *cancer*, aux *kystes* de diverse nature, à la *maladie polykystique*. Nous avons indiqué p. 577, les éléments souvent délicats de ce diagnostic différentiel, il suffira de s'y reporter.

Quant à savoir quel est le rein atteint, dans quelle mesure l'hydronéphrose est complète et jusqu'à quel point la substance corticale restante est en état de reprendre ses fonctions dépuratrices habituelles, une fois l'obstacle levé, ce sont là autant de problèmes qu'il importe de résoudre, le jour où la question d'une intervention chirurgicale se pose.

Pour y arriver, il sera nécessaire d'avoir recours au cathétérisme des uretères ou à la séparation des urines. Par l'un ou l'autre de ces procédés d'investigation, on pourra savoir si l'oblitération urétérale est complète ou incomplète, s'il passe encore un peu d'urine ou s'il n'en passe plus du tout par l'uretère oblitéré. Grâce surtout au cathétérisme des uretères préconisé par ALBARRAN, on pourra se rendre compte du siège de l'obstacle et si on arrive à évacuer l'urine contenue dans le bassinet et le rein surdistendu, on pourra parfois déterminer même la guérison. Dans tous les cas, l'analyse du liquide recueilli soit à son état naturel, soit quelques heures après la prise ou l'injection sous-cutanée d'iodure de potassium ou de bleu de méthylène, indiquera dans quelle mesure les parties restantes du parenchyme rénal sont susceptibles de prendre encore part à la dépuration urinaire.

A ce même point de vue, CHAUFFARD a proposé la ponction de la poche hydronéphrotique par la voie postérieure après injection ou prise antérieure par le malade d'une certaine quantité de salicylate de soude. Les proportions de ce médicament contenues dans le liquide retiré sont d'autant plus élevées que le rein atteint d'hydronéphrose est encore plus apte à remplir ses fonctions habituelles. Soit après ponction, soit après séparation endo-vésicale des urines, il sera toujours facile de comparer au point de vue de la perméabilité rénale et de la sécrétion des diverses substances extractives le fonctionnement respectif des deux reins.

6° Traitement. — Il est surtout étiologique : L'hydroné-phrose est-elle la conséquence d'un rein mobile, on fixera le rein par la néphrorraphie si le repos et le port d'une ceinture restent inefficaces. Est-elle sous la dépendance d'un calcul enclavé dans le bassinet ou l'uretère, il faudra pratiquer la néphrolithotomie, le cathétérisme des uretères de haut en bas, ou l'urétérotomie. Résulte-t-elle d'un rétrécissement de l'uretère, on pourra en triompher par le cathétérisme des uretères et la sonde à demeure introduite par la voie vésicale (ALBARRAN) ou bien après néphro-tomie. D'autres fois encore, on arrivera à la faire disparaître par l'ablation de la tumeur abdominale qui détermine la compression.

Dans tous les cas où l'hydronéphrose que l'on est appelé à traiter en est encore à ses débuts, mais tend à devenir perma-nente, il y a grand intérêt à intervenir de façon précoce, à une époque où le rein n'est pas encore profondément atrophié et où l'on peut espérer le voir recouvrer ses diverses fonctions.

Quand il s'agit d'une hydronéphrose ancienne dont la cause échappe, la conduite à tenir est au contraire plus discutable : la longue latence de l'affection, la persistance d'un bon état général permettent de différer souvent sans danger toute grosse intervention ; on ne saurait d'ailleurs compter sur elle pour ramener le fonctionnement d'un rein complètement atrophié et à tout jamais inutile.

C'est donc seulement si la tumeur rénale détermine des phé-nomènes de compression de voisinage, s'il y a des crises doulou-reuses, si on peut craindre l'infection purulente de la poche ou sa rupture dans les organes de voisinage, qu'il faut opérer. Que faut-il faire ? Le *cathétérisme de l'uretère* est une intervention surtout exploratrice, rarement curatrice dans ces vieux cas de distension hydronéphrotique. Il en est de même de la *ponction* qui ne constitue le plus souvent qu'un simple palliatif et n'em-pêche point la reproduction rapide du liquide, elle n'est pas d'ailleurs sans danger. La *néphrectomie* est l'opération indiquée et vraiment rationnelle. Mais, on ne saurait l'utiliser que si on s'est assuré au préalable du bon fonctionnement du rein sain et si on a de bonnes raisons pour croire à la dégénérescence com-plète du rein qu'on se propose d'enlever.

On n'oubliera pas d'ailleurs, que la néphrectomie comporte dans ces cas-là une mortalité de 13 p. 100 (Tuffier).

Mais si les deux reins fonctionnent également mal, s'il y a bilatéralité des lésions, la néphrectomie est à rejeter. Si faible que soit la sécrétion du rein le plus atteint, elle peut être encore utile à l'organisme le jour où l'obstacle à l'élimination de l'urine est levé ; si une indication immédiate, l'anurie, des troubles de compression, obligent à opérer, on doit donc se borner à faire une *néphrotomie*. Celle-ci a l'inconvénient de créer une fistule urinaire, mais elle ménage la valeur fonctionnelle encore persistante du rein atteint d'hydronéphrose.

CHAPITRE XIV

PÉRINÉPHRITES ET PHLEGMON PÉRINÉPHRÉTIQUE

L'inflammation de la capsule cellulo-adipeuse du rein à laquelle RAYER a donné le nom de *périnéphrite* peut se présenter sous deux formes différentes. Dans la première, tout se borne à une transformation scléreuse ou scléro-lipomateuse de l'atmosphère celluleuse du rein ; c'est la *périnéphrite scléreuse* ou *scléro-lipomateuse* de TUFFIER. Dans la seconde, il y a production de pus et la périnéphrite prend alors le nom d'*abcès* ou de *phlegmon périnéphrétique*. C'est cette dernière forme surtout qu'il est important de bien connaître.

1° Anatomie pathologique. — Elle est surtout intéressante au point de vue du siège des collections purulentes, de leurs fusées en diverses directions et de l'état des viscères du voisinage.

Le *mode de formation* du pus dans l'atmosphère celluleuse du rein ne présente en effet rien de particulièrement intéressant. C'est comme partout ailleurs la même prolifération cellulaire, la même accumulation de leucocytes, la même vaso-dilatation des capillaires enflammés. En un premier temps, il y a simplement œdème, infiltration diffuse des mailles du tissu conjonctif et c'est plus tard seulement que se fait la production purulente avec limitation par une membrane pyogénique. Celle-ci est riche en éléments embryonnaires et elle pousse souvent des prolongements jusque sur les organes voisins qui peuvent devenir aussi le siège de collections purulentes.

Le *pus* est épais, crémeux ou au contraire séreux et grumeleux, il est parfois mêlé à de l'urine, des matières fécales, des calculs, des hydatides, des lambeaux sphacélés et des gaz

(L. Rocher) ; jaune ou brunâtre, quelquefois strié de sang, il est inodore ou bien il acquiert une odeur urineuse ou fécaloïde des plus repoussantes.

Mais si l'histogenèse du phlegmon périnéphrétique est banale, il n'en est pas de même de ses localisations. L'abcès peut être *sous-capsulaire* (Albarran) ; il est alors constitué par une série de petits foyers purulents isolés et de peu de volume; ceux-ci peuvent se réunir les uns aux autres et le rein est alors plongé de toutes parts dans le pus. Mais, le plus ordinairement, il est *extra-capsulaire*. Dans ce cas, il est presque toujours *postérieur*, *rétro-rénal*, ou bien *sus* ou *sous-rénal*. Cela s'explique facilement par la simple disposition anatomique de la capsule cellulo-adipeuse. Celle-ci est surtout importante à la partie postérieure du rein et au niveau de ses deux extrémités, tandis qu'à la partie antérieure elle se réduit à une couche fort mince, le véritable revêtement rénal antérieur étant constitué par le péritoine (voir p. 7).

Au contraire, quand il s'agit de *périnéphrite chronique*, le processus scléreux intéresse d'ordinaire toute l'atmosphère celluleuse du rein. L'organe étouffé dans la gangue scléreuse ou lardacée qui l'étreint de toute part et comprime ses vaisseaux, finit par s'atrophier et se réduire parfois à des dimensions extrêmes.

Dans quelques cas rares, les deux formes scléreuses et suppuratives peuvent se combiner et le rein perdu au milieu de nombreux foyers où se rencontrent à la fois du pus, de la graisse, de la sclérose semble atteint de néoplasme dégénéré ou d'actinomycose. Cela peut devenir embarrassant aussi bien au point de vue du diagnostic que de l'intervention opératoire.

Lésions viscérales et fusées purulentes (voir p. 5). — Le *rein* peut être le point de départ des suppurations ou de la sclérose périnéphrétique; on le trouve alors atteint d'altérations diverses; ce sont des calculs, des tumeurs, des localisations parasitaires, kystes hydatiques, strongle géant, c'est de la tuberculose ou de la pyélo-néphrite ascendante. Mais d'autres fois aussi, il peut être indemne et tout en nageant au milieu du pus, il continue à remplir complètement ses fonctions. Dans ce cas, il s'agit de phlegmon périnéphrétique primitif, le rein reste totalement étranger à sa production.

La graisse péri-rénale est en continuité directe avec le tissu cellulo-adipeux sous-péritonéal, celui de la fosse iliaque et du petit bassin (TUFFIER) ; cela explique les fusées purulentes qui se produisent fréquemment dans cette direction. En suivant les vaisseaux iliaques, puis l'artère et la veine fémorale, le pus peut venir pointer au niveau du triangle de Scarpa ; d'autres fois il infiltre les fibres du psoas, et le muscle lui servant de voie conductrice, il apparaît dans la région du petit trochanter. Il peut encore envahir le petit bassin, fuser à la fesse par l'échancrure sciatique, infiltrer le releveur de l'anus et créer un abcès du creux ischio-rectal, ou bien il vient s'épancher dans le rectum, le vagin, la vessie. TROUSSEAU a observé une guérison dans un de ces derniers cas, il est inutile d'insister sur la gravité des accidents qui le plus souvent en dérivent.

Le pus peut encore chercher à se frayer une voie en avant ; le péritoine est alors envahi et il y aurait péritonite rapide, si la généralisation n'était rendue difficile par la présence de nombreuses adhérences inflammatoires qui limitent l'épanchement purulent et jouent un rôle de protection. Ces mêmes adhérences permettent l'envahissement progressif de tous les organes du voisinage. La rate (A. VENOT), le pancréas, l'intestin peuvent être envahis par le processus inflammatoire et, dans ce dernier cas, des perforations suivies de débâcles purulentes peuvent se produire. Il en est de même au niveau des voies urinaires elles-mêmes et DIEULAFOY a observé un cas de guérison consécutive à ce mode d'évacuation spontanée de l'abcès.

Les capsules surrénales sont rarement atteintes ; quant au foie, il faut se souvenir que ses collections purulentes sont le plus souvent primitives et très exceptionnellement secondaires aux phlegmons périnéphrétiques.

Les rapports immédiats de la plèvre et de la capsule péri rénale, leurs communications directes au niveau de l'hiatus costo-diaphragmatique expliquent encore la facilité avec laquelle l'inflammation péri-rénale peut se propager jusqu'à la plèvre et la fréquence des fusées purulentes dans cette direction. Tour à tour et selon les cas, la périnéphrite suppurée sera le point de départ d'un abcès sous-phrénique, d'une pneumonie, d'une pleurésie purulente suivie ou non de vomique et de fistule bron-cho-pulmonaire.

Mais c'est en arrière surtout que le pus tend à faire issue au dehors. Il existe à ce niveau de larges anastomoses entre les vaisseaux périrénaux et ceux qui desservent les muscles de la paroi. Ce sont ces vaisseaux qui servent de conducteurs et per-mettent aux collections purulentes de venir proéminer à l'exté-rieur. Leur issue est particulièrement facile au niveau du trian-gle de J.-L. Petit. Dans cette zone, le grand dorsal et le grand oblique s'accolent sans confondre leurs fibres, si bien qu'il existe en ce point une portion très affaiblie de la paroi où pus et viscères abdominaux peuvent facilement faire issue au dehors. L'ouverture lombaire du phlegmon périnéphrétique reconnaît ainsi les mêmes raisons anatomiques que la production des her-nies lombaires. Dans les deux cas, il y a simple refoulement au niveau de ce point faible de la paroi de l'aponévrose du trans-verse et des fibres les plus postérieures du petit oblique. Par-tout ailleurs, le pus et les viscères se heurtent au carré des lombes, à l'aponévrose du transverse et aux trois muscles abdo-minaux, c'est dire que le passage est autrement difficile.

Cette même disposition explique encore comment l'abcès périnéphrétique revêt quand il s'infiltre en arrière la forme dite en bouton de chemise. Le pus passe comme à la filière au niveau de la partie faible de la paroi, il ne s'étale qu'ensuite en surface quand il a atteint le tissu cellulaire sous-cutané. A ce moment, il existe par conséquent deux foyers purulents im-portants, l'un superficiel, l'autre profond et ils sont reliés tous deux par une sorte de trajet fistuleux étroit ; cet abcès en bou-ton de chemise est des plus importants à connaître au point de vue opératoire.

2° Étiologie. — Comme dans toute autre affection, on relève ici des causes prédisposantes et des causes déterminantes.

a. *Causes prédisposantes.* — Le phlegmon périnéphrétique est une affection relativement rare ; on l'observe surtout dans le sexe masculin et entre vingt et cinquante ans ; mais aucun âge n'en est exempt et on en a observé chez le nouveau-né comme chez le vieillard. Le côté droit est pris aussi souvent que le gauche et l'on a même signalé des cas où ils étaient tous deux intéressés à la fois.

Tout affaiblissement de l'état général et des défenses de l'organisme constitue une prédisposition à l'infection périnéphrétique, c'est dire que la fatigue, le surmenage, la mauvaise hygiène, les professions exposant aux intoxications ou au froid humide sont des facteurs qui ont leur importance au point de vue étiologique.

b. *Causes déterminantes.* — La seule et unique cause déterminante du phlegmon périnéphrétique est l'infection. Les agents de cette infection sont multiples ; on a retrouvé tour à tour au niveau du foyer purulent le pneumocoque (TUFFIER), le gonocoque (MAAS), le coli-bacille (ALBARRAN et HALLÉ), le streptocoque (DIEULAFOY), des germes d'actinomycose (PONFICK, FISCHER), ou bien, ce sont des associations diverses, du staphylocoque et du coli, (LANNELONGUE et ACHARD), du staphylocoque et du streptocoque (KÜSTER, ISRAEL), du bacille tuberculeux, des microbes anaérobies (VEILLON) ; enfin, les microbes parfois disparaissent et le pus reste stérile (TURSCHMANN).

Pour venir se fixer au niveau de la capsule graisseuse du rein, les microbes peuvent emprunter la *voie sanguine*, l'infection est dite alors primitive ; c'est ce qui se passe quand le phlegmon périnéphrétique est consécutif à l'infection perpérale, à la pyohémie, à la fièvre typhoïde, à la diphtérie, aux fièvres éruptives graves, à un panaris (LE DANTEC), à des furoncles, ou un eczéma (GIBNEY). Il en est de même quand la cause occasionnelle est le froid, dont l'action se ramène à une intoxication et un affaiblissement général des défenses de l'organisme avec infection autogène (CASTETS).

Bien souvent, le sujet se trouve depuis longtemps à l'état de microbisme latent et c'est une action locale qui détermine la fixation microbienne dans l'atmosphère péri-rénale. Inversement, le malade a subi plusieurs semaines ou plusieurs mois auparavant un traumatisme un peu violent et c'est secondairement que s'infecte le foyer d'épanchement sanguin apparu dans l'atmosphère celluleuse du rein.

Le traumatisme est des plus variables, c'est une contusion de la région lombaire, une chute sur les pieds, une course à cheval, un séjour prolongé dans une voiture mal suspendue, ce sont des efforts violents et prolongés (TARDIEU et OLLIVIER).

ALBARRAN a démontré d'ailleurs expérimentalement ce rôle des plus importants des lésions locales en temps que voie d'appel pour l'infection. En irritant au préalable, en froissant le tissu cellulaire périrénal d'un animal, il a pu obtenir ensuite à ce niveau d'importantes collections purulentes en lui injectant dans les veines du staphylocoque ou du coli-bacille.

On comprend que l'infection devienne bien plus facile encore, s'il existe déjà au niveau du rein un foyer de suppuration et il faut connaître à ce point de vue la fréquence particulière des périnéphrites au cours de la lithiase, de la tuberculose, des diverses tumeurs rénales, accompagnées ou non de pyélo-néphrites. Dans toutes ces affections, l'infection du rein est la première en date, celle de la capsule celluleuse n'est que secondaire. Elle n'aboutit pas toujours d'ailleurs à la suppuration et elle détermine souvent seulement de la périnéphrite scléro-lipomateuse.

Ici c'est par la voie *lymphatique* que se fait habituellement la propagation microbienne.

Il en est de même quand les abcès périnéphrétiques succèdent à une suppuration de voisinage, à un abcès du foie, de la rate, de la fosse iliaque, à un psoïtis, une ostéomyélite ou une tuberculose vertébrale ou costale, à des annexites, des abcès de la fosse iliaque, des affections inflammatoires du pancréas, du duodénum ou du côlon. C'est encore, grâce aux anastomoses lymphatiques du hiatus costo-lombaire de TUFFIER et LEJARS qu'une pneumonie ou une pleurésie purulente peuvent provoquer une suppuration péri-rénale.

Enfin, l'inoculation septique peut être *directe*, c'est ce qui arrive dans les cas de plaies pénétrantes de la région lombaire à l'aide d'instruments divers.

On a signalé encore les cystites blennorragiques ou autres, les calculs et les tumeurs de la vessie, les rétrécissements de l'urèthre, les lésions de la prostate, les diverses opérations sur les voies urinaires inférieures ou les organes génitaux, comme

causes possibles des suppurations périnéphrétiques. Elles interviennent de deux façons : ou bien elles produisent une infection
ascendante et une pyélo-néphrite cause de périnéphrite, ou bien
elles sont le point de départ d'une infection sanguine au même
titre que les autres affections locales suppuratives.

3° Symptômes. — Selon les causes qui déterminent leur production, les phlegmons périnéphrétiques présentent un début
variable.

Trousseau a relaté dans ses cliniques les observations de plusieurs malades qui, à la suite de refroidissement, de contusions
lombaires, d'efforts prolongés, furent pris brusquement de frissons violents, de fièvre, de vives douleurs ; en quelques jours
apparaissaient ensuite l'empâtement lombaire et tous les autres
symptômes des suppurations périrénales. A vrai dire, ce *début*
brusque et bruyant est assez exceptionnel ; presque toujours,
l'affection s'installe de façon insidieuse et ses symptômes propres
restent longtemps masqués par ceux de l'inflammation causale
du rein ou des organes voisins.

Au contraire, quand il est arrivé à sa période d'état, le phlegmon périnéphrétique a une allure clinique des plus particulières
et qui met vite sur la voie du diagnostic.

La *douleur* est d'ordinaire le premier symptôme qui attire
l'attention ; elle peut avoir des caractères fort variables, mais il
est rare qu'elle fasse défaut. Elle siège au niveau de la région
lombaire avec des irradiations souvent fort vives vers l'hypochondre, le flanc, la fosse iliaque, les aines, les organes génitaux, le périnée. Spontanée et continue, elle s'exagère à l'occasion des mouvements, des efforts de toux, de la moindre secousse, de la plus légère pression, elle peut alors devenir atroce
et arracher des cris aux malades. Ceux-ci adoptent la position
demi-fléchie qui est ordinairement celle où ils souffrent le moins
et on les trouve couchés sur le dos ou le côté malade avec les
cuisses demi-fléchies pour relâcher leur paroi abdominale con-
tracturée. On peut voir encore apparaître du côté malade surtout dans les variétés sous-rénales, des troubles de la sensibilité,
de la parésie, de la paralysie passagère (Bienfait) ou des con-

tractures douloureuses. Tous ces phénomènes sont l'indice d'un certain degré de compression du côté des plexus nerveux.

La *fièvre* manque rarement, elle constitue avec la douleur un symptôme des plus précieux. Elle revêt habituellement le type continu avec exacerbations vespérales, ou bien elle rappelle par ses grandes oscillations celle qui caractérise les septicémies. Enfin elle peut encore survenir sous forme d'accès, comme dans de la fièvre paludéenne, avec les trois grands stades classiques de frisson, chaleur et sueur. Chaque accès laisse le malade plus abattu et plus émacié.

Les *troubles gastro-intestinaux* contribuent aussi à l'affaiblir, l'anorexie est complète, la langue sèche ou saburrale, les nausées ou les vomissements fréquents, la diarrhée ou la constipation habituelle.

Mais au milieu de cet appareil symptomatique des plus alarmants, les *urines* restent normales. Elles sont seulement fébriles, fortes en couleurs, riches en urates, elles ne contiennent ni pus, ni albumine, ni sang. C'est seulement quand la périnéphrite succède à des lésions anciennes du rein, qu'on voit apparaître des troubles urinaires et des éléments anormaux dans les urines.

Il est rare que les événements se précipitent, que l'état général devienne rapidement grave, que le pus cherche hâtivement à se frayer une voie à l'extérieur; sans doute, cela peut se produire, mais le plus souvent les choses traînent en longueur. Entre temps, on peut voir survenir alors de la pleurésie sèche ou avec épanchement, de l'ictère, liés à l'inflammation de voisinage; ces diverses complications peuvent contribuer à rendre le diagnostic hésitant. Mais peu à peu, les poussées aiguës se succèdent, la situation générale s'aggrave et des fusées purulentes tendent à se produire, la région lombaire est leur voie d'élection.

On voit tout d'abord apparaître une légère *voussure*. Elle commence par n'être visible que par comparaison avec la fosse lombaire du côté opposé, puis bientôt se montre l'*œdème*. Il est en premier lieu léger et fugace, peu marqué et peu étendu, puis finalement il devient rougeâtre, quand le pus vient pointer sous la peau.

A ce moment, la *fluctuation* n'est plus difficile à percevoir et l'on peut même obtenir la réductibilité de l'abcès superficiel quand il s'agit d'un abcès en bouton de chemise. Mais, il n'en est pas de même tant que le pus reste bridé par l'aponévrose lombaire.

A cette période, on perçoit seulement une simple sensation de résistance et d'empâtement profond, de tumeur immobile et indépendante des mouvements respiratoires. Souvent même, cette recherche est impossible à pratiquer en raison de la contracture défensive de la paroi abdominale et de la douleur violente que détermine la palpation bimanuelle la plus légère.

Finalement, si on abandonne l'affection à elle-même, la collection s'ouvre dans la région lombaire au niveau du triangle de J.-L. PETIT La guérison peut en être la conséquence heureuse, mais le plus ordinairement, il persiste un trajet fistuleux profond, source d'infections secondaires multiples et de déchéance cachectique progressive du sujet. D'autres fois encore, le trajet se referme et il se produit des périnéphrites à répétition dont il est inutile de faire ressortir la haute gravité.

Mais si, 9 fois sur 10, il y a ouverture spontanée de la collection purulente au niveau de la paroi lombaire, il faut se souvenir aussi que le pus peut se frayer un passage en d'autres points, ceux-ci sont souvent fort éloignés de la capsule celluleuse périrénale. Nous avons dit plus haut le trajet de ces fusées au niveau de l'aine, de la fesse, nous avons expliqué le mécanisme de leur ouverture dans la vessie, le vagin, le péritoine, l'intestin, la plèvre, nous n'y reviendrons pas. Nous dirons seulement que l'évacuation purulente amène quelquefois une détente, une amélioration passagère; il est rare que cette dernière soit de longue durée et on assiste, presque toujours impuissant, aux progrès rapides de la septicémie et de l'hecticité. Les cas de guérison, signalés alors par TROUSSEAU, restent exceptionnels.

Il y a donc avantage à intervenir de façon précoce, et à créer une voie d'écoulement au pus au niveau de la région lombaire, avant que l'organisme n'ait perdu ses derniers moyens de défense et que des collections purulentes multiples n'aient eu le temps de se produire dans toutes les directions.

4° Pronostic. — Somme toute, en raison de sa répercussion profonde sur l'état général, de ses fusées dangereuses, de son évolution fréquente vers la septicémie et la cachexie, le phlegmon périnéphrétique constitue une affection des plus graves, surtout quand il se lie à des lésions antérieures profondes du rein, pyélites calculeuses ou autres. C'est dans ce cas, qu'il faudra craindre les fistules à grands clapiers, de durée interminable et à répercussion toujours si fâcheuse sur l'état général. Une terminaison fatale est encore à redouter, quand la périnéphrite suppurée survient au cours d'une convalescence, chez des sujets déjà débilités par une longue maladie. Au contraire, elle guérit plus rapidement, quand elle est consécutive à un traumatisme, une plaie directe ou une contusion. Ici encore, un diagnostic précoce et une intervention large et hâtive seront les vrais moyens de prévenir une terminaison fatale qui survient d'ordinaire au bout de quelques semaines ou de quelques mois.

5° Diagnostic. — Tant qu'il n'y a ni tuméfaction, ni œdème de la paroi, le diagnostic peut rester très difficile et on a besoin de le discuter avec soin. En présence de la douleur lombaire, on pense au *lumbago*, à la *névralgie ilio-lombaire*, à la *lithiase rénale*. Mais l'évolution de l'affection, les phénomènes généraux, la fièvre, les troubles gastro-intestinaux, l'examen attentif de la région lombaire fort douloureuse à la pression et par les mouvements provoqués, la contraction des muscles de l'abdomen et de la cuisse, l'absence d'hématurie permettent tout à tour d'éliminer ces trois affections.

Au contraire, les troubles généraux sont-ils prédominants, on peut songer à un début de *fièvre éruptive*, à une variole dont les douleurs rachialgiques sont au début si marquées ; mais dans ce cas, l'erreur ne saurait être de longue durée, l'apparition de l'éruption lève bientôt tous les doutes. L'affaiblissement général du sujet, la fièvre, la prostration, les douleurs abdominales rappellent aussi la *fièvre typhoïde* (TROUSSEAU). Mais la marche de l'abcès périnéphrétique est bien différente et la présence de taches rosées, l'hypertrophie de la rate, le séro-diagnostic, les caractères de la courbe thermique, la diarrhée ocreuse permettent vite de porter un diagnostic précis. Il en est de même dans les cas de *fièvres intermittentes*. Le phlegmon périnéphrétique peut provoquer comme elles des accès fébriles répétés avec frissons, chaleur, sueurs ; mais ces accès ne cèdent pas à la quinine et l'absence d'antécédents climatiques, au besoin la recherche des hématozoaires, la constatation d'une forte hyperleucocytose à polynucléés dans les suppurations périrénales, d'une hypoleucocytose à mononucléés dans le paludisme (BEZANÇON et LABBÉ), permettent une différenciation rapide.

Quant aux *pleurésies purulentes*, si elles s'accompagnent aussi d'œdème de la paroi, de fièvre, d'affaiblissement et d'anémie progressive, parfois de douleurs, elles sont vite reconnues à leurs caractères stéthoscopiques tout spéciaux et au besoin au moyen d'une ponction exploratrice. Il ne saurait y avoir de difficultés que si elles sont consécutives à un accès périnéphrétique qui en a été le point de départ.

Constate-t-on la présence d'une tumeur lombaire superficielle ou profonde ? Il faut penser à un vulgaire *abcès de la paroi*. Mais, celui-ci n'est point réductible comme les abcès périnéphrétiques en bouton de chemise et surtout il ne s'accompagne pas des mêmes phénomènes généraux graves et prolongés.

S'agit-il d'un *abcès froid ?* la tumeur évolue sans réaction, sans fièvre, la fluctuation est des plus nettes sans rougeur de la peau et la présence d'une lésion costale ou vertébrale douloureuse permet d'établir souvent son origine.

Quant aux *hernies lombaires* (TROUSSEAU), il suffit d'y songer ; elles sont vite reconnues grâce à leur sonorité et leur réductibilité habituelles.

Mais le diagnostic est autrement délicat, tant que le pus est localisé sans tendance à fuser de côté et d'autres. C'est en se basant seulement sur l'évolution de la maladie, les caractères des douleurs et de la fièvre, l'absence habituelle des troubles urinaires, l'empâtement indécis et mal délimité ressenti dans la profondeur, l'absence de mobilisation sous l'influence des mouvements respiratoires, qu'on arrivera à ne pas confondre une suppuration périnéphrétique avec des *tumeurs du foie* ou de la *vésicule biliaire, de la rate* ou *de l'intestin.* Elles ont chacune, en

35,

outre, des caractères tout particuliers qui les font reconnaître le plus souvent.

On peut être fort indécis encore en présence d'une *périnéphrite chronique*; l'épaississement de la capsule, sa dégénérescence scléro-lipomateuse donnent au doigt l'impression d'une volumineuse tumeur rénale; mais cette tumeur douloureuse reste immobilisée en raison des adhérences qui la fixent de toutes parts. Quant à sa nature, elle est souvent fort difficile à établir; on ne peut que la soupçonner en tenant compte de l'évolution très lente de l'affection, de l'absence de fièvre, de l'ancienneté des accidents et du passé rénal du malade.

Enfin, en présence d'une tumeur péricæcale, d'une collection purulente au niveau du trochanter, de la fesse, du triangle de Scarpa, un interrogatoire et un examen minutieux du malade sont nécessaires, si on ne veut pas confondre ces fusées purulentes péri-rénales avec des *tumeurs stercorales appendiculaires* ou *annexielles*, des *abcès par congestion* symptomatiques d'un mal de Pott, d'une coxalgie ou d'une sacro-coxalgie, ou bien avec des *hernies*, un *psoïtis*, de *simples abcès* superficiels.

6° Traitement. — Il est essentiellement chirurgical; on ne peut compter sur une résorption spontanée et le pronostic devient d'autant meilleur que l'intervention est plus précoce. Aussi ne faudra-t-il pas attendre la production des fusées purulentes, mais chercher, au contraire, à les prévenir par une évacuation complète et hâtive du pus. Pour cela, la ponction ne saurait suffire et il faut recourir à une large incision postérieure; elle permet en même temps de s'assurer du bon état du rein et de drainer convenablement.

Bénigne, quand elle est faite en temps utile et amenant alors très rapidement la guérison, cette opération devient beaucoup plus grave, quand le pus a eu le temps de fuser de côté et d'autres, ou quand il existe déjà des trajets fistuleux communiquant avec l'extérieur. D'après KÜSTER la mortalité opératoire générale atteint 34 p. 100.

CHAPITRE XV

PARASITES DU REIN

Les *kystes hydatiques* que nous avons étudiés plus haut (voir p. 543) constituent l'affection parasitaire rénale la plus importante à connaître dans nos contrées. Mais il y a lieu de signaler encore la localisation possible au niveau du rein, de la *bilharzia hæmatobia*, du *pentastoma denticulatum* du *strongle géant*, des *microfilaires*, de l'*actinomycose*. On y a découvert aussi exceptionnellement quelques autres parasites tels que le *spiroptera hominis* (Rudolphi), le *tétrastoma* et le *dactylius aculatus* (Curling). Mais ces derniers n'ont aucune importance en clinique et il nous suffira de les signaler.

1° Bilharzia hœmatobia. — La bilharzia hœmatobia, ver plat de l'ordre des distomes, pénètre dans le courant circulatoire par la voie porte ; elle peut se fixer et se multiplier dans le rein aussi bien que dans les autres viscères et elle donne alors naissance à des hématuries à caractères fort particuliers. Nous les avons déjà décrites (voir p. 258). Nous rappellerons seulement ici que la bilharziose rénale est exceptionnelle dans nos climats, tandis qu'en Afrique et en particulier en Egypte, en Arabie et au Transvaal, elle est beaucoup plus fréquente. Elle est alors souvent confondue avec l'hématurie ou l'hémoglobinurie palustre, si l'on ne prend soin de rechercher dans les urines la présence caractéristique des œufs éperonnés de la bilharzia.

2° Pentastoma denticulatum ou linguatula serrata. — Il appartient à la classe des Arachnides. Ce petit parasite mesure de 3 à 6 millimètres de long ; il est blanc, transparent, lancéolé et s'entoure d'une zone de réaction fibreuse ou même crétifiée Il se rencontre dans le rein où sa présence est tout à fait exceptionnelle.

3° Strongle géant. — Le strongle géant (eustrongylus gigas) se rapproche beaucoup par son aspect de l'ascaride lombricoïde et du ver de terre. Il est, comme eux, cylindrique, strié, allongé, aminci à ses deux extrémités et de coloration rougeâtre. Le mâle mesure 14 à 40 centimètres ; la femelle de 20 centimètres à 1 mètre (BLANCHARD). L'orifice buccal du strongle géant est muni de six papilles ; cela permet de le distinguer de l'ascaride qui n'en possède que trois. Les œufs, de forme elliptique, sont brunâtres et pourvus d'une enveloppe chitineuse percée de nombreux petits orifices circulaires. Leur présence dans les urines sanglantes permet seule de ramener à sa véritable cause l'hématurie déterminée par les parasites. Ceux-ci ne se rencontrent jamais dans le rein qu'en très petit nombre, on en trouve un, deux, trois au plus. Ils distendent le bassinet où ils se logent et déterminent par leur action irritative tous les symptômes de la lithiase rénale ou de la pyélonéphrite. Il suffit de signaler seulement la possibilité de ces accidents, étant donnée la très grande rareté de cette localisation parasitaire.

4° Filariose. — La filariose résulte de l'infection de l'organisme et en particulier du système lymphatique par la filaria sanguinis hominis ; cette affection, très fréquente dans les pays chauds, est exceptionnelle en Europe. Les lésions rénales qu'elle détermine sont uniquement vasculaires ; elles sont dues à la distension ou la rupture des capillaires sanguins ou lymphatiques envahis par des filaires embryonnaires ou microfilaires. Nous avons déjà décrit l'hématochylurie caractéristique qui signale la présence dans le rein de ces parasites nous n'y reviendrons pas. (Voir p. 259 et 290).

5° Actinomycose. — L'actinomyces est un champignon du groupe des mucédinées qui peut vivre en parasite chez l'homme et chez les animaux. Il constitue dans les tissus envahis des agglomérations ou grains jaunes visibles à l'œil nu. Ces corpuscules se composent de filaments mycéliens enchevêtrés, munis de prolongements renflés en forme de crosse ou de massue, et de spores qui ressemblent à des microcoques.

L'infection actinomycosique se fait rarement de l'homme à l'homme ou des animaux à l'homme ; elle résulte presque toujours d'une inoculation directe par le moyen de barbes d'épis, de brins de paille, que l'on mâchonne ou que l'on avale avec les aliments ; leurs particules piquantes servent à la fois au transport et à l'inoculation des parasites par le moyen des érosions qu'ils déterminent au niveau de la peau ou des muqueuses. Les localisations primitives de l'actinomycose sont presque toujours bucco-pharyngées et les diverses manifestations viscérales, thoraciques ou abdominales que l'on peut observer sont secondaires.

L'actinomycose du rein, en particulier, est le résultat d'un envahissement de voisinage venu du foie (VAN DER STRAETEN), du côlon ou du cæcum (SAINTER, BARTH) déjà infectés, ou bien elle est encore consécutive à des métastases dont l'origine est le poumon ou tout autre viscère déjà infecté par le parasite.

Dans le premier cas, la localisation de l'actinomyces au niveau des glandes rénales, détermine un abcès de la loge périrénale avec des érosions superficielles de tout l'organe ; dans le second, c'est autour des glomérules que se développent les lésions. Elles y apparaissent sous la forme de nodules qui croissent progressivement et qui peuvent aboutir à la production de véritables cavernes.

L'actinomycose du rein est rarement diagnostiquée du vivant du malade et elle constitue presque toujours une surprise d'autopsie. On ne pourrait que la soupçonner chez des sujets porteurs de lésions parasitaires bucco-pharyngées et présentant par ailleurs tous les signes d'un phlegmon périnéphrétique ou d'une néphrite banale. Le diagnostic deviendrait certain, s'il se faisait une ouverture d'un des foyers actinomycosiques dans le bassinet et si l'on découvrait des grains jaunes ou des filaments mycéliens dans les urines. On pourrait observer aussi tous les signes d'une cystite due à l'envahissement secondaire de la vessie (MICHAILOFF).

Le traitement général reconstituant et l'administration de l'iodure de potassium à hautes doses sont à utiliser aussi bien dans le cas d'actinomycose du rein que dans les autres formes de cette affection.

Mais, à ce traitement purement médical, il est nécessaire d'ajouter l'ouverture et l'évacuation des collections actinomyco-siques périrénales et parfois même la néphrotomie ou la néphrec-tomie (ISRAEL), si du moins l'état général du malade et le peu d'importance des lésions primitives le permettent.

6° Ascarides. — Enfin on trouve perfois dans les urines des ascarides ou leurs œufs, des oxyures vermiculaires, des trichomonas vaginalis. Il faut se garder de les considérer comme des parasites venus du rein ou des voies urinaires. Ils ont une origine intestinale ou vaginale et ne se rencontrent qu'exceptionnellement dans les urines où ils tombent acciden-tellement au moment de la miction.

CHAPITRE XVI

URÉMIE

1° Définition. — Par l'urine s'éliminent chaque jour de nombreux produits de désassimilation et des éléments toxiques qui proviennent de l'usure et de la désintégration des tissus. Que pour une cause ou pour une autre, les reins cessent de remplir leurs fonctions ou les remplissent mal, il se fait aussitôt une accumulation dans le sang et les divers organes de tous ces déchets de la vie cellulaire. Il en résulte une série de troubles graves qui constituent l'*urémie*.

Ils peuvent apparaître d'emblée, en quelques heures, lorsque la sécrétion rénale est brusquement et complètement supprimée. Ils s'installent peu à peu, à la longue, quand la destruction du parenchyme rénal se fait lentement. Dans ce cas, les autres organes et les parties du rein restées saines ont la possibilité d'exercer un rôle de suppléance et les accidents urémiques graves se trouvent au moins temporairement conjurés.

Mais qu'ils soient soudains ou progressifs, extrêmement graves ou seulement ébauchés, les troubles urémiques constituent toujours l'indice de l'insuffisance complète ou incomplète du rein. Ils décèlent la faillite de ses fonctions au même titre que l'asystolie traduit l'insuffisance et la déchéance terminale du cœur, l'ictère grave celle du foie (LANCEREAUX), l'asphyxie celle du poumon.

2° Étiologie, pathogénie. — Toutes les affections qui s'accompagnent d'une destruction ou d'une inflammation du tissu rénal ou bien d'une gêne à l'excrétion de l'urine, sont susceptibles d'aboutir à l'urémie.

Dans le premier groupe, il faut faire entrer toutes les

néphrites aiguës, subaiguës et chroniques, toutes les congestions rénales actives et passives, toutes les dégénérescences,
graisseuses, amyloïdes ou kystiques de l'organe, toutes les
lésions néoplasiques, tuberculeuses, syphilitiques ou parasitaires du rein, en un mot, toutes les maladies générales ou
locales qui aboutissent à la destruction rapide ou progressive
de ses éléments sécréteurs.

Dans le deuxième, on doit comprendre à la fois, la lithiase
rénale, les tumeurs du petit bassin, cancer, fibrome et les
lésions du canal, de la vessie ou de la prostate amenant des
phénomènes de rétention ou d'infection ascendante. Malgré leur
nature essentiellement différente, ces diverses affections peuvent aboutir au même résultat, à la gêne de l'excrétion urinaire,
à la rétention toxique, à l'urémie.

On s'est longtemps demandé à quel élément de l'urine, il fallait attribuer les divers troubles observés et les théories et les
expériences se sont accumulées avant qu'on n'en soit arrivé à
la conclusion logique et simpliste de BOUCHARD que tous les éléments de l'urine sont toxiques, bien qu'à un degré différent.

Les proportions d'*urée* sont souvent diminuées dans les urines
des urémiques, elles sont au contraire exagérées dans leur sang
(ROSTOCK et CHRISTISON) ; on en avait conclu à l'intervention de
ce sel dans la genèse des divers troubles observés (WILSON).
Mais l'on sait aujourd'hui que l'urée est au contraire un produit
inoffensif et même diurétique et CHARRIN a démontré expérimentalement qu'il serait nécessaire d'une dose égale à 500 fois
celle que l'on rencontre à l'état normal dans la circulation pour
entraîner la mort.

Par sa décomposition, l'urée peut donner naissance à du
carbonate d'ammoniaque qui se retrouve du reste dans le sang
et les vomissements des urémiques (TREITZ, GRANDEAU). Faut-il
en conclure avec FRERICHS qu'il est le seul agent producteur de
l'urémie ? non encore assurément, car le carbonate d'ammoniaque se retrouve aussi en pleine santé (PICARD, Cl. BERNARD)
et si l'ammoniémie détermine certains symptômes urémiques,
l'hypothermie, les vomissements, les convulsions, elle est loin
de les provoquer tous.

Les *pigments urinaires*, l'urochrome en particulier et ses divers produits de décomposition (Thudicum), puis l'uroxanthine et l'urobiline ont aussi un pouvoir toxique important, comme le démontre l'expérimentation (Mairet et Bosc) ; mais, on aurait tort de leur attribuer une action exclusive dans la production des accidents urémiques. En effet, en les isolant de l'urine par le charbon, on ne fixe pas seulement des principes alcaloïdiques, mais encore divers sels et en particulier des sels de potasse auxquels il convient de rapporter une part importante des symptômes observés chez l'animal en expérience.

· D'ailleurs, les *sels de potasse* se retrouvent en proportions exagérées dans le sang des urémiques (D'Espine) et ils possèdent par eux-mêmes une forte toxicité. Seulement, s'ils jouent un rôle important dans la genèse des accidents de l'insuffisance urinaire (Feltz et Ritter), ils ne sauraient encore à eux seuls créer toute l'urémie. Ils ne sont pas l'unique poison qui intervienne et ils sont incapables, par exemple, de déterminer certains symptômes tels que le myosis, l'hypothermie, la diurèse, la salivation (Charrin).

Il en est de même des *autres matières minérales*, des sels de soude, de chaux ou de magnésie, qui, bien qu'à un degré moindre, ont aussi une part dans l'intoxication générale de l'organisme.

L'*acide urique*, l'*acide hippurique*, ont également été incriminés ; mais, comment leur accorder un rôle prépondérant, quand on voit le premier s'accumuler sans grand inconvénient chez le cirrhotique, le goutteux et le leucémique et des quantités considérables de l'un et de l'autre pouvoir être injectées sans inconvénients à des animaux (Bouchard).

Enfin Perls, Voït, Chalvet, Hoppe-Seyler, ont attribué aux *matières extractives*, à la créatinine, la xanthine, la leucine, la tyrosine, la taurine, etc., la plupart des accidents de l'urémie. A vrai dire, l'expérimentation permet de constater que ces divers éléments considérés isolément ne sont guère dangereux et leur présence en forte proportion dans le sang n'a de valeur que parce qu'elle traduit une perturbation générale des phénomènes de la nutrition (Schottin), une diminution des combustions et des échanges, un vice général dans le fonctionnement cellulaire.

En définitive, si on considère isolément chacun des principes composants de l'urine, on peut conclure qu'ils sont insuffisants à déterminer à eux seuls l'ensemble des symptômes observés et l'urémie apparait comme la résultante d'une intoxication complexe où interviennent non point tels ou tels éléments particuliers, mais à la fois les divers principes composants de l'urine.

Ils ont d'ailleurs, chacun des propriétés toxiques différentes et BOUCHARD en les isolant les uns des autres par l'incinération, la solubilisation ou l'insolubilisation dans l'alcool a pu démontrer le rôle spécial de chacun d'entre eux. C'est ainsi que les parties insolubles dans l'alcool déterminent du myosis, des convulsions, de l'hypothermie ; les parties solubles entraînent au contraire de la somnolence et du coma.

Il va sans dire que dans l'urémie, à côté de l'action toxique exercée par les pigments, les sels de potasse, les matières extractives, les matières minérales et les diverses substances dont la nature et l'action sont connues, il y a lieu d'accorder une large part aux *ptomaïnes* et aux *leucomaïnes*, aux *toxines* de toute origine qui s'accumulent dans le sang, mais dont le rôle et le pouvoir toxique est encore assez mal déterminé. Elles proviennent des élaborations défectueuses de tous les organes, de l'insuffisance fonctionnelle du cœur, du foie, du poumon, de l'estomac, touchés secondairement ou parallèlement au cours de l'intoxication urémique. Elles sont dues aussi au mauvais fonctionnement de tous les tissus dont les échanges se font mal et dont la nutrition générale est troublée par suite de l'imprégnation toxique. Elles sont fournies encore par les infections de toute sorte qui se greffent sur l'intoxication générale de l'organisme. Les toxines microbiennes déversées dans le torrent circulatoire s'éliminent à grand'peine par un rein insuffisant et elles ajoutent leurs effets néfastes à ceux qu'exercent sur les tissus les divers poisons fabriqués par l'organisme lui-même.

Mais le rein ne se borne pas à filtrer de façon incomplète les nombreux poisons qui lui arrivent, il contribue pour son propre compte à en déverser aussi dans la circulation générale. Les *néphrotoxines* résultant de la destruction de ses cellules altérées, exercent une action fàcheuse sur les éléments sécréteurs encore en état de fonctionner et finissent par en provoquer la dégénérescence (CASTAIGNE et RATHERY, J. CARLES). Bien plus, leur effet nuisible ne se limite pas aux reins, il finit par se faire sentir même sur le système nerveux central, il se traduit par des convulsions et même du coma (ASCOLI).

Enfin, il faut tenir compte peut-être aussi dans la production des phénomènes urémiques de l'arrêt ou de l'insuffisance de la *sécrétion interne* du rein (MEYER, BROWN-SÉQUARD) et de son influence possible sur la sécrétion des autres organes. L'imperméabilité rénale, en effet, n'est pas tout dans l'urémie et celle-ci peut survenir même chez des sujets dont le rein constitue un véritable « filtre percé ». C'est dire qu'à côté de la dépuration rénale insuffisante, il y a lieu de placer et de tenir compte de la perversion ou de l'arrêt de certaines fonctions encore mal connues des épithéliums du rein.

En définitive, on voit combien est grande la complexité de l'empoisonnement urémique. Poisons normaux et anormaux, autogènes et hétérogènes interviennent à la fois dans sa production. Cette complexité même permet de pressentir la diversité clinique des symptômes de l'urémie.

3º **Symptômes**. — Pendant de longs mois, le rein peut rester partiellement insuffisant. Son mauvais fonctionnement se traduit alors par les divers symptômes de la petite urémie. Ceux-ci sont compatibles avec l'existence et constituent seulement un sérieux avertissement. En effet, à la longue, les effets toxiques se surajoutent, les éliminations deviennent de plus en plus incomplètes, les organes souffrent davantage chaque jour de leur imprégnation par les poisons accumulés et finalement la faillite définitive de leurs fonctions se déclare et les signes de la grande urémie font leur apparition.

Mais, ceux-ci ne présentent pas toujours ce début progressif. Si la destruction du parenchyme rénal est rapide, elle peut s'accompagner très vite de symptômes fort graves. Nous avons

vu le fait se produire au cours de certaines néphrites aiguës ou
des crises de l'anurie calculeuse.

En définitive, au point de vue purement symptomatique, il
y a lieu d'envisager tour à tour les manifestations de la petite
insuffisance urinaire ou petite urémie et de la grande insuffisance ou urémie proprement dite.

1° — *Petite urémie*

Elle est souvent difficile à dépister à ses débuts; à cette
époque, en effet, l'insuffisance fonctionnelle du rein est encore
masquée par la suractivité des autres émonctoires, par les modifications générales de la circulation, produites par l'hypertrophie du cœur et l'exagération de la pression sanguine. Grâce à
elles et grâce aussi à l'hypertrophie compensatrice possible des
parties du parenchyme rénal restées saines, la sécrétion urinaire peut se montrer encore active et demeurer abondante au
moins au point de vue de la quantité émise.

Pourtant sous cette apparence normale, il importe de savoir
reconnaître déjà l'existence d'une insuffisance rénale latente.
Un traitement approprié peut souvent, en effet, retarder encore
l'époque dangereuse de la rupture de la tolérance et l'apparition
des accidents graves de l'urémie confirmée.

Pour établir ce diagnostic précoce, il faut rechercher les
petits signes du brightisme de DIEULAFOY, la pollakiurie et la
polyurie nocturne, le phénomène du doigt mort, les troubles
auditifs, les vertiges, les crampes, les démangeaisons, les épistaxis, l'induration des artères périphériques. Il faut tenir compte
de la *céphalée rebelle*, de l'*inaptitude au travail*, des *troubles
visuels*, du *myosis*, (ADDISON). Tous ces symptômes, aussi bien
que les *œdèmes*, l'*hypertension artérielle*, le *bruit de galop* ne
constituent sans doute que des phénomènes prodromiques. Ils
ne sont pas toujours sous la dépendance directe du mauvais
fonctionnement des reins et ils traduisent tout aussi bien les
troubles cardiaques ou vasculaires périphériques dus à la même
cause que la lésion rénale. Ils n'en constituent pas moins des
troubles avertisseurs de première importance.

Les *modifications de la sécrétion urinaire* fournissent des indications plus immédiates et plus précises. Comme l'a fait observer DIEULAFOY, « le danger n'est pas dans ce qui passe, il est dans ce qui ne passe pas ». On sait, par exemple, que les proportions de l'albuminurie n'ont pas toujours une valeur absolue : une large dépuration urinaire peut coïncider avec une forte albuminurie et une insuffisance prochaine ne se déceler que par de minimes éliminations albumineuses. Cependant, dans la plupart des cas, leurs diverses oscillations ont déjà une certaine valeur pronostique. Mais la constatation d'un déficit dans la somme des matériaux urinaires éliminés a, semble-t-il, plus de valeur encore pour permettre de soupçonner l'imminence de l'insuffisance rénale. Pourtant, on se souviendra que les résultats fournis par l'analyse chimique elle-même exposent à des erreurs. Par le fait même de l'imperméabilité rénale, les substances normalement éliminées par l'urine s'accumulent à la longue dans le sang et leur proportion élevée finit par entraîner bientôt une sorte d'élimination par regorgement qui peut atteindre le taux physiologique (ACHARD et CLERC).

On comprend à quel point les données analytiques peuvent alors exposer à l'erreur si l'on ne prend soin de les contrôler par la cryoscopie, la recherche de la toxicité urinaire et de la perméabilité rénale.

Par la *cryoscopie*, on peut savoir si le degré de concentration moléculaire du sérum est en rapport avec celui des urines et s'il n'y a pas précisément accumulation dans le sang des matériaux qui normalement devraient s'éliminer par les reins. L'abaissement du point de congélation du sérum, coïncidant avec l'élévation du point de congélation de l'urine, constitue le témoignage de la rupture de l'équilibre et de l'insuffisance de la dépuration de l'organisme.

La recherche simultanée de la *toxicité du sang et de l'urine* conduit aux mêmes conclusions et l'hypotoxicité urinaire associée à l'hypertoxicité du sérum sanguin est une démonstration nouvelle de l'insuffisance fonctionnelle des reins. Malheureusement, sans parler des nombreuses causes d'erreur qui interviennent dans ces recherches, il faut reconnaître qu'elles sont peu pratiques et difficiles à appliquer en clinique.

L'étude de la *perméabilité du rein* au bleu ou à tout autre substance, le retard et la durée de l'élimination, les variétés et les irrégularités de son rythme sont autant de moyens plus faciles pour juger non sans doute de l'état anatomique, mais du moins du mode de fonctionnement des reins dont on soupçonne l'insuffisance.

Et encore faut-il remarquer que l'urémie n'est pas tout entière dans l'imperméabilité rénale; dans certains cas d'intoxication urémique, la perméabilité du rein au bleu peut être conservée (WIDAL et LESNÉ). Mais la réciproque n'est pas vraie et le retard dans les éliminations rénales est toujours en rapport avec un trouble profond des fonctions de la glande. Sa constatation permet de présager longtemps à l'avance, que malgré les apparences d'une santé parfaite le malade est exposé à présenter un jour ou l'autre et peut-être de façon brusque et inattendue tous les accidents formidables de l'urémie confirmée.

2° — *Urémie confirmée.*

Quand tous les symptômes de la petite urémie s'accusent, quand les céphalées redoublent et deviennent incessantes, quand le volume des urines et surtout le taux de l'urée et des matières solides s'abaisse, quand tous les troubles auditifs et visuels s'accentuent, quand il y a tendance à l'hypothermie, à la dyspnée, à l'asthénie générale, on doit craindre l'apparition des symptômes graves de l'urémie confirmée.

Mais ces signaux précurseurs immédiats peuvent faire défaut et le sujet peut passer brusquement d'un état de santé presque parfait à un état des plus alarmants.

Il suffit d'un coup de froid, d'un excès de table, d'une émotion violente, d'une maladie intercurrente, de l'application d'un vésicatoire (HUCHARD), de la prise intempestive d'un médicament, de la disparition brusque des œdèmes à la suite d'une purgation ou d'un bain de vapeur, de l'arrêt de vomissements, d'une diarrhée habituelle ou du suintement cutané d'un ancien eczéma, etc., pour déterminer l'accumulation dans le sang de la quantité de substances toxiques suffisantes pour faire éclater l'urémie.

Avec ce début inopiné, le diagnostic peut être difficile, il l'est d'autant plus, que les modalités que peut revêtir l'urémie sont considérables. Pour plus de commodité, nous allons les décrire appareil par appareil; mais ce n'est pas dire qu'en clinique, elles ne soient susceptibles de se combiner et de se succéder.

A. MANIFESTATIONS NERVEUSES DE L'URÉMIE. — Ce sont de beaucoup les plus fréquentes, mais aussi les plus graves et les plus complexes : « en matière de pathologie cérébrale, l'urémie est comme la syphilis et l'hystérie, elle peut tout réaliser ou du moins tout simuler » (CHAUFFARD). Selon les cas, on observera des troubles isolés ou simultanés des diverses fonctions motrice, sensitive, vaso-motrice ou psychique.

a. *Troubles moteurs par excitation*. — Ils se traduisent par des convulsions. Celles-ci peuvent revêtir plusieurs formes distinctes; elles sont généralisées ou localisées, discontinues ou permanentes.

Les *convulsions généralisées* s'observent principalement chez les enfants et les femmes; la crise, qui dure de deux à quinze mi-. nutes, est souvent précédée de malaises, de vertiges, de soubresauts, de lenteur et d'irrégularités du pouls, de myosis, et d'exagération des réflexes cutanés (FÜRSTNER). Ces divers symptômes constituent un signal d'alarme, ils précèdent la crise convulsive qui éclate brusquement à la façon d'un accès épileptique. Le malade tombe sans connaissance, puis il présente des convulsions toniques généralisées suivies bientôt de convulsions cloniques et de coma avec respiration stertoreuse. Les attaques sont rarement uniques, elles peuvent se reproduire durant plusieurs heures et même plusieurs jours constituant alors un véritable état de mal.

La confusion avec une crise épileptique serait complète, si l'on ne savait que le mal comitial apparaît rarement pour la première fois à l'âge relativement avancé où éclate d'ordinaire l'urémie; puis, il faut tenir compte aussi du passé rénal du malade, de l'absence de cri initial et après la crise, de l'existence d'une amnésie moins complète et moins profonde que dans l'épilepsie.

Les convulsions ne sont pas toujours généralisées et elles peuvent affecter le type de l'*épilepsie jacksonienne*. Un segment de membre, un groupe musculaire, une moitié du corps sont seuls intéressés et la connaissance peut être alors conservée. Mais souvent aussi, le malade après avoir assisté au début de sa crise perd totalement conscience, quand les convulsions d'abord localisées se généralisent. D'autres fois, phénomènes d'excitation et de dépression nerveuses sont associés, l'urémique ressent par intervalle des fourmillements et des soubresauts, parfois même il se sert difficilement du membre qui a été le siège des convulsions jacksoniennes. Mais ces troubles paralytiques sont passagers aussi bien que les convulsions. Nous avons pu nous en rendre compte chez une de nos malades atteinte de vieille néphrite saturnine et qui présentait à la fois de la parésie de son membre supérieur droit et des convulsions intermittentes localisées à ce niveau.

Enfin, on a décrit un *type tétanique*, dans lequel le brightique présente du trismus, de la raideur de la nuque, de l'opisthotonos, des contractures des extrémités qui font penser au tétanos ; les cas en sont fort rares.

b. *Troubles moteurs par dépression.* — Les troubles moteurs par dépression ne sont bien connus que depuis quelques années, grâce aux travaux de Raymond, Chantemesse et Tennesson, Florand, Level, Adda, Baillet. Ils se traduisent par des *paralysies* de types divers. Ces paralysies dites urémiques simulent l'hémorrhagie (F. Lillie) ou le ramollissement cérébral. Elles peuvent faire penser encore avec les céphalées, les vomissements, les vertiges ou l'obnubilation cérébrale qui les accompagnent à une tumeur du cerveau (Lugaro). Elles apparaissent sous la forme d'une hémiplégie flasque, d'une paralysie faciale, plus souvent encore d'une monoplégie. Leur début est variable ; tantôt elles s'installent de façon insidieuse durant le sommeil, ou bien elles succèdent à des crises convulsives ou les précèdent ; enfin, elles peuvent se montrer brusquement chez des malades qui présentent tous les signes d'un ictus apoplectiforme.

Les paralysies urémiques sont ordinairement incomplètes, transitoires, fugaces ; elles varient souvent du matin au soir

comme les autres manifestations urémiques qui les accompagnent. Elles durent exceptionnellement plusieurs années (BRO
DIER). Dans ce cas, il peut être difficile de reconnaître leur
nature, d'autant plus qu'elles se produisent souvent chez des
sujets qui sont en même temps des cardiaques prêts à faire des
embolies ou des artério-scléreux dont les vaisseaux fragiles peuvent se rompre et déterminer une hémorrhagie cérébrale.

Mais l'existence des signes prémonitoires de la petite urémie
et de l'artério-sclérose, l'examen des urines et l'analyse comparative du sang (ADDA), la constatation des divers symptômes
concomitants de l'insuffisance urinaire, permettront le plus
souvent d'établir la nature des paralysies observées. On tiendrait
compte en leur absence de l'évolution spéciale des troubles
paralytiques, de l'absence de troubles trophiques, de contracture secondaire et d'exagération des réflexes du côté des membres atteints.

c. *Troubles sensitifs.* — Des troubles sensitifs accompagnent
souvent les troubles moteurs chez les urémiques ou bien se
montrent à l'état isolé. La céphalalgie, par exemple, manque
rarement. Intolérable et rebelle, compliquée d'insomnie, de
torpeur, d'apathie intellectuelle, elle constitue, quand elle est
la seule manifestation nerveuse, une forme spéciale : la *forme
céphalalgique* de l'urémie. A la céphalalgie peuvent se surajouter encore l'anesthésie, surtout à la suite des accès convulsifs, la cryesthésie, le prurit, les crampes, les névralgies, tous
les symptômes que nous avons déjà signalés à propos de la petite
urémie et qui se distinguent ici par leur caractère rebelle et
leur intensité. On peut observer aussi des troubles de la vue
allant jusqu'à l'amaurose transitoire, puis de l'hyperesthésie
auditive ou de la surdité, enfin des arthralgies qui peuvent
s'accompagner de délire et simulent alors le rhumatisme cérébral (JACCOUD).

d. *Troubles psychiques.* — Les troubles psychiques ne sont pas
moins importants à connaître que les précédents. Ils se traduisent tour à tour par de l'aphasie, du délire ou du coma.

α) L'*aphasie* s'associe le plus souvent aux troubles paralytiques de l'urémie, hémiplégie ou monoplégie intéressant le côté droit; elle les accompagne ou les précède (Riesman). Comme eux, elle est brusque, transitoire, sujette à récidives (Raymond, Dupré). Elle peut d'ailleurs exister isolément ou bien s'associer encore aux convulsions ou précéder le coma. Bien que rare, elle a été observée sous ses diverses formes motrices et sensorielles, l'aphémie et l'agraphie, la cécité ou la surdité verbale (Lancereaux, G. Ballet); mais les deux premières sont les formes habituellement observées (Grenet).

β) Le *délire* se présente sous différents aspects : il peut apparaître tranquille et doux d'emblée ou bien sous forme d'accès aigu violent, il constitue parfois la première manifestation urémique; mais, le plus souvent, il n'apparaît que de façon tardive, chez des sujets présentant depuis plusieurs semaines ou plusieurs mois de la torpeur, de la dépression physique ou intellectuelle et divers symptômes d'une insuffisance rénale latente. Presque toujours, les urémiques qui font du délire sont des prédisposés, des sujets dont le cerveau présente une susceptibilité spéciale. Ce sont des alcooliques, des nerveux, des convalescents de maladies graves, des sujets entachés de lourdes tares vésaniques héréditaires et les poisons urémiques ont une prise toute spéciale sur leurs centres affaiblis.

Le délire urémique peut affecter diverses allures. Il peut revêtir celles de la *manie aiguë* avec des périodes de surexcitation, d'hallucination, de suractivité, d'incohérence, coupées par des phases de dépression et de torpeur. Il rappelle encore la *mélancolie* avec son mutisme et sa stupeur, sa tristesse ou son anxiété, ou bien la *confusion mentale* avec ses impulsions désordonnées, sa perte de l'attention, sa sensibilité déréglée, son incohérence dans le langage et le souvenir. Parfois enfin, ce sont des *idées de persécution* ou plus rarement du *délire érotique* ou *religieux*.

Le délire urémique peut disparaître entièrement, mais d'autres fois, il laisse après lui l'intelligence obscurcie, la mémoire diminuée ou toute autre trace des lésions cérébrales plus ou moins profondes qui l'ont déterminé.

Sa durée est fort variable, elle va de quelques jours à quelques mois et s'il est fréquent de voir les rémissions se succéder, il est

commun aussi de voir les variétés délirantes alterner entre elles
ou se combiner. Au délire le plus violent et le mieux systéma-
tisé peut succéder du simple délire nocturne ou une simple
incohérence passagère de pensées. On ne saurait donc demander
à la forme du délire de préciser le diagnostic (CHAUFFARD).
Celui-ci ne peut se baser que sur la coexistence des autres symptômes de grande ou de petite urémie, sur l'analyse des urines,
le coefficient de leur toxicité, sur la recherche minutieuse des
antécédents héréditaires ou personnels du sujet et l'action curatrice du lait.

Un double danger peut résulter d'une erreur de diagnostic :
l'envoi dans un asile d'aliénés de sujets qui sont de simples
brightiques, l'aggravation par le traitement qui y est institué
(douches froides et suralimentation) d'une affection qui aurait
pu s'améliorer et même guérir par le simple régime lacté (FLO-
RANT).

γ) Le *coma* est l'aboutissant naturel de la plupart des formes
de l'urémie. Il peut succéder aux troubles convulsifs ou délirants,
aux troubles gastro-intestinaux ou respiratoires. Il peut survenir
aussi, brusquement, chez des sujets dont l'insuffisance rénale
était latente et insoupçonnée (BROUARDEL, FOURNIER, COCHEZ,
VIBERT).

Le début peut être foudroyant, apoplectique (RAYMOND). Un
homme qui s'était couché avec toutes les allures d'une santé
parfaite est trouvé le lendemain matin râlant et comateux.
Plus ordinairement, le coma apparaît après plusieurs jours
durant lesquels le malade avait éprouvé de la somnolence, des
vertiges, de l'apathie, de la céphalée intense, des troubles
visuels, de la dyspnée avec rythme de Cheyne-Stokes ; il est alors
l'aboutissant final de l'empoisonnement progressif de l'organisme.

Souvent incomplet, il se traduit par une stupeur demi-
consciente qui rappelle l'ivresse ou la commotion cérébrale. Sous
l'influence d'un appel, ou d'une vive excitation, le malade
entr'ouvre les yeux, essaie de parler mais sans y réussir et il
retombe aussitôt dans une hébétude et une prostration profonde.
Mais l'insensibilité peut être plus marquée encore ; la résolution
musculaire et l'anesthésie, la perte de connaissance peuvent être

complètes et la mort survient alors rapidement en quelques
heures ou quelques jours. D'autrefois, ce coma complet est coupé
de courtes rémissions, ou bien il alterne avec des accidents convulsifs ou délirants. Il peut complètement rétrocéder ou ne laisser
après lui que des troubles paralytiques transitoires ; le plus souvent, il est d'un pronostic fort grave surtout quand il résiste à la
médication instituée et quand il dure déjà depuis plusieurs jours.

Appelé brusquement à donner ses soins à un urémique
comateux, le médecin peut rester perplexe et pourtant d'un diagnostic et d'un traitement immédiats dépendent souvent la vie
du malade. Tour à tour il faudra envisager la possibilité d'un
coma toxique lié au diabète, à un empoisonnement par l'alcool.
l'opium, la belladone, l'oxyde de carbone ou tout autre poison.
On devra songer au coma qui suit la commotion cérébrale,
les crises d'épilepsie, les hémorrhagies cérébrales, à celui qui
s'observe dans certaines maladies infectieuses graves telles que
la dothiénentérie. On pensera même à l'hystérie et à la léthar-
gie hystérique.

C'est seulement en interrogeant minutieusement l'entourage,
en examinant son malade avec le plus grand soin et aussi complètement que possible, en tenant compte de l'état de son pouls et
de sa tension artérielle, des caractères de sa pupille, de sa température, de ses vomissements, en recherchant le sucre et l'albumine dans ses urines, en observant certains symptômes concomitants tels que la respiration de Cheyne-Stokes qu'on arrivera
à établir, malgré sa difficulté, un diagnostic précis.

e. *Mécanisme de l'urémie nerveuse.* — Les théories ne manquent
pas pour expliquer la production des manifestations nerveuses
de l'urémie. La plus ancienne est celle qui les attribue à l'*œdème
de la substance cérébrale* et à l'hydropisie ventriculaire. Mais.
outre que ces lésions peuvent faire défaut, il est clair que même
quand elle existe, l'apoplexie séreuse des anciens auteurs ne
suffit pas plus que l'œdème cérébral à expliquer la diversité des
formes et surtout la localisation souvent si précise des troubles
nerveux de l'urémie. Comment, en effet, se représenter un
œdème nettement circonscrit à la circonvolution de Broca ?
(Grenet.) Il est plus rationnel d'admettre un *trouble dynamique*

dû à l'action sur les cellules nerveuses des substances toxiques contenues dans le sang des urémiques.

Cette action s'exercera avec plus d'avantage sur tous les points déjà en état de moindre résistance du fait d'une prédisposition héréditaire ou acquise ; et ceci nous explique la fréquence toute spéciale des troubles psychiques et délirants, des convulsions, chez les sujets dont le système nerveux affaibli antérieurement, était capable de ressentir mieux que tout autre organe les effets de l'imprégnatiou toxique occasionnée par l'insuffisance de la dépuration urinaire. Cela nous explique encore comment tous les sujets porteurs de lésions anciennes même minimes des zones motrices sont prédisposés aux accidents nerveux de l'urémie (RAYMOND, PIERRET, NICOLLE).

On a signalé à ce point de vue les observations de sujets atteints de syphilis cérébrale (*Sem. méd.*, juin 1904) dont les troubles paralytiques avaient disparu sous l'influence d'un traitement spécifique convenable, mais réapparurent à l'occasion d'un début d'intoxication urémique. Mêmes faits ont été signalés chez d'anciens épileptiques, des hystériques (GUINON) dont on vit les crises réapparaître ou redoubler à propos d'une insuffisance rénale plus ou moins complète. Il en est encore ainsi chez les athéromateux dont les cellules nerveuses mal irriguées en certains points se laissent plus facilement impressionner que celles des autres sujets par les poisons urémiques (ADDA).

La vérification de tous ces faits a pu être réalisée au point de vue expérimental : en injectant de l'eau salée dans le cerveau des animaux, on détermine chez eux des accidents hémiplégiques passagers. Si, à ces animaux revenus à leur état normal, on injecte une dose mortelle d'urine, on voit les phénomènes paralytiques réapparaître en quelques heures, il en est de même si on leur fait une double néphrectomie (*Sem. méd.*, 29 juin 1904).

Cette notion d'une lésion ou d'une prédisposition cérébrale quelconque, créant la localisation des troubles urémiques, paraît aujourd'hui un fait acquis et CASTAIGNE et FERRAND n'ont contribué qu'à y apporter une confirmation nouvelle par leurs recherches récentes : à l'autopsie de six sujets morts avec des accidents graves d'urémie nerveuse, ils ont trouvé au niveau du

cerveau, des lacunes de désintégration, des cavités occupées
par des leucocytes chargés de myéline, par des hématies et du
pigment sanguin. Ces lésions faisaient défaut au contraire, chez
douze autres urémiques qui n'avaient pas présenté de troubles
nerveux graves.

Mais l'existence d'une lésion plus ou moins étendue, d'une prédisposition héréditaire ou acquise, d'un état de moindre résistance des centres nerveux, ne suffit pas à expliquer à elle seule
l'apparition des troubles nerveux urémiques et il faut faire intervenir aussi l'*action spéciale de certains poisons*.

Il y a déjà un petit nombre d'années. LANDOIS, LEUBUSCHER,
ZIEHEN, avaient fait voir que l'application à la surface du cerveau
de certains animaux de quelques éléments de l'urine tels que le
chlorure de potassium, l'urate de soude, mais surtout la créatine
et le phosphate acide de potasse permettaient d'obtenir un état
d'hyperexcitabilité corticale et des attaques convulsives rappelant celles de l'urémie.

Tout dernièrement, CASTAIGNE a pu établir encore que chez les
sujets atteints d'urémie nerveuse grave, l'imprégnation toxique
des cellules nerveuses est tout particulièrement intense. En effet,
tandis que chez huit malades présentant des troubles légers, le
liquide céphalo-rachidien n'était pas toxique pour le cerveau du
cobaye, même à la dose de un gramme injecté dans chaque
hémisphère, un quart de centimètre cube provenant de sujets en
proie à de l'urémie nerveuse grave suffisait à déterminer en
moins d'une heure chez d'autres cobayes, des convulsions généralisées et la mort en quelques heures.

La nature du poison qui agit sur les cellules nerveuses a donc
autant d'importance que la prédisposition héréditaire ou acquise
de ces cellules à se laisser impressionner.

D'ailleurs à la longue, les poisons urémiques finissent par
altérer les cellules sur lesquelles ils agissent (CHAUFFARD) et dans
l'urémie expérimentale, obtenue par la ligature des deux uretères ou la néphrectomie bilatérale, on a pu observer de la chromatolyse des cellules nerveuses, de l'atrophie variqueuse des
prolongements dendritiques et une altération à des degrés
variables de la névroglie (MARINESCO, D'ACQUISTO et PUSATERI,

Sacerdoti, Donetti). Cela nous explique comment, selon les sujets et le degré de leur intoxication, les symptômes observés apparaissent éminemment variables. Les poisons qui agissent sur le système nerveux exercent-ils leur action de façon momentanée ou bien sont-ils peu actifs, les troubles observés seront passagers. Ont-ils pu déterminer des lésions définitives des cellules nerveuses ? les troubles persistent indéfiniment au moins à l'état d'ébauche.

B. Manifestations cardio-vasculaires et pulmonaires de l'urémie. — Il existe parfois chez les urémiques des *troubles cardiaques.* Ils sont caractérisés par un bruit de galop droit et même une insuffisance tricuspidienne. Celle-ci se rencontre surtout chez des sujets atteints de manifestations gastriques de nature urémique. Les lésions stomacales sont en effet le point de départ d'une action centripète bulbaire, qui amène par voie réflexe une augmentation de pression dans le système pulmonaire et secondairement la dilatation du ventricule droit (Potain, Barié).

Mais, en dehors de cette *action réflexe* et sans parler des autres troubles reliés à l'athérome ou à la *rupture de l'hypertrophie compensatrice* du ventricule gauche observée chez certains néphritiques (voir p. 433), les manifestations cardiaques des urémiques reconnaissent une autre cause non moins importante. Merklen et Rabé ont observé, en effet, dans certains cas d'urémie un œdème inflammatoire du myocarde, une véritable *myocardite interstitielle subaiguë.* Le plus souvent latente, elle peut être aussi le point de départ de troubles fonctionnels qui survivent à la toxémie rénale. Cela démontre que l'urémie, en dehors de son action inhibitrice ou irritative, peut agir parfois dans le même sens et de la même manière qu'une maladie infectieuse.

L'auto-intoxication par insuffisance rénale s'accompagne aussi de manifestations diverses du côté des *vaisseaux* et en particulier d'*hémorrhagies* de types fort variés.

Les *épistaxis* en constituent une des modalités les plus fréquentes ; légères à la période d'insuffisance rénale latente, elles deviennent redoutables à la période d'urémie confirmée (Dieulafoy). Elles sont alors rebelles et incoercibles ; les malades

peuvent perdre un litre, deux litres, deux litres et demi de sang
et s'ils ne sont pas secourus, ils arrivent à succomber à la répétition de leurs hémorrhagies. Mais le plus souvent, les épistaxis
sont intermittentes, et la saignée spontanée qu'elles déterminent
amène une désintoxication momentanée de l'organisme suivie
de la rémission des divers phénomènes toxiques (DODET).

On observe encore quoique plus rarement chez les urémiques
des *hémoptysies* (DIEULAFOY, LASÈGUE), des *hématuries*, des *métror-
rhagies*, des *hémorrhagies gastro-intestinales* (SOUQUES, FÉDOU), des
otorrhagies (ALIBERT), des *gingivorrhagies*, des *épanchements
hémorrhagiques* et du *purpura*. Liées souvent à une hyperémie
excessive, à de simples troubles vaso-moteurs, ces diverses
hémorrhagies sont dues aussi parfois à l'existence d'ulcérations rebelles semblables à celles que nous étudierons plus loin.

Epistaxis, hémoptysies, hématuries peuvent exister à l'état
isolé ; d'autres fois au contraire, elles s'associent entre elles,
donnant naissance à une forme hémorrhagique diffuse fort alar-
mante. C'est dans ce cas surtout qu'on peut considérer les poisons
urémiques comme ayant déterminé la rupture d'équilibre de la
coagulabilité normale du sang (DODET). Mais ils agissent aussi
de façon indirecte sur les centres nerveux vaso-moteurs. De
plus, en s'accumulant dans le foie, qui ne suffit plus à ses fonctions anti-toxiques, ils déterminent encore un certain degré
d'insuffisance hépatique et l'on sait le rôle considérable de cette
glande dans les phénomènes de coagulation du sang.

Aux diverses manifestations cardio-vasculaires que nous
venons de signaler, il faudrait encore ajouter les *œdèmes*. Ils
ont une importance de premier ordre chez certains urémiques.
Nous avons trop longuement insisté déjà sur leurs localisations,
leurs dangers (voir p. 434) et leur mode de production (voir
p. 132 et 139), pour qu'il soit nécessaire d'y revenir ici.

Dans l'urémie, les modifications observées du côté des éléments du sang rappellent de très près celles qui se produisent
au cours des infections ou des intoxications exogènes. Le système
leucocytaire joue son rôle de défense habituel en présence des
poisons urémiques et l'*hyperleucocytose* observée est proportionnée au degré de l'insuffisance urinaire (DOPTER et GOURAUD).

Du côté des globules rouges, on note encore certains troubles. Les poisons de l'urémie déterminent l'altération d'un grand nombre d'hématies ; ils provoquent l'*anémie urémique* et la dyspnée qui en dépend (POTAIN).

Les *troubles respiratoires* urémiques sont fort importants à connaître ; ils sont liés aux lésions complexes et variées de la bronchite albuminurique de LASÈGUE, ou bien ils apparaissent sans aucun signe clinique appréciable du côté des bronches et du poumon.

La *dyspnée urémique sine materia*, qualifiée de ptomaïnique par BOUCHARD, de toxi-alimentaire par HUCHARD, pourrait encore être qualifiée de bulbaire. Elle a une allure fort caractéristique. Le plus souvent, elle s'installe de façon insidieuse et progressive : à la suite d'un repas un peu plus copieux que de coutume, ou bien après l'ingestion de quelques aliments riches en toxines, le malade est pris une première fois durant la nuit d'une angoisse respiratoire profonde qui trouble son sommeil et l'oblige à se lever. Puis, les jours suivants, au fur et à mesure que l'insuffisance urinaire s'accroît les crises de suffocation se multiplient, la dyspnée augmente de façon corrélative. Bientôt elle devient constante, elle ne se montre plus seulement durant la nuit, mais elle persiste même pendant le jour. A l'occasion de la marche, des mouvements, elle redouble et le médecin peut rester hésitant en face de cette gêne respiratoire souvent extrême, qui ne s'accompagne pourtant d'aucune lésion soit du côté du cœur, soit du côté des poumons. C'est alors qu'il y a lieu de se souvenir de son origine toxique : en soumettant le malade au régime lacté, qui diminue dans une large mesure l'apport des toxines alimentaires, on la voit merveilleusement rétrocéder.

Mais la dyspnée urémique n'a pas toujours ainsi un début progressif ; elle peut encore apparaître d'emblée, à la façon d'un accès d'asthme qui surprend le malade durant le sommeil et rend le séjour au lit et la position horizontale impossible durant plusieurs heures. L'angoisse peut être si complète, la dyspnée si intense, que l'urémique peut succomber dans un premier accès (A. FOURNIER, MERKLEN) par suite de l'inhibition subite de ses centres respiratoires. Il en est de même encore quand la dyspnée urémique est liée à un spasme de la glotte d'origine toxique, la trachéotomie d'urgence peut alors s'imposer (CHRIS-TENSON). Ici encore les signes stéthoscopiques font le plus souvent défaut et l'on perçoit seulement dans toute l'étendue de la poitrine quelques rôles sibilants et ronflants comme dans l'asthme vulgaire. Pourtant, à la longue, l'insuffisance du cœur surmené se surajoute à l'insuffisance rénale et l'on voit apparaître tous les symptômes de la congestion pulmonaire passive en même temps que les œdèmes périphériques. Il est clair que, dans ce cas, l'urémie n'est plus le seul facteur des troubles dyspnéiques et des œdèmes observés et la médication antitoxique n'est plus l'unique traitement à instituer.

La *respiration de Cheyne-Stokes* que l'on observe aussi dans quelques rares affections cérébrales et cardiaques est surtout observée chez les urémiques. Aussi sa constatation est-elle un élément précieux de diagnostic. Elle est constituée par un rythme respiratoire très spécial dont l'existence échappe au malade et que le médecin doit savoir rechercher quand elle n'est qu'ébauchée.

Elle est caractérisée par un arrêt complet de la respiration durant plusieurs secondes, suivi d'une série d'inspirations de plus en plus rapides et faciles qui diminuent ensuite progressivement d'étendue et de force pour aboutir ensuite à une nouvelle période d'apnée. Celle-ci peut atteindre quarante secondes de durée (FRŒNTZEL), si bien que l'on peut penser à la mort du sujet jusqu'au moment où la reprise des inspirations démontre que sa vie n'est pas encore éteinte.

A l'état normal, le rythme respiratoire est régularisé par le centre respiratoire bulbaire placé sous le plancher du 4e ventricule. Ce centre est automatique et selon que le sang qui lui arrive est plus ou moins riche en oxygène ou en acide carbonique, il y a diminution ou accélération des mouvements respiratoires. Dans l'urémie, le centre bulbaire irrité et fatigué par les diverses substances toxiques qui lui sont apportées par le sang, ne règle plus qu'avec peine les mouvements de la respiration, il ne remplit plus son rôle régulateur que sous l'influence d'excitations excessives. Quand, après une longue pose respiratoire, le sang lui arrive très riche en acide carbonique, il détermine brusquement sous l'influence de son excitation violente une série de mouvements respiratoires précipités. Mais, sitôt que la proportion d'acide carbonique contenu dans le sang diminue sous leur influence, l'excitation devient insuffisante, le centre épuisé cesse de remplir ses fonctions et il y a arrêt de la respiration jusqu'au moment où une nouvelle surcharge de CO_2 provoque à nouveau un réveil de ses fonctions affaiblies. En d'autres termes, la respiration de Cheyne-Stokes répond à une « sorte de somnolence du bulbe, qui a besoin d'être sollicité par une plus grande force qu'à l'état normal, par un commencement d'asphyxie. » (POTAIN).

La respiration de Cheyne-Stokes est parfois intermittente, et comme ébauchée, c'est ainsi, par exemple, qu'elle peut n'apparaître que durant le sommeil et disparaître à l'état de veille ou bien sous l'influence de l'activité psychique, dès que le malade se sent observé (MEYER et PARISOT). Elle constitue alors un symptôme précoce de l'insuffisance urinaire. Dans ces conditions, elle n'a pas toujours la signification pronostique funeste que l'on lui attribue généralement et si elle indique la nécessité pour le malade de suivre à l'avenir un régime des plus sévères, elle est capable, ainsi que nous avons pu l'observer, de rétrocéder et de disparaître durant de longs mois aussi bien que la dyspnée, la somnolence et la céphalalgie qui souvent l'accompagnent.

Au contraire, si le rythme de Cheyne-Stokes est continu et persistant, s'il s'accompagne de pauses respiratoires profondes avec cyanose, myosis durant l'apnée et mydriase durant la dyspnée, si surtout il s'associe à d'autres troubles graves d'intoxication, tels que les convulsions, l'hypothermie ou le semi-coma, il prend une signification redoutable et il doit faire craindre une terminaison fatale à bref délai.

Les *bronchites albuminuriques de Lasègue* sont un terme défectueux sous lequel on a coutume de comprendre à la fois la congestion, l'œdème, la bronchite diffuse, la broncho-pneumonie, les foyers hémoptoïques d'apoplexie pulmonaire où bien même la pleurésie qui peut survenir chez les sujets en imminence d'urémie.

Elles ne dépendent pas seulement de la dyscrasie sanguine du brightique, de l'action irritante locale due à l'élimination par les poumons de certaines substances comme le carbonate d'ammoniaque (FRÉRICHS), mais aussi et surtout de l'insuffisance d'un cœur surmené et des infections broncho-pulmonaires surajoutées.

Leurs symptômes sont aussi variés que les lésions anatomiques qui leur donnent naissance. La dyspnée, par exemple, présente tous les degrés depuis la dyspnée légère mais continue de la congestion passive, jusqu'aux crises angoissantes, subites et souvent mortelles de l'œdème suraigu du poumon. De même, l'expectoration est tour à tour mousseuse, albumineuse, purulente ou sanglante et l'auscultation fait entendre selon les cas du souffle tubaire ou pleurétique, de simples râles sibilants et ronflants ou bien de nombreuses bouffées de râles fins crépitants. Mais le plus souvent, tous ces signes sont de courte durée, ils alternent, se modifient, se combinent entre eux et tel sujet atteint de bronchite tenace fait un jour ou l'autre des poussées d'œdème pulmonaire auxquelles peut succéder à quelque temps de là une broncho-pneumonie ou un infarctus pulmonaire.

Si les manifestations urémiques restent localisées au sommet des poumons, si surtout, elles sont tenaces et s'accompagnent d'hémoptysies et d'altération profonde de l'état général, on comprend qu'elles puissent faire penser à la tuberculose pulmonaire (GRANCHER et BARBIER). L'erreur sera évitée par l'analyse des urines, l'examen des crachats, leur inoculation à des cobayes (SICHÈRE), puis en tenant compte de la mobilité des manifestations pulmonaires et surtout de la disproportion des signes physiques et de la dyspnée concomitante.

C. MANIFESTATIONS DIGESTIVES DE L'URÉMIE. — Si on lie les uretères ou si on pratique une double néphrectomie à un animal, il se produit durant un certain temps des phénomènes de suppléance du côté des autres organes et en particulier du côté des muqueuses digestives (Cl. BERNARD et BARRESWILL). Cette même fonction vicariante existe chez les urémiques; la peau, les poumons, les voies digestives jouent chez eux le rôle d'organes accessoires d'élimination et l'on peut ainsi comprendre comment la

salive et les matières vomies au cours de l'urémie contiennent un
excès d'urée et souvent du carbonate d'ammoniaque.

Mais si, l'exagération sécrétoire des muqueuses digestives joue
un rôle supplémentaire important, le passage des matières toxiques anormales qu'elles éliminent ne va pas sans déterminer à
leur niveau une violente irritation. Sur ce terrain affaibli et préparé, se greffent de multiples infections microbiennes, point de
départ immédiat des diverses manifestations inflammatoires ou
ulcéreuses de l'urémie. Celles-ci portent tour à tour ou simultanément sur tous les segments du tube digestif, bouche, pharynx, estomac, intestin, donnant naissance aux multiples
accidents que nous allons étudier.

a. *Troubles buccaux et pharyngés.* — L'élimination des poisons
urémiques au niveau de la bouche, entraine des phénomènes
analogues à ceux que l'on y observe dans le cas d'un traitement
mercuriel intensif. Poisons minéraux et poisons organiques préparent également le terrain sur lequel évolue ensuite l'infection
microbienne. L'urémie n'a donc qu'un rôle préparatoire et
c'est à l'infection que revient le pouvoir déterminant dans la
genèse des stomatites urémiques.

Celles-ci se présentent sous deux formes : ou bien il s'agit de
stomatite légère, érythémateuse, pultacée ou bien de stomatite
grave ulcéreuse.

Dans la *stomatite légère*, la bouche est le siège d'une rougeur
diffuse, elle est sèche, les gencives, les dents, le pharynx, sont
recouverts d'un mucus visqueux et gluant très abondant,
au-dessous duquel on trouve la muqueuse très enflammée et en
voie de s'exulcérer. La langue enfin, rouge sur les bords, est
recouverte en son centre d'en enduit grisâtre, rappelant la
colle de pâte et qui fait penser à la langue urinaire de GUYON.

Mais l'inflammation buccale peut devenir plus intense, des
ulcérations apparaissent ainsi qu'une salivation abondante, il
s'agit alors de la *forme ulcéreuse* décrite par BARIÉ. Lèvres,
joues, gencives peuvent être le siège d'ulcérations d'étendue
variable et de sensibilité extrême, ce qui rend fort difficile l'ingestion du moindre aliment ; ces ulcérations s'accompagnent
d'engorgement des ganglions correspondants, de parotidites

(RICHARDIÈRE), de fétidité extrême de l'haleine, d'altérations souvent profondes de l'état général. Enfin, elles peuvent se compliquer de ptyalisme intense : les malades rejettent jusqu'à 900 grammes de salive en vingt-quatre heures avec 0,50 à 6 et 8 grammes d'urée (BARIÉ) au lieu des 0,25 centigrammes de la normale. Cette hypersécrétion salivaire résulte d'une action réflexe dont le point de départ est constitué par les lésions digestives, ou bien elle est due à une excitation directe par le poison urémique du système nerveux central ou du parenchyme glandulaire (MOUTIER).

Si la stomatite ulcéreuse a un pronostic sévère, ce n'est jamais qu'en raison des phénomènes urémiques graves qui l'accompagnent ; d'ailleurs, bien souvent sa présence échappe, surtout quand il s'agit d'urémiques subcomateux (HIRTZ). Elle peut rétrocéder et même lentement guérir au fur et à mesure que disparait l'insuffisance rénale qui lui a donné naissance.

b. *Troubles gastriques.* — Ils peuvent constituer la première manifestation de l'urémie (MATHIEU) et il n'est pas toujours commode alors de rapporter à leur véritable cause les digestions difficiles, les vomissements quotidiens, alimentaires, séreux ou bilieux, l'état nauséeux continuel, que présentent ces brightiques latents.

Mais, dans la plupart des cas, le doute n'est pas permis et l'existence antérieure d'autres troubles équivalents, les résultats fournis par l'examen des urines ne permettent aucune confusion.

Tous ces troubles gastriques sont sous la dépendance d'une exagération sécrétoire de l'estomac qui supplée la fonction rénale défaillante. La présence dans les vomissements d'un excès d'urée (DIEULAFOY), et de carbonate d'ammoniaque (FRERICHS) en sont le témoignage.

Tant qu'ils sont modérés, on doit respecter les vomissements urémiques, mais vient un moment où ils deviennent incessants, incoercibles et interdisent toute alimentation ; on doit alors chercher à les calmer. D'ailleurs, à ce moment, ils ne sont plus en rapport avec de simples phénomènes de suppléance urinaire, mais ils traduisent en outre, comme la dyspnée qui leur est souvent associée, l'intervention bulbaire et surtout l'altération de la muqueuse gastrique. Celle-ci, à la longue, souffre de l'élimination incessante de principes irritants, elle s'enflamme, se recouvre d'un enduit épais et devient le siège d'ulcérations semblables à celles de la muqueuse buccale (BARILLON).

c. *Troubles intestinaux*. — Pendant longtemps. la diarrhée des urémiques constitue un phénomène des plus utiles. Loin d'entraîner la fatigue malgré sa ténacité, elle calme la céphalée, favorise le sommeil et améliore l'état général des malades. Elle représente, en effet, comme certains vomissements une véritable décharge des poisons dont l'organisme est encombré par suite de l'insuffisance rénale.

Mais, peu à peu, la suractivité intestinale entraîne la fatigue, l'excrétion par la muqueuse d'urée et de carbonate d'ammoniaque entretient un état d'irritation constante, les diverses sécrétions perdent de leur puissance bactéricide et il se fait une pullulation extrêmement rapide des germes intestinaux. A la diarrhée séreuse du début succède alors un véritable flux dysentérique. Les matières deviennent glaireuses et sanglantes, et les évacuations indolores du début s'accompagnent maintenant de coliques et de ténesme.

A cette période, la muqueuse intestinale est congestionnée et œdémateuse et l'on trouve sur le jéjunum, l'iléon (GRAWITZ), surtout au niveau de sa partie terminale et sur le gros intestin des ulcérations que l'on dirait produites par une cautérisation énergique (THEITZ). Elles sont susceptibles d'entraîner une perforation suivie de péritonite diffuse et si elles guérissent, elles déterminent des petites cicatrices blanchâtres et parfois même quand elles sont suffisamment étendues un rétrécissement de l'intestin.

4° Formes cliniques de l'urémie. — Nous n'insisterons pas sur la diversité des *formes cliniques de l'urémie*. Après la description un peu schématique qui précède, nous rappellerons seulement que les divers symptômes nerveux, respiratoires ou gastro-intestinaux que nous venons d'étudier se combinent et se succèdent fréquemment chez le même malade. S'il y a prédominance de telle ou telle de leurs manifestations, c'est en raison seulement d'une prédisposition spéciale de l'organisme, ainsi que nous l'avons établi pour l'urémie nerveuse et d'autre part en raison de la nature et de la proportion des poisons retenus.

Enfin, on se souviendra qu'il y a une *urémie aiguë* et même *uraiguë* qui peut emporter le malade en quelques heures ou quelques jours et une *urémie chronique* dans laquelle les symptômes de la petite urémie peuvent seuls être observés pendant longtemps. Le plus souvent, c'est insidieusement, sournoisement que la grande urémie lui succède et elle revêt une allure irrégulière et saccadée où des rémissions de durée variable entrecoupent les grands accidents, permettant parfois une assez longue survie.

Cette marche si variable de l'urémie est directement en rapport avec la rapidité du processus de destruction des éléments sécréteurs du rein. L'urémie aiguë ou suraiguë s'observe surtout dans les néphrites aiguës ou les néphrites chroniques avec poussées congestives ; l'urémie chronique est le lot habituel des altérations anciennes du rein, qui évoluent lentement, détruisent le parenchyme, élément par élément, en laissant aux autres organes le temps d'exercer leur rôle de suppléance.

5° Traitement de l'urémie. — Nous avons vu que l'urémie était une intoxication complexe à laquelle contribuaient tous les poisons de l'urine. Pour la combattre, il faut donc diminuer l'apport des substances toxiques fournies par l'alimentation et réduire dans la mesure du possible la production des auto-toxines dues à l'exagération des fermentations intestinales et à la viciation des fonctions des divers organes gorgés de poisons, enfin aider à l'élimination rapide de ces derniers.

Nous ne reviendrons pas ici sur les *mesures prophylactiques* à prendre, sur les conditions diverses du régime lacté et du régime mixte, sur l'utilité d'une hygiène réglée, d'un exercice modéré, d'une suraération constante, sur les dangers de beaucoup de médicaments, des refroidissements et des écarts de régime chez les brightiques. Nous nous y sommes suffisamment étendus au sujet du traitement des néphrites et il suffira de s'y reporter (voir p. 414) Nous rappellerons seulement que grâce à un *régime antitoxique* et une hygiène rigoureuse, on améliore notablement le pronostic de l'urémie. En ne laissant pénétrer dans l'organisme qu'un minimum de substances toxiques, on prévient le surmenage du rein insuffisant et l'on assure encore pendant des mois et même des années une dépuration qui serait devenue bien vite incomplète si le malade s'était laissé guider par sa seule fantaisie.

Mais malgré le régime le plus rigoureux, les précautions les plus sévères, vient un moment où le fonctionnement rénal devient si minime que la surcharge toxique de l'organisme commence à se faire sentir et l'on voit apparaître tous les prodromes des grands accidents urémiques. Encore à cette période, une thérapeutique sagement conduite peut prolonger la survie des malades.

Pour cela, on cherchera à *éliminer dans la mesure du possible les nombreux poisons* qui encombrent l'économie. En administrant quelques purgatifs salins-ou drastiques, en faisant absorber en même temps aux malades une quantité suffisante de liquide pour prévenir une déshydratation dangereuse, en faisant des lavages d'estomac comme le préconise Huchard, des injections sous-cutanées de sérum physiologique, de larges entéroclyses avec 1 à 3 litres d'eau bouillie, on diminue à la fois les fermentations intestinales nuisibles et on assure une dépuration urinaire plus abondante. En même temps, les malades seront soumis à des frictions alcoolisées fréquentes qui assureront le libre fonctionnement et la suppléance des sécrétions cutanées; enfin, ils suivront un régime lacté sévère.

Pourtant, il y a des exceptions à cette loi presque générale. Certains sujets en effet, tolèrent mal le lait et on observe chez eux des phénomènes anologues à ceux qui se produisent au cours de certaines gastro-entérites. Loin de diminuer les fermentations, le lait chez eux les fait redoubler, il se comporte comme un véritable poison. On comprend dans ce cas, tout le danger qu'il y aurait à s'entêter, et à le faire prendre quand même. Au contraire, on retire les plus grands avantages en le supprimant. Pour alimenter les malades, on se borne alors à

37.

instituer la diète hydrique préconisée par Renon et quand les accidents toxiques graves commencent à rétrocéder, on s'adresse aux féculents et aux farineux avant de reprendre le lait.

Enfin, quand les accidents urémiques graves éclatent, il faut courir au plus pressé et chercher à débarrasser au plus tôt l'organisme des poisons dont il est saturé. Pour cela, on peut avoir recours à deux procédés, ou bien, on essaie de faire éliminer les toxines par leur voie naturelle en travaillant à rétablir les fonctions urinaires suspendues, ou bien on en retire directement une certaine quantité du sang lui-même, par le moyen de la saignée.

Quand les troubles urémiques ne sont pas immédiatement graves, on peut recourir au premier procédé; on n'y aurait recours qu'après une saignée préalable si la mort paraissait imminente.

Les phénomènes congestifs, l'étranglement œdémateux jouent un rôle de premier ordre dans la production des accidents graves de l'urémie. Quand un rein cesse de sécréter, ce n'est pas toujours, comme l'a démontré Renaut, parce que ses éléments glandulaires sont dégénérés et détruits, c'est souvent parce qu'ils sont étranglés et comprimés du fait de la congestion rénale. Qu'on arrive à lever l'obstacle créé par celle-ci et on verra souvent la sécrétion urinaire se rétablir. C'est ce qu'on peut réaliser, grâce à l'application de *sangsues* ou de *ventouses scarifiées* dans le triangle de J.-L. Petit. Réseau veineux lombaire et réseau veineux périrénal communiquent en effet en ce point et en agissant sur l'un, on peut agir efficacement sur l'autre. L'apparition d'une polyurie abondante, suivie de la rétrocession au moins momentanée des phénomènes urémiques démontre l'efficacité de cette déplétion sanguine locale.

Cependant, ce procédé thérapeutique si utile, peut rester impuissant. C'est qu'alors les cellules rénales ne sont pas seulement comprimées, mais entièrement dégénérées et hors d'état de reprendre leurs fonctions, ou bien elles subissent une action inhibitrice spéciale due à un arrêt ou une perversion de leur sécrétion interne. Dieulafoy a qualifié d'urémie rénale, cette anurie particulière et l'ensemble des troubles qui lui sont liés.

C'est dans ce dernier cas surtout qu'on retirera grand avantage de l'*opothérapie rénale*. Nous ne reviendrons pas sur les diverses formes de celle-ci et sur les dangers qu'elle présente quand elle est prescrite à trop forte dose ou durant trop de temps (voir p. 460). Nous dirons seulement ici que dans l'urémie rénale elle constitue souvent une merveilleuse médication. Tout dernièrement encore, chez un de nos malades, anurique depuis trois jours, subcomateux et délirant, elle nous a permis d'obtenir en deux jours le rétablissement de la sécrétion urinaire et une rétrocession marquée de tous les phénomènes urémiques, alors que purgatifs, diète hydrique, large entéroclyse et émissions sanguines lombaires étaient restés entièrement inefficaces.

Enfin s'il y a coma, éclampsie, ou tout autre accident avec danger immédiat, un traitement d'urgence s'impose : c'est la *saignée*. Elle fournit des résultats souvent surprenants : Un homme de quarante-cinq ans, par exemple, atteint de néphrite goutteuse était dans le coma complet depuis dix-huit heures quand nous fûmes appelé auprès de lui; une demi-heure après la large saignée de 500 grammes que nous lui fîmes, il revenait à lui, reconnaissait son entourage et répondait à nos questions. Nous pourrions citer encore l'histoire de cet ouvrier atteint de néphrite chronique qui nous était amené à l'hôpital sur un brancard, plongé dans le coma et en proie à des convulsions. Trois heures après la large saignée que nous lui fîmes faire par notre interne, il se déclarait guéri et prêt à repartir. Il va sans dire que ces brillants résultats sont surtout l'apanage des néphrites à poussées congestives dans lesquelles il existe encore suffisamment de parenchyme sain pour que les fonctions urinaires puissent reprendre sitôt que l'étranglement congestif est levé. Si le rein est déjà profondément dégénéré, on ne peut obtenir par la saignée qu'une rémission toute passagère.

Les effets bienfaisants de la saignée s'expliquent facilement si l'on songe à son action complexe. Elle a tout d'abord un rôle dépurateur de premier ordre et elle permet de réaliser une soustraction rapide d'une part importante de toxines : LANDOUZY a établi à cet effet que l'ablation de 30 grammes de sang correspond à une élimination de 1 500 grammes d'urine et de

250 grammes de matières. On voit que cette première action est loin d'être négligeable ; de plus, la saignée abaisse au moins momentanément la tension artérielle et amène ainsi un soulagement du cœur surmené de l'urémique, enfin, elle rend plus actifs les phénomènes de la nutrition (ROBIN) et constitue une véritable sérothérapie (LAUDER BRUNTON) en déterminant une abondante transsudation des sucs de tous les tissus vers les vaisseaux sanguins.

Mais, si l'action de la saignée est des plus importantes pour combattre les accidents graves de l'urémie, ses effets ne sont malheureusement que très passagers. Elle détermine une simple trêve dont il faut savoir profiter.

On ne saurait, en effet, recourir indéfiniment aux émissions sanguines générales ou même locales, sous peine de voir survenir des troubles cachectiques graves dus à cette spoliation sanguine incessante.

C'est donc seulement par le rétablissement d'un régime antitoxique sévère, par l'administration de boissons abondantes, de lavages et de purgatifs légers assurant l'antisepsie intestinale, que l'on pourra assurer une rémission plus ou moins longue en attendant la faillite définitive des fonctions d'un rein dégénéré.

Mais en dehors de cette thérapeutique générale, il existe une *médication symptomatique* appropriée à chaque cas particulier. C'est ainsi, par exemple, que les convulsions seront utilement combattues par la compression des carotides, par les inhalations de chloroforme ou d'éther, par l'administration à l'intérieur ou mieux, les lavements au chloral et au bromure. La dyspnée sera traitée par les dérivatifs intestinaux, l'oxygène, exceptionnellement la morphine à petite dose (HUCHARD), mais surtout l'éther ; administré en piqûres toutes les heures, jour et nuit, en même temps qu'à l'intérieur, il amène un soulagement rapide et très appréciable, grâce à son action stimulante énergique du système nerveux et à son pouvoir diurétique puissant (LEMOINE de Lille, GALLOIS). Quant aux troubles gastro-intestinaux, ils seront combattus, selon le cas, par la glace, la potion de Rivière, l'eau chloroformée, l'acide lactique, etc.

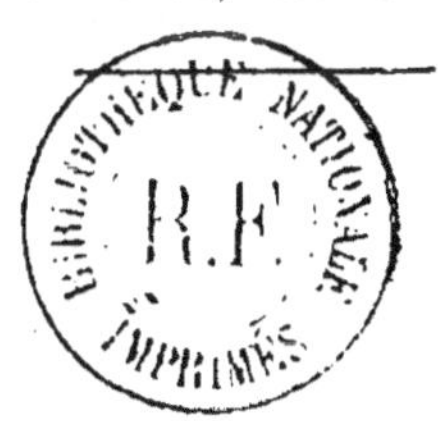

TABLE DES MATIÈRES

PREMIÈRE PARTIE

CONSIDÉRATIONS ANATOMO-PHYSIOLOGIQUES

DEUXIÈME PARTIE

EXPLORATION CLINIQUE DU REIN

TROISIÈME PARTIE

DES TROUBLES DANS LE FONCTIONNEMENT DU REIN

QUATRIÈME PARTIE

AFFECTIONS DES REINS